Naturheilverfahren in der Hebammenarbeit

K. Adamaszek · V. Bloemeke · M. Brühl
U. Bühring · N. Hanefeld · F. Heiliger
M. Klein · S. Kuse · F. Lippens · H. Marquardt
K. Stachowiak · A. Wilde · S. Zimmermann

 Hippokrates Verlag
Stuttgart

Bibliografische Information
Der Deutschen Bibliothek

Die Deutsche Bibliothek verzeichnet
diese Publikation in der Deutschen
Nationalbibliographie; detaillierte bibliografische Daten sind im Internet über
http://dnb.ddb.de abrufbar.

Projektleiter:
Markus Vieten
Ardennenstraße 73a
52076 Aachen
Tel. 0 24 08/95 77 92
Fax 0 24 08/95 77 93
Markus.Vieten@MV-Aix.de
www.MV-Aix.de

Fotografie:
Eckhard Weimer, Aachen

Wichtiger Hinweis: Wie jede Wissenschaft ist die Medizin ständigen Entwicklungen unterworfen. Forschung und klinische Erfahrung erweitern unsere Erkenntnisse, insbesondere was Behandlung und medikamentöse Therapie anbelangt. Soweit in diesem Werk eine Dosierung oder eine Applikation erwähnt wird, darf der Leser zwar darauf vertrauen, dass Autoren, Herausgeber und Verlag große Sorgfalt darauf verwandt haben, dass diese Angabe **dem Wissensstand bei Fertigstellung** des Werkes entspricht.

Für Angaben über Dosierungsanweisungen und Applikationsformen kann vom Verlag jedoch keine Gewähr übernommen werden. **Jeder Benutzer ist angehalten**, durch sorgfältige Prüfung der Beipackzettel der verwendeten Präparate und gegebenenfalls nach Konsultation eines Spezialisten festzustellen, ob die dort gegebene Empfehlung für Dosierungen oder die Beachtung von Kontraindikationen gegenüber der Angabe in diesem Buch abweicht. Eine solche Prüfung ist besonders wichtig bei selten verwendeten Präparaten oder solchen, die neu auf den Markt gebracht worden sind. **Jede Dosierung oder Applikation erfolgt auf eigene Gefahr des Benutzers.** Autoren und Verlag appellieren an jeden Benutzer, ihm etwa auffallende Ungenauigkeiten dem Verlag mitzuteilen.

© 2002 Hippokrates Verlag in
MVS Medizinverlage Stuttgart GmbH + Co. KG
Steiermärker Straße 3–5, D-70469 Stuttgart

Unsere Homepage: www.hippokrates.de

Printed in Germany

Umschlaggestaltung: Thieme Verlagsgruppe
Satz: minuskel screen partner, 12435 Berlin
Druck: Rondo Druck, 73061 Ebersbach

ISBN 3-8304-5200-4   1 2 3 4 5 6

Kristin Adamaszek
Parkstr. 116a
28209 Bremen
dreikl@uni-bremen.de

Viresha J. Bloemeke
Eppendorfer Weg 263
20251 Hamburg
info@frauengesundheit.de

Monika Brühl
Im Brandengarten 2b
53127 Bonn
monika@geburtshaus-bonn.de

Ursel Bühring
Birkenweg 10
79252 Stegen-Oberkirch
Ursel.Buehring@heilpflanzenschule.de
http://www.heilpflanzenschule.de

Nicola Hanefeld
Guntramstraße 11
79106 Freiburg
n-hanefeld@foni.net

Friederike Heiliger
Weinstraße 51
67434 Neustadt/Weinstr
f.heiliger@freenet.de

Margarita Klein
Praxis „Kreisel e.V. –
für das Leben mit Kindern"
Bugdahnstraße 5
22767 Hamburg
MargaritaKlein@aol.com
www.kreiselhh.de

Sabine Kuse
AG Gestose-Frauen e.V.
Kapellener Str. 67 a
47661 Issum
gestose-frauen@t-online.de
www.gestose-frauen.de

Frauke Lippens
Jarrestr. 44
22303 Hamburg

Hanne Marquardt
Prof.-Domagk-Weg 15
78126 Königsfeld-Burgberg
marquardtH@aol.com
http://www.fussreflex.de

Karin Stachowiak
Steinacker 60a
51429 Bergisch Gladbach
Stachowiak@t-online.de

Anna Wilde
Goetheanumstraße 13
4143 Dornach
Schweiz
oling@magnet.ch
(„z.H. Frau Wilde")

Sabine Zimmermann
Katharinenweg 9
71560 Sulzbach/Murr
sab.zim@tesionmail.de

Projektleiter
Markus Vieten
Ardennenstraße 73a
52076 Aachen
Markus.Vieten@MV-Aix.de
http://www.MV-Aix.de

Redaktion
Markus Vieten, Aachen
Renate Reutter, Stuttgart

1 Akupunktur

Friederike Heiliger

2 Aromatherapie

Karin Stachowiak

3 Babymassage

Margarita Klein

4 Bach-Blütentherapie

Nicola Hanefeld

5 Entspannungstechniken

Viresha J. Bloemeke

6 Ernährung in der Schwangerschaft

Sabine Kuse

7 Geburtshilfe aus anthroposophischer Sicht

Anna Wilde

8 Homöopathie

Sabine Zimmermann

9 Kraniosakraltherapie

Viresha J. Bloemeke

10 Meditation

Monika Brühl

11 Musik

Margarita Klein

12 Phytotherapie

Ursel Bühring

AKUPUNKTUR 1

Friederike Heiliger

Notizen

Entwicklung der Akupunktur

Die Entwicklung der Akupunktur begann in China vor rund 4000 Jahren. Die Akupunktur zählt damit zu den ältesten Heilmethoden der Welt. Die ersten Behandlungen werden in die Jungsteinzeit datiert, wo geschliffene Steine, Knochen- und Bambusnadeln benutzt wurden. Genauere Angaben zur Entwicklung der TCM (traditionelle chinesische Medizin) gibt es erst aus der Zeit der Shang-Dynastie (1766–1122 v. Chr.). In der Zhou-Dynastie (1066–211 v. Chr.) änderte sich das Leben der Menschen in China und auch die Entwicklung der TCM machte Fortschritte. Der chinesische Arzt Pien Chiou aus dieser Dynastie ist der erste, dessen Anwendung von Akupunktur historisch belegt ist. Er legte die ersten Bezeichnungen von Akupunkturpunkten fest.

In dieser Zeit entstand auch die **Moxibustion** – das Erwärmen bestimmter Akupunkturpunkte durch Verglühen getrockneter Beifußblätter (Artemisia vulgaris) z.T. auf den Akupunkturnadeln (Chen-Chiu = Stechen und Brennen) – eine heute noch gebräuchliche Technik.

Auch die Definition von **Qi** (*sprich „Chi"*) fällt in diese Zeit. Qi bedeutet in der Übersetzung etwa die allem innewohnende Lebenskraft – einer der Grundbegriffe der TCM. Im „goldenen Zeitalter" vom 5–2. Jh. v.Chr. entstanden die wichtigsten chinesischen natur- und sozialphilosophischen Gedankensysteme des Taoismus und des Konfuzianismus. Damit wurde auch der philosophische Hintergrund für die weitere Entwicklung und Anwendung der Akupunktur geschaffen.

In dieser Zeit entstand das wichtigste Werk zur TCM: das **Huang Di Nei Jing** („Lehrbuch des gelben Kaisers"). In Dialogform zwischen besagtem gelben Kaiser und seinem Leibarzt Chi Po werden darin die klassischen diagnostischen und therapeutischen Prinzipien der TCM beschrieben. Dabei finden sich erstmals detaillierte Beschreibungen und Anweisungen zu Akupunktur, Moxibustion, Schröpfkopfbe-handlung sowie zur Zungen-, Puls- und allgemeinen klinischen Diagnostik. **Qi, Yin und Yang, die 5 Elemente und die Meridiantheorie** werden erstmals in diesem Werk als elementare Grundlagen der TCM dargestellt. Es ermöglichte den chinesischen Ärzten, die Wirkungen der TCM zu interpretieren, zu erklären und sich daran zu orientieren. Es gibt mehr als 600 Bücher der alten chinesischen Ärzte, die ihre Erkenntnisse niederlegten. Sie dienen heute noch als Nachschlagewerke.

Mit Beginn der Öffnung Chinas gegenüber dem Westen gelangten Kenntnisse der westlichen Medizin nach China und wurden dort zum Teil enthusiastisch, aber auch mit Angst und Vorurteilen aufgenommen, was sogar zum Verbot der TCM in den 20er Jahren des 20. Jh. führte. Später wurde ihr Wert wieder entdeckt und eine Synthese von westlicher Medizin und TCM angestrebt, wie wir sie heute finden. Nach Europa gelangten erste Kenntnisse über die Akupunktur durch Chinareisende im 17. Jh. Dort wurde auch der **Terminus Akupunktur** aus den Worten *akus* = Nadel und *pungere* = Stechen geprägt.

Die Anwendung der Akupunktur entwickelte sich zuerst in Frankreich. 1826 veröffentlichte Jules Cloquet (Chirurg, Paris) eine Übersicht von erfolgreich mit Akupunktur behandelten Krankheiten. Dabei handelte es sich im Wesentlichen um Rheuma, Kopfschmerzen, Allergien und Schmerzen nach Verletzungen. Später bildeten sich auch in anderen Ländern Europas und in den USA Gruppen, die die Methode anwendeten und zu erforschen begannen. Besonders die analgesierende Wirkung der Akupunktur hat Untersuchungen zu den neurophysiologischen Wirkungsmechanismen in den Mittelpunkt der Forschung zur Akupunktur rücken lassen.

In den letzten 30 Jahren entstanden **neue Anwendungsformen** der Akupunktur, wie z.B. die Aurikulotherapie (**Ohrakupunktur**), die von dem französischen Arzt Nogier entwickelt wurde. Ausgehend von der Vorstellung, dass man das Schema des embryonalen menschlichen Körpers auf die Ohrmuschel projizieren kann, werden den entsprechenden Körperregionen bestimmte Akupunkturpunkte zugeordnet. Besonderen Einsatz findet diese Therapieform in der Akupunkturanästhesie und bei der Behandlung von Suchterkrankungen. Andere Formen der Akupunktur sind die **Elektroakupunktur** und die **Laserakupunktur**.

Die Hinwendung zu natürlichen Heilweisen der Medizin in den letzten 10–15 Jahren führte auch dazu, dass sich im Bereich der Geburtshilfe immer mehr schwangere Frauen für die „alternativen" Methoden wie z.B. Homöopathie, Aromatherapie und auch Akupunktur interessierten. Viele Hebammen und auch ganzheitlich orientierte Gynäkologinnen machten sich in der Folge die Erkenntnisse dieser Methoden zu eigen und wenden sie auch zunehmend an.

> Für Hebammen bietet das Erlernen und die Anwendung der Akupunktur, und im weiteren Sinne der TCM, eine weitere Möglichkeit, Frauen auf ihrem Weg durch Schwangerschaft, Geburt und Wochenbett zu begleiten, Beschwerden zu lindern, Ängste zu nehmen, und zwar ohne Nebenwirkungen, ohne Beeinträchtigung des Kindes und ohne die Aktivität der Frauen einzuschränken. Letztere wird eher noch gestärkt und die eigene Kraft ganz im Sinne der Akupunktur als Regulationstherapie unterstützt.

Grundlagen der TCM

Die TCM ist eine holistische Methode. Die innewohnende Idee ist die der **Ganzheitlichkeit** – ein Element (Mensch, Gegenstand, Tier) kann nur in seiner Relation zum Ganzen verstanden werden. Der Mensch ist eine organische Einheit, gleichzeitig ist aber auch die Beziehung zwischen Mensch und Natur eine Einheit usw. In der TCM führt man ein Symptom demzufolge nicht auf eine einzelne Ursache (z.B. ein Bakterium) zurück, sondern betrachtet es als Teil einer Gesamtheit: Wie fügt

es sich in die gesamte Erscheinung des Betroffenen ein? Ist der Mensch gesund (= harmonisch), befindet er sich in einem geistigen, spirituellen und körperlichen Gleichgewicht. Krankheiten sind Störungen dieses Gleichgewichts, die nicht nur in körperlichen, sondern auch in allen anderen Aspekten des Lebens und Verhaltens erkennbar sind. Dabei können die Ursachen sehr unterschiedlich sein.

Diese Betrachtungsweise unterscheidet sich entscheidend von der heutigen westlichen Medizin, in der häufig nur das Symptom gesehen wird, begrenzt z.B. auf ein Organ, und nicht der ganze Mensch in seinem Umfeld.

Das Prinzip Yin-Yang

Yin und Yang verkörpern zwei polare Gegensätze. Sie werden benutzt, um die Beziehung der Dinge zueinander und zum Universum zu beschreiben, um so den immerwährenden Prozess der natürlichen Veränderungen zu erklären. Sie sind gleichzeitig Gegensatz und Ergänzung, existieren nur gemeinsam, stehen in Interaktion und sind auch ineinander enthalten. Dargestellt wird dieses Prinzip in der sog. Monade. Das chinesische Schriftzeichen Yin bedeutet ursprünglich „Schattenseite des Hügels", das Zeichen Yang „Sonnenseite des Hügels" (Tab. 1.1).

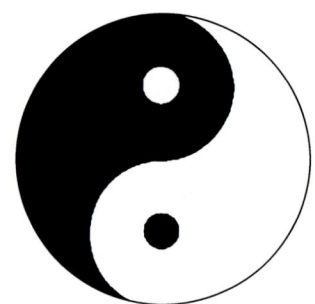

Abb. 1.1 Yin und Yang

In der **Geburtshilfe** lässt sich z.B. ein Yang-Zustand mit einer hyperfrequenten Wehentätigkeit und mit einer sehr unruhigen, nach Bewegung verlangenden Schwangeren verbinden.

Tab 1.1 Yin und Yang in der Geburtshilfe

Yin	Yang
weiblich	männlich
Kälte	Hitze
Ruhe	Anregung
Empfänglichkeit	Bewegung
Passivität	Aktivität
Dunkelheit	Licht
Abnahme	Zunahme
das Innere	das Äußere
das nach unten und einwärts Gehende	das nach oben und auswärts Gehende
Yin in der TCM	**Yang in der TCM**
chronischer, schleichender Verlauf	heftige, akute Schmerzen durch Druck oder Wärme verstärkt
	Entzündungen
Kältegefühl	Fieber
	kräftiger, schneller Puls
allgemeine Schwäche	Vitalität
Müdigkeit	Erregung

Ein Yin-Zustand geht dann mit Wehenschwäche, einer protrahierten Geburt und einer allgemein nach Ruhe und Liegen verlangenden Gebärenden einher. Das hat Auswirkungen auf die Behandlung und sollte in der Diagnostik und Therapie Beachtung finden.

Die Grundsubstanzen Qi, Blut, Jing, Shen, Säfte

Qi

Die Übersetzung „Lebensenergie" ist unvollkommen, da das chinesische Denken nicht zwischen Materie und Energie unterscheidet: Alles im Universum ist aus Qi zusammengesetzt und durch sein Qi definiert. Qi wird funktional – durch sein Wirken – verstanden.

Seine Aufgaben sind u.a. Antrieb, Funktion, Abwehr, Befeuchten, Zusammenhalten, Umwandeln, Nähren.

Es gibt im menschlichen Organismus verschiedene Arten von Qi:

- **Erb-Qi:** Dieses Qi ist ererbt und nur in bestimmter Menge vorhanden. Es wird in den Nieren gespeichert. Es kann nicht ersetzt werden, weshalb der Mensch sparsam damit umgehen muss. Das Erb-Qi kann etwa durch entsprechende Ernährung und Übungen (Qi Gong) geschützt werden. Es ist vergleichbar mit einer Kerze, die bei der Geburt entzündet wird und stetig abbrennt – schneller oder langsamer, beeinflussbar durch äußere Einflüsse, es ist aber auch durch Einflussnahme des Menschen zu schützen.
- **Atmungs-Qi:** Dieses ist vor allem mit Lunge und Herz verbunden. Es steuert Atmung, Herzschlag, Kraft der Stimme und Kreislauf.
- **Nahrungs-Qi** (auch *essentielles Qi*): Dieses repräsentiert das aus der Nahrung gewonnene reine Substrat, das in Blut umgewandelt wird und sich mit diesem bewegt.
- **Abwehr-Qi:** Dieses Qi wehrt äußere bösartige Einflüsse ab (Kälte, Wind, Feuchtigkeit) und hat den stärksten Yang-Charakter des Qi. Es reguliert Schweißdrüsen- und Porenfunktionen und befeuchtet und schützt Haut und Haare.
- Das **wahre Qi:** Es besteht aus allen Qi-Arten und fließt in den Meridianen. Es bestimmt den Allgemeinzustand des Organismus. Das wahre Qi bewegt sich innerhalb von 24 Stunden zusammen mit dem Blut durch den Körper, die Meridiane und die Organe. Wird der Qi-Fluss behindert, kommt es zu Befindlichkeits- und Gesundheitsstörungen. Eventuelle Blockaden können mit Hilfe der Akupunktur gelöst werden. Völliger Stillstand von Qi bedeutet den Tod des Organismus.

Xue-Blut

Blut gehört zu den Yin-Substanzen. Es entsteht durch die Umwandlung von Nahrung und zirkuliert im Körper zusammen mit dem

Qi. Beide haben eine enge Beziehung: Qi ist der „Befehlshaber" des Blutes, das Blut ist die „Mutter" des Qi. An seiner Bildung und Zirkulation sind die parenchymatösen Organe Herz, Leber und Milz beteiligt. Die Aufgaben des Blutes sind die Befeuchtung und Ernährung der Haut, der Muskeln, der Knochen, Sehnen und der inneren Organe.

Jing-Essenz

Als Jing-Essenz bezeichnet man die materielle Substanz, die allem organischen Leben zu Grunde liegt. Es wird in der Niere gespeichert. Seine Funktion ist das Stützen und Nähren. Es bildet die Grundlage für Reproduktion und Entwicklung. Die TCM unterscheidet zwei Quellen des Jing: das vorgeburtliche Jing, das die Summe aller Erbanlagen darstellt, und das nachgeburtliche Jing, das aus den geläuterten Anteilen der aufbereiteten Nahrung entsteht und dem vorgeburtlichen Jing ständig neue Kraft zuführt. Jing birgt in sich die Möglichkeit der Entwicklung von der Geburt bis zum Tod.

Shen-Geist

Shen ist die Substanz, die nur dem Menschen eigen ist – in unserem Verständnis das Bewusstsein. Shen ist verbunden mit der Kraft der menschlichen Persönlichkeit, mit der Fähigkeit zu denken. Shen hat aber auch einen materiellen Aspekt: Es stellt eine fundamentale Substanz des Körpers dar und hat nach der traditionellen chinesischen Medizin seinen Sitz im Herzen. Deshalb ist Shen auch das Synonym für Geist, Seele und Esprit und stellt sich in den Augen dar. Bei Störungen des Shen kommt es zu unklarem, langsamem Denken, Vergesslichkeit, Schlafstörungen, wirren Reden, Bewusstlosigkeit und die Augen verlieren ihren Glanz.

Jinye – die Säfte

Unter diesem Sammelbegriff versteht man alle flüssigen Substanzen im Körper außer Blut, wie z.B. Speichel, Harn, Schweiß, Gelenkflüssigkeiten, Blutserum und Plasma. Blut und Säfte stehen zueinander in enger Beziehung.

Alle inneren Organe sind an der Verteilung beteiligt, besonders Milz, Lunge und Niere. Mangelnde Stimulation der Säfte führt zu Ödemen, Thrombosen und zur Beeinträchtigung von Qi und Blutfluss. Ein Mangel an Körperflüssigkeiten zeigt sich z.B. in einer Trockenheit der Augen, der Lippen und der Haut.

Die 5 Elemente oder Wandlungsphasen

Die chinesische Lehre von den fünf Wandlungsphasen gründet sich auf die Idee, dass alle Dinge der Welt auf **5 Grundelemente** zurückzuführen sind: Holz, Feuer, Erde, Metall und Wasser. Ihnen sind z.B. Klimafaktoren, Jahreszeiten, Farben, Aromen, aber auch Organe, psychische Faktoren, Gewebsschichten und Sinnesorgane zugeordnet.

Die 5 Elemente stehen in Beziehungen zueinander, die sich in **drei Zyklen** manifestieren:
- Der **Förderzyklus** beschreibt die gegenseitige Förderung (Mutter-Sohn-Regel), d.h. ein Element (Holz) nährt bzw. fördert das nachfolgende (Feuer).
- Über den **Kontrollzyklus** kontrollieren sich die Elemente gegenseitig, z.B. Wasser übt eine Kontrolle über das Feuer aus (Wasser löscht Feuer).
- Der **Zyklus der Gegenaktion** beschreibt, dass sich Elemente untereinander beeinflussen und verbrauchen, z.B. Feuer verdampft bzw. beeinflusst Wasser.

Aus dieser Theorie leitet die TCM ihre Diagnostik und die entsprechende Therapie ab.

Die Organe und Leitbahnen

In der TCM werden die Organe in Yin und Yang unterteilt. Yin – Speicherorgane (Zang-Organe) haben die Funktion des Produzierens, Umwandelns, Regulierens und Speicherns der Grundsubstanzen. Es sind die eher innen liegenden Organe, weshalb sie zu Yin gehören (Niere, Leber, Herz, Perikard (Herzbeutel), Milz/Pankreas und Lunge).

Die Fu-Organe oder Hohlorgane haben Yang-Charakter. Ihre Hauptfunktionen sind das

Empfangen von Nahrung, die Absorption der brauchbaren Anteile und die Umwandlung und Ausscheidung der Abfälle. Bezogen auf das Leben sind sie eher äußerlich gelegen, deshalb Yang (Magen, Harnblase, Gallenblase, Dünndarm, dreifacher Erwärmer, Dickdarm).

Eine Besonderheit ist der „dreifache Erwärmer" (chin. *Sanjao = die drei miteinander Verbundenen*). Dies bedeutet, dass die drei Körperhöhlen Brust-, Bauch- und Beckenhöhle als eine funktionelle Einheit mit ihren dort lokalisierten Organen gesehen werden. Der obere Erwärmer sorgt für das Funktionieren von Herz und Lunge und damit dafür, dass alle Bereiche des Körpers mit Qi und Blut versorgt werden. Der mittlere Erwärmer beeinflusst die Tätigkeit von Milz und Magen, und der untere Erwärmer ist verantwortlich für die Funktion von Niere und Harnblase und kontrolliert somit den Wasserhaushalt.

Außerdem gibt es noch die zwei außerordentlichen Organe Gehirn und Uterus (als Sonderorgan von Niere und Harnblase). Alle Organe sind jeweils zu einem Organpaar (Yin und Yang) mit ihren zugehörigen Funktionskreisen angeordnet (siehe Tabelle Meridianpaare).

Akupunkturpunkte

Meridiane oder Leitbahnen werden die Bahnen genannt, in denen Qi und Blut im Körper zirkuliert. Sie verlaufen in Längsrichtung des Körpers („Meridiane"). Sie sind bisher nicht morphologisch nachweisbar, jedoch breitet sich z.B. das Nadelgefühl (De Qi) entlang des Meridianverlaufes aus.

Jedem Organ ist eine Leitbahn zugeordnet – beide bilden zusammen eine energetische Einheit, d.h. Probleme der Organe beeinflussen u.U. die Leitbahn. Störungen, die die Leitbahn beeinträchtigen, können auf das Organ übertragen werden. Dennoch gibt es energetische Unterschiede: Die Leitbahn gehört zur oberflächlichen, energetischen Schicht des Körpers, Organe gehören zum Körperinneren.

Man kennt in der TCM **12 Hauptmeridiane und zwei außerordentliche Meridiane**, auf denen 364 Akupunkturpunkte lokalisiert sind. Diese Hauptmeridiane sind zu Meridianpaaren gekoppelt, die jeweils aus einem Yin- und einem Yang-Meridian bestehen und eine funktionelle Verbindung bilden (Tab. 1.2). Es gibt Meridianpaare der Hand und des Fußes. Bei den Meridianpaaren der **Hand**, also in der oberen Körperhälfte, beginnen die Yang-Leitbahnen an den Fingern (distal) und enden im Gesicht oder in der oberen Körperhälfte. Im Gegensatz dazu beginnen die Yin- Leitbahnen am Rumpf und enden distal. Dabei verlaufen die Yang-Leitbahnen außen, die Yin-Leitbahnen innen am Körper. Die Yin-Leitbahnen des **Fußes** beginnen am Fuß und enden am Rumpf, die Yang-Leitbahnen des Fußes beginnen im Gesicht oder am Rumpf und enden am Fuß. Dabei liegen die Yin-Leitbahnen innen (bauchwärts) und die Yang-Leitbahnen außen (eher rückenwärts). Eine Ausnahme stellt die Magen-Leitbahn dar: Sie ist Yang, verläuft aber an der Vorderseite des Körpers.

Tab 1.2 Meridianpaare

Yin	Yang
Lebermeridian	Gallenblasen-meridian
Lungenmeridian	Dickdarmmeridian
Milz/Pankreasmeridian	Magenmeridian
Herzmeridian	Dünndarmmeridian
Nierenmeridian	Blasenmeridian
Perikardmeridian	Blasenmeridian
Lebermeridian	Gallenblasen-meridian

Verläufe

- **Lungenmeridian:**

Hand – Tai Yin, Lu (deutscher Name – chinesischer Name, Abkürzung)

Der äußere Verlauf des Meridians beginnt im 1. Interkostalraum (ICR) mit Punkt Lu 1, verläuft über die vordere Schulter an der Innenseite des Oberarmes bis zur Ellenbeuge und entlang der A. radialis über das Handgelenk zum radialen Nagelfalzwinkel des Daumens. Dort endet er mit Punkt Lu 11.

- **Dickdarmmeridian:**

Hand – Yang Ming, Di

Er beginnt mit Di 1 am radialen Nagelfalzwinkel des Zeigefingers, verläuft über den Unterarm zum äußeren radialen Ende der Ellenbogenbeugefalte, weiter über Oberarm, Schulter und Hals, kreuzt zur Gegenseite und endet mit Punkt Di 20 an der Nasolabialfalte.

- **Milz-Pankreas-Meridian:**

Fuß – Tai Yin, Mp

Der äußere Verlauf des Meridians beginnt am medialen Nagelwinkel der großen Zehe mit dem Punkt Mp 1, weiter am medialen Fußrand über den medialen Unter- und Oberschenkel, weiter über das Abdomen und endet mit Mp 21 im 6. ICR.

- **Magenmeridian:**

Fuß – Yang Ming, Ma

Der äußere Verlauf beginnt mit Ma 1 am unteren Orbitalrand, von dort zum Unterkiefer, wo er sich bei Punkt Ma 5 verzweigt. Ein Ast läuft über den Kieferwinkel zur Schläfengrube, ein anderer über Hals, Thorax, Abdomen, Leistenbeuge, Ober- und Unterschenkel und Fußrücken zum lateralen Nagelwinkel der zweiten Zehe, wo er mit Punkt Ma 45 endet.

- **Herzmeridian:**

Hand – Shao Yin, He

Der äußere Verlauf beginnt mit He 1 in der Achselhöhle, zieht entlang der Mittellinie des inneren Oberarmes bis zum Ellenbogengelenk, weiter über den Unterarm zum Handgelenk und endet mit Punkt He 9 am radialen Nagelwinkel des kleinen Fingers.

- **Dünndarmmeridian:**

Hand – Tai Yang, Dü

Der äußere Verlauf beginnt am ulnaren Nagelwinkel des kleinen Fingers mit Punkt Dü 1. Weiter verläuft er entlang der Hinterseite des Unterarmes und des Oberarmes zum Schulterblatt, weiter über die seitliche Halsregion, den Unterkiefer und das Jochbein bis zum Tragus, wo er mit Punkt Dü 19 endet.

- **Nierenmeridian:**

Fuß – Shao Yin, Ni

Der äußere Verlauf des Meridians beginnt an der Fußsohle mit Punkt Ni 1, verläuft dann über die mediale Seite des Fußgelenks, des Unter- und Oberschenkels, die Leistenbeuge und endet mit Punkt Ni 27 unterhalb des Sternoklavikulargelenks.

- **Blasenmeridian:**

Fuß – Tai Yang , Bl

Der äußere Verlauf des Meridians beginnt am medialen Augenwinkel mit Punkt Bl 1, zieht von dort über die Stirn zum Hinterkopf, dort gabelt er sich bei Punkt Bl 10 in einen medialen und einen lateralen Ast, die beide über den Rücken und die Glutäalgegend zur Kniekehle ziehen, wo sie sich bei Punkt Bl 40 wieder vereinen. Weiter verläuft er über die Wade und um den äußeren Knöchel zum lateralen Nagelwinkel der kleinen Zehe. Dort endet er mit Punkt Bl 67.

• **Perikardmeridian**:

Hand – Jue Yin, Pe (oder KS = Kreislauf-Sexus; andere Nomenklatur)

Der äußere Verlauf beginnt mit dem Punkt Pe 1 im 4. ICR, zieht dann weiter zur Achselhöhle, dann entlang der medialen Seite des Oberarmes über das Ellenbogengelenk, die mediale Seite des Unterarmes und das Handgelenk und endet mit Punkt Pe 9 am radialen Nagelwinkel des Mittelfingers.

• **Drei-Erwärmer-Meridian**:

Hand – Shao Yang, 3E

Sein äußerer Verlauf beginnt mit dem Punkt 3E 1 am lateralen Nagelwinkel des Ringfingers. Er verläuft dann weiter über den Handrücken, die äußere Seite des Unterarmes und den Oberarm zur Schulter, danach über den Hals und dorsal des Ohres zur Schläfengegend. Der Endpunkt 3E 23 befindet sich am lateralen Ende der Augenbraue.

• **Lebermeridian**:

Fuß – Jue Yin, Le

Sein äußerer Verlauf beginnt am lateralen Nagelwinkel der großen Zehe mit Punkt Le 1. Weiter geht es über den Fußrücken und den Innenknöchel aufwärts zur Innenseite von Unter- und Oberschenkel, über die Symphyse, die seitliche Bauchwand bis zu Punkt Le 14 im 6. ICR auf der Mamillarlinie, dem Endpunkt.

• **Gallenblasenmeridian**:

Fuß- Shao Yang, Gb

Der äußere Verlauf beginnt mit Punkt Gb 1 am äußeren Augenwinkel, zieht dann in Richtung Ohr, von dort über die Schläfengegend zum Hinterkopf, wieder zurück zur Stirn, erneut über den Hinterkopf, dann seitlich über Hals und Schulter über die laterale Seite des Körpers zum lateralen Winkel der 4. Zehe, wo er mit Punkt Gb 44 endet.

Die außerordentlichen Meridiane

Die TCM kennt acht außerordentliche Meridiane, von denen sich aber nur auf zweien Akupunkturpunkte befinden.

• **Lenkergefäß – Du Mai, Lg oder Du Der-Meridian** (auch Gouverneurgefäß):

Sein äußerer Verlauf beginnt mit dem Punkt Du 1 auf der Steißbeinspitze und zieht auf der hinteren Mittellinie des Körpers über die Dornfortsätze der Wirbelsäule, den Hals und den Kopf zwischen die Schneidezähne des Oberkiefers, wo er mit Punkt Du 28 endet.

• **Konzeptionsgefäß – Ren Mai, Kg** (auch Dienergefäß):

Der äußere Verlauf beginnt mit dem Punkt Kg 1 in der Mitte des Dammes und führt dann über die Symphyse in der vorderen Körpermitte kopfwärts, wo er mit Punkt Kg 24 unter der Unterlippe endet.

Die Akupunkturpunkte sind nach chinesischer Vorstellung „Öffnungen" die eine Verbindung von der Körperoberfläche zu dem System der Meridiane herstellen. Inzwischen gibt und gab es eine große Anzahl von Untersuchungen, die sich mit diesem Phänomen beschäftigen, z.B. eine Studie zur Morphologie der Akupunkturpunkte von Heine (1988). Man fand bei diesen Untersuchungen folgende wichtige **Besonderheiten von Akupunkturpunkten:** erhöhte Druckempfindlichkeit, veränderte Hautspannung, erhöhte Wärmeabstrahlung, erniedrigter elektrischer Hautwiderstand und veränderte Hautfeuchtigkeit. Die TCM kennt 365 klassisch beschriebene Akupunkturpunkte auf den Leitbahnen. Dazu gibt es Extrapunkte, die außerhalb der Leitbahnen liegen, sowie die Punkte der Ohrakupunktur. Jeder Punkt hat eine definierte therapeutische Wirkung. Es werden immer die Punkte ausgewählt, die zur Behandlung des individuellen Disharmoniemusters am geeignetsten sind. Meist sind das Kombinationen von 5–15 Nadeln. Die Einstichtiefe hängt vom jeweiligen Punkt ab, z.B. am Finger 1–2 mm, am Gesäß bis zu 10 cm.

Nach der TCM gibt es noch eine Vielzahl von **Unterscheidungsmerkmalen der Punkte**, von denen nur einige genannt sein sollen:

- Kreuzungs-(Lo-)Punkte: Hier kreuzen sich verschiedene Meridiane, z.B. Mp 6. An diesem Punkt kreuzen sich drei Yin-Meridiane (MP, Ni, Le).
- Alarm- (Mu-)Punkte: Sie sind bei Störungen des jeweiligen Organsystems druckempfindlich.
- Zustimmungs-(Shu-)Punkte: Sie transportieren das Qi direkt zu dem entsprechenden Organ. Sie liegen alle auf der Blasenleitbahn 1,5 Cun seitlich der Medianlinie (Cun ist das chinesische Proportionalmaß; 1 Cun = 1 Daumenbreit der Frau an seiner breitesten Stelle, 1,5 Cun = 2 Querfinger, 2 Cun = 3 QF, 3 Cun = 4 QF).
- Tonisierungs- und Sedierungspunkte: Sie liegen zwischen den Akren und den Ellbogen bzw. Knien. Über diese Punkte kann das jeweilige Organsystem gekräftigt oder sediert werden. Bl 67 ist z.B. der Tonisierungspunkt der Blasenleitbahn.

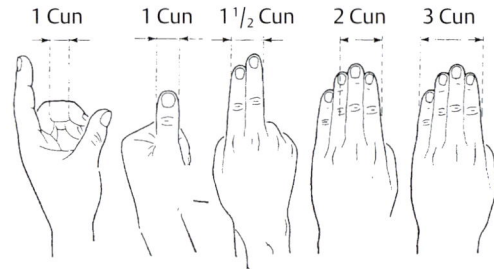

Abb. 1.2 Das Cun-Maß

Die Akupunktur ist eine Yang-Behandlung – sie erfolgt von außen nach innen. Verwandt ist die Moxibustion, die Erwärmung bestimmter Punkte. Nadelung oder Moxibustion beeinflussen das Qi und das Blut in den Leitbahnen und damit auch alle anderen Substanzen und die Organe. Nadelung kann Übermaß reduzieren, Mangel auffüllen, das Kalte wärmen, das Heiße kühlen, das Stagnierende in Fluss bringen, das Gestaute lösen, das Ungezügelte stabilisieren, das Fallende emporheben, das Steigende absenken.

Nadeltechnik

Die Akupunktur sollte sich an den Hauptgesichtspunkten orientieren:

- kunstgerechtes Einführen der Nadel und möglichst Auslösen des De-Qi-Gefühls
- korrekte Manipulationstechnik zur Korrektur des gestörten Qi-Flusses.

- Man sollte auf ausreichende **Information und Aufklärung** der Frau achten, ebenso auf eine angenehme Umgebungstemperatur und eine entsprechende Atmosphäre.
- Die Akupunktur sollte **im Sitzen oder Liegen** durchgeführt werden. Besonders bei der ersten Sitzung sollten die Frauen nicht unbeobachtet bleiben. Die Position sollte für etwa 20 min entspannt und bequem sein.
- Das Einführen der Nadel sollte möglichst schmerzfrei erfolgen. Man kann z.B. **Nadeln mit Führungsröhrchen** verwenden. Dieses wird auf den Punkt aufgesetzt und die Nadel wird mit einem kurzen Schlag durch die Haut befördert. Dann wird das Röhrchen entfernt und die Nadel mit einer rotierenden Bewegung von Daumen und Zeige- oder Mittelfinger tiefergeschoben.
- Verwendet man **Nadeln ohne Führungsröhrchen**, spannt man mit Daumen und

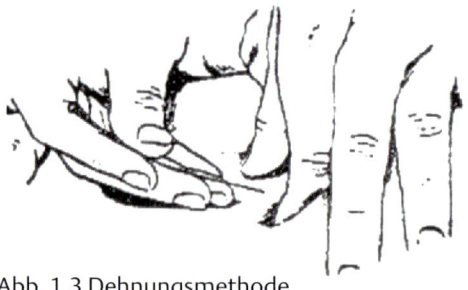

Abb. 1.3 Dehnungsmethode

Zeigefinger der anderen Hand die Haut, um ein schmerzloses Einführen der Nadel zu ermöglichen (Abb. 1.3). Die Nadel wird mit Daumen und Zeige- oder Mittelfinger am Griff gehalten und mit einer schnellen Bewegung durch die Haut gebracht (Abb. 1.4). Danach fasst man den Nadelgriff erneut und führt die Nadel mit einer rotierenden Bewegung in die erforderliche Tiefe bzw. bis zum Erreichen des De-Qi-Gefühles.

- Bei den einzelnen Punkten ist auch die erforderliche **Stichrichtung** wichtig (Abb. 1.5).

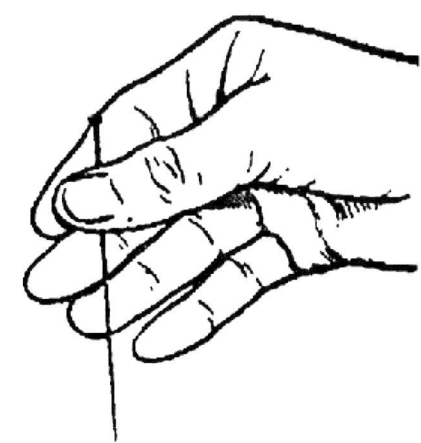

Abb. 1.4 Anfassen der Nadel

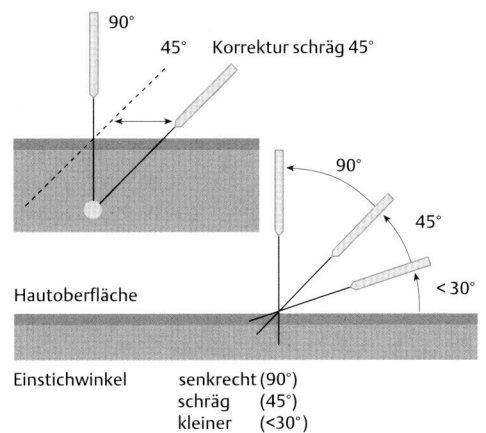

Abb. 1.5 Stichrichtung

De-Qi-Gefühl

Dieser Ausdruck bezeichnet das **Nadelsensationsgefühl**, das sich als Wärme, Taubheit, Druck, Schwere oder Elektrisieren äußert. Es breitet sich entlang des Meridianverlaufes aus oder wird am Punkt empfunden und sollte sich beim korrekten Einführen der Nadel einstellen. Es ist allerdings nicht immer und nicht an allen Punkten auslösbar.

Manipulationstechniken

Man unterscheidet die tonisierende (= zuführen), die sedierende (= ableiten) und die neutrale Therapieform. Allgemein bedeutet tonisieren „Nadel in Ruhe", sedieren „Stimulation der Nadel mittels verschiedener Techniken", z.B. auch der Elektroakupunktur. Das Auslösen des De-Qi-Gefühls entspricht weder dem Tonisieren noch dem Sedieren! Im Allgemeinen kann man sagen, dass bei Leerezuständen tonisierende, bei Füllezuständen (z.B. Schmerzen intrapartal) die sedierende Technik zum Einsatz kommen sollte.

Moxibustion (auch *Moxa*)

Dabei wird getrocknetes Beifußkraut (Artemisia vulgaris) in Form kleiner Kegel oder sog. Moxazigarren zur Erwärmung von Akupunkturpunkten verwendet. Es ist eine tonisierende Technik mit verschiedenen Anwendungsarten (z.B. „Heiße Nadel"). Das Kraut wird auf einer liegenden Nadel verbrannt oder die glimmende Spitze der Moxazigarre pulsierend dem Punkt angenähert (z.B. bei Korrektur der Steißlage).

Elektroakupunktur

Hier wird über die liegende Nadel eine schwache elektrische Energie zugeführt (1–200 Hz). An die Nadeln werden dabei kleine Klemmelektroden im Hautniveau angelegt (keine silikonisierten Nadeln). Die Reizintensität kann von der Frau selbst eingestellt werden. Ein deutliches Kribbeln oder Pochen sollte verspürt werden. Diese Technik wird z.B. bei Schmerzen unter der Geburt angewendet.

Tab. 1.3 Die wichtigsten geburtshilflichen Indikationen		
Schwangerschaft	**Geburt**	**Wochenbett**
Hyperemesis	Geburtserleichterung	Stillprobleme
Lumbalgien/Ischialgien	protrahierte Geburt	schmerzhafte Nachwehen
Migräne/Kopfschmerzen	Plazentalösungsstörungen	Subinvolutio uteri
Nikotinentwöhnung/Suchtbehandlung		
Wendung aus Beckenendlage		
Karpaltunnelsyndrom		
psychisch ausgleichende		
Gesamtregulation		
Geburtsvorbereitung		

Die wichtigsten geburtshilflichen Indikationen

Die folgenden Ausführungen sollen Unerfahrenen nicht zum „Learning by doing" dienen (!), sondern einen Eindruck vermitteln, der die Entscheidung für eine entsprechende Fortbildung begründet. Wenn Sie bereits in der Akupunktur erfahren sind, können Sie die hier dargestellten Sequenzen natürlich in ihre Arbeit integrieren.

Hyperemesis gravidarum

Schwangerschaftsübelkeit und Schwangerschaftserbrechen sind bei den meisten Schwangeren im 1. Trimenon zu beobachten. Mögliche, jedoch nicht gesicherte Ursachen sind hormonelle Veränderungen, eine höhere Stoffwechselbelastung, das Einschwemmen von Trophoblastzellen sowie psychische Belastungen.

Bei schweren Verläufen der Hyperemesis mit mangelnder Nahrungs- und Flüssigkeitsaufnahme ist eine stationäre Infusionsbehandlung notwendig.

In der TCM stellt die Hyperemesis eine Schwäche des Funktionskreises Magen/Milz dar, diese führt zu einem „aufsteigenden Qi", welches Übelkeit und Erbrechen hervorruft.

- **Empfehlungen**:
  - Ruhe
  - Vermeidung von Stress und Ärger
  - Warme Flüssigkeiten vor dem Aufstehen
  - Kleine Mahlzeiten über den Tag verteilt, statt wenige große Mahlzeiten
  - Übersäuerung vermeiden: Zucker reduzieren, keinen Kaffee, Fencheltee, grüner Tee
  - Ingwer (Tee, Suppen).
- **Akupunkturpunkte**:
  - Pe 6 (Hauptpunkt), Du 20, He 7, Ren Mai 12, 15, 17, Le 3, MP 9, Ma 36 (besonders bei Sodbrennen).

Lumbalgien/Ischialgien

Sie zählen mit zu den Hauptindikationen der Akupunktur in der Schwangerschaft, da der Einsatz von Schmerzmitteln nur in begrenztem Maße möglich ist.

Vorsicht: Die Nadeln dürfen nicht wie sonst bei Füllezuständen (Schmerzen in der Schwangerschaft) manipuliert werden.

- Allgemeine Schmerzpunkte sind: Du 20, Di 4, Di 10, Ma 36, Ma 44, MP 6, ExP weima, neima; lokale Punkte, Ah-shi-Punkte.
- **Lumboischialgien** werden in der TCM unterteilt in:
  - **Blasenischialgie**: Die Schmerzen verlaufen entlang des Blasenmeridians und

strahlen in die Lumbalregion, das Gesäß und die Kniekehle aus. Die Beugebewegung ist eingeschränkt (lokale Punkte: Bl 23-32; Fernpunkte: Bl 36, 40, 60, 62).

– **Gallenblasenischialgie**: Die Schmerzen verlaufen seitlich über die Hüfte in den Oberschenkel und in das Knie. Die Rotationsbewegung ist eingeschränkt (lokale Punkte: Bl 23-32; Fernpunkte: GB 30, 34, 41 und Le 3).

Die richtige Differenzierung der beiden Typen ist die Voraussetzung für die richtige Punktwahl und den Behandlungserfolg.

Migräne und Kopfschmerzen

Die Behandlung von Kopfschmerzen ist in der Schwangerschaft eine wichtige Indikation, da die Akupunktur als unbedenkliches Schmerzmittel gelten kann. Wichtig ist die richtige Auswahl der Punkte (Meridianbezug), die sich nach der Lokalisation der Schmerzen richtet, sowie die Kombination von Fern- und Nahpunkten und die Verwendung druckempfindlicher Punkte.

- **Akupunkturpunkte:** Du 14, 20, Dü 3, Lu 7, Pe 6, Di 4, Ma 36, 44, MP 6, GB 14, 20, 21, 34, 41, Le 2, 3, Bl 2, 10, 23, 60, 62, 67, Ni 3, 6, ExP Yintang, Sishencong.

Raucherentwöhnung/ Suchtbehandlung

Die Behandlung erfolgt über Punkte der Ohrakupunktur, auf die in diesem Kapitel nicht näher eingegangen wird. Als begleitende Therapie beim Raucherentwöhnungsprozess können psychisch ausgleichende Punkte der Körperakupunktur eingesetzt werden.

- **Empfohlene Akupunkturpunkte**: Du 20, Pe 6, He 7, Di 4.

Wendung aus Beckenendlage

Die heute angewendete Praxis der primären Sectio bei Primiparae mit Beckenendlage veranlasste Frauen und Geburtshelferinnen, eine andere Möglichkeit, als die als gefährlich eingestufte äußere Wendung zu suchen, um das Kind in die korrekte Lage zu drehen. Die **Moxibustion des Punktes Bl 67** (Tonisierungspunkt des Blasenmeridians) gilt seit längerem als ungefährliche Methode des Wendungsversuches. Die Zahl der geglückten Drehungen liegt hierbei deutlich über der Rate der spontanen Wendungen, welche mit zunehmender Schwangerschaftsdauer geringer wird.

Durchführung

- Mit einer glimmenden Moxazigarre wird eine pulsierende Erwärmung des Punktes Bl 67 erreicht, d.h. es erfolgt eine Annäherung an den Punkt bis zur deutlichen Wärmeempfindung. Dann wird die Moxazigarre wieder entfernt und erneut angenähert.
- Die Behandlungsdauer beträgt etwa 10 min pro Seite.
- Die Behandlungsposition ist die Knie-Ellbogenlage, die Seitenlage oder die Rückenlage mit leicht erhöhtem Becken (Cave: V. cava-Syndrom).
- Der Therapiebeginn ist etwa die 33. SSW, Therapieende spätestens das Ende der 36. SSW. Empfohlen sind mindestens 4 Sitzungen im Abstand von 2 Tagen. Nach einer Therapiepause sind nochmals 4 Sitzungen möglich. Dies hängt jedoch von der Akzeptanz durch die Schwangere, bzw. ihrem Willen, die Sectio zu umgehen, ab. Statistisch führt eine Mehrbehandlung zu keiner höheren Erfolgsrate.
- Die Schwangere sollte über vermehrte Kindsbewegungen während der Therapie und bis 24 Stunden danach informiert werden. Dies ist kein Anzeichen einer Gefährdung, sondern als Reaktion auf die Behandlung zu bewerten. Es handelt sich um eine ungefährliche therapeutische Methode. Vorzeitige Blasensprünge, pathologische Herzfrequenzmuster und andere Komplikationen traten bei fachgerechter Anwendung nach einer Studie der UFK Mannheim nicht auf.

Vorsicht: keine Anwendung bei vorzeitigen Wehen, da diese durch die Behandlung verstärkt werden können.

Karpaltunnelsyndrom

Hier handelt sich um ein relativ häufig gegen Ende der Schwangerschaft hin auftretendes Syndrom. Bedingt durch die hormonell ausgelöste Wassereinlagerung in den sog. Karpaltunnel des Handgelenks, kommt es zu einem erhöhten Druck auf den N. medianus und zu den bekannten Symptomen wie Taubheitsgefühl, Schmerzen und vermindertes Tastempfinden. Die Akupunktur kann dieses Beschwerdebild, das konventionellen Behandlungsmethoden gegenüber in den meisten Fällen äußerst therapieresistent ist, deutlich bessern.

- **Akupunkturpunkte:** Pe 6, Pe 7, Di 4.

> **Achtung**: Eine mögliche anfängliche Zunahme der Beschwerden ist kein Anlass für einen Abbruch der Therapie.

Die Anwendung erfolgt täglich etwa 20 min.

Psychisch ausgleichende Gesamtregulation

Viele Schwangere leiden besonders in den letzten Wochen vor der Geburt unter Schlafstörungen, Unruhe und Angst. Durch den Einsatz der Akupunktur kann eine weitgehende Entspannung und Besserung der Beschwerden erreicht werden. Auch Krankheiten in der Schwangerschaft, deren Ursache psychisch beeinflusst wird, wie z.B. vorzeitige Wehen oder Hyperemesis, können über entsprechende Akupunkturpunkte günstig beeinflusst werden. Zur Entspannungsakupunktur während der Geburt, werden die gleichen Punkte eingesetzt.

- **Akupunkturpunkte**: Du 20, Sishencong, He 7, Pe 6, Ni 3; Zusatzpunkte: He 3, Pe 7, GB 34, Ma 36, Lu 7, MP 4 und 6, Dü 3, Le 3, KG 4 und 6 und 15, Bl 62.
- evtl. Moxibustion zur Stärkung der Niere. Leere im Element Wasser erzeugt Angst.
- Die Nadeln werden täglich 20 min gesetzt; bei Therapieerfolg ausschleichendes Therapieintervall.

Schlafstörungen

Prinzipiell können alle Punkte der psychischen Gesamtregulation eingesetzt werden.

- Die **Hauptpunkte** sind: Lu 20, He 7, Pe 6, Ma 36, Ni 6, Bl 23 und 62.
- Die Nadelung sollte eine Stunde vor dem Zubettgehen für anfänglich 20 min täglich erfolgen.

Geburtsvorbereitung

Die Akupunktur zur Geburtsvorbereitung nach dem morphologisch wirksamen **„Mannheimer Schema" nach Römer** ist eine wirksame Methode, um die natürlich ablaufenden Reifungsprozesse zur Geburt hin zu unterstützen. Anhand einer vergleichenden Studie an der UFK Mannheim konnte eine signifikante Verkürzung der Eröffnungsperiode und ein deutlich positiv beeinflusster „Bishop-Score" nachgewiesen werden. Im Geburtsverlauf wurden weniger Wehenmittel gebraucht, sekundäre Wehenschwächen und dysfunktionelle Wehentätigkeit waren viel seltener. Nicht beeinflusst wird der Zeitpunkt des Geburtsbeginns, d.h. die geburtsverkürzende Wirkung der Akupunktur setzt erst mit dem vom Organismus ausgelösten Geburtsbeginn ein.

- **Akupunkturpunkte**: Ma 36, GB 34, MP 6; zusätzlich ab der 38. SSW Bl 67.
- Die Nadeln setzen Sie ab der 36. SSW bis zum Geburtstermin bzw. Geburtsbeginn einmal wöchentlich für 20 min tonisierend.

> **Kontraindikationen:**
> - Placenta praevia
> - absolutes Missverhältnis
> - BEL bei Erstgebärenden (wenn keine Spontangeburt geplant ist)
> - Gerinnungsstörungen der Mutter.

Erwähnt sei noch ein **psychisch ausgleichendes Schema** mit den Punkten: Di 4, He 7, Pe 6, Du 20, das bisher in der Geburtsvorbereitung Anwendung fand. Auch dieses wirkt positiv auf die Geburtsdauer und auf das Befinden in den letzten Wochen der Schwangerschaft.

Geburtserleichterung

Die Frage nach Möglichkeiten der Schmerzlinderung während der Geburt ist erfahrungsgemäß eine der zentralen Fragen, mit der sich die Frauen im Hinblick auf die Geburt beschäftigen. Das Interesse an wirksamen Alternativen zu nebenwirkungsreichen Medikamenten ist groß. Hier bietet sich die Akupunktur an. Wichtig ist dabei der frühzeitige Beginn, z.B. Du 20 schon in der frühen Eröffnungsperiode, weil eine ausgleichende und beruhigende Wirkung besteht. Überreden Sie die Frauen jedoch nie zur Akupunktur!

- **Akupunkturpunkte**: Di 4, Di 10, Du 20, ggf. Ma 36, MP 6, ExP Neima, ExP Weima (Punkte am Bein behindern die Mobilität).

- Ohne ausreichende Stimulation lässt sich keine angemessene Analgesie erreichen. Deshalb wird die **Elektrostimulation** an den Punkten Di 4, Di 10 empfohlen. Eine manuelle Stimulation der Punkte wird wegen des auftretenden De-Qi-Gefühls meist nicht toleriert. Die Elektrostimulation beginnt mit ca. 20 Hz, danach sollte die Gebärende die Reizstärke selber wählen. Verwenden Sie nichtsilikonisierte Nadeln. Ziel ist es, den Reiz gut spürbar, aber nicht schmerzhaft werden zu lassen.

- Die Akupunkturphasen sollten ca. 30-60 min dauern. Eine ebenso lange Pause schließt sich an.

- Die Elektrostimulation kann auch im Entspannungsbad erfolgen (akkubetriebene Stimulationsgeräte sind in Feuchträumen zugelassen). Die Dauer und Stärke der Stimulation sollte stets den individuellen Bedürfnissen angepasst sein.

Protrahierte Geburt

Als Ursachen eines protrahierten Geburtsverlaufes finden wir vor allem dysfunktionelle Wehenstörungen und die Zervixdystokie. Entsprechend sollte die Auswahl der Akupunkturpunkte erfolgen.

Wichtig ist der **Ausschluss von Kontraindikationen:**
- gebärunfähige Lagen, z.B. hoher Geradstand
- drohende fetale Asphyxie
- drohende Uterusruptur.

Dysfunktionelle Wehenstörungen

Durch die Akupunktur beeinflusst werden Wehenfrequenz, -dauer, -intensität und der Basaltonus:
- **Akupunkturpunkte**: Gb 34 und 21, Le 3, Di 4, MP 6, Du 20.
- Die Nadelung erfolgt über etwa 20 min und kann bei nicht ausreichender Wirkung jederzeit wiederholt werden.
  - Hyperfrequente Wehen: sedierende Technik (Zustand der Fülle)
  - Unkoordinierte Wehen, hypofrequent: tonisierende oder neutrale Technik (Zustand der Leere).

Zervixdystokie

In der Regel setzt man bei einem straffen Muttermund (hypertone zervikale Dystokie) Spasmolytika ein. Akupunktur ist jedoch eine nebenwirkungsfreie Alternative (keine Wehenhemmung).
- **Akupunkturpunkte**: MP 6 und 9, Ma 36; Zusatzpunkte: Du 20, Le 3.

Plazentalösungsstörungen

Die möglichst schnelle und „blutarme" Geburt der Plazenta ist ein wichtiges Anliegen der Geburtshilfe. Häufig wird deshalb die aktive Leitung der Nachgeburtsperiode, d.h. der primäre Einsatz von Wehenmitteln, favorisiert. Die Akupunktur nur eines Punktes bietet dazu eine praktikable Alternative. Bei abwartender Leitung der Nachgeburtsperiode bietet sich dieselbe Akupunktur bei verzögerter Lösung der Plazenta an.
- **Akupunkturpunkt**: Ni 16.

Stillprobleme

Im Wesentlichen gibt es bei Stillproblemen folgende **Indikationen zur Akupunktur**: Milchstau, Schmerzen, beginnende Mastitis, mangelnde Milchbildung.

Bei den ersten drei Indikationen werden die gleichen Punktkombinationen verwendet. Die Wirkung ergibt sich aus der unterschiedlichen Ausgangssituation und nicht durch die Punkte selbst. Wichtig ist die Kombination von Nah-, und Fernpunkten.

- **Akupunkturpunkte bei Milchstau**: Ren Mai 17, Ma 16 und 18, Ex P präaxillärer Brustpunkt, Di 4 und 6, Ma 44, Le 3, Du 20.

  Neben der Akupunkturbehandlung werden konventionelle Behandlungsmethoden eingesetzt (z.B. Quarkauflage, Rotlicht).

- **Akupunkturpunkte bei Mastitis**: Ren Mai 17, Ma 16 und 18, Ex P präaxillärer Brustpunkt, Di 4 und 11, Pe 6, Du 14, Dü 1 und 3.

  Bei beginnender Mastitis erreicht man mit Hilfe der Akupunktur oft ein rasches Abklingen der Symptomatik. Kann auf eine Antibiotikatherapie nicht verzichtet werden, beeinflusst die adjuvant eingesetzte Akupunktur wegen ihrer immunstimulierenden Wirkung den Verlauf günstig.

Mangelnde Milchbildung

Die mangelnde Milchbildung macht sich meist am 3–4. Tag post partum bemerkbar, wenn normalerweise der Beginn der Laktation zu erwarten ist. Die Behandlung sollte täglich erfolgen, auch später kann bei nachlassender Milchmenge durch Akupunktur die Milchbildung wieder gefördert werden.

- **Akupunkturpunkte:** Ren Mai 17, Ma 16 und 18, Ex P präaxillärer Brustpunkt, Di 4, MP 6, Ma 36, Gb 41, Dü 1und 3, Du 20.
- Mangelnde Milchbildung beruht oft auf Stress-Situationen, daher sind auch eine sorgfältige Stillberatung, das regelmäßige Anlegen, eine ruhige harmonische Atmosphäre und eine gute Anlegetechnik wichtig.

Schmerzhafte Nachwehen

Nachwehen sind im Wochenbett „notwendig" und physiologisch! Besonders bei Zweit- und Mehrtgebärenden können sie sehr schmerzhaft sein. Als Alternative zu Schmerzmitteln, die über die Muttermilch auf das Kind übergehen, bietet sich auch hier die Akupunktur als wirksame Methode an. Auch starke Nahtbeschwerden lassen sich lindern.

- **Akupunkturpunkte**: DU 20, Di 4, Ma 44, Le 3m; zusätzlich: MP 6, GB 34, UEx Weima, UEx Neima.

Subinvolutio uteri

Die verzögerte Rückbildung des Uterus im Wochenbett wird landläufig mit kontraktonsfördernden Mitteln behandelt, da sonst Komplikationen drohen (z.B. Lochialstau). Insbesondere Ergotamine beeinflussen jedoch die Milchbildung negativ und sind erwiesenermaßen wenig effektiv. Die Akupunktur ist hier eine wirksame Behandlungsalternative. Bereits bei der ersten Behandlung stellen sich verstärkt Uteruskontraktionen ein. In der Regel ist der Therapieerfolg am 2. Tag an einer deutlich zu erkennenden Rückbildung zu verifizieren.

- **Akupunkturpunkte**: Ni 16 = Hauptpunkt, oft alleine ausreichend (!); ggf. Ma 36, Gb 21 und 34, MP 6.
- Die Nadeln sollten einmal täglich für 20 min tonisierend gesetzt werden.

Obstipation (auch postoperativ)

Die häufig praktizierte Gabe von Abführmitteln im Wochenbett führt nicht selten zu Blähungen und Bauchschmerzen bei der Mutter und dem gestilltem Kind. Zu beachten ist primär, dass der Darmentleerung Zeit gelassen wird. Oft wird z.B. während der Geburt ein Einlauf verabreicht, auch Nahrungskarenz über mehr als 24 Stunden ist im Umfeld der Geburt nicht selten.

- Unterstützende Maßnahmen sind Wochenbettgymnastik, ballaststoffreiche Kost und reichlich Flüssigkeit.

- **Akupunkturpunkte**: Di 4, Di 10 oder Di 11, Ma 25 und 29 und 36, Bl 2, L 6, 20 (psychische Komponente).
- Die Nadeln sollten einmal täglich für 20 min tonisierend gesetzt werden. Bei Therapieerfolg wird die Behandlung ausgeschlichen.

Blasenentleerungsstörungen

Durch den Einsatz der Akupunktur kann bei einer funktionellen Blasenentleerungsstörung (und bei postoperativen Störungen) das Katheterisieren vermieden werden. Nach der Geburt kann die Entleerung der Blase durch ein entstandenes Drucködem der Harnröhre erschwert sein. Gleichzeitig besteht noch die schwangerschaftsbedingte Tonusherabsetzung der Blase. Oft führt auch die Angst vor Schmerzen (z.B. nach Episiotomien, Labienrissen) zum Harnverhalt post partum. Der Beginn der Therapie richtet sich nach dem Zeitpunkt, an dem die spontane Blasenentleerung stattgefunden haben sollte (z.B. 6 h pp). Auch bei Harnabflussstörungen in der Schwangerschaft (Harnstau) kann ein Therapieversuch mit Akupunktur erfolgreich sein.

- **Akupunkturpunkte**: KG 2, 3, 4, 6, Du 3 und 4 und 20, Bl 23 und 28 und 31 und 32 und 62 und 67, Le 3, NI 3 und 6, Ma 29.

Psychische Störungen im Wochenbett

Die depressive Verstimmung im Wochenbett („Baby Blues", „Heultage") gilt nicht zwangsläufig als pathologisch. Sie wird mit der hormonellen Umstellung nach der Geburt und mit der physischen und psychischen Belastung durch die neue Rolle als (stillende) Mutter erklärt. Weiterhin vorhandene körperliche Beschwerden (Nachwehen, Wundschmerzen) und zusätzlicher Schlafmangel verstärken oft das depressive Gefühl.

Eine Wochenbettpsychose sollte ausgeschlossen sein, wenn man die Akupunkturtherapie als Hilfsmittel einsetzt.

- **Akupunkturpunkte**: Du 20, Pe 6, Me 7 = psychisch wirksames Schema; ggf. Me 3, Ex-

P Sishencong, Ma 36, MP 6.
- Die Nadeln sollten einmal täglich für 20 min tonisierend gesetzt werden. Bei Therapieerfolg wird die Behandlung ausgeschlichen.

Geburtshilflich relevante Akupunkturpunkte

Lungen-Leitbahn Hand-Taiyin Lu

Lu 7 – Lieque

- **Lage**: 2 Querfinger (1,5 Cun) herzwärts der Beugefalte des Handgelenks auf der Radialiskante.
- **Indikationen**:
  - Erkrankungen der Atmungsorgane (Asthma bronchiale, Husten, Bronchitis)
  - Kopfschmerzen (okzipital)
  - psychisch-physische Erschöpfung durch Sorge, Kummer
  - Halsschmerzen, Nackensteifigkeit
  - verstopfte Nase, Niesen.
- **Akupunktur**: 0,5-1 cm tief, schräg im Meridianverlauf nach proximal.
- Hinweis: Lu 9 findet man, wenn man beide Daumen so kreuzt, dass die Innenfläche der einen Hand auf dem anderen Handrücken zu liegen kommt. Dort, wo die Spitze des Zeigefingers auf der Radialiskante liegt, befindet sich Lu 9.

Lu 9 – Taliyuan

- Lage: daumenwärts (radial) am Ende der Handgelenkbeugefalte, zwischen A. radialis und der Sehne des M. abductor pollicis (tastbare Vertiefung).
- **Indikationen**:
  - Blutdruckregulation
  - Varizen
  - Gefäßerkrankungen
  - Lymphstau (Meisterpunkt des Gefäßsystems)
  - Asthma bronchiale
  - Bronchitis

– Husten.
- **Akupunktur**: 0,5-1 cm tief, schräg.

Dickdarm-Leitbahn
Di Mand-Yang Ming Di

Di 4 – Hegu

- **Lage**: Bei angelegten Daumen befindet sich der Punkt auf der höchsten Erhebung des sich bildenden Muskelbandes (M. adductor pollicis). Bei abgespreizten Daumen kann der andere Daumen auf Höhe der Beugefalte des Mittelgelenkes an den Rand der Schwimmfalte geführt werden, dann liegt Di 4 in der Daumenspitze. Der Punkt ist druckschmerzhaft und erzeugt ein ausgeprägtes De-Qi-Gefühl.
- **Indikationen**:
  – Schmerzen: analgetische und spasmolytische Wirkung über eine systemische Endorphinausschüttung unter Stimulation
  – Wehenschwäche
  – protrahierter Geburtsverlauf
  – abdominelle Beschwerden (Obstipation, Diarrhöe, Verdauungsstörungen, Schmerzen im Oberbauch)
  – Migräne
  – depressive Verstimmung
  – Milchmangel
  – Immunstimulation (Sinusitis, grippale Infekte, Fieber)
  – allergischer Schnupfen, allergisches Asthma.
- **Akupunktur**: 1,0 – 2,0 cm, senkrecht einstechen, dann in Richtung Hohlhand vorschieben. Der Einstich erfolgt bei entspannter Muskulatur.

Di 10 – Shousanli

- **Lage**: 3 Querfinger (3 cm) handwärts von Di 11, druckschmerzhaft
- **Indikationen**:
  – intraportale Analgesie mittels Elektrostimulation (Kombinationspunkt mit analgetischer Wirkung)

– Obstipation (post partal, postoperativ)
– Schulter-Arm-Syndrom
– Epikondylitis.
- **Akupunktur**: etwa 2 cm und senkrecht.

Di 11 – Quchi

- **Lage**: Bei rechtwinklig gebeugtem Arm befindet sich der Punkt am lateralen Ende der Ellenbogenbeugefalte, in einer druckschmerzhaften Vertiefung vor dem äußeren Gelenkkopf des Humerus.
- **Indikationen**:
  – Mastitis, Fieber, Infekte (Immunstimulation)
  – Pruritus, Hauterkrankungen
  – Schulter-Arm-Syndrom
  – Tennisellbogen
  – abdominelle Beschwerden (Schmerzen, Koliken, Kolitis).
- **Akupunktur**: etwa 1,5–2 cm und senkrecht.

Magen-Leitbahn
Fuß – Yang Ming Ma

Ma 15 – Wuyi

- **Lage**: 4 Cun seitlich der Mittellinie im 2. ICR auf der Mamillarlinie.
- **Indikationen**:
  – Mastitis, Laktationsstörungen
  – Milchstau, Milchmangel
  – Mastopathien, Schmerzen in der Brust.
- **Akupunktur**: tangential in Richtung Mamille, 1,0– max. 1,5 cm (gefährlicher Punkt!)

Ma 16 – Yingchung

- **Lage**: 4 Cun seitlich der Mittellinie im 3. ICR, am oberen Ansatz des Brustdrüsenkörpers.
- **Indikationen**: siehe Ma 15
- **Akupunktur**: tangential in Richtung Mamille, 1,0– max. 1,5 cm (gefährlicher Punkt!).

Ma 18 – Rugen

- **Lage**: 4 Cun seitlich der Mittellinie, im 5. ICR, unterhalb der Mamille in der „Brustumschlagsfalte".
- **Indikationen**: Laktationsförderung (passt den Milchfluss dem Bedarf an); sonst wie Ma 15.
- **Akupunktur**: tangential in Richtung Mamille, 1,0 – max. 1,5 cm (gefährlicher Punkt!)

Ma 25 – Tianshu

- **Lage**: 2 Cun lateral der Mittellinie bzw. des Zentrums des Nabels.
- **Indikationen**:
  - Plazentalösung
  - Wehenkoordination
  - Crohn-Krankheit
  - Colitis ulcerosa, Schmerzen im Abdomen
  - Blähungen, Darmspasmen
  - Übelkeit
  - Obstipation, Diarrhöe
  - Gastritis.
- **Akupunktur**: senkrecht, 1,5 – 2 cm.

Ma 29 – Guilai

- **Lage**: 2 Cun seitlich der Mittellinie, 1 Cun oberhalb der Symphysen-Oberkante.
- **Indikationen**:
  - Harnverhalt, Blasenentleerungsstörungen p.p.
  - Plazentaretention
  - Obstipation.
- **Akupunktur**: senkrecht, 1,5 – 2 cm.

Ma 36 – Zusanli

- **Lage**:
  - *im Stehen*: 3 Cun unterhalb der Unterkante der Patella, 1 Cun lateral der vorderen Tibiakante.
  - *im Sitzen*: 4 Cun unterhalb der Patellaunterkante, dort befindet sich eine meist druckempfindliche Vertiefung (Coyeanische Palpation).
- **Indikationen**
  - protrahierte Geburt (Zervixdystokie)
  - Geburtsvorbereitung

- Geburtserleichterung
- Schmerzbekämpfung und Spasmolyse (Magen-Darmtrakt)
- Sodbrennen in der Schwangerschaft
- stärkt Körper und Psyche bei geschwächten Menschen (chronisch Kranke)
- Ödeme
- Tonisierungspunkt
- depressive Verstimmungen
- Blutdruckregulation, Schwindel
- Migräne, Kopfschmerzen.
- **Akupunktur**: senkrecht, 1,5 – 2 cm tief.

Ma 44 – Neiting

- **Lage**: 0,5 Cun hinter der Schwimmhaut zwischen dem Grundgelenk der 2. und 3. Zehe in einer kleinen Mulde.
- **Indikationen**:
  - Analgesie (Stimulation, evtl. Elektrostimulation)
  - brennende Magenschmerzen
  - Schmerzen im Abdomen (Sodbrennen)
  - Stirnkopfschmerzen, Migräne, Zahnschmerzen
  - Schmerzzustände im Wochenbett.
- **Akupunktur**: ca. 0,5 cm senkrecht.

Milz-Pankreas-Leitbahn Fuß – Taiyin Mp

MP 4 – Gongsun

- **Lage**: am Innenrand des Fußes, distal der Basis des 1. Mittelfußknochens in einer Knochenmulde, an der Grenze von „roter" zu „weißer" Haut (Haut Fußrücken/Fußsohle)
- **Indikationen**:
  - Menstruationsstörungen
  - Diarrhö (Meisterpunkt)
  - Erbrechen
  - Magenschmerzen, Oberbauchbeschwerden
  - Ödeme.
- **Akupunktur**: ca. 1 cm, senkrecht oder schräg.

MP 5 – Shangqiu

- **Lage**: am vorderen Unterrand des Innenknöchels, in einer Vertiefung unterhalb der Sehne des M. tibialis anterior.
- **Indikationen**:
  - Bindegewebsschwäche
  - Ödeme (besonders Unterschenkel und Knöchel)
  - Atonie der glatten Muskulatur (Varizen, Hämorrhoiden, Obstipation).
- **Akupunktur**: ca. 0,5 cm senkrecht.

MP 6 – Sanyinjiao

Wichtigster gynäkologisch-geburtshilflicher Akupunkturpunkt, „Kreuzung der 3 Yin"

- **Lage**: 3 Cun oberhalb der höchsten Stelle des Innenknöchels hinter der Tibiakante, druckschmerzhaft.
- **Indikationen**:
  - protrahierter Geburtsverlauf (+ Ma 36), besonders bei Zervixdystokie
  - reguliert Wehentätigkeit
  - Geburtsvorbereitung, Geburtserleichterung
  - schmerzhafte Nachwehen (Analgesiepunkt)
  - Stillschwäche
  - Ödeme
  - allgemeine Schwächezustände (Tonisierungspunkt)
  - Schlaflosigkeit.
- **Akupunktur**: 1,5–2,5 cm senkrecht.

MP 9 – Yinglingquan

- **Lage**: auf der Höhe von Gb 34, an der Innenseite des Beines, bei gebeugten Knie in einer Vertiefung unter dem Gelenkkopf am Übergang zum Corpus des Schienbeines.
- **Indikationen**:
  - Ödeme
  - Schmerzen im Kniegelenk (lokaler Punkt)
  - Harninkontinenz, Harnverhalt
  - Menstruationsstörung.
- **Akupunktur**: ca. 2 cm, senkrecht in Richtung Gb 34.

Die Herz-Leitbahn Hand-Shaoyin He

He 3 – Shaohai

- **Lage**: in der Mitte zwischen Epicondylus medialis humeri und der medialen Ellbogenbeugefalte in einer kleinen drucksensiblen Vertiefung.
- **Indikationen**:
  - „Punkt der Lebensfreude" bei Depressionen (auch im Wochenbett)
  - Angst- und Spannungszustände
  - Tennisarm/Epikondylitis (lokaler Punkt)
  - funktionelle Herzbeschwerden.
- **Akupunktur**: ca. 1 cm senkrecht bei gebeugtem Arm.

He 7 – Shenmen

- **Lage**: am kleinfingerseitigen Ende der Handgelenksbeugefalte in einer kleinen Vertiefung hinter der tastbaren Sehne des M. flexor carpii.
- **Indikationen**:
  - Hyperemesis (plus Pe 6 und LG 20)
  - Schlaflosigkeit, Angst- und Erregungszustände (psychisch ausgleichend)
  - Depressionen
  - Entzugserscheinungen bei Sucht
  - funktionelle Herzbeschwerden
  - Kreislaufdysregulation.
- **Akupunktur**: senkrecht zur Hautoberfläche hinter die Sehne, ca. 0,5 – 1 cm parallel zur Handgelenksfurche.

Dünndarm-Leitbahn Hand-Taiyang Dü

Dü 3 – Houxi

- **Lage**: bei Faustschluss am ulnaren Ende der Hohlhandfalte, am Übergang der Haut der Innenhand zu der des Handrückens (chinesisch: von „rotem" zu weißem" Fleisch).
- **Indikationen**:
  - Verspannungen, Spasmen

– Kopfschmerzen, Migräne (okzipital)
– Nackensteife, HWS-/LWS-Syndrom (Fernpunkt; „stärkt das Rückgrat")
– Laktationsstörung
– Mastitis.
• **Akupunktur**: ca. 0,5-1cm tief senkrecht zur Hautoberfläche.

Blasen-Leitbahn
Fuß-Taiyang Bi

Bi 2 – Zhanzhu
• **Lage**: senkrecht über dem inneren Augenwinkel im medialen Drittel der Augenbraue.
• **Indikationen**:
– Migräne, Kopfschmerzen „hinter den Augen"
– tränende Augen, Augenkrankheiten (entzündete Augen durch Wind, Kälte usw.)
– Sinusitis, häufiger Niesreiz.
• **Akupunktur**: ca. 1 cm subkutan nach lateral.

Bi 10 – Tianzhu
• **Lage**: am Außenrand des M. trapezius, 1,5 Cun lateral der Mittellinie (KG 15) am unteren Rand des Schädelknochens, etwas tiefer als Gb 20.
• **Indikationen**:
– Migräne, Okzipitalkopfschmerz
– Nackensteife, HWS-Syndrom
– Sinusitis (verstopfte Nase)
– Augenerkrankungen (Entzündung)
– Konzentrationsschwäche.
• **Akupunktur**: 0,5–1 cm senkrecht oder schräg in Richtung dorsale Mittellinie.

Bi 23 – Shenshu
• **Lage**:1,5 Cun lateral der Dornfortsatzspitze des 2. Lendenwirbels (Höhe von Du 4).
• **Indikationen**:
– Harnstau in der Schwangerschaft
– Harnverhalt post partum
– Moxa bei Nieren-Yin-Schwäche (Müdigkeit, Abgeschlagenheit, Antriebslosigkeit)

– LWS-Syndrom, Ischialgie
– Ödeme (regt die Ausscheidung an)
– Zustimmungs-(Shu)Punkt der Niere.
• **Akupunktur**: ca. 1–2 cm, schräg in Richtung Wirbelkörper.

Bi 25 – Dachangshu
• **Lage**: 1,5 cm lateral der Dornfortsatzspitze des 4. Lendenwirbels auf der Verbindungslinie der höchsten Punkte der Darmbeinschaufeln (Höhe Du 3).
• **Indikationen**:
– LWS-Syndrom, Ischialgie
– Obstipation
– Kolitis
– Zustimmungspunkt des Dickdarmes.
• **Akupunktur**: ca. 1–2 cm tief, schräg in Richtung Wirbelkörper.

Bi 31 – Shangliao
• **Lage**: über dem ersten Foramen sacrale.
• **Indikationen**:
– Ischialgie, Lumbago
– intrapartal bei Schmerzen im Sakralbereich.
• **Akupunktur**: 1–1,5 cm senkrecht.

Bi 32 – Ciliao
• **Lage**: im 2. Foramen sacrale.
• **Indikationen**:
– intrapartal bei Schmerzen im Sakralbereich (Nadeln liegen lassen und verpflastern).
• **Akupunktur**: 1–1,5 cm senkrecht.
• Ggf. intrakutane Infiltration mit einem Lokalanästhetikum (Neuraltherapie) oder transkutane Elektrostimulation.

Bi 40 – Weizhong
• **Lage**: in der Mitte der Beugefalte der Kniekehle.
• **Indikationen**:
– Lumbago (wichtigster Fernpunkt), Ischialgie
– Brennen beim Wasserlassen
– Wadenkrämpfe.
• **Akupunktur**: 1–2 cm senkrecht.

Bi 60 – Kunlun

- **Lage**: in der Mitte zwischen der höchsten Erhebung des Außenknöchels und der Achillessehne.
- **Indikationen**:
  - Geburtserleichterung
  - Wehenregulation
  - Schmerzen im Verlauf des Blasenmeridians, z.B. Lumboischialgien, Rückenschmerzen
  - Schmerzen im Sprunggelenk
  - Entzündungen
  - Knöchelödeme.
- **Akupunktur**: ca. 1 cm senkrecht.

Bi 62 – Shenmai

- **Lage**: 0,5 Cun unterhalb des Unterrandes des Außenknöchels, in einer dort befindlichen Vertiefung.
- **Indikationen**:
  - Schlafstörungen („kann Augen nicht schließen")
  - Unruhe (psychisch ausgleichend)
  - Suchterkrankung
  - Reizbarkeit
  - postpartale Blasenentleerungsstörungen
  - Spannungskopfschmerz.
- **Akupunktur**: ca. 0,5-1 cm senkrecht.

Bi 67 – Zhiyin

- **Lage**: am äußeren Nagelwinkel des kleinen Zehs.
- **Indikationen**:
  - Geburtsvorbereitung, Geburtserleichterung
  - Wehenanregung und -regulation
  - Moxibustion zur Lagekorrektur des Kindes (Wendungsversuch aus Steißlage)
  - Hypotonie, orthostatischer Kollaps
  - Harninkontinenz (Sphinkterschwäche).
- **Akupunktur**: ca. 0,3–0,5 cm senkrecht.

Rechtliche Aspekte

Entgegen einer weit verbreiteten Auffassung dürfen Hebammen, wie auch Ärzte und Heilpraktiker die Akupunktur im Rahmen von Schwangerschaft, Geburt und Wochenbett anwenden, sofern zuvor eine entsprechende Ausbildung durchlaufen wurde. Allerdings ist im klinischen Bereich die Delegation durch die Chefärztin erforderlich.

Bei einer freiberuflichen Tätigkeit sollten Sie Ihren **Berufshaftpflicht-Versicherungsträger** unbedingt über Ihre Ausbildung und die Durchführung der Akupunktur unterrichten. Auch hier wird zumindest eine enge Zusammenarbeit mit der betreuenden Fachärztin angeraten.

> Die Akupunktur ist nach wie vor keine verbindliche Kassenleistung. Im Erstattungsverfahren werden jedoch auf Einzelantrag meistens die Kosten übernommen. Private Versicherungsträger haben die „Akupunktur bei Schmerzen" in ihren Leistungskatalog aufgenommen.

Aus rechtlicher Sicht ist die Akupunktur eine Körperverletzung, die damit wie jede andere medizinisch-invasive Maßnahme der **Zustimmung der Frau** bedarf. Hierfür ist es aus rechtlicher Sicht erforderlich, die Frau über Art, Ziel, Zweck und Risiken der Therapie aufzuklären. Dazu gehört auch eine Gegenüberstellung der Erfolgsaussichten im Vergleich zu schulmedizinischen Alternativen. Gilt die eingesetzte Therapie als aussichtslos, verstößt sie aus rechtlicher Sicht gegen die guten Sitten mit straf- und zivilrechtlichen Konsequenzen.

Wegen nicht ausreichender gesetzlicher Regelungen hat sich der Bund Deutscher Hebammen mit den Akupunkturgesellschaften „Akupunktur pro Medico" zusammengetan, um eine **Hebammen-Akupunktur-Ausbildungsrichtlinie (HAA)** zu erstellen, die Kriterien und Entscheidungshilfen für die Auswahl eines geeigneten Ausbildungsinstitutes an die Hand gibt.

Fortbildungsangebote

Nach den **Mindestvoraussetzungen** der Hebammen-Akupunktur-Ausbildungsrichtlinie umfasst ein Ausbildungszyklus für Hebammen mindestens 40 Ausbildungsstunden in der speziell auf die Erfordernisse der Hebammenarbeit ausgerichteten Akupunkturtherapie. Die Inhalte sollen stufenweise angelegt sein und aufeinander aufbauen. Es müssen mindestens vier Kurse mit einem ausreichenden zeitlichen Abstand absolviert werden. Diese Kurse erstrecken sich mindestens über 1 Jahr und enden mit einer **schriftlichen und praktischen Abschlussprüfung**.

Die Anforderungen im Detail sowie weitere Informationen erhalten Sie bei einer der aufgeführten Adressen:

- Akupunktur pro Medico
  Postfach 1331
  67108 Mutterstadt
  Tel 0 62 34-92 92 96
  Fax 0 62 34-92 83 18
- Balneologisches Institut Bad Aachen
  Duchant-Decker-Straße 8
  52249 Eschweiler
- Deutsche Akupunkturgesellschaft Düsseldorf
  Gollsteinstraße 26
  40211 Düsseldorf
- NiDeV
  Keplerstr. 13
  93047 Regensburg
  Tel 0941-5 48 70
  Fax 0941-56 53 31

Literatur

- Römer: Akupunktur für Hebammen, Geburtshelfer und Gynäkologen; 3. Aufl. 2001, Hippokrates.
- Beer (Hrsg.): Akupunktur in der Geburtshilfe; Urban & Fischer 2000.
- Flaws: Der wirkungsvolle Akupunkturpunkt; Verlag für ganzheitliche Medizin Dr. Erich Wühr GmbH.
- Kaptchuk: Das große Buch der chinesischen Medizin; Heyne Ratgeber 2. Aufl. 1994.
- Maciocia: Die Grundlagen der Chinesischen Medizin; Verlag für ganzheitliche Medizin s.o. 1997.

Notizen

AROMATHERAPIE   2

Karin Stachowiak

Notizen

Grundlagen

Die Aromatherapie ist ein großes, spannendes Kapitel unter den Naturheilverfahren. Sie bietet sich für Schwangerschaft, Geburt und Wochenbett, aber auch danach bei vielen großen und kleinen Beschwerden als sanfte, aber sehr wirksame Hilfe an. Die Frauen nehmen die duftenden Helfer sehr gerne an.

Ätherische Öle werden zur Steigerung des Wohlbefindens (Aromapflege), aber auch zur Linderung von physischen und psychischen Krankheitszuständen (Aromatherapie) genutzt.

Was sind ätherische Öle?

Ätherische Öle sind hochkonzentrierte Substanzen und beinhalten die Lebenskraft der Pflanze. Sie kommen in verschiedenen Pflanzenteilen vor. Wir finden sie in den Schalen von Zitrusfrüchten, in Blüten, Gräsern, Blättern, Wurzeln und dem Harz von Bäumen. Durch sie tritt die Pflanze in Kontakt mit der Umwelt. Bestimmte Insekten werden angezogen (Fortpflanzung). Bakterien, Viren, Pilze, Schädlinge und andere Mikroorganismen werden ferngehalten.

Die ätherischen Öle sind keine wirklichen Öle. Sie sind nicht fettig, hinterlassen also auf Löschpapier keinen Fettfleck. „Ätherisch" bedeutet „himmlisch", also sehr leicht flüchtig. Aus diesem Grund müssen die Flaschen immer gut verschlossen bleiben, sonst „verduften" die Öle.

Aufbewahrung und Lagerung

Die ätherischen Öle sollten in braunen, gut verschließbaren Flaschen abgefüllt sein, da sie lichtempfindlich sind. Wichtig sind auch kindersichere Verschlüsse, da die Aromaöle hochkonzentriert sind. Von wenigen Ausnahmen abgesehen, dürfen sie nie unverdünnt angewendet werden. Sie reizen Haut und Schleimhaut und können sogar Verätzungen hervorrufen.

Eigenschaften der ätherischen Öle

Alle ätherischen Öle wirken antiseptisch. Zum Beispiel können die Dämpfe des Zitronenöls Meningokokken neutralisieren, Typhuserreger in weniger als einer Stunde, Pneumokokken in 1 – 3 Stunden und Staphylokokken in 5 Minuten abtöten. Zitronenöl ist daher ideal zur Raumdesinfektion (z.B. bei Erkältungskrankheiten). Ein anderes Beispiel ist der Lavendel, der geradezu für uns Hebammen erfunden sein könnte und der eine Art Allzwecköl im Wochenbett ist (z.B. Dammpflege).

Die ätherischen Öle werden rasch von der Haut resorbiert (Massagen, Kompressen oder Bäder). Sie durchdringen sie und treten über Bindegewebe und Lymphe in den Blutkreislauf ein. Im Gegensatz zu synthetischen Ölen werden die natürlichen ätherischen Duftöle komplett über Nieren und Lungen wieder ausgeschieden. Sie wirken harmonisierend auf den ganzen Körper.

Wirkung der ätherischen Öle

Die ätherischen Öle wirken unmittelbar auf den Körper ein. Der Riechsinn sitzt im ältesten Teil des Gehirns und ist der ursprünglichste aller Sinne. Er war in alten Zeiten sehr wichtig. Am Geruch wurde oft die Gefahr erkannt.

Erinnerungen und Gefühle stellen sich mit bestimmten Gerüchen wieder ein. Denken Sie nur an die Weihnachtszeit. Oft erinnert uns ein bestimmter Duft an eine bestimmte Situation (z.B. erste Liebe). Gerade über Düfte und ihre Wirkungen wurde in den letzten Jahren viel geforscht. Es wurde ein enger Zusammenhang zwischen Duft und Psyche belegt.

Die Duftmoleküle gelangen über die Nase auf die Riechschleimhaut, die sich rechts und links neben der Nasenscheidewand befindet. Die Riechschleimhaut gehört zum **zentralen Nervensystem** und ihre Zellen kommunizieren hier offen mit der Umwelt, was einmalig im menschlichen Körper ist.

Im **limbischen System**, dem ältesten Gehirnteil, werden unsere Gefühle und unser Seelenleben gesteuert. Duftreize können dort die

Ausschüttung von Neurotransmittern (Botenstoffe) bewirken, z.B. Enzephaline, die schmerzlindernd wirken und Wohlbehagen erzeugen oder Endorphine, die sehr stark schmerzstillend wirken, aber auch Glücksgefühle auslösen und sexuell stimulierend sind. Überhaupt, was wäre Sexualität ohne Geruch? Wenn man seinen Partner nicht riechen kann, ist eine Partnerschaft schwer möglich.

Auch beim **Schmecken** spielt das Riechen eine wichtige Rolle. Die Zunge kann nur die vier Grundgeschmacksrichtungen wie sauer, salzig, süß und bitter unterscheiden. Die Feinheiten des Geschmacks gehen über den Geruchssinn. Deshalb schmecken wir auch kaum etwas während eines Schnupfens.

Im **täglichen Leben** können wir viele Situationen mit ätherischen Ölen positiv beeinflussen bzw. verändern. Sie wirken entspannend und lösend. Allerdings können wir die Menschen mit ätherischen Ölen auch manipulieren. Um die Konzentrationsfähigkeit zu erhöhen, werden in Japan Büros über die Klimaanlagen mit speziellen Düften belegt. Auch wir werden beim Einkaufen durch gute Düfte, z.B. beim Bäcker, zum Kaufen angeregt.

> In der Geburtshilfe kann man die ätherischen Öle vielfältig einsetzen und selbst davon profitieren. Es ist sehr angenehm, im Gebärzimmer einen schönen Duft wahrzunehmen, der allen Beteiligten gut tut. Viele Situationen werden entkrampft und Verhärtungen und Blockaden können gelöst werden, so dass die Energie wieder fließen kann.

Gewinnung von ätherischen Ölen

Ätherische Öle werden mit unterschiedlichen Methoden gewonnen. Um ihre Qualität zu erhalten, sollte immer das schonendste Verfahren angewendet werden. Das häufigste Verfahren ist die Wasserdampfdestillation. Zitrusöle erhält man durch Kaltpressung der Schalen. Kostbare und teure Blütenöle werden mit Lösungsmitteln aus den Blüten extrahiert.

Qualität/Kosten/Einkauf

- Die Bezeichnung „ätherisches Öl" ist nicht geschützt. Leider gibt es große Qualitätsunterschiede. Ich empfehle nur gute, naturbelassene Öle zu verwenden.
- Wenn wir im ganzheitlichen Sinn arbeiten wollen, müssen wir auch zwingend ganzheitliche Öle einsetzen.
- Die Kosten richten sich nach der Pflanze. Da manche Öle nur sehr schwer zu gewinnen sind (z.B. Rose), sind sie naturgemäß teurer als leicht zu gewinnende Öle (z.B. Eukalyptus).
- Beim Einkauf sollten Sie einige einfache Regeln beachten:
  - Achten Sie wegen des Lichtschutzes auf dunkle Flaschen.
  - Achten Sie auch auf die genaue Angabe des Pflanzenteiles, aus dem das Öl gewonnen wurde (Blätter, Wurzel, Blüte usw.).
  - Achten Sie auf den vollständigen botanischen Namen und auf das Herkunftsland.
  - Achten Sie auf die Anbauweise (kontrolliert biologisch, konventionell oder Gewinnung aus Wildsammlung).

Anwendungsmöglichkeiten der ätherischen Öle

Duftlampe

Viele Menschen lernen ätherische Öle über die Duftlampe kennen. Für Hebammen bietet sich das Arbeiten mit der Duftlampe geradezu an. Wie schnell kann man einen Raum positiv gestalten, die Energien wieder fließen lassen, Situationen positiv beeinflussen und manchmal auch sanft lenken, indem man einen guten passenden Duft mithelfen lässt. Auch für uns selbst, die wir ständig bereit sind, ständig geben, ständig da sind, ist es wichtig, die „Batterien" rechtzeitig aufzuladen.

Wichtig ist, sich eine gute, **leicht zu handhabende Duftlampe** anzuschaffen. Für unterwegs (z.B. Geburtsvorbereitungs- und Rückbildungskurse, Babymassage, Geburten usw.) eignet sich eine Duftlampe mit fester, nicht abnehmbarer Schale. Duftlampen werden aus unterschiedlichen Materialien wie Keramik, Glas, Porzellan oder Alabaster hergestellt. Sie sollten zum leichteren Sauberhalten glasiert sein.

Duftlampen werden in der Regel mit einem Teelicht betrieben und funktionieren so:

- In die Schale wird reichlich kaltes Wasser gefüllt.
- Dann wird das Teelicht angezündet.
- Erst danach wird die Duftmischung oder ein Einzelöl in das Wasser getropft. Durch das Teelicht wird das Wasser langsam erwärmt, und die Duftmoleküle werden durch den aufsteigenden Wasserdampf in den Raum getragen. Für den Kreißsaal und den stationären Bereich gibt es eine Auswahl an elektrisch betriebenen Duftlampen oder Duftsteinen (Bezugsquellen s.u.).
- Die Tropfenzahl richtet sich nach der Raumgröße, aber auch nach der Intensität des verwendeten ätherischen Öls.
- Duftlampen sollten immer gründlich gereinigt werden. Manche Öle wie Zitrusöle oder dickflüssige Öle hinterlassen Rückstände.
- Vor dem ersten Benutzen empfiehlt es sich, die Duftlampe mit einem pflanzlichen Öl (z.B. Mandelöl) auszureiben. Dadurch kann man die Rückstände leichter entfernen. Diese Pflegemaßnahme sollte einmal pro Woche durchgeführt werden.

Massagen

Eine sehr schöne Einsatzmöglichkeit für ätherische Öle sind auch die verschiedenen Aromamassagen. Als Selbstmassage bei verschiedenen Beschwerden, aber auch als Hilfeleistung durch die Hebamme oder durch den, von der Hebamme angeleiteten Partner bringt sie viel Erleichterung. Auch zur Entspannung in den Geburtsvorbereitungs- und Rückbildungskursen, zur Vor- und Nachbereitung von anderen Übungen und natürlich in der Babymassage können die „duftenden Geister" eingesetzt werden.

Wichtig: Ätherische Öle dürfen nie pur auf die Haut aufgetragen werden. Sie werden zur Massage in einem fetten Öl wie z.B. Mandel- oder Jojobaöl gelöst.

Die Wirkung der Massage ist vielfältig:

- Zuwendung
- Entspannung durch die manuelle Massage
- verstärkte Wirkung der Massage durch die ätherischen Öle.

Bäder

Teil- und Vollbäder mit zugesetzten ätherischen Ölen sind sehr wohltuend, heilsam und entspannend oder auch anregend, je nach dem verwendeten Öl. Die Öle wirken auf den ganzen Körper harmonisierend. Sie werden in einem Emulgator wie Milch, Sahne, Honig oder Meersalz gelöst, da sie sich nicht mit Wasser verbinden. Bei Blasenproblemen bieten sich Sitzbäder an, bei Ödemen kühlende Fuß-, Hand- oder Armbäder.

Kompressen

Mit Kompressen kann man gezielt an Probleme herangehen. Bei starken Rückenschmerzen während der Wehen lindert eine feuchtwarme Auflage mit dem entsprechenden Öl sehr schnell die Beschwerden. Auch bei Kopfschmerzen, Bauchschmerzen oder Ödemen bieten sie schnelle Hilfe.

Man verwendet sie je nach Indikation **warm oder kalt**. In 2 l Wasser wird das ätherische Öl gelöst. Bei heißen oder warmen Kompressen gibt man 1TL Honig als Emulgator dazu, bei kühlen oder kalten Kompressen 1TL Milch. Dann wird gut verrührt und ein Waschlappen oder ein Gästetuch hineingetaucht, ausgewrungen und auf die zu behandelnde Stelle gelegt. Mit einem trockenen Handtuch decke ich die Kompresse ab. Bei Bedarf kann dies mehrmals wiederholt werden.

Sehr hilfreich ist eine **warme oder heiße Dammkompresse in der Austreibungsphase**. Die Dehnung des Dammes wird als weniger schmerzhaft empfunden und während der Wehenpause ist eine größere Entspannung möglich. Auch unangenehme Nebenerscheinungen wie Gerüche und Ausscheidungen können mit der Kompresse weggenommen werden. Hierzu verwende ich Lavendel. Dieser wirkt sehr entspannend und vor allem sehr bakterizid. Die Frauen fühlen sich durch diese angenehme Zuwendung wesentlich wohler.

Für die Aromatherapie gilt grundsätzlich, dass man mit wenig Aufwand beeindruckende Ergebnisse erzielen kann. Das ist besonders für Geburtsvorbereitungskurse, Hausgeburten und die Wochenbettbetreuung wichtig, da wir hier ja nur begrenzt Material mitnehmen können.

Die wichtigsten Anwendungsgebiete in der Geburtshilfe

Grundsätzlich hat man mit der Aromatherapie ein gutes Mittel in der Hand, um den Schwangeren mehr Wohlbefinden zu schenken. Ätherische Öle wirken vielen Beschwerden schon von Anfang an entgegen (Tab. 2.1).

Anwendungen in der Schwangerschaft

Allgemeine Schlaflosigkeit

- **Duftlampe**: Für die Schwangere ist die Duftlampe sehr gut geeignet. Schon beim Herstellen einer Mischung tut sie etwas für sich und entspannt sich dabei. (Diese Anwendungsmöglichkeit ist auch für gestres-

Tab. 2.1 Indikationen für Aromatherapie in Geburtshilfe und Wochenbett

Schwangerschaftsbeschwerden	Wochenbett	Neugeborene
allgemeine Schlaflosigkeit	Abstillen	Blähungen
depressive Zustände	Geburtsverletzungen	Hautpflege
Emesis, Hyperemesis	Hämorrhoiden	Nabelpflege
Erkältungen/Infekte	Milcheinschuss	Neugeborenenakne
gespannte/gedehnte Haut	Milchstau	Soor im Windelbereich
Hämorrhoiden	Nachwehen	verklebte Augen
Hautausschlag	offene Nähte	Wundsein/wunder Po
Hypertonie	psychische Probleme	
Hypotonie	Rückbildungsstörungen	
Ischialgien	Sectio-Nähte	
Ödeme	Varizen	
Pilzinfektionen	Verspannungen	
Rückenbeschwerden	wunde Brustwarzen	
Scheideninfektionen		
Sodbrennen		
Stimmungsschwankungen, Ängste		
Varizen		
Verspannungen im Kopf- und Nackenbereich		
vorzeitige Wehen		
Wadenkrämpfe		

ste Hebammen sehr zu empfehlen.) Es gibt viele verschiedene bewährte Mischungen, z.B. Lavendel, Rose und Melisse *oder* Bergamotte, Lavendel und Sandelholz.

Erkältungen/Infekte

- **Duftlampe** bei
  - fieberhaften Infekten: Cajeput und Lavendel
  - Husten: Manuka und Lavendel
  - Schnupfen: Thymian weiß und Lavendel
- **Vorbeugend** wirken in Erkältungszeiten alle Zitrusöle. Sie fördern ein gutes Raumklima und verringern die Keimbelastung in der Luft
- Zur **Abwehrstärkung** bietet sich folgende Mischung in der Duftlampe an: Bergamotte, Zitrone, Lavendel und Angelikawurzel.

Hämorrhoiden

Sie sind ein weitverbreitetes und sehr lästiges Übel in Schwangerschaft und Wochenbett.

- Schnelle Hilfe bieten **Sitzbäder** aus Zypresse und Lavendel. Bei akuten Hämorrhoiden mindestens zweimal täglich.
- Zusätzlich empfehle ich eine **Salbe** aus Ringelblumencreme mit Zypresse, Lavendel fein, Manuka und Schafgarbe. Im Kühlschrank aufbewahrt wirkt sie kühlend und sollte mehrmals täglich aufgetragen werden.

Muskelverspannungen

- Gegen Muskelverspannungen und für eine Blockaden lösende **Massage** eignen sich folgende ätherische Öle: In einer Mischung aus süßem Mandel- und Sesamöl löst man Lavendel, Waldmajoran und Galgant. Diese Mischung kann die Frau mehrmals täglich zusätzlich zu den Massagen auf die betroffene Stelle auftragen und eventuell ein warmes Kirschkernsäckchen auflegen. Gerade bei Rückenschmerzen spielt die Psyche eine große Rolle. Oftmals sind sie Folge von großem Druck bei der Arbeit, schlechtem Schlaf und natürlich von Fehlhaltungen durch den wachsenden Umfang des Bauches.

- Vor den Aromamassagen ist eine genaue Anamnese sehr wichtig, da keine Vorschädigung übersehen werden darf. Während schwieriger Gespräche, bewährt sich eine entspannende, klärende Duftmischung in der **Duftlampe**. In dieser entspannenden Atmosphäre erzählt die Frau, die man berät, viel über sich und Sie können ihr dann gezielt mit den richtigen Aromaölen helfen.

Vorzeitige Wehen

Da vorzeitige Wehen sehr vielfältige Ursachen haben können, sollten Sie versuchen herauszufinden, welches Öl oder welche Mischung auf die betroffene Schwangere die beste Wirkung hat. Geeignet sind bei vorzeitigen Wehen Duftlampen, Massagen, Bädern, Tees und Kompressen.

- **Massage**: Empfehlen Sie den Frauen, ihren Bauch mindestens dreimal täglich mit einer tokolytischen Ölmischung „einzustreicheln". Ich habe sehr gute Erfahrungen mit einer Mischung aus Sandelholz, Majoran, Neroli, Lavendel und Bergamotte gelöst in Jojoba-, Haselnuss- oder süßem Mandelöl gemacht. Ein angenehmer Nebeneffekt des Öles ist, dass es die oft sehr gespannte Bauchhaut entlastet.
- **Duftlampe**: Hier wirkt die entspannende Mischung von Lavendel, Rose und Bergamotte sehr gut.
- **Bad**: Ein nicht zu warmes Bad mit Lavendel und Rose wirkt entspannend und ist auch hilfreich bei Schlafproblemen.
- **Tee**: Tee aus Lavendel, Melisse und Schlüsselblumenblüten hilft ebenfalls bei vorzeitigen Wehen.
- **Kompressen**: Wunderbare, schnelle Hilfe bieten lauwarme Bauchkompressen mit Lavendel und Neroli. Diese Mischung beruhigt und entspannt fast sofort. Mit diesen Maßnahmen können Sie einige Wehen hemmende Infusionen vermeiden.

Anwendungen während der Geburt

Die Stimmung während der Geburt ist von vielen Faktoren abhängig und der Geburtsfortschritt dementsprechend auch. Mit den „duftenden Helfern" haben wir ein Instrument an der Hand, um eine ganz normal ablaufende Geburt wirkungsvoll zu unterstützen und für alle Beteiligten zu einem schönen Erlebnis werden zu lassen. Falls nötig, haben wir die Möglichkeit, sanft zu lenken. Viele Frauen denken gerne an den „Duft" der Geburt zurück. Auch für uns Hebammen bedeuten wohlriechende Düfte Hilfe und Stärkung während dieser sehr kräftezehrenden und intensiven Arbeit. Vielleicht finden Sie Gefallen daran, immer einen Sprühflakon mit Rosenwasser dabeizuhaben, um sich zwischendurch zu erfrischen, zu stärken und wieder aufzuladen.

> Während des Geburtsverlaufes sollten die ätherischen Öle zart dosiert werden, da man ja alle beteiligten Personen mitbeduftet und die Frauen während der Geburt auch sehr geruchsempfindlich sein können. Außerdem genügt bereits ein zarter Dufthauch, um eine gute Wirkung zu erzielen.

Da für unterschiedliche Geburtssituationen unterschiedliche ätherische Öle zur Anwendung kommen, ist es sinnvoll, die wichtigsten dabei zu haben. In einigen Kliniken sind bereits ätherische Öle im Einsatz.

Klassische geburtsbegleitende Öle
- Lavendel
- Jasmin
- Eisenkraut
- Muskatellersalbei
- Ylang Ylang
- Neroli
- Rose

Diese Öle wirken lösend, öffnend und klärend (neben ihren vielen anderen Wirkungen). Man kann sie als Einzelöle benutzen, aber mit wachsender Erfahrung auch sehr gut in Mischungen einsetzen, wo sie sich ergänzen.

Bei **normalen Geburten**, bei denen die Öle nicht indikationsabhängig, sondern zur Freude und Unterstützung zum Einsatz kommen, empfiehlt sich folgende Mischung: Rose, Jasmin, Muskatellersalbei, Ylang Ylang und Lavendel. Diese Mischung ist für Duftlampen, Bäder, Massagen und Kompressen gleichermaßen geeignet. Die geburtsbegleitende Hebamme muss dann einschätzen, wann welche Anwendungsform sinnvoll ist.

Praktische Tipps

- Im Klinikalltag kennt die Dienst habende Hebamme die Gebärende in der Regel nicht. Das kann für viele Frauen sehr schwierig sein. Wie anders ist es, wenn im **Empfangsbereich** der Gebärabteilung eine schöne **Duftlampe** mit frischem Duft eine gute Stimmung verbreitet und Atmosphäre schafft. Hierzu eignen sich alle frischen Düfte aus den Zitrusölen wie Bergamotte, Limette, Clementine, Mandarine usw..
- Im **Verlauf der Geburt** bietet sich ein schönes **Entspannungsbad** an. Ich frage meine Frauen natürlich nach ihren speziellen Vorlieben.
  - Herrliche **Entspannungsbäder** lassen sich mit Lavendel bereiten. Gerade wenn die Wehen noch sehr unkoordiniert sind und die Frauen am Schlafen hindern, aber noch keinen rechten Geburtsfortschritt bringen, erlebt man wahre Überraschungen. Entweder erreicht man eine gute Entspannung und Schlaf, oder die Wehen werden regelmäßiger und effektiver.
  - Bei sehr müden, antriebslosen und erschöpften Frauen hilft ein Rosmarinbad (**Cave:** Vorsicht bei Hypertonie!).
  - Bei sehr skeptischen, überempfindlichen, angespannten Gebärenden bereite ich ein Bad mit einer Mischung aus römischer Kamille und Lavendel.
  - Ist die Frau sehr unruhig, wirken Rose und Lavendel.
  - Bei schleppendem, protrahiertem Geburtsverlauf, z.B. nach vorzeitigem Bla-

sensprung, gibt ein Bad mit einer Mischung aus Eisenkraut, Muskatellersalbei, Rose, Jasmin und Lavendel neue Kraft.

- Wollen die Frauen nicht baden, lässt sich auch über **Fußbäder** viel erreichen.
- **Massagen** sind ebenfalls eine sehr wirksame Form der Zuwendung. Die Frauen haben dabei das Gefühl, dass sie einen Teil der Geburtsarbeit abgeben können und ihnen aktiv von Hebamme oder Partner geholfen wird. Für die Massagemischung nehme ich Jojobaöl als Basis. Es zieht gut ein und klebt nicht an den Händen (für die Partner sehr wichtig). In den Geburtsvorbereitungskursen arbeite ich viel mit Partnermassagen, wodurch sie bereits eine vertraute Maßnahme darstellen.
- **Kompressen** sind immer dann gut, wenn eine bestimmte Stelle wie Symphyse oder Kreuzbein sehr weh tut. Aber auch Frauen, die sehr empfindlich sind oder sich nicht gerne anfassen lassen, kann damit gut geholfen werden. Ein Anwendungsbeispiel: Bei krampfartigen, kurzen, heftigen Wehen lege ich eine Kompresse mit römischer Kamille und Lavendel auf den Bauch oder das Kreuzbein. Diese wirkt dann ganz gezielt. Eine warme Kompresse wirkt über die feuchte Wärme besser als eine Wärmflasche.
- Für Notsituationen halte ich ein **Notfallfläschchen** bereit. Neroli ist das Notfallöl in der Aromatherapie und hilft bei starken Ängsten, Schock oder Verzweiflung sofort. Auch in Prüfungssituationen hat es sich schon sehr bewährt. Welche Hebamme kennt nicht die Situation, in der die Gebärende das Gefühl beschreibt, es ginge nicht mehr vor und nicht mehr zurück, was sie sehr verzweifeln lässt. Hier hilft eine warme Stirnkompresse mit Neroli als Sofortmaßnahme.

Anwendungen im Wochenbett

Das Wochenbett ist für die ganze Familie eine Zeit großer Umstellungen. Hier können Sie als nachsorgende Hebammen mit den ausgleichenden Duftölen viele Situationen entspannen, viele Krisen entschärfen und ein harmonisches Familienleben fördern.

> Da wir heute wissen, dass die Kinder einen sehr feinen Geruchssinn haben und ihre Mütter am Geruch erkennen, rate ich in dieser Phase zum sparsamen Umgang mit Düften.

Die Frauen sollten sich auch nicht parfümieren und bei Waschpulver, Deos u.ä. sorgfältig auf geruchsintensive Produkte achten. Gerade die synthetischen Geruchsstoffe sind oft sehr lang anhaltend und können die Babys überfordern.

Im Wochenbett können wieder **alle Methoden** (Duftlampe, Massagen, Kompressen, Sitzbäder) zur Anwendung kommen einschließlich der sehr entspannenden Spülungen.

Im Wochenbett gehe ich in der Regel indikationsabhängig vor. Aber auch bei problemlosen Wochenbettverläufen kann man der Wöchnerin diese Zeit mit angenehmen Duftzuwendungen verschönern.

Nachsorge

In mein Nachsorgepaket gehört immer ein Fläschchen Lavendel. Ich nehme eine einfache Qualität: Lavandin. Mit einer Mischung Lavandin in Wasser und Milch spülen sich die Wöchnerinnen nach jedem Toilettengang und Vorlagenwechsel ab, auch wenn keine Geburtsverletzungen vorliegen. Die Frauen fühlen sich danach viel frischer, der Lochialgeruch wird überdeckt und der Lavendel gibt Stärke, Kraft und Entspannung.

Dammverletzungen

- Falls Schürfungen vorliegen, ist das Wasserlassen mit der oben genannten Mischung (Lavandin, Milch und Wasser) viel entspannender, weil sie dem Brennen entgegen wirkt. Auch und gerade bei Nähten bleiben die Fäden sauber und die Naht schwillt wesentlich schneller ab. Auf Nähte und Schürfwunden können die Frauen 3–4mal täglich Johanniskraut auftragen. Dieses rote Heilöl lässt die Schürfwunden schneller abheilen und hält die Fäden geschmeidiger.
- Bei größeren Verletzungen empfehle ich **Sitzbäder** mit Lavendel, Schafgarbe, Rosengeranie und Manuka in Meersalz gelöst.
- Nach dem Sitzbad wird eine Mischung aus Johanniskraut, Manuka und Lavendel aufgetragen.
- Gerade bei Geburtsverletzungen haben die Frauen neben den körperlichen Schmerzen auch psychische Probleme. Sie fühlen sich sehr verletzt. Hier können wir mit unseren ätherischen Ölen wahre Wunder bewirken, da sie gut tun und gut heilen.

Wunde Brustwarzen

Für viele Erstgebärende sind wunde Brustwarzen ein großes Problem, da sie noch nicht wissen, wie entspannend das Stillen nach der Überwindung der Anfangsprobleme sein kann.

- Folgende Mischung lindert nach dem Anlegen sehr schnell: Lavendel und Mairose gut in Mandelöl vermischen und nach dem Stillen auftragen. Rose und Lavendel besänftigen und entspannen psychisch, lindern körperlich und fördern das Abheilen. Die Babys mögen den Geruch sehr und haben keine Probleme beim nächsten Stillen.
- Bei **tiefen Rhagaden und Schrunden** verwende ich auch Lavendel extra pur (Ausnahme der unverdünnten Anwendung!)

Milcheinschuss und Milchstau

Nicht selten ist die strahlende Mutter beim Wochenbettbesuch nur noch ein Häuflein Elend. „Baby Blues" und Milcheinschuss sind zusammengekommen. Hier können wir wieder psychisch und physisch Hilfestellung leisten.

- Wenn die Brüste sehr voll und gespannt sind, werden kühle **Lavendelkompressen** als wohltuend empfunden. Eine sofortige Hilfe erzielen wir mit Quark und Lavendel. Diese Masse wird auf eine Mullkompresse aufgetragen und auf die Brust gelegt.
- Der Lavendelquark hilft auch bestens bei einem Milchstau. Meistens hat dieser ja eine tiefere Ursache, und hier kann das Lavendelöl wieder sehr klärend wirken.
- Bei starker Knotenbildung hilft ein **Brustöl** aus Lavendel, Fenchel und Rose. Fenchel wirkt stark Krampf lösend, entspannend und beruhigt so Mutter und Kind.

Psychische Probleme

Bei Überlastung, Überforderung und auch Überreizung arbeite ich viel mit der **Duftlampe** und empfehle den Wöchnerinnen Öle, die diese schwierige Anfangssituation erleichtern. Das sind z.B.:

- Schafgarbe: ein sehr schönes Übergangsöl.
- Rosengeranie hilft bei Neubeginn
- Bergamotte wirkt antidepressiv und stärkend
- Lavendel fein wirkt klärend
- Rose ist wohlriechend, entspannend, Hormon regulierend und Blockade lösend
- Holzöle wie Wacholder, Zypresse, Rosenholz und Sandelholz geben Kraft und Stärke wieder.

In einer Mischung ergänzen sich die Öle in ihren Eigenschaften.

Anwendungen beim Neugeborenen

Bei den Babys sollte man sehr zurückhaltend mit Düften sein, da sie ja noch ganz empfindlich sind. Aber auch hier gibt es viele bewährte Indikationen.

Hautpflege

Oft wird die Babyhaut nach einigen Tagen sehr trocken oder es kommt zur Neugeborenenakne. In meinem Wochenbettpaket befindet sich aus diesem Grund immer eine **Babyölmischung**. Ich mische in süßes Mandelöl oder Jojobaöl einen Hauch Rose und Lavendel. Damit kann das Baby eingeölt werden. Diese Mischung ist auch sehr gut für die Babymassage geeignet.

Nabelpflege

- Zur Säuberung des Stumpfes oder der Nabelwunde verwende ich Lavendel- und Rosenhydrolat (Rosenwasser) zu gleichen Teilen gemischt. Dadurch entsteht ein gutes Hautklima, aber unnötige Reizungen wie z.B. durch Alkohol, werden vermieden. Gepudert wird der Nabel nur, wenn er wirklich feucht ist.
- Bei einem schmierig feuchten Nabel, den wir schon mal bei dicken Nabelschnüren finden, verschüttel ich Lavendel und Manuka in Lavendelwasser und lasse den Nabel mehrmals am Tag damit betupfen. Anschließend wird gut gepudert.

Blähungen

Blähungen sind oft ein leidiges Kapitel und sehr belastend für Baby und Eltern.

- Gute Abhilfe und Entspannung bietet die **Babymassage** mit entspannenden, entkrampfenden Ölen. Manchmal reicht schon die Babyölmischung aus. In heftigeren Fällen hilft eine Ölmischung aus Mandelöl, Fenchel, Rose und römischer Kamille.

- Diese kann die Mutter sich auch auf die Brust **auftragen** (Brustwarzen aussparen). Das wirkt auf Mutter und Kind sehr entspannend.
- Sehr schön sind auch entspannende **Bäder** mit römischer Kamille und Lavendel.

Wundsein/wunder Po

Bei einem plötzlichen Wundsein betreibe ich zuerst immer Ursachenforschung (z.B. Windeln, Zitrusfrüchte, Waschmittel). Je nach Beschaffenheit verwende ich Gel, Öl oder Balsam.

- Bei hochrotem heißen Po nehme ich Aloe vera-Gel mit Lavendel, Manuka, Rose und Palmarosa. Diese Mischung lindert und kühlt sofort.
- Wenn offene Stellen zwischen der Rötung sind, hilft eine Ringelblumen-Johanniskrautmischung mit den oben genannten ätherischen Ölen.
- Bei einem sehr rissigen, trocknen, roten Po mischt man die ätherischen Öle auf Ringelblumenbalsam.

Fortbildungsangebote

Zu den Anwendungen gibt es natürlich noch viele Varianten und andere Einsatzmöglichkeiten, auch gibt es noch zahlreiche weitere Indikationen. Für alle, die aromatherapeutisch arbeiten möchten, halte ich es für zwingend notwendig, theoretische Grundlagen und praktische Fertigkeiten zu erlernen, bevor man mit den ätherischen und fetten Ölen umgeht. Mit einer guten Grundlage lassen sich dann eigene Erfahrungen machen. Die ätherischen Öle sind hochwirksame Substanzen. die nicht überdosiert werden dürfen. Es ist etwas anderes, ob wir für uns selber eine Mischung zubereiten oder ob wir therapeutisch tätig werden. Auch die Gefahr von Allergien möchte ich noch einmal besonders hervorheben. Eine gute Anamnese und die Kenntnis von Allergenen ist deshalb immer sehr wichtig.

- Aromatherapeutischer Arbeitskreis –
  Info und Anmeldung
  Karin Stachowiak
  Steinacker 60a
  51429 Bergisch Gladbach
  Tel 02204-85012
  Fax 02204-981329
  stachowiak@t-online.de

Bezugsquellen für ätherische Öle

- **Primavera life**
  Vertrieb und Export von ätherischen Ölen & Kosmetik GmbH
  Am Fichtenholz 5
  87477 Sulzberg
  Tel 08376-80898
  Fax 08376-80839

- **La Florina**
  Scherneck GmbH & Co KG
  Auf der Tannenhöhe
  35327 Ulrichstein
  Tel 06645-919325
  Fax 06645-919326

- **Bellaria**
  Hauptstraße 160
  51465 Bergisch Gladbach
  Tel 0170-2033863
  Fax 02204-981329

Literatur

- Stachowiak, Karin: Aromatherapie; edition hebamme, Hippokrates-Verlag, 2001.
- Valnet, Jean: Aromatherapie – Gesundheit und Wohlbefinden durch pflanzliche Essenzen; Heyne 1996.
- Stadelmann, Ingeborg: Bewährte Aromamischungen; Selbstverlag, 2001.

BABYMASSAGE   3

Margarita Klein

Notizen

Entwicklung ist Kommunikation von Anfang an

Die Massage von Babys ist in den letzten zwanzig Jahren von einer als exotisch belächelten Prozedur zu einem etablierten Angebot für Eltern und Babys geworden. Sie leistet einen wichtigen Beitrag für ein gesundes Aufwachsen von Kindern, für die Entwicklung einer stabilen Persönlichkeit und für die Entstehung tragfähiger Beziehungen in der Familie.

Ich fühle, also bin ich

Die **früheste Sinneserfahrung**, die ein Mensch macht, ist es, berührt zu werden. Während der ersten neun Monate des Lebens wird das Ungeborene von allen Seiten berührt. Es wird gehalten, ist ständig im Kontakt mit den Wänden der Gebärmutter und mit seinen eigenen Gliedmaßen. Schon ab der achten Entwicklungswoche, gerade 2,5 cm groß, kann der Embryo Reize über die Haut wahrnehmen. Wenn das Baby dann durch den Geburtskanal geglitten ist – auch das ist intensivste Berührung mit dem Körper der Mutter -, wird es von Händen in Empfang genommen, es liegt auf dem Bauch der Mutter, wird von ihr gehalten, gestreichelt.

Die ganze Babyzeit hindurch ist Berührung neben Gestik, Mimik und Lauten das bestimmende Element der Beziehung zwischen Eltern und Kind. Erst später, mit der Entwicklung der Sprache, tritt die Bedeutung des Hautkontaktes mehr in den Hintergrund, ohne jemals unwichtig zu werden.

Das Baby erfährt die Wirklichkeit des Lebens außerhalb seines eigenen Körpers zunächst über die Haut. Der **Tastsinn** ist so gleichzeitig **Realitätssinn**. Über den Kontakt zum „Außen" erlebt es auch, dass es selbst ein „Innen" ist, dass es existiert. „Ich fühle, also bin ich" – dies ist vielleicht die allererste Erkenntnis eines

Menschen, auch wenn es noch lange Zeit dauern wird, bis er sie in Worte fassen kann. Jede liebevolle, aufmerksame Berührung seiner Haut bestätigt in den nun folgenden Jahren seiner Entwicklung und seines Wachstums die allererste Erfahrung im Mutterleib: „Ich bin geborgen, die Welt fühlt sich gut an."

So kann eine Massage seines ganzen Körpers Erinnerungen an die wohlige Zeit vor der Geburt wecken. Mit jedem Mal wächst sein Schatz an positiven Sinneserfahrungen, wird größer und bildet ein immer stabileres Fundament der kindlichen Persönlichkeit.

Ich fühle dich, ich bin nicht allein

Ein Kind zu massieren, ist eine Möglichkeit, wie Eltern ihrem Kind **Sicherheit, Nähe und Geborgenheit** geben können, wie sie ihm sagen können: „Ich bin bei dir, ich liebe dich." Eine Berührung der Haut spricht seine Sinne auf wohltuende Weise an, und diese Sprache ist ihm von Beginn seines Lebens an vertraut, es versteht sie ganz unmittelbar, sie ist sinnvoll. So wächst es mit der Erfahrung auf, dass eine liebevolle Verbindung zwischen Menschen über Berührung und Hautkontakt herzustellen ist. Berührung wird zu einem selbstverständlichen Bestandteil seines Repertoires in der Kommunikation mit anderen Menschen. Je älter das Kind wird, um so mehr wird diese früheste Kommunikationsform ergänzt durch andere, vor allem durch die Sprache. In vielen Familien erhalten sich lange Jahre hindurch spielerische Kontaktrituale, z.B. sich gegenseitig den Rücken zu kraulen, zu kratzen oder zu krabbeln. Auch Kinder untereinander entwickeln eine Reihe taktiler Spiele, z.B. sich gegenseitig Buchstaben auf den Rücken zu malen.

Massage reguliert die Spannung

Die Haut ist auch ein Organ des Körpers, das Spannung ausgleicht. Eine Berührung kann anregen, man fühlt sich hinterher erfrischt und wach. Sie kann aber auch zutiefst beruhigen bis hin zum Einschlafen. Ein Baby reagiert meist sehr unmittelbar auf eine Massage: Entweder es wird ganz ruhig, der Atem vertieft sich, die Augen fallen zu – oder es gurrt und quietscht, zappelt, dreht und wendet sich.

Für manche Kinder allerdings sind sehr zarte Berührungen unerträglich. Sie brauchen einen sicheren, eindeutigen Kontakt, eine klare Information an den Körper: „Hier bin ich – da bist du!" Ihr Nervensystem ist mit undeutlichen, zu leichten, zu schnellen oder zu ungeordneten Berührungen überfordert. Ein Kind, das direkt und sichtbar freudig auf die Berührung reagiert, beantwortet die Frage: „Ist es wohl richtig so?" durch sein Verhalten eindeutig. Falls ein Kind zunächst nicht mit überwältigender Begeisterung reagiert, kann die Massage fortgesetzt werden, wobei seine weiteren Reaktionen sorgfältig beobachtet werden sollten. Eine eindeutige Ablehnung jedoch muss respektiert werden, und es ist die Frage zu klären, ob das Kind auf eine andere Weise, z.B. fester oder langsamer, oder zu einem anderen Zeitpunkt eine Massage mag oder ob sie zu diesem Zeitpunkt seiner Entwicklung nicht das Richtige ist.

Ich fühle mich besser, wenn du mich berührst

Auch wenn das Kind schon „groß" ist, also dem frühen Säuglingsalter entwachsen ist, greift es bei Störungen seiner Befindlichkeit gern auf die ganz frühe Erfahrung von Sicherheit durch **Hautkontakt** zurück: wenn es sich weh getan hat oder krank ist, immer wenn es einen Entwicklungsschub durchmacht oder wenn die Zähne kommen, kurz bevor es laufen kann, wenn es in die Trotzphase kommt, um nur einige verunsichernde Ereignisse aus der frühen Kindheit zu nennen. Später ist es vielleicht die Geburt eines Geschwisters, die Einschulung oder der Beginn der Pubertät, der das Kind aus der Fassung bringt.

Was immer der Auslöser ist: Eine Massage kann das innere Chaos des Kindes ordnen,

kann ihm helfen, Übergänge zu bewältigen. Sie macht ihm die klaren Grenzen seines Körpers, die Haut, bewusst und vermittelt gleichzeitig: „Ich bin bei dir, ich stärke dir den Rücken, ich bin im Kontakt mit dir, auch wenn du deine Gefühle nicht in Worten ausdrücken kannst." Berührung ist die Sprache, die wir benutzen können, um ein Kind zu trösten, seinen Schmerz – seelischen wie körperlichen – zu lindern, Spannungen zu lösen. So erlebt das heranwachsende Kind Nähe und Zuwendung.

Massagen können heilen, der Griff zur Medizin ist nicht das Wichtigste. Die ursprünglichste Form des Heilens ist das Auflegen der Hand. Die Kunst des „Be-Handelns" ist leider fast in Vergessenheit geraten und kommt erst in jüngster Zeit wieder zu Ehren.

> Kinder, die lindernde Berührung als selbstverständlichen Teil elterlicher Zuwendung in Krisenzeiten erleben, lernen, dass Menschen ganz unmittelbar einander helfen können. Sie gewinnen einen Grundstock an Erfahrung, der es ihnen ermöglicht, sich selbst und auch anderen beizustehen.

Massage verbindet

Eine Massage kann auch Krisen in einer Beziehung heilen. Wenn zum Beispiel nach einem unerfreulichen abendlichen Streit das Kind schließlich in seinem Bett liegt, vielleicht sogar mit einigen Schluchzern eingeschlafen ist, kann es ihm gut tun, wenn die Mutter/der Vater später noch einmal an sein Bett tritt und vom Kopf bis hin zu seinen Füßen über seinen Körper streicht (ganz zart, fast ohne Berührung). So wird ihm in den Schlaf hinein vermittelt: „Es ist wieder gut". Manchmal ist sogar zu beobachten, dass sich das Kind wohlig entspannt, vielleicht sogar im Schlaf lächelt. Auf jeden Fall bringt es auch den Erwachsenen das innere Gleichgewicht zurück. Wenn mit einem älteren Kind oder einem Jugendlichen ein Streit heftig ausgetragen wurde, wenn wieder einmal erbittert gekämpft wurde, Verletzungen mit Worten zugefügt wurden, ist eine gegenseitige Massage manchmal der Weg, der nach Beilegung des Streits wieder zueinander führt, um auch den Rest von Ärger aus der Welt zu schaffen.

Massage – ein Gespräch zwischen Hand und Haut

Ein Kind zu massieren, mit den Händen zu seiner Haut zu sprechen, heißt auch, sich aus der Sphäre der Worte, des Denkens, des Analysierens heraus in den Bereich der Sinne, des Fühlens zu begeben, in den Bereich, in dem das Kind zu Hause ist. Hier kennt es sich aus, hier zeigt es der anderen Person, was ihm gut tut und was ihm nicht gefällt. Kinder sind manchmal kompromisslos: Niemals lässt ein Baby oder ein Kind eine Massage über sich ergehen, die ihm nicht unmittelbar Wohlbefinden vermittelt, in der vagen Hoffnung darauf, dass es schon für irgendetwas gut sein wird, wie es manchmal Erwachsene tun. Durch seine Reaktion bringt es den aufmerksamen, einfühlsamen Masseur dazu, mit seinen Händen und der Art, wie er sie bewegt, genau das richtige Tempo und die für dieses Kind zu diesem Zeitpunkt richtige Intensität zu finden. Das ist Verständigung im besten Sinne. Diese Sprache von Hand zu Haut beherrschen Eltern unterschiedlich gut. Es ist Aufgabe der anleitenden Person, Eltern dieses Handwerk zu lehren.

Grundideen und Indikationen der Schmetterlingsmassage

Die Schmetterlingsmassage eignet sich für Menschen jeden Alters, weit über die hier beschriebenen Bereiche für Mutter und Kind rund um die Geburt hinaus, auch für kranke und für alte Menschen. Inspiriert durch traditionelle fernöstliche Gesundheitskonzepte wird auch bei uns die Idee immer populärer, dass im Körper **Lebensenergien** fließen, die der Mensch zum einen bei der Geburt mitbringt und zum anderen durch Nahrung, Licht und Atem ständig erneuert wird.

Auch die Theorie der Bioenergetik von Wilhelm Reich (1887–1957) basiert auf dieser Vorstellung. Seine Tochter Eva Reich entwickelte daraus bei ihrer Arbeit auf einer Kinderintensivstation ein sanftes Therapiekonzept, das für Neugeborene und auch Frühgeborene oder kranke Babys geeignet ist. Die Idee dabei ist, dass der Fluss der Körperenergien durch traumatische Erfahrungen gestört werden kann, Blockaden entstehen und es zu Störungen der Gesundheit, des Wohlbefindens und der Kommunikation kommen kann. Eine sanfte Berührung durch einen anderen Menschen kann den freien Fluss des inneren Lebensstroms wieder freisetzen.

Tägliche Pflege

Die bioenergetische Massage kann Bestandteil der täglichen Pflege des Kindes werden. Früher wurden Babys täglich gebadet, das stand zwar unter dem Vorzeichen von Sauberkeit und Ordnung, führte aber immerhin dazu, dass jedes Baby täglich von Kopf bis Fuß berührt wurde. Das tägliche Bad ist nicht mehr in Mode, an seine Stelle könnte die tägliche Massage treten, sozusagen als „Fellpflege", wie alle Säugetiere sie an ihren Jungen vornehmen.

Die Geburt verarbeiten

Die Schmetterlingsmassage ist darüber hinaus immer dann eine wertvolle Hilfe, wenn jemand aus dem inneren Gleichgewicht gekommen ist. Nach einer Geburt kann es sowohl für die Mutter eine wohltuende Erfahrung sein, täglich massiert zu werden, als auch für das Kind, um sich in der rauen Welt willkommen zu fühlen. Dabei sind verschiedene Vorgehensweisen denkbar: Zum einen kann die Mutter und auch das Kind von einer dritten Person, z.B. dem Vater oder einer Freundin, eine Massage bekommen.

Für Mutter und Baby kann es aber gleichermaßen eine schöne Erfahrung sein, wenn die Mutter das Baby massiert. Auf diese Weise können die beiden nach der Geburt eine neue

Art von Verbindung herstellen. Bis dahin war es selbstverständlich, dass das Baby von der Mutter umschlossen, gehalten, berührt wurde. Die Trennung nach der Geburt kann mit Hilfe von Massage überwunden werden. Ganz besonders gilt das, wenn die Geburt ein eher traumatisches Erlebnis war. Nach einem Kaiserschnitt fällt die Mutter oft in ein energetisches Loch. Sie fühlt sich vielleicht kraftlos, auch wenn die direkten Schmerzen überstanden sind. Da die Massage ganz sanft ist, kann sie teilweise schon kurz nach der Operation angewandt werden. Die Frau selbst kann vielleicht, wenn sie später ihr Baby massiert, in der Berührung Trost für die abrupte Trennung finden. Dasselbe kann auch für andere operative oder eher gewaltsame Geburten gelten.

Wenn Mutter und Kind direkt nach der Geburt getrennt werden müssen, weil das Kind eine pädiatrische Behandlung benötigt, ist Massage ebenfalls sehr sinnvoll. Auch Frühgeborene oder kranke Babys können zumindest mit dem einhüllenden Streicheln von Kopf bis zu den Füßen, mit einer sanften Massage des Gesichts, des Bauchs, der Hände und der Füße ein wenig für ihren Verlust getröstet werden. Natürlich ist bei einem kranken oder besonders von der Geburt angestrengten Baby besonders darauf zu achten, wie weit die Massage ihm gut tut. Je kleiner oder verschreckter das Kind ist, um so mehr gilt, dass die Bewegungen langsam und deutlich sein müssen. Die regelmäßige Wiederholung eines bestimmten Ablaufes ermöglicht es dem Kind, auch auf diese Weise Vertrauen in die Verlässlichkeit der Welt zu entwickeln. Für die Eltern ist es ein tröstendes Gefühl, dass sie neben all den medizinischen Maßnahmen, die ihr Kind braucht, selbst etwas zu seinem Wohlbefinden und zu seiner Heilung beitragen können.

Einander kennen lernen

Wie immer Geburt oder Schwangerschaft auch verlaufen sind, manchmal gewöhnen sich Eltern und Kind nur schwer aneinander. Es scheint so etwas wie eine Fremdheit zwischen ihnen zu bestehen. Wenn solche Eltern die Massage erlernen, kann ihnen dies dabei helfen, sich als kompetente Eltern zu erleben. Heute ist das erste Baby einer Frau oft auch das allererste Baby, das die Eltern in den Händen halten. So sehr die Eltern auch informiert sein mögen über alles, was Schwangerschaft, Geburt und ein Baby angeht, wächst doch die innere Sicherheit erst langsam. Eine einfühlsame Anleitung, die vor allem betont, was die Eltern richtig machen, kann ein gutes Mittel sein, um über die Techniken der Kinderaufzucht hinweg, zu dem Eigentlichen vorzudringen – der Beziehung zwischen Eltern und Kind.

Unstillbares Schreien

Wenn ein Baby und seine Eltern unter unstillbarem Schreien zu leiden haben, kann die bioenergetische Babymassage sehr hilfreich sein. Massiert wird grundsätzlich nur zu Zeiten, in denen das Baby wach und ruhig ist. Auf diese Weise kann die Massage einen Beitrag dazu leisten, dass die Schreiattacken seltener und kürzer werden, vielleicht sogar bald verschwinden. Unstillbares Schreien eines Babys wird zunehmend als Kommunikationsstörung mit seiner Umgebung betrachtet. Eltern und Kind können über die Erfahrungen, die sie bei der Massage machen, einander besser verstehen. Bei der Unterweisung der Eltern in der Massage sollte man sie daher immer wieder darauf hinweisen, **auf die Signale des Babys zu achten**: Wann wendet es sich den Eltern zu? Wann möchte es Kontakt? Wann zieht es sich in sich zurück, um all die neuen Eindrücke, die das Leben bereithält, zu verarbeiten. Der Umstand, dass miteinander etwas Wohltuendes und Vergnügliches unternommen wurde, stärkt darüber hinaus die Beziehung zwischen Eltern und Kindern. Es ist ein kleiner Ausgleich für das häufige Versagensgefühl, das Eltern gegenüber einem unstillbar schreienden Kind empfinden. Dem Gefühl „Ich kann nichts, ich bin eine schlechte Mutter/ein schlechter Vater" steht dann das Erleben „Ich kann meinem Kind etwas Gutes tun" ausgleichend gegenüber.

Die Babymassage wirkt noch auf eine andere Weise – und nicht nur bei Schreikindern: Die großflächige Stimulation der Haut erinnert wohltuend an das Gefühl der Geborgenheit im Mutterleib. Es gibt dieses Gefühl dem Kind zurück und erneuert die Erfahrung „Ich bin umhüllt, ich werde geliebt". Mit dieser Erfahrung täglich „gefüttert" zu werden, macht ein Baby widerstandsfähiger gegen den Stress, den die Schreiattacken für es bedeuten. Es wird auch resistenter gegenüber anderem Unwohlsein.

Bauchweh

Der Darm eines neugeborenen Kindes hat in den ersten Monaten eine gewaltige Anpassungsleistung zu vollbringen. Ebenso wie die Haut kommt er in direkte Berührung mit der Außenwelt. Er muss für den Körper wichtige Stoffe aufnehmen und sich gegen schädliche Einflüsse schützen. In dieser Anpassungszeit kommt es häufiger als später zu Beschwerden: Schmerzen, wenn entstehende Gase sich ansammeln oder Irritationen des Kindes durch die ungewohnten Bewegungen des Darms. Wärme, Massage und Bewegung sorgen für Entspannung, Gase werden ausgeschieden, Ruhe kehrt ein. Ein Baby, das häufig unter Bauchweh leidet, kann von der Massage auch wieder in Bezug auf Stressresistenz profitieren.

Hautprobleme

Wenn ein Kind Hautprobleme, Neurodermitis o.ä. entwickelt, hilft die bioenergetische Massage und vor allem das Streichen über den ganzen Körper dabei, das stark auf einen Punkt konzentrierte Gefühl des Juckreizes abzuschwächen. Das Kind entspannt sich sichtbar unter den massierenden Händen, auch wenn es in einem unruhigen Schlaf liegt. Viele Mütter haben beobachtet, wie sich der Juckreiz legte, sich ihr Kind entspannte und wieder in tieferen Schlaf fiel, wenn sie es vom Kopf bis über den ganzen Körper einhüllend massiert haben. Darüber hinaus tut es dem Kind gut, wenn seine Haut, die Quelle des Missbehagens, bei der Massage wohltuende Empfindungen hervorruft. Auch die Eltern können sich wieder mit dem Körper ihres Babys versöhnen, wenn sie die Haut nicht nur als Träger von Krankheit und Beschwerden wahrnehmen, sondern auch spüren, wie angenehm sich unter ihren Händen die Haut ihres Kindes anfühlt. Die Berührungsängste werden deutlich geringer. Eltern und Kinder kommen wieder in Kontakt miteinander.

Bronchitis und Asthma

Auch wenn der kleine Körper eines Kindes ständig von Asthma oder schwerer Bronchitis geschüttelt wird, ist es ausgesprochen hilfreich, wenn so ein Kind regelmäßig massiert wird. Die verspannte Muskulatur zwischen den Rippen lockert sich, und der Husten wird weniger schmerzhaft. Wie schon bei allen vorhergenannten Indikationen resultiert aus der Massage auch hier ein größeres Vertrauen in die Welt und eine gesteigerte Stressresistenz.

Massage bei Krisen

Jede Krankheit, jeder Wachstumsschub, aber auch äußere Ereignisse wie ein Umzug, die Geburt eines Geschwisters, der Eintritt in den Kindergarten oder eine veränderte Familiensituation, z.B. wenn die Mutter wieder ihre Arbeit aufnimmt, sind Krisen in einem Kinderleben, bei denen es stabilisierend und stressmindernd wirken kann, wenn das Kind massiert wird, sofern es sich damit einverstanden zeigt.

Wenn Sie als Hebamme bereits in den ersten Wochen des Familienlebens die Massage mit all ihren Möglichkeiten einer Familie nahe bringen, schaffen Sie damit einen Grundstock zur Bewältigung kleinerer und größerer Krisen und auch dafür, dass diese Menschen einander besser kennen lernen und Freude miteinander haben.

Es sollte nicht massiert werden, wenn das Baby dies deutlich ablehnt.

Vorsicht ist auch geboten, wenn das Kind hoch fiebert.

Sobald das Fieber aber nachlässt, kann das Baby wieder massiert werden.

Bedingungen für die Massage

Bereit sein

Damit Massage wirklich zu einem sinnlichen Vergnügen wird, stärkt und heilt, ist die **innere Zustimmung aller Beteiligten** eine unabdingbare Voraussetzung. Für die Mutter oder jede andere massierende Person bedeutet das, für diesen Moment bereit und offen zu sein und sich auf das Baby einzulassen. Auch das Baby zeigt mit seiner Reaktion, ob es jetzt Lust auf eine Massage hat oder nicht. Es gilt hier, die Signale des Kindes wahrzunehmen und ihre richtige Interpretation zu erlernen, um sich davon leiten zu lassen.

Wärme und Ruhe

Äußere Bedingungen für eine gute Massage sind Wärme und Ruhe. Wärme wird es für das Baby auf jeden Fall auf dem Wickeltisch unter dem Heizstrahler geben. Wenn der Raum insgesamt warm genug ist, ist es auch angenehm, wenn die Mutter auf ihrem Bett oder einem gemütlichen Platz auf dem Boden sitzt und das Baby z.B. zwischen ihren Beinen auf einem Fell liegt.

Ruhe meint vor allem die innere Ruhe der massierenden Person, die natürlich in einem gewissen Maß von äußerer Ruhe abhängt. Es kann sehr hilfreich sein, der Familie zu signalisieren „Jetzt bitte nicht stören!" und auch das Telefon für eine Weile abzustellen. Anrufbeantworter sind eine wunderbare Erfindung.

Zeitpunkt der Massage

Es ist gut, wenn das Baby nicht zu satt ist, aber wenn es sehr hungrig ist, wird es die Massage auch nicht genießen können. Manchmal findet die Massage ihren Platz als zweiter Gang einer Mahlzeit: das Baby anlegen, dann auf den Wickeltisch nehmen, auskleiden, massieren und neu ankleiden, dann an der anderen Seite anlegen. Die meisten Babys schlafen nach einer solchen Sequenz tief und fest, andere dagegen wachen vielleicht schon nach kurzer Zeit erfrischt wieder auf und sind bereit zu neuen Taten. Von der Reaktion des Babys hängt ab, ob es besser abends oder tagsüber massiert wird.

Massage als Ritual

Im Laufe der Zeit kann die tägliche Massage zu einem schönen Ritual in der Familie werden. Im Chaos des Lebens mit einem Neugeborenen kann es Mutter und Kind gut tun, den Tag durch einen festen Programmpunkt ein wenig zu strukturieren. Die geeignetste Tageszeit für die Massage des Babys wird jede Familie selbst herausfinden. Es kann vor allem für die Mutter den Ritualcharakter der Massage betonen und es ihr damit leichter machen, sich auf die Ruhe einzulassen, wenn sie – mehr für sich als für das Baby – eine Kerze anzündet und vielleicht eine ruhige Musik auflegt. So hüllt sie sich selbst in eine angenehme Atmosphäre und kann so leichter Ruhe finden.

Das Wichtigste bei der Massage bleibt allerdings der direkte Hautkontakt. Alles andere ist nicht wirklich notwendig. Es ist für die Schmetterlingsmassage auch nicht notwendig, ein Öl zu verwenden. Die Berührungen sind sehr zart und fließend. Außerdem ist es fraglich, ob tägliches Einölen der Babyhaut nicht schadet.

Anfang und Ende

Zur Gestaltung eines Rituals gehört vor allem auch ein Anfang und ein Ende.

- Das Massageritual beginnt damit, dass die massierende Person zunächst ein wenig zu sich selbst findet. Einige tiefe Atemzüge, ein Recken und Strecken kann dabei helfen.
- Wenn dann das Baby entkleidet ist und die Mutter Ringe, Ketten und sonstigen Schmuck abgelegt hat, reibt sie fest die Hände gegeneinander, als ob sie sie waschen wollte. Das dient dazu, die Durchblutung in den Händen der Mutter zu erhöhen und sie somit anzuwärmen. Nach einiger Zeit erkennt das Baby dieses Geräusch, und vielleicht lässt sich beobachten, wie es aufmerksam wird oder freudig zappelt.
- Dann nimmt die Mutter Kontakt mit dem Baby auf. Sie berührt es vielleicht zunächst am Fuß oder an der Hand oder legt ihm die Hand auf den Bauch, sucht Blickkontakt und fragt es: „Darf ich dich massieren?". Dies ist eine sehr respektvolle Art, sich dem Kind zu nähern. Mit der Zeit nimmt die Mutter wahr, auf welche Weise ihr Baby seine Zustimmung gibt. Vielleicht wird es ruhig und aufmerksam, vielleicht strampelt es, vielleicht gibt es später einen kleinen Jauchzer von sich.
- Auch das Ende der Massage wird auf eine besondere Art gestaltet. Das Kind wird nach Abschluss der Sequenz noch nackt in eine Decke oder in ein kleines weiches Tuch gehüllt. Die Mutter nimmt es auf den Arm und schaukelt es ein wenig. Dieses Schaukeln vollendet die Massage. In seinem intrauterinen Leben waren diese beiden Dinge ständig da, die Berührung der Haut und das Wiegen und Schaukeln. Die Massage kann so zu einer Erinnerung an eine paradiesische Zeit werden.

Gefällt dem Baby die Massage?

Die Reaktionen eines Babys auf eine Massage sind sehr unterschiedlich. Manche liegen ganz ruhig und horchen scheinbar nach innen, um all diese Wahrnehmungen verarbeiten zu können, andere fühlen sich von der Massage eher zu Bewegungen angeregt, sie drehen und wenden sich. Manchmal schaut das Baby die Mutter an, manchmal ist sein Blick aber mit anderen Dingen beschäftigt oder eher nach innen gewandt.

An manchen Stellen des Körpers kann die Massage auch für kurze Zeit irritierende Empfindungen hervorrufen. Das Baby wird ein wenig unruhig und quengelt vielleicht. Man kann zunächst weitermassieren und wird dann herausfinden, ob sich das Baby wieder beruhigt oder ob es besser ist, die Massage für dieses Mal mit einem abschließenden langen Streichen zu beenden. Diese Reaktionen des Babys irritieren die Mütter oft. Denn in ihrer eigenen Unsicherheit erwarten sie, dass das Baby ihnen deutlich sagt „Das ist prima, Mama" oder dass es mit geschlossenen Augen entspannt daliegt oder ständig die Mutter anschaut. Ein Baby reagiert aber grundsätzlich anders auf die Massage als eine erwachsene Person. Solange das Baby sich nicht deutlich dagegen zur Wehr setzt, kann man davon ausgehen, dass es die Massage zumindest toleriert. Im Laufe der Zeit und im Laufe der Gewöhnung daran wird die Mutter mehr und mehr erkennen, dass es ihrem Baby gut tut, massiert zu werden und vor allem, wie es das Baby am liebsten hat.

Die Schmetterlingsmassage ist grundsätzlich eine **sehr zarte Berührung**. Es ist allerdings möglich, dass ein Baby es nicht so angenehm findet. Die Mutter wird im Laufe der Zeit herausfinden, ob es ihrem Baby besser gefällt, etwas fester berührt zu werden. Der Ablauf der Massage bleibt dabei derselbe. Es ist auch möglich, einzelne Teile der Massage auszulassen, wenn es einem Baby zum Beispiel gar nicht behagt, im Gesicht berührt zu werden.

Massage ist ein Gespräch von Hand zu Haut. Viel wichtiger als jede Technik ist immer der direkte offene Kontakt zwischen Mutter und Kind.

> Eine der wichtigsten Informationen an die Mutter ist daher: Was immer du tust, solange es dir und deinem Baby gefällt, ist es richtig.

Die Massagetechnik kann eine gute Anregung sein. Sie darf nie im Vordergrund des Geschehens stehen. Wichtig ist die Aufmerksamkeit für das Baby und es mit offenem Herzen und offenen Händen anzunehmen. Auf diese Weise lernen sich Mutter und Kind nach und nach immer besser kennen. Die Beziehung kann wachsen und wird immer intensiver. Massage ist ein Angebot und eine Art zu erforschen, was das Baby mag und wie es gerne angesprochen werden möchte. Indem eine Mutter ihr Baby massiert, schärft sie ihre Fähigkeit, seine Regungen, seine Befindlichkeit wahrzunehmen. Sie hat so die Möglichkeit, mehr und mehr einen respektvollen, achtsamen Umgang mit ihrem Kind zu üben. Bei der Anleitung der Mutter (und des Vaters) sollten diese Dinge im Vordergrund stehen.

Technik der Schmetterlingsmassage

Der folgende Text spricht die Eltern direkt an, denen Sie die Technik vermitteln wollen.

- Machen Sie sich zunächst mit der Reihenfolge und den Techniken vertraut. Am besten probieren Sie sie an Ihrem eigenen Gesicht und an Ihrem Arm aus. Dann wenden Sie sich mit Ihrer vollen Aufmerksamkeit Ihrem Kind zu und massieren Sie es so, wie Sie die Anleitung erinnern. Es ist nicht schlimm, wenn Sie etwas vergessen haben. Beim nächsten Mal können Sie es dann schon besser. Lassen Sie sich von Ihren Händen und von der Reaktion des Kindes leiten.
- Massieren Sie mit warmen Händen in einer ruhigen Atmosphäre zu einem Zeitpunkt, an

dem das Kind aufmerksam und ruhig ist. Sorgen Sie für eine wohlige Raumtemperatur. Die meisten Babys mögen es gern, wenn sie nackt sind, ältere Kinder bleiben, wenn es der Situation eher entspricht, leicht bekleidet. Das Kind liegt zunächst auf dem Rücken. Reiben Sie einige Male Ihre Hände fest gegeneinander, als ob Sie sie waschen wollten, und schütteln Sie sie dann leicht aus (Abb. 3.1). Schauen Sie das Kind während der Massage an, und sprechen Sie mit ihm oder singen Sie dabei.

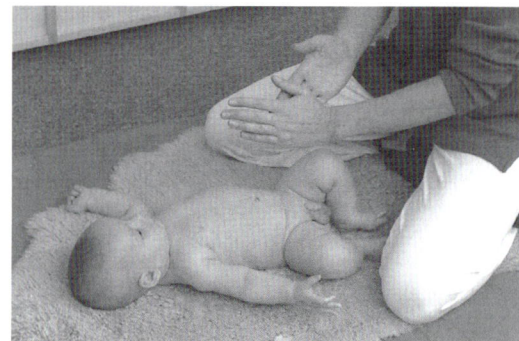

Abb. 3.1

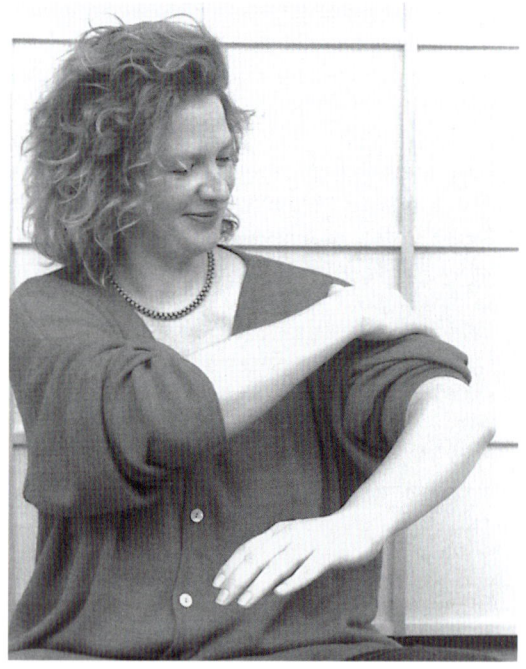

Abb. 3.2

- Es gibt **drei Arten von „Techniken"** bei dieser Massage, die Sie gut vorher an sich selbst (Gesicht und Arme) ausprobieren können:
  1. **Langes, verbindendes Streichen** von oben nach unten und von der Mitte zur Seite: Die Finger sind dabei leicht gespreizt, und das Kind wird gleichsam mit Schmetterlingsflügeln eingehüllt (Abb. 3.2 und 3.3).

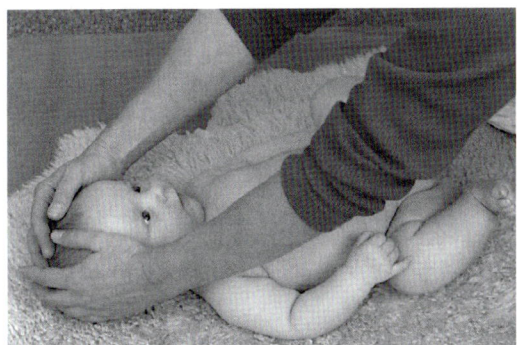

Abb. 3.3

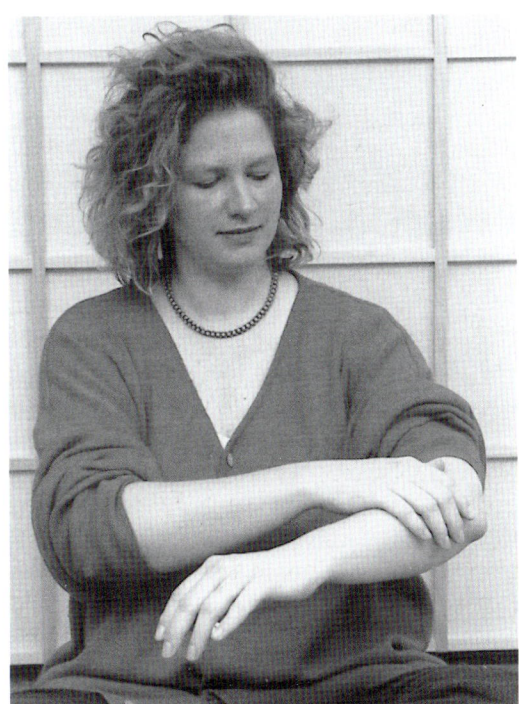

Abb. 3.4

2. **Lockern der Muskulatur**: Mit der Hand oder einzelnen Fingern wird ein Muskel großflächig umfasst und leicht geschüttelt. Stellen Sie sich vor, Sie versetzen einen Wackelpudding in leichte Schwingungen (Abb. 3.4 und 3.5).

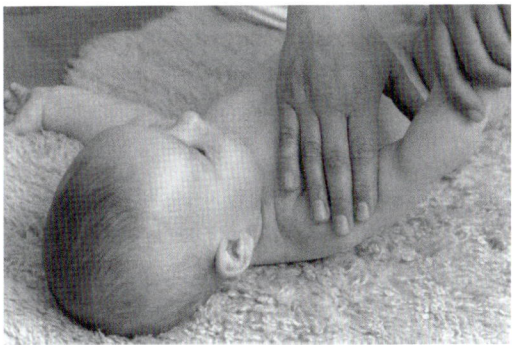

Abb. 3.5

3. **Kleine, rüttelnde Bewegungen mit den Fingerspitzen (Tüpfeln)**: Setzen Sie Ihre Fingerspitze auf die Haut des Kindes, ziehen Sie kleine Kreise auf der Stelle. Dabei verschiebt sich nicht Ihre Fingerspitze über der Haut, sonden Haut und Muskulatur des Kindes über den darunterliegenden Knochen.
- Alle Bewegungen gehen vom Kopf des Kindes in Richtung auf seine Füße und von der Mitte des Körpers nach außen.
- Jede Bewegung wird dreimal ausgeführt. Das schafft einen verlässlichen Rhythmus und sorgt dafür, dass die Massage insgesamt nicht zu lange dauert.

Die ganze Massage

Das Kind liegt auf dem Rücken und schaut Sie an. Streichen Sie einige Male sehr zart vom Scheitelpunkt des Kopfes ausgehend mit leicht gespreizten Fingern über den ganzen Körper des Kindes, bis zu den Zehen und darüber hinaus. Lassen Sie Ihre Hände dabei ganz weich und anschmiegsam jeder Rundung des Körpers folgen (siehe Abb. 3.5). Dann wenden Sie sich nach und nach jedem einzelnen Körperteil zu:

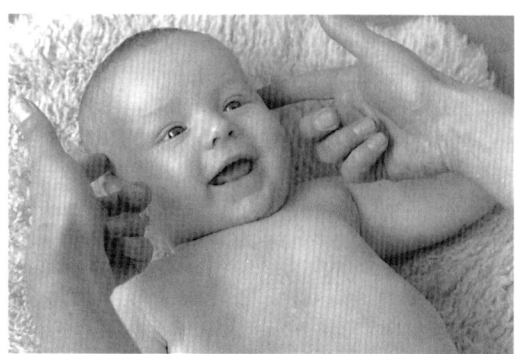

Abb. 3.6

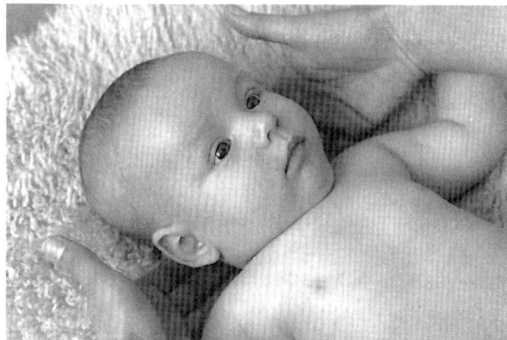

Abb. 3.7

- Das **Gesicht** wird recht zügig behandelt, wenn es dem Kind deutlich unangenehm ist, sogar ausgelassen.
- Streichen Sie jeweils dreimal mit den Fingerspitzen auf der Stirn von der Mitte zur Seite bis in die Schläfen hinein.
- Streichen Sie um die Augen herum und von der Nasenwurzel hinunter zu den Nasenflügeln, unter den Wangenknochen im Bogen bis hin zu den Ohren und umrunden Sie sie.
- Fahren Sie mit Ihrem Finger um den Mund herum.
- Beschreiben Sie kleine Kreise auf den Wangen über den Kiefergelenken (s. Technik Nr. 3 und Abb. 3.6).
- Schieben Sie beide Hände in den **Nacken** des Kindes ohne seinen Kopf zu heben und streichen Sie vom Hinterhaupt abwärts über den Nacken und die Rückseite der Schultern (Abb. 3.7).
- Streichen Sie über **Schultern, Arme und Hände**. Dann wenden Sie sich dem rechten Arm zu. Lockern Sie die Muskulatur des

Oberarms (siehe Abb. 3.5), dann die des Unterarms. Streichen Sie um das Handgelenk herum, dann ausführlicher über den Handrücken und die Innenfläche der Hand. Folgen Sie den einzelnen Fingern bis zur Spitze, so als ob Sie Blütenblätter zupfen: Er liebt mich, er liebt mich nicht, er liebt mich... Machen Sie dasselbe mit dem linken Arm, dann schließen Sie mit einhüllendem Streichen die Massage von Kopf und Armen ab.

- Beginnen Sie mit **Brust und Bauch**, indem Sie am Hals beginnend im Verlauf der Rippen vom Brustbein zu den Seiten des Brustkorbs streichen. Gehen Sie jedes Mal eine Rippe tiefer, bis Sie schließlich die letzten Striche von der Spitze des Brustbeins der unteren Rippenkante folgen lassen. Hier etwa verläuft auch das Zwerchfell. Auf dieser Linie kreisen Sie von der Mitte zur Seite (Abb. 3.8).

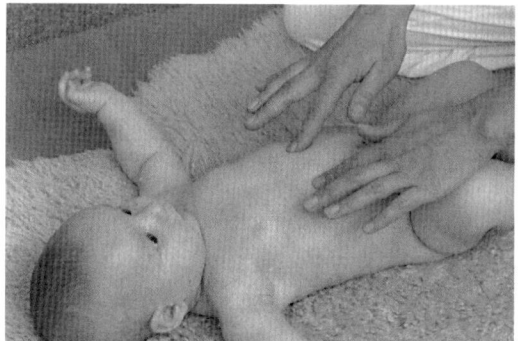

Abb. 3.8

- Auf dem Bauch ziehen Sie einen großen Kreis im Uhrzeigersinn um den Bauchnabel herum und kreisen dann auch auf dieser Linie (Abb. 3.9). Die „Bikinifalte" finden Sie am Unterbauch des Kindes, etwa da, wo die Oberkante eines gedachten Bikinihöschens verlaufen würde. Streichen Sie der Falte folgend zunächst dreimal von der Mitte zur Seite, dann tüpfeln Sie.
- Streichen Sie schmetterlingszart von der Taille abwärts über die **Beine** bis zu den **Füßen und Zehen**.
- Beginnen Sie mit dem rechten Bein, und lockern Sie die Muskulatur vom Oberschen-

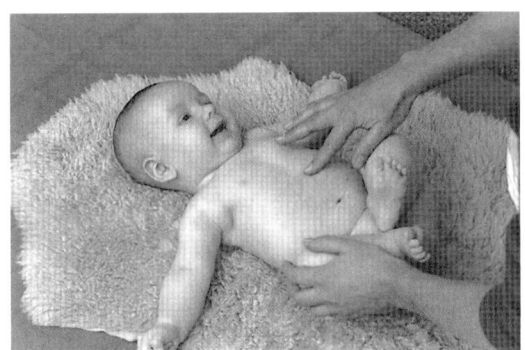

Abb. 3.9

kel hinunter zum Unterschenkel (Technik 2, und Abb. 3.10). Streichen Sie um das Fußgelenk und die Ferse herum, über die Oberseite des Fußes und die Fußsohle, zupfen Sie leicht an den einzelnen Zehen (Blütenblätter) und wiederholen Sie den Vorgang am anderen Bein.

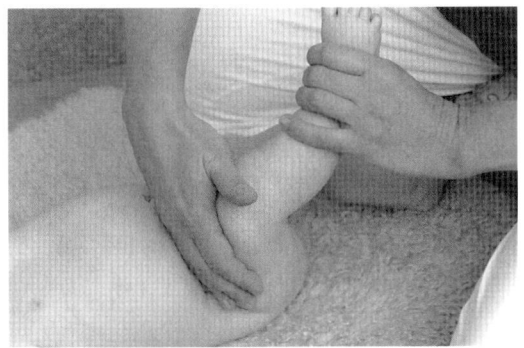

Abb. 3.10

- Beenden Sie die Massage der Vorderseite mit einhüllendem Streichen vom Scheitel des Kindes bis zu seinen Füßen und darüber hinaus (Schmetterlingsflügel).
- Drehen Sie das Kind auf den Bauch.
- Der **Rücken** wird wieder mit langem Streichen vom Kopf bis zu den Füßen begrüßt.
- Dann streichen Sie über die Schulterblätter von oben nach unten und von der Mitte nach außen. Lockern Sie die Muskulatur der Schulterblätter.
- Streichen Sie den Rippen folgend von der Mitte zur Seite. Beginnen Sie am Nacken und wandern Sie Rippe für Rippe tiefer.

- Ertasten Sie die Muskelstränge rechts und links der Wirbelsäule, und lockern Sie sie vom Nacken beginnend bis zum Po (Abb. 3.11).

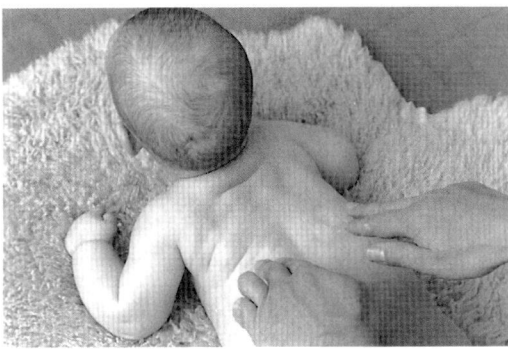

Abb. 3.11

- Streichen Sie über den **Po** sternförmig von der Mitte ausgehend nach außen, dann legen Sie beide Hände weich auf die Pobacken und lockern Sie sie (Abb. 3.12).

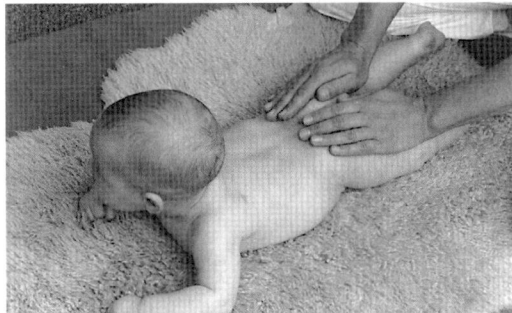

Abb. 3.12

- Streichen Sie noch einmal die Rückseite der Beine, und lockern Sie auch dort die Muskeln.
- Beenden Sie die Massage, indem Sie dreimal vom Scheitel aus über den ganzen Rücken, den Po, die Beine, die Füße und darüber hinaus mit Schmetterlingshänden einhüllend streichen (Abb. 3.13).
- Lassen Sie die Massage **in Ruhe ausklingen**. Hüllen Sie das Kind in eine Decke. Wenn es noch klein ist, nehmen Sie es in die Arme und schaukeln es sanft hin und her. Wenn Sie mögen summen oder singen Sie dabei (Abb. 3.14).

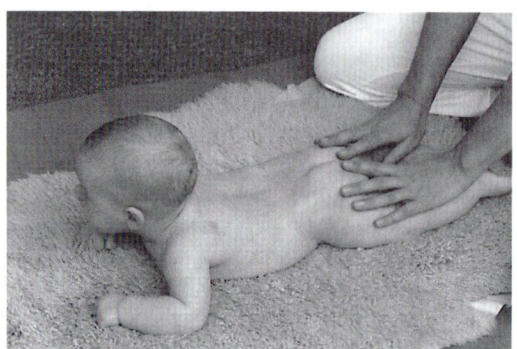

Abb. 3.13

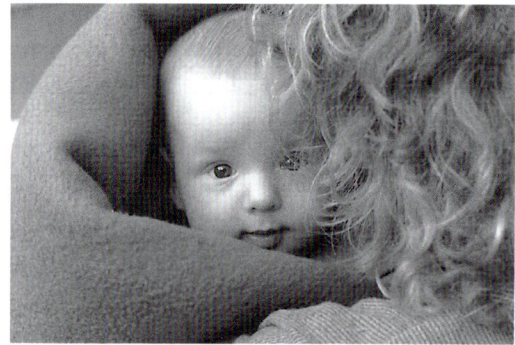

Abb. 3.14

Anwendungsbereiche

Vor der Geburt

In der Geburtsvorbereitung ist es sinnvoll, die Schmetterlingsmassage von den Paaren zumindest teilweise selber durchführen zu lassen. So kann an einem Abend das Gesicht massiert werden, an einem anderen Abend sind die Hände dran, und dann kann das Streichen über den ganzen Körper eingeführt werden. Die Erfahrung zeigt, dass Eltern, die selber wissen, wie angenehm es sich anfühlt, auf diese Weise massiert zu werden, viel eher in der Lage sind, diesen Genuss mit großem Vergnügen auch ihrem Baby zu gönnen. Die Geburtsvorbereitung ist häufig eine sehr offene Situation, in der Menschen bereit sind, wie

selten in ihrem Leben, neue Impulse anzunehmen. Es ist eine der schönsten Aufgaben der Hebamme, werdenden Eltern neue Erfahrungen zu ermöglichen. Die Kursteilnehmer sollten sich wirklich einander massieren (z.B. in der oben beschriebenen Art) und nicht nur einen Vortrag darüber hören, wie sinnvoll Massage ist. Die eigene sinnliche Erfahrung ist durch nichts zu ersetzen.

Im Wochenbett

Für eine Frau im Wochenbett ist es bei dem Prozess des Sich-Selbst-Wiederfindens eine große Hilfe, selbst massiert zu werden. Das gilt besonders für Frauen nach traumatischen Geburten. Darüber hinaus stärkt es die Beziehung zwischen den Eltern oder auch zwischen der Frau und ihrer Freundin oder ihrer Mutter, wenn diese ihr vertrauten Personen von der Hebamme dazu angeleitet werden, ihr diese Wohltat zu erweisen. Auch eine Frau ist nach der Geburt ein wenig wie neu geboren. Das Spüren der eigenen Haut als körperlicher Grenze hilft ihr, die eigene Form wiederzufinden.

Massage für das Baby

Wenn ein Baby nach der Geburt noch sehr verstört wirkt, kann es ihm helfen, sanft massiert zu werden. Es ist denkbar, dass es in diesem Fall gut ist, wenn Sie als Hebamme das Kind massieren. Üblicherweise sind es immer die Eltern, die das Kind massieren, aber manchmal sind diese direkt nach der Geburt noch nicht dazu in der Lage.

Bei jedem Wickeln ist es eine schöne Geste, einige Male vom Kopf bis zu den Füßen zu streichen. Wenn Sie dies bei jedem Wickeln des Kindes tun, geben Sie den Eltern ein Vorbild und zeigen, dass auch die alltäglichen Pflegehandlungen mit intensiver Zuwendung zu dem Kind einhergehen kann. Wie Sie ihre eigenen Hände offen, liebevoll und in intensivem Kontakt mit dem Kind führen, kann den Eltern ein gutes Beispiel bieten.

Im späteren Wochenbett

Wenn dann im späteren Wochenbett die dringlichsten Fragen der Eltern beantwortet sind und die Dinge beginnen, sich einzuspielen, können Sie damit beginnen, den Eltern die Massage in allen Einzelheiten beizubringen. Verabreden Sie hierzu dann einen separaten Termin.

Geschwister

In der Regel wird die Mutter das Kind massieren, und die Hebamme wird sie dabei anleiten. Wenn ältere Kinder im Haushalt sind, kann es günstig sein, wenn die Mutter die Massage an diesen vornimmt, während die Hebamme sie an dem Baby demonstriert. So lernt die Mutter die Massage und kann gleichzeitig ihrem älteren Kind eine Extraportion Zuwendung geben.

Rückbildungsgymnastik

Ein Kurs in Rückbildungsgymnastik ist eine gute Gelegenheit, die Frauen aneinander Teile der Massage trainieren zu lassen. Sie werden es sehr genießen, nach der Gymnastik einander das Gesicht, die Hände oder den Rücken zu massieren. Dabei wählt man immer nur kleine Teile der Massage aus, weil das ganze Programm zu lang und zu aufwendig wäre.

Babymassage-Kurs

Ein Babymassage-Kurs kann für junge Mütter ein großer Gewinn sein, wenn die Kursleiterin es versteht, eine Atmosphäre von großer Ruhe und gegenseitiger Akzeptanz zu schaffen. Wenn das Baby etwa drei bis fünf Monate alt ist, haben viele Frauen Lust, gemeinsam mit ihrem Kind etwas zu unternehmen. Auch wenn die Massage schon an Neugeborenen durchgeführt werden kann, ist ein Baby unter drei Monaten (und meist auch seine Mutter) noch damit überfordert, in einer großen Gruppe zu einem bestimmten Termin in einem fremden Raum Massage wirklich zu genießen. Sie sollten nicht unterschätzen, was es für das Sinnessystem eines neugeborenen Kindes bedeutet, sich in dieser Welt zurechtzufinden. Eher lockere Verabredungen oder offene Baby-Treffs sind geeigneter, wenn Mütter schon bald nach der Geburt das Bedürfnis haben sollten, sich mit anderen zu treffen.

Ein Massagekurs stellt eine gewisse Anforderung: Die Erwartung ist, etwas zu lernen und mit dem Baby gemeinsam etwas ganz Bestimmtes zu tun. Die Enttäuschung kann groß sein, wenn das Baby sich weigert, wenn es schreit oder schläft.

Ist das Baby bei Kursbeginn schon älter als sechs Monate, kann es passieren, dass es die Umgebung so anregend findet, dass es sie lieber erforschen möchte, als sich massieren zu lassen. Von diesem Alter an ist eine ruhige, vertraute Umgebung für die Massage erforderlich.

Wenn die Leiterin eines Massagekurses sich in der Entwicklung der Kommunikation zwischen Eltern und Kindern auskennt und auch weiß, wie die sensomotorische Entwicklung von Kindern verläuft, kann sie im Babymassage-Kurs den Eltern eine wertvolle Unterstützung sein, damit diese verstehen, wie es im Inneren des Babys aussieht und welche Möglichkeiten ihm zur Aktion und Reaktion zur Verfügung stehen.

Fortbildungsangebote

- Margarita Klein: Massagen für Babys und Kinder
Fortbildung zur Kursleiterin und zur Anleitung einzelner Eltern
Kreisel e.V. – ...für das Leben mit Kindern
Bugdahnstr. 5
22767 Hamburg
Tel/Fax 040-38 55 83
KreiselHH@aol.com
http://www.kreiselhh.de/
- Ausbildung für Babymassage-Kursleiterinnen (im gesamten Bundesgebiet)
Dorothee & Werner Partner
kairos@t-online.de
http://home.t-online.de/home/kairos/kr/fortbildung.htm

Literatur

- Margarita Klein: Schmetterling und Katzenpfoten – Massagen für Babys und Kinder; Ökotopia, 1999.
- Sabine Burchardt: Babymassage, Enke Verlag 1997.
- Frédrick Leboyer: Sanfte Hände; Kösel, 1981.
- Eva Reich, Eszter Zornansky: Lebensenergie durch sanfte Bioenergetik; Kösel, München 1997.
- Marianne Krüll: Die Geburt ist nicht der Anfang; Klett – Cotta, 1992.
- Remo Largo: Babyjahre; Piper, Hamburg 1993.

BACH-BLÜTENTHERAPIE 4

Nicola Hanefeld

Notizen

Theorie und Hintergrund der Bach-Blütentherapie

Die moderne Medizin hat zweifellos bei vielen Gefahrensituationen in Schwangerschaft und Geburt Fortschritte für Mutter und Kind erzielt. Allerdings lässt sich auch feststellen, dass in vielen Kreißsälen nur noch eingegriffen wird, wenn es sich um besonders schwierige Situationen oder gar Notfälle handelt. Eine natürliche Geburt wird, auch wenn sie langwieriger und schmerzhafter ist, von vielen Frauen und Hebammen als „wertvoller" eingeschätzt, als eine Geburt unter Wehen- oder Schmerzmitteln. So findet allmählich eine Rückbesinnung auf die natürlichen Prozesse statt – die „technisierte Geburtshilfe" wird seltener.

Dabei rückt die menschliche Begleitung durch die Hebammen, jahrhundertelang bei Hausgeburten selbstverständlich, wieder in den Vordergrund. Die Frage, wie das Leiden während der Geburt auf möglichst natürliche Weise gelindert werden kann, bleibt bei dieser Entwicklung zunächst offen. Hier muss unterschieden werden zwischen Leiden auf einer „nur" körperlichen Ebene und der häufig zu beobachtenden psychischen Abwehr der Geburtsarbeit, die zusätzliche Schwierigkeiten verursacht.

Ein Teil unserer Begleitung während einer Geburt besteht darin, die Frau zur inneren Annahme der Schmerzen zu ermutigen. Ein geringerer innerer Widerstand führt zu einer allgemeinen Entspannung, zu besserer Konzentration und Hingabe, wodurch sich die Geburtsarbeit „geschmeidiger" und effektiver entwickelt.

Da das Gebären als ein „Ausnahmezustand" angesehen werden kann, werden die **psychischen Schwächen (und Stärken)** eines Menschen offenbar:

– Klagt die Frau sehr viel und ist voller Selbstmitleid?
– Benötigt sie ein übergroßes Maß an Zuwendung und reagiert sie gekränkt, wenn Sie sich anderen Frauen im Kreißsaal zuwenden?
– Wirkt sie sehr gehemmt und benötigt sie Ermutigung zum Stöhnen und Sich-gehen-lassen?
– Ist sie sehr gesprächig und besinnt sich so zu wenig auf die Geburtsarbeit? Lässt sie sich nicht im ausreichenden Maße darauf ein?
– Ist sie angespannt und überängstlich?

Solche innere Haltungen erschweren häufig die Geburtsarbeit und können eine große Herausforderungen für Sie bedeuten, da Sie eventuell mehrere Frauen gleichzeitig betreuen müssen. Da anwesende Väter im Kreißsaal gelegentlich auch in einen „Ausnahmezustand" geraten, können ihre negativen Stimmungen ebenfalls die Geburtsarbeit negativ beeinflussen (z.B. Sorgen, Schuldgefühle – „Meine Frau leidet und ich kann nicht helfen" – oder Misstrauen).

Jede Frau reagiert anders. Eine Frau, die z.B. während der Geburt mitgeteilt bekommt, eine Sectio sei jetzt unerlässlich, könnte folgende Reaktionen zeigen:

– ängstlich und unsicher
– gereizt oder verbittert
– weinerlich und um das Kind besorgt oder
– unbeteiligt, fast apathisch.

Alle Reaktionen stellen eine **Störung des psychischen Gleichgewichts** dar. Eine Frau, die in der Lage ist, ruhig und bewusst anzunehmen, dass eine Sectio bevorsteht, oder die sich konzentriert, entspannt und mit Hingabe „an die Arbeit" macht, schafft automatisch bessere innere Bedingungen für sich und ihr Kind. Die Verabreichung der richtigen Bach-Blüten-Essenz kann in solchen Momenten eine Wende in diese Richtung erreichen. Der psychische Zustand einer Frau während der Geburt beeinflusst den Geburtsverlauf in entscheidendem Maße. Genau hier setzt die Bach-Blüten-Therapie an.

Die Bach-Blüten

Die Anwendung der verschiedenen Bach-Blüten ist eine optimale unterstützende Therapie, wenn während einer Schwangerschaft oder Geburt **behandlungsbedürftige emotionale Leiden** vorliegen. Diese Therapie ist ganzheitlich, das heißt, die ganze Person wird behandelt, nicht nur Symptome, und sie ist frei von Nebenwirkungen.

Der englische Arzt Dr. Edward Bach war Gründer dieses sanften, feinstofflichen Heilsystems. Seine Essenzen entsprechen genau definierten negativen psychischen, emotionalen oder mentalen Zuständen und unterstützen auf eine bis heute wissenschaftlich nicht erklärbare Weise die **Wiederherstellung des inneren Gleichgewichtes**, indem negative Emotionen oder ungünstige mentale Haltungen, die das Gesamtgleichgewicht der Person stören, reduziert oder aufgelöst werden.

Die Bach-Blüten sind auch besonders wirksam bei Beschwerden, Störungen und Krankheiten, die eine deutlich erkennbare psychische Komponente aufweisen, z.B. Beschwerden, die durch Spannung und Stress verursacht werden. Dr. Bach beschrieb 38 archetypische, negative mental-emotionale Zustände die durch die Einnahme behandelt werden können.

Krankheiten oder der körperliche Zustand stehen bei der Behandlung nicht im Vordergrund und können nicht behandelt werden. Verbesserungen im körperlichen Bereich können sich trotzdem während der Einnahme einstellen, weil ein freier, gesunder und positiver Zustand der Psyche das Immunsystem stärkt, wie die Erkenntnisse aus der Psychoneuroimmunologie belegen.

So gibt es keine Bach-Blüten z.B. gegen Schwangerschaftsübelkeit, Anämie, Wehenschwäche, Steißlage usw., aber sehr wohl Blüten für den **psychischen Zustand einer Frau**, die unter Schwangerschaftsübelkeit, Anämie, Wehenschwäche usw. leidet. Hierzu kann

man u.a. Selbstmitleid, Ekel, Abwehr, Schwäche, Erschöpfung oder Verzweiflung zählen.

Durch die Einnahme von Bach-Blüten können schwangere Frauen angeregt werden, auf Schwierigkeiten anders als gewohnt zu reagieren oder anders mit Problemen umzugehen. Nach regelmäßiger Einnahme stellt sich erstaunlicherweise manches Problem gar nicht mehr dar. Zur Arbeit mit Bach-Blüten gehört jedoch ein **aufrichtiges Beobachten**, um emotionale/mentale Muster in nicht bewertender Weise zu erkennen.

Dr. Edward Bach

Dr. Bach wurde 1886 in England geboren, seine Familie stammte aus Wales. Von 1906-1913 studierte er Medizin. 1917 erlitt er einen gesundheitlichen Zusammenbruch und es folgte die Operation eines bösartigen Milztumors mit der Prognose einer dreimonatigen Überlebenschance.

Trotz dieser vernichtenden Prognose erholte er sich. Im Laufe der Zeit distanzierte er sich zunehmend von der Schulmedizin und wurde Homöopath. Zwischen 1918 und 1922 entdeckte er die sieben Bach-Nosoden, die heute noch Anwendung in der Homöopathie finden. Inzwischen glaubte er zutiefst, dass Krankheit ein Ausdruck von Disharmonie zwischen der Persönlichkeit und dem „höheren Selbst" (Bach) sei. Aus dieser Perspektiv erscheint Bach als einer der ersten psychosomatischen Ärzte der westlichen Welt. So setzt auch die heutige Arbeit mit der Bach-Blüten-Therapie die Erkenntnis voraus, dass negative emotionale Zustände einen Konflikt zwischen dem „höheren Selbst" und den „krankmachenden" Aspekten der Persönlichkeit bedeuten. Bach verstand Heilung als ganzheitlichen Prozess der Auflösung des Konflikts zwischen der Psyche/Persönlichkeit und dem gesunden inneren Kern.

Schon in den zwanziger Jahren beobachtete Edward Bach, dass Menschen mit gleicher Krankheit (oder in gleichen Extremsituationen, z.B. einen Unfall oder bei der Geburtsarbeit) verschieden reagieren. Der eine Grippepatient möchte Ruhe haben, allein sein und sich zurückziehen, der andere braucht vielleicht etwas ganz anderes – viel Aufmerksamkeit und Zuwendung. Diese Unterschiede lassen sich auch im Kreißsaal deutlich beobachten.

1928 entdeckte er die ersten neuen Substanzen aus wildwachsenden Blüten. 1930, im Alter vom 43, gab er seine gut florierende Praxis in Harley Street auf, um weitere dieser Substanzen zu finden. Die Suche wurde zu seiner Lebensaufgabe, um Disharmonien zu behandeln, die Krankheiten verursachen. Bach starb 1936 im Alter von 50 Jahre an Herzversagen. Sein 1552 erbautes Haus Mt. Vernon, in Sotwell, England, ist heute der Sitz der Dr. Bach Foundation und auch für die Allgemeinheit offen. Hier werden noch heute die Muttertinkturen für die Essenzen hergestellt (außer Gentian, Olive und Vine) und *Bach Flower Remedy Practitioners* (Berater) ausgebildet.

Wie wirken Bach-Blüten?

Die Wirkungsweise der Bach-Blüten ist – wie auch bei der Homöopathie – bisher ungeklärt. Ich vermute, dass sie auf feinstofflicher Ebene auf die mental-geistige und emotionale Ebene des Menschen einwirken, um „unsere Schwingungen zu erhöhen" (Bach). Damit wird eine Änderung der Motivationsteuerung für Verhalten ausschließlich aus der (oft nicht harmonischen) Persönlichkeit bewirkt, hin zu einer Steuerung des Verhaltens durch eine „Zusammenarbeit" zwischen der bewussten und entwickelten Persönlichkeit mit der Seele („höheres Selbst") der Person.

Folgende Wesensglieder der Menschen werden in diesem Modell berücksichtigt:

• die körperliche, grobstoffliche Ebene
• die emotionale, mental-geistige Ebene (die „Persönlichkeit")
• die spirituelle (transzendentale) Ebene
• die feinstoffliche Ebene – auch als „Aura" bekannt.

Bach beschrieb diesen Zusammenhang wie folgt: „Gesundheit hängt davon ab, dass wir in Harmonie mit unserer Seele sind".

Ein Teil des Erfolgs der Bach-Blüten liegt in ihrer Wirkungseffektivität, ein anderer Teil beruht auf dem Umstand, dass die bewusste Auseinandersetzung mit verschiedenen Blüten-Indikationen auch eine Auseinandersetzung mit sich selbst bewirkt – ein konstruktiver Prozess der persönlichen Entwicklung. Auf diese Weise kann eine Bach-Blüten-Behandlung dazu führen, dass jemand mit sich und seiner Umwelt wieder in einen harmonischen Zustand gelangt, Verhaltensstörungen sich auflösen können und Fehlentwicklungen korrigiert werden. Zum Beispiel kann eine überängstliche Frau, die zum ersten Mal schwanger ist und sich sehr viel Sorgen um sich und/oder ihr Kind macht, durch die regelmäßige Einnahme von Bach-Blüten im Laufe der Schwangerschaft ihre ungünstige innere Haltung ändern und offener und mutiger an die Geburtsarbeit herangehen.

Abgrenzung zur Homöopathie

Dr. Bach verstand seine Entdeckung als Weiterentwicklung der Homöopathie. Ihm widerstrebte es, Heilmittel aus krankem oder totem Gewebe herzustellen, was zum Teil in der Homöopathie der Fall ist (z.B. Psorinum, Tuberkulinum, Carsinosinum). Obwohl die Bach-Blüten wie die meisten homöopathischen Mitteln aus hohen Verdünnungen bestehen, werden sie jedoch nicht rhythmisch hergestellt oder in vielen verschiedenen Potenzen angeboten.

Der größte Unterschied dürfte jedoch in den **verschiedenartigen Anwendungsbereichen** bestehen. Für homöopathische Mittel gibt es körperliche sowie psychische Indikationen, und körperliche Beschwerden stehen häufig im Vordergrund einer Behandlung. Die Wirkung der Homöopathie kann häufig im körperlichen Bereich wahrgenommen werden – manchmal als so genannte „Erstverschlimmerung", wie z.B. einen Hautausschlag.

Die Indikationen für Bach-Blüten finden sich ausschließlich im mental-emotionalen Bereich. Erstverschlimmerungen treten nicht auf. Eine (scheinbare) Ausnahme hiervon besteht bei dem Mittel Agrimony, das bei Angst vor schmerzlichen inneren oder äußeren Auseinandersetzungen indiziert ist. Diese Tendenz zur Verdrängung und Überspielung persönlicher Probleme führt zu künstlichem Verhalten, Unehrlichkeit, Verkrampfung und Verspannung. Eine „Agrimony-Frau" ist während der Geburt bemüht, ihr Leiden nicht zu zeigen und wirkt daher gehemmt. Sie lächelt zwischen den Wehen ihre Betreuer verkrampft an. Wenn Agrimony verabreicht wird, kann es sein, dass das Leiden gespürt statt verdrängt wird, was mitunter als „Verschlimmerung" empfunden wird. Agrimony-Menschen brechen daher oft eine Bach-Blüten-Behandlung vorzeitig ab, weil sie sich darunter nicht wohl fühlen. Dass auf dem Weg zum „ganzheitlichen Gesundwerden" das Leiden manchmal dazu gehört, wird nicht immer eingesehen.

Behandlungsgrundsätze

Durch ein **einfühlendes Gespräch** werden die hilfreichen Mittel für das aktuelle Problem ausgesucht. Bei Erwachsenen ist es sinnvoll, die Zahl der Mittel auf 7 zu begrenzen, bei Kinder sind meistens weniger nötig. Diese Einzelmittel werden dann gemischt, um eine neue **individuelle Mischung** herzustellen. Falls sehr viele Mittel infrage kommen, ist es wichtig, sich immer wieder an dem vordergründigen Problem zu orientieren, d.h. die Frage, unter welchen Gefühlen/mentalen Haltungen diese Frau leidet, eindeutig zu beantworten.

Einnahme

Folgende Möglichkeiten der Einnahme gibt es für Bach-Blüten:

Die Wasserglasmethode

Dabei werden aus den in den Apotheken erhältlichen sog. „Stockbottles" jeweils 2 Tropfen in ein Glas gegeben und mit Wasser aufgefüllt. Das Glas wird dann über 2–3 Stunden schluckweise ausgetrunken. Diese Methode ist für länger andauernde Behandlungen die wirkungsvollste. Somit ist sie auch flexibel – einzelne Mittel können weggelassen oder ergänzt werden.

Die „Behandlungsflasche"

Lassen Sie sich in einer Apotheke eine 30 ml-Flasche aus den verschiedenen Mitteln mischen. Dabei sollten es mindestens 15 Tropfen aus den Stockbottles sein. Die Preise hierfür variieren sehr. Diese Behandlungsflasche reicht für ca. 3 Wochen bei 3 x 5 Tropfen täglich. Nachteilig ist, dass die Mischung nicht auf die jeweilige Situation abgestimmt werden kann. Außerdem bedeutet die hohe Verdünnung gelegentlich kaum wahrnehmbare Erfolge.

Unverdünnte Verabreichung

In akuten Situationen können die Mittel pur auf Lippe oder Zunge verabreicht werden. Hierzu gehört die Verabreichung von *Rescue Remedy*, den Notfalltropfen.

Verabreichung über das Badewasser

Bei Neugeborenen wird nach der Geburt häufig Rescue Remedy ins Badewasser gegeben. Es ist auch möglich, die Mittel pur auf die Schläfen zu reiben. Die Gabe auf die Zunge des Neugeborenen sollte wegen des scharfen Geschmacks des alkoholischen Konservierungsstoffes unterbleiben.

Bezugsquellen

In Deutschland können Bach-Blüten in Apotheken gekauft oder bestellt werden. Der Preis für ein Set (38 Mittel und 2 Flaschen Rescue Remedy) liegt bei ca. 140,– €. Für Einzelflaschen liegen die Preise zwischen 7,– € und 14,– €. In England können die Mittel auch in Bioläden gekauft werden. Sie sind dort allerdings wegen des starken Pfunds teurer, obwohl Einzelflaschen viel billiger sind (ca. 4–5 €).

Wer darf behandeln?

Die Behandlung mit Bach-Blüten darf nur von Mitgliedern der **Heilberufe** durchgeführt werden – Ärzte, Pflegepersonal, Hebammen und Heilpraktiker. Laien dürfen beratend tätig werden. Eine Hilfe suchende Person kann Mittel, die in einer Beratung zur Bach-Blütentherapie empfohlen wurden, in der Literatur selbst überprüfen. Eine Einnahme erfolgt dann in Eigenverantwortung.

Die **Voraussetzung** für eine effektive Bach-Blüten-Beratung oder -behandlung ist das sichere Erkennen der 38 verschiedenen negativen inneren Haltungen.

Die Einnahme von Bach-Blüten kann mit oder ohne Vorliegen einer Erkrankung erfolgen.

Heute werden die Bach-Blüten eher bei psychischen Störungen eingesetzt, und es ist unverantwortlich zu denken, dass sie schwere Erkrankungen heilen könnten, obwohl Edward Bach spektakuläre Erfolge hatte. Allerdings können Bach-Blüten durch ihre positiven Effekte auf die Psyche den Verlauf einer Krankheit günstig beeinflussen.

Behandlung ohne Vorliegen einer Erkrankung

Stufe A – Die aktuelle Situation

Ist eine vorübergehende akute (zeitlich begrenzte) behandlungsbedürftige, Ausnahme- oder Notsituation vorhanden? (Die Verabreichung vom Rescue Remedy als Erste Hilfe Maßnahme ist das bekannteste Beispiel für eine Behandlung in akuten Situationen).

Fallbeispiele

1. Während der Geburt bekommt eine Frau nach einigen Stunden problemloser Eröffnungswehen bei voller Muttermundöffnung den Drang zu pressen. Verkrampft hechelt sie und kann den Aufforderungen der Hebamme nicht folgen, die sie zum Pressen anhält, weil sie Angst hat, es könne dabei Stuhl abgehen.

   Nachdem sie etwa eine halbe Stunde gehechelt und den Pressdrang unterdrückt hat, bekommt sie folgende Mittel: Pine (sich schämen) Crab Apple (Gefühl des Ekels) sowie Rock Water (starke Selbstbeherrschung). Sie kann nach kurzer Zeit, dem Pressdrang nachgeben, ihre Befürchtungen werden nicht bestätigt und das Kind wird ohne andere Eingriffe gesund geboren.

2. Nach einer komplikationsfreien Hausgeburt wurde das Neugeborene gut gestillt, fiel aber danach in Tiefschlaf. Obwohl die Mutter mehrmals zu Stillen versuchte, reagierte das Baby nicht.

   13 Stunden nach der Geburt kam die Hebamme zur Nachsorge. Das Baby hatte noch immer nicht gestillt werden können. Die Hebamme rieb jeweils einen Tropfen Clematis (Schläfrigkeit) und Star of Bethlehem (Schock) auf die Stirn des Neugeborenen. Innerhalb weniger Sekunden begann das Baby zu würgen und übergab sich. Es wurde sichtbar, dass das Kind während der Geburt etwas mekoniumhaltiges Fruchtwasser geschluckt hatte. Nach einigen Minuten ebbte das Erbrechen ab. Das Baby kam zur Ruhe und suchte sofort nach der Brust der Mutter, um zu trinken. Es gab keine weiteren Stillprobleme.

Stufe B – Länger anhaltende, tiefere Probleme

Bestehen tiefere Probleme, wie schwierige Lebensphasen, langwierige Krankheiten oder

Umstellungsphasen, erfolgt die Einnahme über mehrere Wochen, z.B. während einer Schwangerschaft.

Fallbeispiele
- Nach einer komplikationsfreien Hausgeburt stirbt das Neugeborene plötzlich. Ein Jahr nach diesen Ereignis ist die Hebamme noch sehr aufgewühlt, traurig und betroffen, wenn sie an dieses Ereignis denkt, obwohl die Eltern ihr keinerlei Vorwürfe gemacht hatten. Sie hatten den Verlust scheinbar gut verkraftet und ein Jahr nach dem Todesfall sogar ein gesundes Baby bekommen. Die Eltern wollten unbedingt mit dieser Hebamme das Kind zur Welt bringen, diese hatte jedoch das Gefühl, versagt zu haben. Auch fühlte sie sich in ihrem Beruf verunsichert.
Sie bekam Pine (Schuldgefühle), Sweet Chestnut (Traurigkeit, Verzweiflung), Star of Bethlehem (Schock) und Larch (mangelndes Selbstvertrauen). Nach regelmäßiger Einnahme (zwei Tropfen täglich, Wasserglasmethode) über einen Zeitraum von 5 Wochen berichtet sie von einer deutlichen Verbesserung. Sie sei längst nicht mehr so aufgewühlt, wenn sie an den Tod des Kindes denke und spüre wieder Vertrauen in ihre Fähigkeiten als Hebamme.
- In den 34. Woche wurde bei einer Hebamme (2. Schwangerschaft) eine Steißlage festgestellt. Eine Sectio widerstrebte ihr zutiefst, außerdem war eine Hausgeburt geplant gewesen. Ihre Gedanken kreisten ständig um dieses Thema und sie schlief sehr schlecht. Tagsüber fühlt sie sich deshalb angespannt, gereizt und mit ihrem kleinen Sohn überfordert.
Folgende **Mittel** wurden empfohlen: Mimulus und Aspen (Angst), White Chestnut (ungünstige wiederkehrende Gedanken), Elm (Überforderung), Willow (das Schicksal annehmen) und Holly (gegen die Gereiztheit). Nach einer Woche Einnahme (Wasserglasmethode) berichtete die Hebamme von folgenden Gefühlsänderungen: Sie fühlte sich viel gelassener, ihr Schlaf hatte sich ver-

bessert und ihre Einstellung hatte sich geändert. Wenn das Kind sich nicht drehen würde und eine Sectio erforderlich wäre, würde sie diesen Umstand annehmen, solange es nur dem Baby gut ginge. Kurz vor der Geburt drehte sich das Kind und kam ohne Eingriffe problemlos zu Hause zur Welt.

Stufe C – Konstitutionsbehandlung

Hierbei werden unsere ungünstigen „mitgebrachten" Persönlichkeitsmerkmale therapiert. Hebammen wissen, wie unterschiedlich Babys bei Geburt sind. Manche Babys schreien empört los, andere sind gutmütig und ruhig, manche schläfrig, andere sehr empfindlich oder schreckhaft. Diese Charaktereigenschaften können sich manchmal in ungünstiger Weise im Laufe eines Lebens entwickeln. Eine Tendenz zu schneller Empörung kann in Selbstmitleid und Opferverhalten ausarten, Gutmütigkeit in falscher Toleranz mit der Unfähigkeit „Nein" zu sagen, Schläfrigkeit in Unaufmerksamkeit und Empfindlichkeit in Ängstlichkeit. Ein oder zwei Konstitutionsmittel in einer „Stufe B"-Behandlung (s.o.) erhöhen die Wirksamkeit der Bach-Blütentherapie. Man kann sich konstitutionell behandeln, wenn keine Leiden vorliegen, um an sich zu arbeiten und sich persönlich zu entwickeln.

Fallbeispiel
- Eine Frau leidet oft unter der Langsamkeit ihrer Mitmenschen. Oft wird sie ungeduldig und gereizt, weil sie diese Langsamkeit kaum aushalten kann. Nach 6 Jahren mehr oder weniger regelmäßiger Einnahme von Impatiens als Konstitutionsmitteln wurde ihr plötzlich klar: nicht die anderen sind zu langsam – sie ist zu schnell!

Bach-Blüten für die Hebamme

Es ist in den letzten Jahren zu beobachten, dass die Rolle der Hebamme als eine unterstützende, nicht eingreifende Begleiterin der Frauen während der Geburt an Bedeutung gewinnt. Der Einfluss der Persönlichkeit der Hebamme sowie der psychische Zustand der Frau bei der Geburt finden als Faktoren, die auf den Geburtsverlauf Einfluss nehmen, immer mehr Beachtung. Wir wissen um die negativen Einflüsse einer ungeduldigen, unruhigen oder unsicheren Hebamme auf eine Schwangere oder Gebärende. Die Persönlichkeit einer Hebamme gehört zu ihren „Werkzeugen" während der Geburt. Eine Selbstbehandlung mit Bach-Blüten kann gleichzeitig persönliche Entwicklung und zunehmende Bewusstheit bedeuten, was wiederum zu einer effektiveren, einfühlsameren Arbeit führen kann.

Behandlung während einer Krankheit

Eine Krankheit ist gewissermaßen immer ein „Ausnahmezustand", weshalb die Einnahme von Rescue Remedy und den Blüten-Essenzen, die zu der aktuellen Situation (siehe oben) passen, zu empfehlen ist.

Fallbeispiel
- Eine schwangere Frau leidet in der 30. Woche unter starkem Durchfall und leichtem Fieber. Sie reagiert gegenüber dem Kind ängstlich und besorgt, das Ruhen im Bett fällt ihr sehr schwer. Sie fühlt sich innerlich getrieben, weiß aber nicht warum. Sie bekommt Rescue Remedy, Red Chestnut, Agrimony und Impatiens. Schon wenige Stunden nach der Einnahme fühlt sie sich sehr viel ruhiger und kann im Bett entspannen. Nach zwei Tagen ist der Infekt gänzlich abgeklungen und die Sorgen um das Kind sind gewichen.

Welche Kontraindikationen gibt es?

Für Bach-Blüten gibt es keine Kontraindikationen.

Bei psychischer Labilität und/oder Krankheit soll eine Bach-Blüten-Behandlung im Rahmen ärztlicher oder psychotherapeutischer Betreuung statt finden. An Kinder sollte die Essenzen nicht unverdünnt verabreicht werden. Bei der Behandlung von Alkoholkranken dürfen Bach-Blüten wegen der alkoholischen Konservierungsmitteln nicht eingenommen werden. Hier ist eine äußere Anwendung zu empfehlen. Wer starke Medikamente einnimmt, wird jedoch die subtile und sanfte Wirkung der Bach-Blüten kaum wahrnehmen können.

Die Blüten und ihre Besonderheiten

Agrimony

Agrimony ist bei fröhlichen (manchmal unecht wirkenden) Menschen mit innerer Unruhe und Spannungserscheinungen hilfreich. Diese Harmonie liebenden (und Harmonie bedürftigen) Menschen verstecken manchmal ihr Leiden hinter einer Maske und wirken wie unter einem Zwang, „gut drauf zu sein". Sie kichern oft verlegen, wenn sie etwas Schlimmes erzählen.

Während einer Geburt versichern sie zwischen den Wehen, wie gut es ihnen geht. Sie scheinen Angst zu haben, ihre Leiden einzugestehen. Eine „Agrimony-Frau", die nach einer sehr langen Eröffnungsphase eine schmerzhafte Zangengeburt erlebte und doch vor Schmerzen weinte, sagte hinterher: „Viel lieber wäre ich tapfer gewesen, hätte alles still mit mir abgemacht".

Aspen

Aspen kann Menschen mit unklar definierten Ängsten, bangen Erwartungen oder schleichend unklaren Ängsten Linderung bringen.

Eine unheilvolle Vorahnung, mit der Furcht vor dem Unbekannten, Angst oder ein Gefühl des Unbehagens können weitere Indikationen sein. Frauen, die ihr erstes Kind bekommen und unter Ängsten leiden, kann oft mit Aspen geholfen werden.

Beech

Beech ist das Mittel der Wahl, wenn man „allergisch" ist, z.B. gegenüber der Gegenwart eines bestimmten Menschen. Die Intoleranz kann sich auch auf Lebensmittel erstrecken. Intoleranz macht innerlich angespannt. Daher ist Beech häufig in einer Kombination mit Impatiens, Holly, Willow oder Vine am effektivsten.

Manche Frauen ertragen es nicht, während der Geburt angefasst zu werden. Dies stellt jedoch keinen behandlungsbedürftigen Beech-Zustand dar und verschwindet meist nach der Geburt.

Centaury

Unterwürfige Menschen, die alles mit sich machen lassen, nicht „Nein" sagen können und keinen Widerstand leisten (z.B. bei Eingriffen während der Geburt), können durch die Einnahme von Centaury innerlich stärker werden. Sie sind meist introvertierte und sanfte Menschen, die es allen recht machen wollen, was auf ihre eigenen Kosten geht. Diese Haltung geht oft mit Cerato-Zuständen einher. So wurde z.B. eine Frau, die sehr unter ihren Wehen litt, von der Hebamme gefragt, ob sie Schmerzmittel möchte. Die Antwort *„Ich muss erst meinen Mann fragen"* deutet auf Centaury- und Cerato-Haltungen hin.

Cerato

Menschen in einem Cerato-Zustand vertrauen ihrer eigenen Meinung nicht und fragen andere um Rat. Wenn sie dem Rat anderer folgen, bedeutet dies oft für sie eine falsche Entscheidung und Abhängigkeiten von anderen.

Ich erlebte folgende akute Cerato-Zustände bei einer Gelegenheitsbekanntschaft, einer

Frau im 3. Schwangerschaftsmonat: Die Frau teilte mit, dass sie zum 5. Mal schwanger sei, schon 4 Fehlgeburten erlebt hatte und jetzt leichte Blutungen habe. Sie bat um Rat, was sie tun könne.

Cherry Plum

Dabei handelt es sich um einen Bestandteil von Rescue Remedy. Wenn jemand das Gefühl hat, die Kontrolle über sein Verhalten zu verlieren, einen inneren Druck spürt und Angst hat, durchzudrehen, ist Cherry Plum indiziert.

Dieses Mittel hilft, die geistige Stabilität wieder zu erlangen. Manchmal leiden Schwangere in der Umstellungsphase zu Beginn der Schwangerschaft unter zu vielen Eindrücken und sind emotional überwältigt und daher labil. Cherry Plum hilft, wenn die Fantasie das rationale Denken überwältigt und durcheinander bringt. Ein typische Aussage von jemanden in diesem Zustand ist „Ich drehe durch, ich flippe völlig aus!".

Chestnut Bud

Dies ist das „Lernmittel" unter den Bach-Blüten und insbesondere bei Kindern mit schulischen Lernproblemen zu empfehlen. Eine Frau, die z.B. ungewollt wiederholt schwanger wird und mehrere Abtreibungen erlebt hat, könnte mit Chestnut Bud geholfen werden, Erkenntnisse aus ihren Lebenserfahrungen zu ziehen.

Chicory

Dieses Mittel wird von Menschen, die „emotionale Erpressung" betreiben, benötigt. Wenn eine Gebärende, die noch nicht unter sehr heftigen Wehen leidet, im Kreißsaal nachdrücklich Aufmerksamkeit „einklagt", befindet sich diese Frau vermutlich in einem negativen Chicory-Zustand. Chicory ist indiziert bei Egoismus, besitzergreifender Liebe und hilft uns, andere Menschen loszulassen. Es ist auch hilfreich, wenn eine Mutter ihre Kinder sich nicht selber entwickeln lassen will, sondern versucht, sie nach ihrem Willen zu formen und zu beeinflussen. Wenn eine Chicory-Person nicht bekommt, was sie haben will, entstehen meistens Groll und Verbitterung. Deshalb wird Willow oft mit Chicory kombiniert.

Clematis

Das Mittel gegen Bewusstseinseintrübungen/Geistesabwesenheit ist Clematis. Indikationen sind: Alltagsvergesslichkeit, „nicht richtig da sein", Verträumtheit, Zerstreutheit, Schläfrigkeit. Eine Hebamme merkte einst im Seminar an, dies seien die Chirurgen, die nach einer Operation Instrumente im Bauch vergessen.

Clematis fördert die geistige Präsenz und ist auch ein Bestandteil von Rescue Remedy.

Crab Apple

Die Indikationen für dieses Mittel sind Zwangsverhalten (z.B. häufiges Händewaschen) mit innerer Anspannung und Selbstekel, Reinigungsbedürftigkeit und/oder Aversionen gegen bestimmte Nahrungsmittel, Ekel bei Schwangerschaftsübelkeit, überkorrektes Verhalten, Angst vor Dreck, Keimen oder Infektionen. Es kann auch bei einen „Befleckungsgefühl" nach sexuellem Missbrauch helfen.

Elm

Dieses Mittel ist bei Überforderung, Druck und Belastung angesagt. Auf der konstitutionellen Ebene ist es für die kraftvollen, fähigen Menschen geeignet, die vorübergehend an ihren Fähigkeiten zweifeln, weil sie „zu viel am Hals haben". Auch zuviel Verantwortung kann einen Elm-Zustand auslösen. Frauen fühlen sich manchmal in der neuen Rolle als Mutter nach der Entlassung aus der Klinik überfordert. Auch die Geburt eines 2. Kindes kann eine Überforderung bedeuten. Berufstätige Mütter befinden sich häufig in einem Dauer-Elm-Zustand!

Gentian

Ein Gentian-Zustand ist gekennzeichnet durch ein Gefühl der Mutlosigkeit. Gentian-Menschen geben bei Schwierigkeiten gewöhnlich etwas zu schnell auf. Sie strengen sich nicht genug an und werden schnell verzagt, wenn sie auf Schwierigkeiten stoßen. Sie haben einen zu schwachen Willen.

Während einer Geburt bemüht sich eine Hebamme intuitiv, die Frau zu ermutigen, um einen Gentian-Zustand zu vermeiden. Deswegen wird wahrscheinlich fast immer eine größere Muttermundöffnung angegeben, als es den Tatsachen entspricht. Keine Hebamme würde je sagen: „Leider hat sich ihr Muttermund seit der letzten Untersuchung vor drei Stunden überhaupt nicht verändert".

Gorse

Gorse ist bei tiefer Hoffnungslosigkeit indiziert. Eine Frau, die z.B. den Tod ihres Kindes erlebt hat, kann in einen Gorse-Zustand verfallen. Wenn eine sehr schwere Krankheit ohne Hoffnung auf Heilung besteht oder eine stark pessimistische Grundhaltung vorherrscht, kann Gorse dabei helfen, wieder einen kleinen Hoffnungsschimmer aufkommen zu lassen und die Lust auf Leben wieder in jemanden zu erwecken und/oder die Situation bewusst anzunehmen.

Heather

Menschen, die im Mittelpunkt stehen möchten, ein starkes Geltungsbedürfnis haben und sehr mitteilsam sind, befinden sich in einem Heather-Zustand. Häufig kommen sie einem zu nahe. Sie reden zu viel, merken es aber nicht, weil Heather in gewisser Weise ein kindlicher Zustand ist. Sie brauchen viel Gesellschaft und sind nicht gern allein.

Als Beispiel kann der Fall einer Hebamme dienen, die zu einer Hausgeburt kommt. Es befinden sich bereits neun Personen in dem Raum, jeder mit einer anderen Aufgabe in der Betreuung der Gebärenden. Die Frau wollte eine

„Geburtsfete" veranstalten. Sehr häufig tritt bei Wöchnerinnen, die jedes Detail der Geburt mitteilen möchten, ein vorübergehender und nicht behandlungsbedürftiger Heather-Zustand ein.

Holly

Unfreundlichkeit, Gereiztheit, Aggressionen, Wut, Eifersucht und Neid sind die Indikationen für Holly. Dieser Zustand geht oft mit einem Willow-Zustand einher.

Dieses Mittel ist hilfreich bei miteinander konkurrierenden Menschen, auch bei eifersüchtigen älteren Kindern, wenn sie Geschwister bekommen.

Honeysuckle

Honeysuckle ist in folgenden Situationen hilfreich: Heimweh, Abschied, Wehmut, Traurigkeit, nicht loslassen können, leben in der Vergangenheit, Beziehungsende, mit den Gedanken oft in der Vergangenheit, in der es so schön war. Der Honeysuckle-Zustand bedeutet, dass der Betroffene wenig Bezug zur Gegenwart hat.

Manche Frauen nehmen nur schwer Abschied von einer Schwangerschaft. Folgende Aussage nach einer Geburt deutet auf einen solchen Zustand: „Mein Bauch, ich sehne mich so nach ihm, ohne ihn fühle ich mich wie amputiert." Dabei sind auch deutliche Chicory-Züge erkennbar.

Den Frauen, die nach einer (oder mehreren) Fehlgeburten wieder schwanger werden, aber die verstorbenen Kinder nicht vergessen können und nur wenig Kontakt zu dem jetzigen Kind haben, kann Honeysuckle helfen, Vergangenes loszulassen.

Hornbeam

Hornbeam ist geeignet bei Menschen, die es bedrückt, an ihre Arbeit zu denken. Ein Gefühl des Widerstands („ich will nicht") stellt sich ein, wenn eine Aufgabe bevorsteht. Hornbeam ist das Mittel gegen das „Montagmorgengefühl" oder „Schieberitis". Wenn die aufgeschobenen Aufgaben angegangen werden, machen sie manchmal sogar Spaß.

Impatiens

Impatiens ist ein Bestandteil von Rescue Remedy, geeignet für ungeduldig, gereizte Menschen, die alles lieber selber erledigen. Sie sind oft ungehalten und unterbrechen andere beim Sprechen, weil sie schnell denken und bereits wissen, was der andere sagen möchte, bevor jemand einen Satz zu Ende gesprochen hat. Impatiens macht entspannt, geduldig und gelassen.

Es hilft in der Zeit um den Geburtstermin herum, wenn die Frau sehr ungeduldig wird, und auch wenn die Geburt sistiert und Unruhe und Ungeduld aufkommen. Zusätzlich kann Agrimony nötig sein.

Larch

Larch ist für Menschen geeignet, die unter mangelndem Selbstvertrauen leiden. Häufig reden sie sich ein, eine Aufgabe nicht bewältigen zu können. Larch ist manchmal hilfreich, wenn eine junge Frau zum ersten Mal Mutter wird und sich den neuen Aufgaben nicht gewachsen fühlt.

Mimulus

Hierbei handelt es sich um ein Mittel gegen Angst und Furcht z.B. vor Spinnen, Schlangen, vor dem Fliegen. Schüchternheit, Zaghaftigkeit, Nachgiebigkeit und Gehorsam sind Zeichen eines Mimulus-Zustands. Mimulus ist oft hilfreich in Kombination mit Aspen, wenn eine Frau sich vor der Geburtsarbeit fürchtet.

Mustard

Mustard ist hilfreich bei Depressionen unklarer Herkunft, aber auch bei der Wochenbettdepression, wenn man „eigentlich glücklich sein sollte", aber statt dessen Niedergeschlagenheit und Freudlosigkeit aufkommen und der Grund nicht erkennbar ist. Bei „Depressionen" ist die Frage wichtig, was unterdrückt wird. Wenn Mustard wirkt, kommt oft Traurigkeit oder Wut zum Ausdruck. Deshalb sollte eine Bach-Blüten-Behandlung hier nur eine ergänzende begleitende Therapie neben einer Psychotherapie sein, falls eine Depression ärztlicherseits bestätigt wurde.

Oak

Oak-Menschen sind sehr belastbar und zuverlässig, überschreiten wegen ihrer Belastbarkeit aber immer wieder ihre Grenzen oder schieben diese immer weiter heraus. Sie sind willensstarke und ausdauernde Menschen. Diese Qualitäten können jedoch in Unnachgiebigkeit und Verbissenheit münden. Sie sind selten krank und oft von schlankem bis dürrem Körperbau. Oak ist ein „Loslassmittel" – Gelassenheit wird gefördert. Eine Frau, die z.B. nach 24 Stunden Eröffnungswehen und nur 4 cm Muttermunderöffnung noch kein Schmerzmittel will, ist wahrscheinlich eine Oak-Persönlichkeit.

Olive

Olive ist das Mittel gegen körperliche Erschöpfung und das Gefühl der (körperlichen) Müdigkeit, z.B. am Anfang einer Schwangerschaft. Bei Geburtsstillstand macht es gemeinsam mit Elm, Hornbeam und Gentian eine effektive „Erschöpfungsmischung" aus. Wild Rose kann dabei manchmal auch nötig sein.

Pine

Pine wirkt gegen ein schlechtes Gewissen, Schuldgefühle, Selbstvorwürfe, das Gefühl schlecht zu sein, Schamgefühle usw. Es ist häufig nach Abtreibungen oder sexuellen Missbrauch indiziert.

Die Auseinandersetzung mit Pine führt allmählich zur Befreiung von anerzogener Moral bis hin zur Entwicklung eigener Wertmaßstäbe, die vielleicht anders sind als die gesellschaftlichen Normen. Den Partnern kann Pine bei dem Gefühl helfen, ihrer Frau nicht adäquat während der Geburt helfen zu können.

Aus der Praxis wurde von einem Mann berichtet, der sich selbst Vorwürfe machte, seiner Frau, die es unter der Geburt sehr schwer gehabt hatte, „dies angetan zu haben". Er nahm sich vor, deswegen nie wieder mit ihr zu schlafen. Solche Äußerungen sind ein deutlicher Hinweis auf einen Pine-Zustand.

Red Chestnut

Red Chestnut hilft bei übertriebenen Sorgen und Ängsten um eine andere Person. Die Einnahme fördert das Mit-fühlen, nicht das Mitleiden. Es ist die so genannte „Helfer-Blüte", ideal für Mediziner, Pflegekräfte, Hebammen und auch Mütter kranker Kinder, wenn sie sich in ihrer Arbeit mit den Patienten „verlieren".

Ein Beispiel: Während einer normalen Schwangerschaft nach einer vorausgegangen Fehlgeburt hatte ein Frau so viele Sorgen um das Kind, dass sie Angst hatte, mit ihrem Partner zu schlafen. Sie war sogar beim Stuhlgang deswegen verkrampft. Die Einnahme von Mimulus, Red Chestnut, Star of Bethlehem sowie Konstitutionsmitteln half ihr zu entspannen.

Rock Rose

Rock Rose wirkt gegen Panik und ist Bestandteil des Rescue Remedy.

Rock Water

Strenge, rigide Menschen mit wenig Lebensfreude und fehlender psychischer Elastizität, die sich selbst unter hohen Druck setzen bis hin zur „Selbstkasteiung" durch strenge Diäten oder Lebensweisen, können durch die regelmäßige Einnahme von Rock Water lockerer werden.

Eine Frau, die bei einer Geburt auf keinen Fall Schmerzmittel will und unter schwierigsten Umständen immer noch „hart bleibt", hat vermutlich Rock-Water-Züge.

Scleranthus

Dieser Zustand ist durch Unentschlossenheit gekennzeichnet. Scleranthus kann während der Umstellungsphase zum Beginn einer Schwangerschaft mit Übelkeit hilfreich sein.

Star of Bethlehem

Es ist ebenfalls Bestanteil des Rescue Remedy. Es lindert die Wirkung von Schock, Trauma sowie seelische Not.

Sweet Chestnut

Es hilft, wenn man sich tief traurig und verzweifelt fühlt. Es ist indiziert, wenn man jemanden, den man liebt, verloren hat. Dieses Mittel kann dem Verlust einen „Sinn" geben. Das Ende von etwas bedeutet den Anfang von etwas anderem – diese Einsicht kann durch die Einnahme von Sweet Chestnut entstehen.

Vervain

Dieses Mittel ist für die eifrigen, kräftigen Menschen, die sich für etwas begeistern können und viel Energie haben. Sie tendieren dazu, immer wieder etwas Neues zu beginnen. Dabei besteht die Gefahr, andere durch ihre Begeisterung zu überrumpeln. Sie sind sehr einsatzfreudig, können aber auch aufdringlich sein. Sie besitzen eine große Willensstärke und starkes Engagement.

Vine

Es hilft dominanten Menschen, die alles besser wissen. Doch wird es gerade von solchen Personen selten eingenommen. Vine-Persönlichkeiten sind starke Menschen, die anderen wenig Raum lassen und ihre Ideen, ihren Willen oder ihre Ansichten durchsetzen. Häufig sind sie dabei intolerant und geistig unbeweglich. Manchmal haben sie einen Herrschaftsanspruch und können besserwisserisch werden. Vine-Frauen sind im Kreißsaal daran zu erkennen, dass sie etwa der Hebamme mitteilen, was als nächstes zu tun ist.

Walnut

Dieses ist vielleicht für Hebammen das bekannteste Mittel, weil es bei großen Lebensveränderungen indiziert ist. Es fördert die Anpassung in allen Übergangsphasen und schützt vor äußeren Einflüssen. In diesen Übergangsphasen sind wir labil und daher leicht beeinflussbar.

Beispiele für solche Phasen: Mutterwerden, Geburt, Zahnen, mobil werden, (Krabbeln, Laufen lernen) Kindergarteneintritt, Abstillen, Schulanfang, Pubertät, Auszug aus dem Elternhaus (für Mutter und Kind!), neue Arbeit, Schwangerschaft, Mutterschaft, Abstillen (auch für Mutter und Kind), Partnerverlust, Menopause, Rentenalter, Partnerverlust, das Sterben.

Water Violet

Menschen in einem Water-Violet-Zustand sind gerne allein. Es sind die stillen, manchmal etwas überheblich wirkenden Menschen. Dieses Mittel kann sie kontaktfreudiger machen und hilft ihnen dabei, aus der selbstgewählten Isolation heraus zu treten. Es ist das Mittel für Individualisten, Freiheitsliebende und Außenseiter, die Kontaktprobleme haben können. Sie haben ein starkes Bedürfnis nach Unabhängigkeit, können unnahbar, stolz und arrogant wirken. Sie „brauchen" wenige Menschen und besonders, wenn sie krank sind, wollen sie alleine sein und gehen selten zum Arzt.

Eine Water-Violet-Gebärende wirkt unnahbar und eventuell irritierend. Am besten teilen Sie einer solchen Frau mit, dass sie es nur zu sagen braucht, wenn sie Hilfe benötigt. Je mehr Hilfe Sie einer Water-Violet-Person direkt anbieten, um so mehr zieht sie sich zurück.

White Chestnut

Es ist das Mittel, das helfen kann, sich von einem fixen Gedanken oder von nagenden Sorgen zu befreien. Man leidet unter dem immer wiederkehrenden, quälenden inneren „Geplapper", das einem die Ruhe raubt.

White Chestnut ist deswegen häufig bei Schlaflosigkeit hilfreich. Es wirkt gegen nutzloses Nachdenken. Wenn eine Frau sich um ihr Kind sorgt und diese Gedanken nicht mehr aus ihrem Kopf bekommt, sollte an White und Red Chestnut gedacht werden.

Wild Oat

Wild Oat ist ein Mittel, das in der Geburtshilfe selten benötigt wird. Es ist indiziert, wenn das Lebensziel einer Person unklar ist, z.B. bei Jugendlichen, die nicht wissen, was sie im Leben tun oder werden sollen.

Wild Rose

Resignation als Folge von Erschöpfung ist im Kreißsaal häufig. Eine Frau, die immer wieder klagt, „Ich kann nicht mehr" und von Apathie und Kraftlosigkeit durchdrungen ist, befindet sich in einem Wild-Rose-Zustand. Häufig ist viel Einsatz erforderlich, um diese Frauen zu motivieren und zu überzeugen, dass sie nicht einfach nach Hause gehen können und dass die Geburtsarbeit jetzt weiter geht.

Während eines Geburtstillstandes kann Wild Rose in Kombination mit Olive, Elm, Gentian und Hornbeam ein wichtiges Mittel sein.

Willow

Willow ist bei Groll, Verbitterung, Jammern, Kränkung, Beleidigtsein, Enttäuschung und Nicht-verzeihen-können angezeigt. Eine Frau, die während der Geburt in der Haltung „es ist so furchtbar" verharrt, vergeudet dabei sehr viel Energie. Willow macht versöhnlich und kompromissbereit. Es hilft in Situationen, in denen wir nicht bekommen, was wir wollen und es nicht akzeptieren können oder wenn man mit einem unerfreulichen Ereignis nicht zurecht kommt. Deshalb ist es ein wichtiges Beziehungsmittel. Ebenfalls ist an Willow zu denken, wenn die Eigenverantwortlichkeit bei manchen Personen nur schwach entwickelt ist und „die anderen schuld sind, wenn ich leide".

Rescue Remedy

Tausende Hebammen kennen inzwischen die verblüffend beruhigende Wirkung des Rescue Remedy (**Notfall-Tropfen**). Für einige Hebammen werden sie auch die erste Begegnungen mit Bach-Blüten sein, weil eine Frau eine Flasche zur Geburt mitgebracht und benutzt hat.

Diese fertig gemischten Mittel bestehen aus fünf Essenzen mit folgenden Wirkungsbereichen:

- Star of Bethlehem wirkt gegen alle Formen von Schock und Trauma
- Rock Rose ist das Mittel gegen akute Angst und Panik
- Clematis ist wirkungsvoll gegen Geistesabwesenheit oder Ohnmacht sowie mangelnden Bezug zur Gegenwart
- Impatiens wirkt gegen Unruhe und Ungeduld
- Cherry Plum ist bei einer überlasteten Psyche indiziert, wobei das „Durchdrehen" als Ventil eine mögliche Reaktion darstellt.

Während der Geburt befindet sich die Frau in einem „Ausnahmezustand" und wird innerhalb kürzester Zeit mit einer Unmenge neuer Erfahrungen konfrontiert. Jede starke Wehe kann als kleiner Schock angesehen werden, und dass eine Geburt traumatisch sein kann, ist allseits bekannt. Gerade gegen Ende der Eröffnungsphase, wenn schon viel Endorphin ausgeschüttet worden ist, sind manche Frauen wie „weggetreten" und kaum ansprechbar. Wehen, die als sehr schmerzhaft erlebt werden, erzeugen die nachvollziehbare Reaktion zunehmender Unruhe und Ungeduld. Körperliche Anspannung ist oft das ungünstige Resultat.

Während einer Geburt wird oft körperliches und emotionales (aber auch oft spirituelles) Neuland betreten, was verständlicherweise Angst erzeugen kann, bis hin zur Gefahr „durchzudrehen".

Durch die Verabreichung von Rescue oder anderen Bach-Blüten kann mehr Zuversicht gegenüber dem gesamten Geburtsprozess entstehen. Mehr Entspannung auf allen Ebenen ist das Resultat. Es ist günstig einige Tropfen Rescue Remedy in ein Glas mit Mineralwasser zu geben und dies schluckweise anzubieten, falls die Frau während der Geburt trinkt. Sonst kann Rescue pur auf die Zunge gegeben werden: 2–3 Tropfen alle 15 min.

Fortbildungsangebote

• Eine Ausbildung in England bei der Dr. Edward Bach Foundation kostet ca. 1000 €. Kurssprache ist Englisch! Nach dem erfolgreichen Abschluss dieser Ausbildung (3 Tage vor Ort, dann ca. 6 Monate Fernkurs) kommt die Hebamme auf eine internationale Liste. Sie darf sich dann Bach Flower Remedy Practitioner nennen und mit Bach-Blüten therapieren. Derzeit umfasst diese Liste weltweit rund 1000 Personen. In 2–3 Jahren wird diese Ausbildung auch in Deutschland angeboten werden.
Weitere Informationen unter http://www.bachcentre.com oder bei
Dr. Edward Bach Foundation
Mt. Vernon
Sotwell
Wallingford, Oxfordshire OX10 OPZ
England

• **Tagesseminare für Hebammen** werden in Freiburg von der Autorin angeboten. Bitte Termine erfragen.
Wenn Sie ein Seminar vor Ort organisieren wollen, mindestens 8 Teilnehmerinnen, ist die Teilnahme für die Organisatorin umsonst.
Preis des Seminars (10.30–17.00 Uhr) 45,– €
Kontakt: Nicola Hanefeld
Tel 07 61 - 28 95 24
n-hanefeld@speek.de
www.speek.de/bb

Literatur

• Edward Bach: Blüten, die durch die Seele heilen. Irisiana Verlag, 15,– €.
• Judy Howard: Bach-Blütentherapie für Frauen. Aurum Verlag, ca. 14,– €.
• Götz Blome: Das praktische Handbuch zur Bach-Blütentherapie. Das Basiswerk für Selbstbehandler und Therapeuten. Bauer Verlag ca. 15,– €.

Viresha J. Bloemeke

Notizen

Entspannung in der Geburtsvorbereitung

In vielen Bereichen der Gesundheit wird man mit dem Thema „Entspannung" konfrontiert, denn sowohl körperliche als auch psychische Krankheitsbilder werden häufig von übermäßiger Muskelspannung begleitet, wodurch Schmerzen entstehen oder sich verstärken. So sind im Laufe der Zeit aus den unterschiedlichsten Fachgebieten Methoden entstanden, mit denen durch Muskelentspannung ein Krankheitsverlauf positiv beeinflusst werden kann.

> Die Anleitung zu Entspannungsübungen und auch das Berühren einer Frau oder eines Säuglings zum Zwecke der Entspannung gehört zu den ureigensten Aufgaben der Hebammen. Da Entspannung für die Durchblutung und den Stoffwechsel förderlich ist, seelisches Gleichgewicht und geistige Zentrierung bringt, Angst und Enge nimmt und Weite fördert, kann sie vielseitig eingesetzt werden und ist ein entscheidender Bestandteil der Gesundheitsvorsorge. Im Grunde ist sie unser wichtigstes Mittel bei der Arbeit mit Schwangeren und nicht zuletzt auch für uns selber.

Auch in der Geburtshilfe forschten Fachleute über den Einfluss von Entspannung auf den Geburtsverlauf. Der **Kreislauf aus Angst, Spannung und Schmerzen** (G.D. Read, 1890–1959) ist unbestritten und es lässt sich immer wieder erleben, wie durch Angst Spannung, durch Spannung Schmerzen und durch Schmerzen wiederum mehr Angst erzeugt wird. Aus dieser Erkenntnis entwickelte sich in den dreißiger Jahren die erste geburtsvorbereitende Methode. Durch Information, Gymnastik und Atemübungen sollte die Angst reduziert und die Entspannung gefördert werden, wodurch sich die Schmerzen reduzierten.

Etwas später wurde die **„progressive Relaxation" von Jacobson** (1885–1976) aus der Verhaltenstherapie in die Geburtsvorbereitung integriert. Als Trainingsgrundlage diente hier das regelhafte Anspannen und Lösen der Extremitätenmuskulatur. Die Lehre von den **„konditionierten Reflexen" nach Pawlow** (1849–1936) wurde mit diesem Training verknüpft. So wollte man Anspannung als reflexhafte Antwort auf Belastung „umtrainieren" und durch Gegenkonditionierung auflösen. Dies fand in der Geburtshilfe in Russland Verwendung.

Dieser Ansatz wurde in abgewandelter Form von **Lamaze** 1952 in Frankreich eingeführt und verbreitete sich schnell in Europa und in den USA. Die schwangeren Paare trainierten zusammen ein Atemprogramm mit verschiedenen Atemmustern, damit die Frau reflexhaft mit den erlernten Atemmustern antwortete, statt angespannt auf den Wehenschmerz in den entsprechenden Geburtsphasen zu reagieren.

Auch das **autogene Training** (J.H. Schultz, 1964), eine mentale Methode, Entspannung durch Vorstellung von Schwere und Wärme in den Gliedmaßen herbeizuführen, wurde bei der Geburtsvorbereitung verwendet.

Ende der siebziger Jahre entwickelte sich in Deutschland unter dem Einfluss von England und Frankreich (**Kitzinger, Leboyer**) eine **Selbsthilfebewegung**: Schwangere Frauen wehrten sich gegen die zunehmend technisierten Kreißsäle und die entstandene Abhängigkeit von „Techniken" zur Atmung Entspannung. Auch die Hilfe des Partners bei der erlernbaren Lamaze-Methode wurde als Fremdbestimmung empfunden und kritisch betrachtet. In diesem Zusammenhang wurde 1980 die Gesellschaft für Geburtsvorbereitung (GfG) gegründet, ein Zusammenschluss von Fachleuten, Schwangeren, Vätern und Müttern, die zusammen u.a. neue Ziele für die Geburtsvorbereitung entwickelten. Die Schulung der eigenen „Körperwahrnehmung und -regulierung" von Schwangeren, wie **G. Wilberg** dann 1991 in *Natürliche Geburtsvorbereitung"* schrieb, entsprach dem Wunsch dieser Zeit. Zu den Zielen gehörten der Austausch in der

Gruppe zum Umgang mit den Veränderungen während der Schwangerschaft, die Vorbereitung auf die Elternschaft und Übungen zur Wahrnehmung und Lösung von Verspannungen in Alltagssituationen.

Seit den achtziger Jahren finden Methoden aus der östlichen Gesundheitserziehung wie **Meditation, Yoga, Tai-Chi, Qi-Gong** u.a. immer mehr Anhänger bei den stressgeplagten und nach ganzheitlichen Methoden suchenden Menschen des Westen. Die Geburtsvorbereitung blieb auch davon nicht unberührt. Es entstanden Yoga-Kurse, die durch geistige Zentrierung in Stille und in Kombination mit konzentrierter Bewegung die Entspannung von Geist und Körper anstreben.

Elemente aus all diesen Richtungen befruchteten die von Hebammen geleiteten Kurse. Frauke Lippens hat entscheidend dazu beigetragen, dass in der **Hebammen-Ausbildung** das Teilgebiet der **Geburtsvorbereitung** wiederbelebt wurde, das lange Zeit stiefmütterlich mit ein paar Gymnastikübungen, der tiefen Bauchatmung und der entspannten Seitenlage in einem kurzen Lehrgang abgehandelt worden war.

Die **Gesundheitsforschung** (z.B. Antonovskys Modell der „Salutogenese") gewann in den letzten zwanzig Jahren zunehmende Einblicke in das Wesen der körperlichen Gesundheit. Wichtig war die Erkenntnis, dass alle Körpervorgänge immer auch in einen seelischen, geistigen und sozialen Zusammenhang eingebettet und davon beeinflusst sind.

M. Odent beschrieb in „Geburt und Stillen" (1992), wie der Umgang mit der Zeit um die Geburt des Menschen mit der Gesundheitsentwicklung des Menschen und unserer Umwelt in Zusammenhang gesehen werden muss. Er betonte die Wichtigkeit von Intimität („privacy") bei den natürlichen Vorgängen der Reproduktion und Sexualität und zeigte Analogien zu anderen Säugetieren auf. Wenn der „Neokortex" nicht angesprochen wird (ein spezifischer Bereich im Menschengehirn, der sein zivilisiertes, vernünftiges, nichtprimitives Verhalten beeinflusst), können die für die Geburt benötigten Hormone besser wirken. Der Parasymphatikus, der im Zustand der Entspannung aktiv wird und Stoffwechselvorgänge, Sexualität, Ruhe und Erholung fördert, kann so ungehindert den Geburtsfortschritt unterstützen. Es resultiert eine größere Hingabefähigkeit der Frau an die biologischen Vorgänge der Mutterschaft.

Odent zielt mit seiner Forderung nach mehr Intimität für die entbindenden Frauen nicht nur auf das persönliche Glück einer schönen Geburt und Stillzeit für die einzelne Frau ab, sondern hat die Hoffnung, dass auf lange Sicht ein gesünderes Verhältnis zwischen dem Menschen und seiner natürlichen Umwelt entsteht.

So gehören heute in eine gute Geburtsvorbereitung die folgenden entspannungsfördernden Aspekte:

- die Stimmung im Raum und in der Gruppe
- der Kontakt und Austausch untereinander, so dass die Frau mit den Veränderungen und Symptomen nicht alleine ist
- das Gehörtwerden von der Leiterin
- die Möglichkeit, Fragen zu stellen
- die informativen Themen
- die Körperbewegungsübungen
- die ruhenden Sequenzen
- die Partnermassagen
- das Einüben von Gebärpositionen
- das gedankliche Vorbereiten auf die Elternschaft.

Die Geschichte der Geburtsvorbereitung zeigt, dass „Entspannung" mehr als ein Zustand gelockerter Muskulatur in einem ruhenden Körper ist, sondern vielmehr ein Zustand, in dem körperliche Vorgänge ungehindert ablaufen können und der ein allgemeines Gesundheitsgefühl und Selbstbewusstsein erzeugt. Das bedeutet für die Hebamme zum Beispiel:

- In der **Schwangerschaft** kann Entspannung förderlich sein für das Wachstum des Kindes, für die Mutter-Kind-Beziehung, für das Wohlbefinden der Schwangeren mit ihrem sich verändernden Körper, für die sich verändernde Beziehung zu ihrem Partner und für die Veränderungen ihrer bisherigen Lebensaufgaben.

- Bei der **Geburt** hilft Entspannung, die Vorgänge des sich Öffnens und Herausschiebens des Kindes bewusst und ungehindert zu erleben, Hingabe und Grenzerfahrung geschehen zu lassen, ohne davon traumatisiert zu werden, das Bonding mit dem Kind zu fördern und dem Kind und der ganzen Familie einen gesunden Start zu ermöglichen.
- Im **Wochenbett** unterstützt Entspannung die Integration des Erlebten, die physiologischen Vorgänge der Rückbildung des Uterus und der Milchbildung sowie die Neufindung im seelischen und sozialen Bereich.

Die Entspannung wirkt in diesen Arbeitsbereichen nicht nur bei physiologischen Verläufen unterstützend, sondern auch, wenn besondere Umstände oder Pathologien das Geschehen erschweren.

Methoden zur Förderung von Entspannung

Entspannung ist ein vielschichtiges Phänomen, auf das jeder Mensch selbst Einfluss nehmen kann, in jeder Lebenssituation und in jeder Haltung. Unterstützung dazu wird natürlich besonders bei großen Herausforderungen bedeutsam.

Da Entspannung auf so viele Ebenen Einfluss hat, kann auch von ebenso vielen Ebenen aus eine Verbesserung des Entspannungszustandes erreicht werden:

- **Atmung**: Das Atmen in Schmerzsituationen allgemein (und im besonderen unter den Wehen) kann in eine Flucht- und Vermeidungshaltung münden, bei der der Atem immer flacher und die Luft mehr und mehr angehalten wird, so dass nicht mehr das volle Atemvolumen zur Verfügung steht. Oft wird auch gegen einen Spannungswiderstand angeatmet, wobei eher gedrückt ausgeatmet wird und durch die verspannten

Atemwege und zusammengepressten Zähne gerissen/gezogen eingeatmet wird, um eine für den schmerzenden Körperbereich wirksame Schonhaltung zu erreichen. Dadurch nehmen aber die Verspannungen und entsprechend auch die Schmerzen im Körper zu. Der bewusste Einsatz einer langen Exspiration, einer tiefen Bauchatmung oder einer tönenden Atmung (stöhnen, seufzen, gähnen, singen...) ist ein probates Mittel, um aus dieser Fluchthaltung wieder herauszufinden oder ihr sogar vorzubeugen.

- **Hypnose**: Durch verbale Suggestion in einem schlafähnlichem Zustand können Ängste aufgelöst werden, die eine Geburt erschweren könnten. Auch eine gewisse Analgesie ist dadurch zu erreichen.
- **Autosuggestion**: Mittels Autosuggestion lässt sich durch innere Wahrnehmung und Vorstellungen von Schwere, Wärme und Ruhe eine bewusste Muskelrelaxation erreichen.
- **Progressive Relaxation**: Durch gezieltes Anspannen und anschließendes Lösen wird der Entspannungszustand deutlicher erfahren.
- **Körpererinnerung**: Bei der intensiven Vorstellung von erlebten Lebenssituationen können die damit verbundenen Emotionen und die dazugehörigen Körperreaktionen (Atemmuster, angespannte Körperregionen) wieder erlebt, bewusst gemacht und aktiv aufgelöst werden (K. Stanislawski – Schauspielunterricht).
- **Fantasiereisen**: Mit Hilfe von positiven Bildern wird man in der Fantasie z.B. zu Orten der Kraft, des Wissens und der Unterstützung geleitet und kann sich später bei Bedarf die dabei erlebten Wohlgefühle aus der Erinnerung abrufen.
- **Meditation**: Meditation kann den Geist beruhigen, z.B. durch wiederholtes Sprechen von Mantren oder Affirmationen, so dass Unvorhergesehenes nicht so leicht Panik erzeugt.
- **Stresspositionen:** In körperlich anstrengenden Haltungen sollen Atmung und Ausdruck durch die Stimme im Fluss gehalten werden,

indem bewusst ruhig und langsam gegen den Spannungsreflex geatmet wird oder Töne erzeugt werden. Dabei wird geübt, die Wahrnehmung in einer schwierigen Situation auf den Körper zu konzentrieren, überflüssige Spannungen aufzuspüren, zu lösen und zur Entspannung zu finden.

• **Bewegung**: Durch gezielten ruhigen Atemfluss und durch Wahrnehmung von überflüssigen Anspannungen während einer sich wiederholenden Bewegung kann z.B. der Umgang mit Wehen geübt werden. Dazu können Übungen aus unterschiedlichen Bewegungsschulen herangezogen werden: z.B. Yoga, Stretching, Tai-Chi, Gymnastik, Feldenkrais (M. Feldenkrais 1904 -1984), Zilgrei (A. **Zil**lo/H.G. **Grei**ssing 1978).

• **Gespräch und Information**: Wenn die Schwangere auf das vorbereitet ist, was unter der Geburt auf sie zukommen kann, versteht sie als Gebärende, was passiert und hat eine gewisse Vorstellung, welche Überwachungsformen, Eingriffe, Prophylaxen usw. sie erwarten kann. So kann sie bei all den unbekannten Empfindungen einer Geburt, die nicht über Wissen oder Übung kennen zu lernen sind, gelassener bleiben und hinterher das Erlebte besser einordnen.

• **Partnerübungen und Massagen**: Durch Kneten oder Reiben der Muskulatur, Streicheln, Ausstreichen oder Handauflegen, mit Lockern der Gelenke, Fußreflexzonenmassage, Akupressur u.ä. kann nicht nur die Frau zu mehr Entspannung gelangen. Auch das Paar entwickelt Fähigkeiten, sich gegenseitig dabei zu unterstützen. Die Partner lernen auch Körpersprache und nonverbale Signale kennen, was ihnen später auch im Umgang mit dem Baby und im Wochenbett zu Gute kommt.

• **Physikalische Hilfsmittel**: Mittel zur Selbsthilfe wie z.B. Wärme, Wasser, Badewanne, Wärmflasche, Kirschkernkissen, Igel- oder Tennisbälle, ätherische Öle und Musik sind wertvolle Entspannungshilfen, die Paare schon in der Schwangerschaft anwenden können, um sie dann in akuten Belastungssituationen zur Verfügung zu haben.

• **Intimität:** Für jede Frau und für jedes Paar sieht der Umgang mit Sexualität und Geburt natürlich anders aus. Die meisten suchen sich aber instinktiv eine Umgebung aus, die ihren Sinnen Entspannung signalisiert, und umgeben sich mit vertrauten Menschen und Dingen.

Entspannung in der Arbeit der Hebamme

Schwangere, Gebärende, Wöchnerinnen und das Neugeborene sind die Klienten der Hebamme. Aber auch die restliche Familie (Partner, Geschwister, Großmütter und andere Begleitpersonen) sucht Ihren Rat und fordert Ihre Aufmerksamkeit. Alle sind sie an einer großen Lebenskrise, einer Wandlung beteiligt, die durch das Entstehen eines neuen Lebens beginnt. Eine gute Begleitung der uns Anvertrauten kann dazu beitragen, diese Wendezeit als positive Wachstumszeit zu verbuchen. Ein geglückter Anfang ist auch eine festere Grundlage für das Fortbestehen der Familie.

„Entspannung" zu lernen und zu erfahren kann für alle Beteiligten im Idealfall bedeuten, einen **Zustand der Gelassenheit** gegenüber den großen Neuerungen zu erreichen, die ihnen widerfahren. Außerdem können eine Haltung körperlicher und emotionaler Hingabe an lebendige Prozesse und ein energievolles Wohlgefühl entstehen. Eine so lebendige Entspannung, in der sich der Körper „bis in die Zehenspitzen" wohlig durchblutet fühlt, mit weit offenen Sinnen, schmelzend und gleichzeitig kraftvoll, ist für eine aktive, gesunde Schwangerschaft, Geburts- und Wochenbettzeit erstrebenswert. In diesem Sinne sind alle Maßnahmen und Übungen, die Sie Ihren Klientinnen zur Förderung ihrer Körperwahrnehmung und ihrer Fähigkeit, sich selbst zu mehr Wohlgefühl zu verhelfen, anbieten, „Entspannungstechniken".

Ebenso gehört dazu das **Klima**, in dem Sie Ihre Frauen oder Paare begleiten. Zum Beispiel können im Kreißsaal Hebamme und Arzt/Ärztin viel durch ihr Verhalten dazu beitragen,

Tab. 5.1 Wichtige Indikationen für Entspannungstechniken und ihre Besonderheiten

in der Schwangerschaft	• Beckenendlage: Beckenlockerung, Angstthemen, Stress mindern • Gemini: Entlastung, Lagerung, Zuversicht • Hyperemesis • mangelnde Beziehung zum ungeborenen Kind: Durch körperliche Entspannung und Blockadelösung geht die Atmung weiter in den Körper hinunter und bezieht das Kind wieder mit ein. Es bewegt sich häufig im Zustand der Entspannung. Bei einer Fantasiereise „Reise zum Kind" sollten Sie so formulieren, dass für die eigene Gestaltung viel Freiraum bleibt. Dazu ist es hilfreich eher Fragen zu stellen: Was siehst du?, Was hörst du?, Spricht das Kind mit dir?, Möchtest du ihm etwas sagen? .... • Plazentainsuffizienz: was ist nährend? Wünsche erfüllen • Panik, Ängste und Sorgen verschiedener Genese: Gespräch, Geheimnisse abladen, Zuhören, Mitgefühl, eventuell Kontakte zu Spezialisten vermitteln; Manchmal werden ängstliche Frauen eher noch kurzatmiger, wenn sie eine Atemübung zum Entspannen ausprobieren. Hier helfen eher „Reisen durch den Körper". • Rückenbeschwerden: Lagerung weicher! Keine feste Matratze im Bett während der Schwangerschaft oder eine weiche Auflage verwenden! Wärme, Entlastung • vor Angst besetzten Eingriffen (z.B. Amniozentese, Amnioskopie, Blutabnahmen) • vorzeitige Wehen und Hypertonie: im Gespräch Ängste und Überforderung aufdecken, Unterstützung organisieren, entlasten • Zustand nach sexuellem Missbrauch und anderen Gewalterfahrungen (Vorsicht hier mit Berührungen und Untersuchungen, eher verbal angeleitete Entspannungen, die aktiv ausgeführt werden können!) • Zustand nach vorangegangenem Geburtstrauma
während der Geburt	• Hilflosigkeit, Verschlossenheit • Hyperventilation, Panik • Pathologie ganz allgemein. • starkes Schmerzempfinden und Unruhe • Vorbereitung auf Eingriffe oder Untersuchungen
nach der Geburt	• bei verstärkten Nachwehen (besonders bei Pluripara) – z.B. Effleurage: eine ganz zarte Streichbewegung der Fingerspitzen über die Bauchhaut über dem Schambein. Die rechte Hand streicht von der linken Leiste halbmondförmig hinüber zur rechten Leiste und wird dann abgewechselt von der linken Hand, die ebenso zart und im Bogen von rechts nach links zurück streicht. Mehrmals abwechselnd.
bei Stillproblemen	• Milcheinschuss • Milchstau • Schmerzen beim Anlegen • verzögerter Milchspendereflex
beim Neugeborenen	• angespanntes, schreckhaftes Kind • Mangel- und Frühgeburten • Kaiserschnittgeburten • untröstliche Kinder

denn es gibt neben Lagerung, Positionen, Atemmuster und Rückenmassagen weitere Faktoren, die für die Entspannung der Frau wichtig sind:

– der Erstkontakt zwischen der Gebärendem bzw. dem Paar und der Hebamme
– das Wissen, die Hebamme jederzeit rufen zu können
– das Achten der Privatsphäre (Türe schließen, Anklopfen, Nachfragen, eigene Hilfsmittel des Paares und individuelles Verhalten selbstverständlich finden)
– Augenkontakt, persönliche Ansprache
– Gespräche über die Frau nicht in ihrer Anwesenheit
– keine fachlichen Auseinandersetzungen zwischen Arzt und Hebamme im Entbindungsraum
– Erklärungen über den Verlauf von Handhabungen und Eingriffen in einfachen Worten
– die Frau in Entscheidungen einbeziehen
– Mut machen, positiv bestärken
– Paardynamik beachten (z.B. dem werdendem Vater Anregungen geben, ihn in seiner Kompetenz stärken, eventuell aber auch mal eine Pause „anordnen"), beide ermuntern, Ängste und Wünsche auszusprechen.

Rahmenbedingungen für Kurse

Schaffen Sie zunächst ein entsprechendes Umfeld, bevor Sie mit den Anleitungen zu den Entspannungsübungen beginnen:

• Erzeugen Sie Vertrauen und Sicherheit bereits durch die Art der **Raumgestaltung**:
  – stufenlos variables Licht
  – warme Farben
  – Wärme
  – Ruhe
  – frische Luft
  – Sitzgelegenheiten oder Liegeplatz
  – Lagerungshilfen, Decke
  – verschließbare Unterbringung von medizinischem Gerät
  – wohnliche Ordnung und Sauberkeit.

• Im **persönlichen Erstkontakt** sollten Sie authentisch sein und Zugewandtheit aufbringen, menschliche Wärme und Ruhe ausstrahlen, sich mit Namen und Kompetenz vorstellen, Zuhören und Mitgefühl/Verständnis vermitteln und alle Handhabungen erklären. Klären Sie im Vorfeld den eigenen Zeitrahmen und den Ablauf. Auch die Frage des Siezens oder Duzens müssen Sie erörtern. Überlegen Sie sich vorher, was Ihnen selbst mehr entspricht.

• Respektieren Sie die **Persönlichkeit** der zu betreuenden Person. Suchen Sie die individuelle Dosierung von Abstand und Berührung. Gehen Sie bei Aufforderungen zum Entkleiden und zur Lagerung behutsam vor. Fragen Sie vorher um Erlaubnis und lassen Sie den Beteiligten genug Privatsphäre.

Anleitung zu Entspannungsübungen

• Achten Sie bei der Frau (bei Partnerübungen auch beim Partner) auf bequeme, nicht beengende Kleidung. Ebenso weisen Sie darauf hin, Ringe, Brillen u.ä. abzulegen.

• Bieten Sie der Frau **Lagerungshilfen** an (z.B. Kissen):
  – In Rückenlage werden die Beine auf einem Kissenberg hochgelagert. Wegen der Möglichkeit eines Vena-cava-Syndroms, soll sich die Frau sogleich auf die Seite drehen, wenn die Position nicht mehr angenehm ist.
  – Der Oberkörper wird nach Bedarf erhöht.
  – Platzieren Sie bei Seitenlage ein Kissen unter den Kopf und eines zwischen die Knie.
  – Verwenden Sie im Sitzen einen Pezzi-Ball oder eine gepolsterte Sitzfläche.
  – Im Knien sollte ein Sitzkissen zwischen die Beine genommen werden und eventuell ein Stuhl zum Vornüberbeugen und Ablegen des Kopfes auf den Armen zur Verfügung stehen.

• Beschreiben Sie die **Technik** in leicht verständlichen Worten. Während der Entspannungsanleitung verwenden Sie kurze Sätze und weiterhin eine klare und einfache Sprache. Üben Sie positive Formulierungen, und vermeiden Sie „nicht", „kein", „un-…". Wiederholen Sie Formeln, und formulieren Sie im Präsens. Auch sind Begriffe wie „erlauben" oder „zulassen" geeigneter als „sollen" oder „müssen". Setzen Sie ausreichend Pausen, damit das Gehörte verarbeitet werden kann. Lassen Sie am Ende der Übung Stille einkehren, um die Erfahrungen in Ruhe nachklingen zu lassen.

- Schaffen Sie bei Partnerübungen einen gewissen Zeitraum am Anfang der Übung zur Einstimmung aufeinander.
  - Versuchen Sie, die Aufmerksamkeit für die „Wärmehülle" des Körpers zu wecken, den unmittelbar den Körper umgebenden Raum, der sich mal mehr und mal weniger spürbar mit der Wärmeausstrahlung eines Menschen füllt und diesen umgibt.
  - Lassen Sie den Partner eine körperlich entspannte und innerlich zugewandte Haltung finden.
  - Weisen Sie auf das Halten des Kontakts beim Wechsel zu einer anderen Körperregion hin.
  - Empfehlen Sie dem Partner, auf (auch nonverbale) Zeichen der Einladung zur Berührung zu warten.
  - Sorgen Sie dafür, dass seine Handgriffe sicher sind und Halt bieten.
  - Geben Sie den Hinweis, eine Abwehrhaltung bitte stets zu respektieren und nicht zu durchbrechen.
- Um die Frau zur **Beendigung der Entspannungssitzung** ins Alltagsbewusstsein und in den Raum zurück zu führen, soll sie ihre Wahrnehmung wieder nach außen richten. Fordern Sie sie auf, sich zu rekeln, zu strecken und zu gähnen.
  - Geben Sie **Zeit zum Austausch** (als Paar oder in der Runde), um das Erlebte zu integrieren. Es kann dabei über die Wahrnehmungen während der Übung (Körpersensationen, Gefühle, Gedanken, Erinnerungen) und ihre Bedeutung für die einzelne Frau gesprochen werden. Durch ge-

zielte Fragen an die Frauen wird die Übung in einen thematischen Zusammenhang eingebettet und die Anwendbarkeit verdeutlicht.

Beispiele verschiedener Entspannungstechniken

Atmung

- **Gehen mit bewusster Atmung**: Lassen Sie die Teilnehmer und Teilnehmerinnen Ihres Kurses im Raum umhergehen und dabei die Anzahl der Schritte zählen, die sie bei ganz normaler Atmung jeweils während des Ein- bzw. Ausatmens brauchen. Im gleichen Schritttempo weiter gehend, beginnen die Teilnehmenden dann mit geschürzten Lippen pustend auszuatmen. Wie groß ist jetzt die Schrittzahl pro Einatemphase und Ausatemphase? Ist die Anzahl der Schritte beim Ausatmen größer als beim Einatmen? Wie groß ist diese Zahl im Vergleich zur normalen Atmung? Weiter gehend zählen sie wieder die Schrittanzahl beim Summen und als Steigerung noch mit lauten Tönen.

Der Effekt der Übung besteht meist darin, dass den Menschen ganz einfach deutlich wird, wie eine geführte Ausatmung (pusten) oder noch stärker sogar das Verwenden von Tönen die Ausatemphase verlängert und die Atmung vertieft.

Autosuggestion – „Reise durch den Körper"

(aus Helen Heinemann, Arbeitsmaterial der GfG-Ausbildungsgruppen):

- Lege dich bequem hin, schließe die Augen und lass es dir ganz gut gehen… Spüre noch einmal in Ruhe nach, ob es jetzt wirklich richtig schön für dich ist – und ändere ruhig noch einmal deine Haltung, wenn du etwas für dich verbessern kannst, jetzt – oder auch jederzeit später während dieser Entspannungsübung.…

- Und nun spüre, wie du da liegst... Nimm wahr, wie die Erde dich trägt – und genieße die Schwere deines Körpers...
- Wandere jetzt mit deiner Aufmerksamkeit zu deinem **Gesicht** – lass es ganz weich und weit werden: – der Kiefer löst sich – und der Mund öffnet sich leicht, – die Lippen sind weich und voll, – die Zunge liegt rund im Unterkiefer, – die Wangen sind ganz weich und entspannt. – Die Augen sind sanft geschlossen und ruhen, – die Augenbrauen fließen auseinander, – die Stirne löst und glättet sich, – die Kopfhaut wird weiter, – der Bereich um die Ohren entspannt sich – und die Hals- und Nackenmuskeln geben immer mehr nach. ... Der ganze Kopf sinkt schwer in die Unterlage. ... Gedanken, die kommen, lässt du einfach weiterziehen, wie zarte Sommerwolken.
- Deine **Schultern** entspannen sich – und die **Arme**: die Oberarme, – die Unterarme – und die Hände werden warm und schwer...
- Nun wandere mit deiner Aufmerksamkeit an den Armen entlang wieder nach oben bis zu den Schultern und weiter den **Rücken** entlang nach unten: Spüre deine Wirbelsäule, – deine Schulterblätter, – dein Becken – und nimm wahr, wie du aufliegst, wie du getragen wirst und dass du jetzt überhaupt nichts tun musst. – Genieße die Entspannung deines Rückens...
- Dein **Po** entspannt sich – und die **Beine**: die Oberschenkel, – die Unterschenkel – und die Füße werden warm und schwer...
- Nun wandere mit deiner Aufmerksamkeit wieder an den Beinen entlang nach oben bis zum **Beckenboden** – und lass ihn ganz los, – stell dir vor, wie er sich, wie eine Blume mit ihren Blütenblättern, sanft öffnet – und genieße die Wärme dort...
- Entspanne deinen **Bauch**, – lass ihn ganz weich und weit werden und spüre, wie er durch deine Atmung sanft mitbewegt wird...
- Und nun lass auch noch deinen **Brustkorb** los: – gib ihm,- gib dir – Raum – und genieße, wie dein Atem kommt und geht...
- Lass nun das Erlebte noch eine Weile in dir nachklingen – und komme dann langsam wieder zu dir selbst zurück...
- Spüre in Ruhe nach, wie du daliegst, – und wenn du so weit bist, beende die Übung, indem du zunächst in den Raum hineinhorchst, die Augen noch geschlossen...
- Nun atme einige Male sehr tief, dehne und rekel dich und roll dich auf die Seite bevor du dich aufrichtest. – Öffne die Augen und komme mit deiner Aufmerksamkeit langsam wieder zurück in die Gruppe....

Progressive Relaxation – bewusstes Anspannen und wieder Lockerlassen

- Lege dich bequem hin (Rücken- oder Seitenlage, Kissen; s.o.).
- Seufze einige Male und lasse dich mit jedem seufzenden Ausatmer noch ein wenig schwerer auf deine Unterlage sinken.
- Schmelze in eine Haltung, die eine Weile für dich entspannend ist.
- Gönne dir immer wieder Bewegung und Veränderung deiner Lage, wenn du sie noch verbessern kannst.
- Wende deine Aufmerksamkeit ganz der Entspannung in deinem Körper zu und mache dich bereit, einer Übung zu folgen, mit der du über den Weg von ein wenig Anstrengung deine Entspannung noch vertiefen kannst. Dazu werde ich dir immer beim Einatmen die Aufgabe geben, einen bestimmten Bereich im Körper anzuspannen und ihn dann beim Ausatmen bewusst wieder locker zu lassen.
- Lass dein Augenmerk aber immer stärker auf der Entspannung, die du durch den Kontrast zu der vorherigen Anspannung intensiver spüren wirst. Gewähre dir zwischendurch immer einmal ein paar Atemzüge ohne Anspannung und lass dabei alle entstandene Restanspannung gehen. Stöhne und seufze, wenn es dir gut tut.
- Du beginnst mit der Stirn: Beim Einatmen ziehst du die **Stirn** zusammen, machst steile Grüblerfalten und kneifst die Augen zu...

beim Ausatmen glättet sich die Stirn wieder, die Augenlider ruhen wieder sanft auf den Augen. Ein paar Atemzüge lang: einatmen: Zusammenziehen von Stirn und Augen... Ausatmen – glätten und entspannen...

- Mit dem nächsten Atemzug fügst du noch den **Mundraum** hinzu: Einatmen: Augen und Stirn zusammenziehen und Zähne zusammen beißen, Lippen aufeinander pressen, Zunge an den Gaumen drücken... Ausatmen: alles wieder locker lassen. Einige Atemzüge lang: einatmen: Stirn, Augen und Mundraum zusammenziehen... Ausatmen alles wieder lösen...
- Beim nächsten Einatmen kommen die **Arme** dazu: Einatmen: Spannung von Stirn/ Augen und Mundraum und jetzt noch die Fäuste dazu ballen und die Arme stramm durchstrecken... ausatmen, locker lassen... einatmen, Anspannung... ausatmen lösen...
- Jetzt kommt noch der **Beckenboden** hinzu: Einatmen: Spannung im Gesicht, in den Armen und Händen und den Beckenboden fest nach innen ziehen... Ausatmen: den Beckenboden, die Arme, das Gesicht wieder lösen... einatmen, Spannung... ausatmen, Entspannung ...
- Kannst du noch mitmachen oder brauchst du einmal einige Atemzüge ohne bewusste Anspannung, ein bisschen Bewegung und einige Seufzer, um aufgebaute Spannung loszuwerden? Nimm dir die Zeit, bis du wieder bereit bist für den Endspurt.
- Und nun noch die **Knie** – also wieder: einatmen und Spannung im Gesicht, in den Armen, im Beckenboden und jetzt drückst du noch fest die Knie zusammen... ausatmen, die Knie sinken wieder auseinander, der Beckenboden wird weich, die Arme und das Gesicht entspannen... einatmen und Spannung... ausatmen und Lösung ...
- Als letzte Aufgabe noch die **Fußgelenke**: Beim Einatmen Spannung in Gesicht, Armen, Beckenboden und Knien aufbauen und die Füße nach oben Richtung Schienbein ziehen... ausatmen und alles wieder lösen (ja, ruhig stöhnen dabei!)... und alles noch dreimal wiederholen: einatmen, alles an-

spannen... ausatmen und entspannen ...
- Beim nächsten Atemzug stellst du keine Anspannung mehr absichtlich her, lockerst aber beim Ausatmen noch einmal deutlich die Fußgelenke, die Knie sinken auseinander, der Beckenboden wird weich, die Arme liegen gelöst, das Gesicht glättet sich... und ein-... und ausatmen, und noch weiter sinken, lösen, sich glätten, weich werden...
- Genieße eine Weile das lebendige, warme Strömen deiner Lebensenergie, deine Ausdehnung und wohlige Gelöstheit... Gib dir immer noch mehr Raum mit jedem Ausatmen, mit jedem Seufzer, wenn du es brauchst auch durch Lageänderung.
- Genieße deine wohlige Ausdehnung noch eine Weile in Stille.
- Bringe dann allmählich deine Aufmerksamkeit wieder in den Raum zurück... Bewege deine Finger und Füße, deine Nasenspitze und den Mund... Beginne dich zu rekeln, zu recken und zu strecken wie eine Katze, die hinter einem Ofen aufwacht.
- Öffne auch langsam wieder die Augen – und mach dich wieder bereit für die Aufgaben, die du heute noch erfüllen möchtest.

Fantasiereisen

Reise zum Strand, „Wellen und Atem"

- Lege dich bequem hin... Seufze einige Male tief und lasse dich bei jeder seufzenden Ausatmung noch ein wenig schwerer auf deine Unterlage sinken... Tauche in eine Haltung ein, die dich für eine Weile entspannt... Gönne dir immer wieder Bewegung und Veränderung deiner Lage, wenn du sie noch verbessern kannst... Wende deine Aufmerksamkeit ganz dir selbst zu und horche in dich hinein.
- Stelle dir nun vor, du liegst an einem Strand... der Sand, auf dem du liegst, gibt dir eine wohlige, warme Liegefläche... Die Formen deines Körpers sinken ein wenig in den Sand ein... Der Himmel ist blau... es ist genau die richtige Wärme für dich... du ge-

staltest in deiner Fantasie die Umgebung ganz paradiesisch für dich: Was siehst du… riechst du… hörst du… fühlst du auf deiner Haut?… Hole dir mit deiner Fantasie alle Zutaten herbei, so dass du dich mehr und mehr entspannen kannst.

- Jetzt wende dein Gehör dem Rhythmus der Meereswellen zu, die gerade ruhig und gleichmäßig wogen. Hörst du, wie das Wasser an den Strand gespült wird und sich wieder ins Meer zurückzieht?… Eine Welle ergießt sich an den Strand, versickert… und zieht sich wieder zurück… ergießen… zurückziehen… ergießen… zurückziehen… der lange, stete Atem des Meeres.
- Schwinge dich mit deinem Atem dazu: Das Wasser wird an den Strand gespült und ergießt sich: Du atmest aus, verströmst dich… das Wasser sammelt sich wieder im Meer: Du atmest ein, sammelst und füllst dich… verströmen… sammeln… verströmen… sammeln… ewiger Rhythmus… einatmen, füllen… und ausatmen, verströmen… ein… aus…ein… aus… ein… aus… ein… aus… ein… aus… ein… aus…
- Genieße noch eine Weile deinen Platz am Strand… genieße die Verbundenheit mit der Natur… mit dem Wasser… mit deinem Atem.
- Bringe dann allmählich deine Aufmerksamkeit wieder in diesen Raum zurück… Bewege deine Finger und Füße, deine Nasenspitze und den Mund… Beginne dich zu rekeln, zu recken und zu strecken… Öffne auch langsam wieder die Augen… und mach dich wieder bereit für die Aufgaben, die du heute noch erfüllen möchtest.

Einstimmung auf das erwartete Kind

In ähnlicher Weise ist es möglich, werdende Mütter auf eine innere Reise zu begleiten, mit der sie sich auf das erwartete Kind einstimmen. Dazu ist die „Embryostellung", die eingerollte Seitenlage, eine gute Startposition. Die einleitenden Worte können aus jeder beliebigen Entspannungsreise gewählt werden, um eine Grundentspannung zu fördern. Im weiteren Verlauf können die Frauen sich gefühlsmäßig in die Empfindungen eines Babys im Mutterleib hineinversetzen und mit folgenden Fragen geleitet werden:

- Was wünscht sich wohl dein Baby in diesem Moment von dir?
- Was würdest du deinem Baby gerade gerne geben?
- Was wünscht du dir von dem Kind?
- Was kann dein Baby dir geben?
- Spüre dem Austausch zwischen euch nach: den Hormonen, dem Sauerstoff, der Nahrung, den Gedanken und Gefühlen.
- Du gibst ihm, was es braucht und das Kind hilft dir dabei.
- Vielleicht bewegt sich dein Kind, während du in deiner Fantasie mit ihm sprichst, vielleicht ruht es sich wohlig aus.
- Genieße, wie du mit dem Kind verbunden bist – zwei verschiedene Menschen in einem Körper.
- Spüre eurem Kontakt noch eine Weile nach, während du dich ausruhst.

Auch das allmähliche Zurückführen kann ähnlich wie bei anderen Entspannungsreisen angeleitet werden (nach Gerlinde Wilberg/Karlo Hujber, 1991).

Meditation – „Los-lassen"

(nach Helen Heinemann, Arbeitsmaterial der GfG-Ausbildungsgruppen)

- Setze oder lege dich bequem hin, schließe die Augen und lass es dir ganz gut gehen… Spüre noch einmal in Ruhe nach, ob es jetzt wirklich richtig schön für dich ist… und ändere ruhig noch einmal deine Haltung, wenn du etwas für dich verbessern kannst, jetzt… oder auch jederzeit später während dieser Entspannungsübung…
- Und nun erspüre deine ruhige Atembewegung im Beckenbereich, ohne sie zu beeinflussen… Kann dein Atem frei strömen… oder kannst du ihm noch mehr Freiheit geben?… Lass Ruhe einkehren und erspüre, wie der Atem kommt und geht…

Erspüre die Atembewegung nicht nur im Bauch, sondern im ganzen Beckenbereich, so dass du die weiche Dehnung und Lösung auch im Beckenboden wahrnehmen kannst… und bis herauf zu den Lenden… Wird dabei der Ausatem freier und etwas länger?…

- Nun verbinde mit dem Atem deine Konzentration auf „loslassen".
  Wenn es einatmet, denke jeweils „los", bei jedem Ausatmen „lassen".
  Lebe dich also in deine Atembewegung ein und gebe dem Atem bei jedem Kommen noch mehr Freiheit…

- Lass ihn jedes Mal in aller Ruhe ausströmen, so dass schließlich nach jedem Aus ein Moment der Atemstille entsteht, in der du ein Höchstmaß an Bewusstheit erlebst…
  Wenn es einatmet, denke „los", beim Ausatmen „lassen"…
  Immer wieder: los-lassen… los-lassen… los-lassen…
  Vermeide andere Gedanken, und konzentriere dich ohne Willensanspannung bewusst auf „los-lassen", immer im natürlichen Atemrhythmus…

- Nun erfühle mit deinem inneren Tastsinn, ob im **Beckenbereich** Verspannungen vorhanden sind… Wenn du ein Ziehen oder eine Fehlspannung wahrnehmen kannst, versuche dich darin einzuleben und mit jedem Ausatmen etwas davon „loszulassen".
  Der Schwerpunkt liegt dabei auf dem ruhigen Ausatmen und dem „Lassen"!… Konzentriere dich auf Loslassen, bist du spürst, dass sich die Spannung löst… Dann lebe dich in den **Kreuzbeinbereich** ein und erspüre, ob hier Spannungen vorhanden sind… Versuche wieder das Los-lassen… Lebe dich in den **Lendenbereich** ein, und übe hier das Los-lassen…

- Dann im **Rücken**, vor allem zwischen und unter den Schulterblättern: los-lassen… Verwende für jede Stelle so viele Atemzüge, wie du benötigst, um wirklich loslassen zu können…

- Ertaste deine **Schultern** und spüre tief hinein, ob verfestigte Stellen vorhanden sind…

Lass dir Zeit beim Los-lassen: los-lassen… los-lassen…

- Sind im **Nacken** Verspannungen spürbar?… los-lassen… in der **Kopfhaut**: … los-lassen… in der **Stirn**: … los-lassen… in den **Augen**: … los-lassen… in den **Wangen**: … los-lassen… **Mund und Unterkiefer**: … los-lassen… Spannungen im **Hals**: … los-lassen…

- Verspannungen im **Brustkorb**: … los-lassen… Bis zur Leibmitte alle Verspannungen mit dem Ausatmen los-lassen…

- Kontrolliere, ob deine Atmung frei ist von Willensimpulsen… Dies kannst du unter anderem daran merken, dass die Ausatmung frei ausschwingen kann, so dass sie länger ist als die Einatmung, ohne dass dabei Atemnot verspürt wird… Gibt die Bauchdecke weich der Atembewegung nach?… Bist du gegenwärtig hellwach?…

- Dann lebe dich in den **Beckenboden** ein und erspüre, ob dieser Muskelbereich von der Atembewegung weich mitbewegt wird… Übe auch hier das Los-lassen… in den **Oberschenkeln**: … los-lassen… in den **Unterschenkeln**: …los-lassen… und in den **Füßen**… los-lassen…

- Kannst du noch irgendwelche Verspannungen wahrnehmen?… Wenn ja, versuche, dich in diesen Körperbereich einzuleben und mit jedem Ausatmen etwas von diesen Verspannungen loszulassen…Ist dein Atem ruhiger und freier geworden?… Empfindest du deinen Körper entspannt, jedoch nicht aufgelöst?… Erlebe dich dabei als „Ich in diesem entspannten Körper"… Es kann durchaus sein, dass die Körperkonturen nicht mehr spürbar sind. Dies ist ein Zeichen vertiefter Entspannung. Doch sollte das Ich-Bewusstsein klar und gegenwärtig den Entspannungszustand erleben.

- Erlebe diesen entspannten Zustand hellwach… Erlebe bewusst die Ruhe im Atem… empfinde die Ruhe in den Muskeln… und die Ruhe in den Nerven… Ist diese Ruhe passiv oder kannst du sie als Bewusstseinszustand erleben, in dem sich deine Kräfte sammeln und ordnen, du zu dir findest und in dir ruhst?… Vertraue dich dieser inneren

Ruhe an und lasse dich von der heilenden Kraft der Ruhe tragen…

- Lass nun das Erlebte noch eine Weile in dir nachklingen… und komme dann langsam wieder zu dir selbst zurück… Spüre in Ruhe nach, wie du da sitzt, wie du da liegst… und wenn du so weit bist, beende die Übung, indem du zunächst in den Raum hinein horchst, wobei die Augen geschlossen bleiben… Dann atme einige Male sehr tief, dehne und rekel dich und roll dich auf die Seite, bevor du dich aufrichtest… Öffne die Augen und komme mit deiner Aufmerksamkeit langsam wieder zurück in die Gruppe…

Stresspositionen – Ausdauerübung „Arme halten"

(nach einer Übung der „Arbeitsgruppe für natürliche Geburt", Hamburg)

- In der folgenden Übung bekommst du die Aufgabe, lang deine Arme zur Seite auszubreiten und sie dort zu halten. Das wird nach einer Weile ungemütlich werden. Wenn du dann ausprobierst, was dir alles helfen könnte, noch länger dabei zu bleiben, wirst du erstaunliche Erfahrungen machen, die du in der Geburtssituation gebrauchen kannst. Du kannst aufstehen, deinen Körper schwingend oder tanzend bewegen, du kannst schimpfen oder singen, lachen oder ganz still konzentriert bleiben. Du kannst in der Vorstellung Schwingen wie ein Adler entwickeln, die auf einer Luftsäule ruhen und dich tragen, du kannst die Augen geschlossen lassen und für dich bleiben, du kannst die Augen öffnen und Blickkontakt mit einem Partner suchen, …. du kannst alles tun, was dir die Aufgabe erleichtert.

Nach zwei Minuten hat jede schon ein paar Erfahrungen gemacht. Du bestimmst, wann du für dich genug mit dieser Übung erlebt hast und sie beenden willst. Ich werde Musik dazu anstellen, die uns etwa 10 Minuten begleiten kann.

Zu dieser Übung können Sie z.B. im Hintergrund den „Bolero" von Ravel laufen lassen, der sich langsam in Lautstärke und Intensität steigert. Auch andere musikalische Untermalung hilft den Teilnehmerinnen, sich freier zu fühlen und ungehemmter zu artikulieren. Die Musik beginnt bei den folgenden einleitenden Sätzen und läuft dann weiter, während die Teilnehmerinnen ihre Arme erhoben haben und lediglich alle 30 s die Zeitansagen von der Leiterin kommen.

- Setze dich bequem mit einem Sitzkissen auf den Boden, so dass du ein Weilchen aufrecht entspannt sein kannst. Lass dein Becken sich ein wenig so kippen, als würdest du ein bisschen in Richtung Hohlkreuz gehen, denn so lässt sich die Wirbelsäule leichter aufrecht halten.

- Seufze einige Male tief, und verbinde dich mit jeder seufzenden Ausatmung mehr mit der Erdanziehungskraft, die dich auf deinem Sitzkissen landen lässt. Fühle gleichzeitig einen goldenen Faden, der dich vom Hinterkopf aufwärts Richtung Himmel hält. Entspanne dich in dieser Haltung, getragen von den Kräften der Erde und des Himmels.

Jetzt kann noch eine Anleitung entsprechend einer „Reise durch den Körper" folgen. Anschließend werden die Teilnehmerinnen aufgefordert, ihre Arme weit zur Seite auszubreiten. Alle 30 s wird die Zeit angesagt. Beginnen Sie nach etwa 2 min selbst mit zunächst leisen und dann kräftigeren Tönen, um dadurch die Teilnehmerinnen zu ermuntern und die Hemmschwelle niedrig zu halten. Nach einer weiteren Minute können Sie aufstehen und sich bewegen, um damit die Erlaubnis zu signalisieren, selbst erfinderisch zu werden. Dazwischen erfolgen immer wieder die Zeitansagen.

- Wenn du für heute genug über deine Möglichkeiten erfahren hast, dir weiterzuhelfen, wenn du „ich kann nicht mehr" denkst, dann strecke deine Arme nach oben über den Kopf und drücke dort deine Handflächen einmal kräftig aufeinander zu, senke dann die Arme wieder ab und lockere sie und finde eine bequeme Haltung, um dem Erlebten nachzuspüren.

Wenn alle die Übung beendet haben, fragen Sie jede Frau nach ihren Erfahrungen und setzen diese in Beziehung zum Verhalten von Frauen unter den Wehen. Äußert etwa eine Frau, ihr hätte die Bewegung gut getan, dann können Sie von Frauen erzählen, die unter der Geburt am liebsten die ganze Zeit umherlaufen. Spricht eine andere davon, wie sie immer wieder ein Stück weitermachen konnte, wenn sie angefangen hat, Töne zu machen, berichten Sie ihr von Frauen, die nach der Geburt begeistert davon waren, wie laut sie gewesen seien, obwohl sie sich das nie hätten vorstellen können, und wie es ihren Umgang mit den Wehen erleichtert habe. Äußert eine, sie hätte die Lautstärke der Gruppe gestört, denn das hätte sie abgelenkt und sie wäre lieber still und würde sich lieber nur auf sich konzentrieren, dann versuchen Sie mit ihr Ideen zu entwickeln, was sie tun kann, wenn sie etwas aus ihrer Ruhe bringt. Dazu erzählen Sie eventuell von Kreißsaalsituationen, in denen Störungen auftreten können oder von lauten Tönen aus einem Nachbarkreißsaal.

Am Ende können alle Teilnehmerinnen entspannt und kraftvoll nach Hause gehen, denn sie haben „Handwerkszeug" ausprobiert und wissen, wie sie schwierige Zustände überwinden können.

Bewegung

„Kuh – Katze" als Paarübung

(nach Frauke Lippens, 1992)

- Für diese Übung nimmt die Frau den Vierfüßlerstand ein. Die Hände sind schulterbreit, die Knie hüftbreit aufgestellt. Beim Einatmen wird der Rücken gerade gehalten und der Kopf angehoben (Kuh), beim Ausatmen der Rücken langsam wie ein Katzenbuckel nach oben gerundet, der Kopf gesenkt (Katze). Die Frau folgt in ihrem Atemrhythmus dieser Bewegung, achtet darauf, Bauch, Gesicht, Beckenboden entspannt zu lassen und den Ausatem immer vollständig durch die leicht geöffneten Lippen ausströmen zu lassen. Mit zunehmender Entspannung wird der Atem länger und die Bewegung immer langsamer.

- Der Partner sitzt neben seiner Frau, beobachtet ihren Atem und die Bewegungen und legt nach einer Weile seine Hand auf ihr Kreuz. Beim Ausatem und der „Katze" lässt er seine Hand leichter werden, als zöge er den Rücken unter seiner Handfläche mit nach oben. Beim Einatem lässt er seine Hand ein wenig schwerer werden (nicht drücken) und folgt dem Sinken des Rückens seiner Frau in die Haltung „Kuh".

Mit dieser Übung übt sich die Frau in der Wehenatmung und in der schaukelnden Beckenbewegung, die dem Kind den Eintritt ins Becken erleichtern kann. Der Partner sammelt Erfahrung im Beobachten und Unterstützen seiner Frau. Gemeinsam erleben sie die Wirkung von Atem, Bewegung und Berührung und kommen in den Austausch darüber, was ihnen gefällt und was sie stört. So gehen sie sicherer zusammen in die Geburtssituation.

Gebärhaltungen und Töne

(nach Janet Balaskas, 1995)

Diese Übungen bieten sich für die letzten 6 Wochen der Schwangerschaft an.

- Stell dich mit etwas mehr als hüftbreit voneinander entfernten Füßen hin und stütze deine Hände auf den leicht gebeugten Knien auf. Schultern, Unterkiefer und Nacken sind entspannt, der Kopf hängt bequem nach vorn.

- Beim Atmen folgst du der Vorstellung, dass der Ausatem von oben zu den Füßen hinunter fließt und deine Füße mit dem Boden verwurzelt, und der Einatem vom Boden nach oben aufsteigt und deine Lungen füllt. Einige Male, bis der Atem tief und ruhig geworden ist und du einen guten Kontakt zum Boden hast.

- Spanne nun beim Einatmen den **Beckenboden** fest an, ziehe ihn hoch, als würdest du den Kopf des Kindes erreichen. Atme durch den leicht geöffneten Mund sanft pustend aus und lasse dabei ganz allmählich den Beckenboden sich wieder lockern und sinken. Verbinde einige Atemzüge mit dieser inneren Beckenbodenbewegung und stell dir vor, wie die Muskulatur bei jedem Ausatmen immer weicher wird und nach unten hin nachgibt.

- Während du weiter fortfährst, stell dir vor, wie du **bei der Geburt** auf diese Weise und mit Hilfe der Wehen das Köpfchen deines Kindes immer tiefer rutschen lässt, wie es allmählich immer mehr auf deine Beckenbodenmuskulatur drückt und diese vorwölbt. Ahne diese Wölbung schon jetzt, wenn du den Beckenboden beim Ausatem ganz entspannst und dem Köpfchen deines Kindes mehr Platz gibst.
- Variiere die Übung, indem du statt des Auspustens summst oder ein „Oooohhh" singst und experimentiere mit der Höhe und Lautstärke deiner Töne. Wie fällt es dir am leichtesten, deinen Beckenboden zu entspannen?

Gebärpositionen

Bei diesen Übungen wird der Partner zu einer informierten und sicheren Begleitperson ausgebildet und das Paar stimmt sich ganz praktisch auf die Zusammenarbeit während der Geburt ein. Im Raum befinden sich für jedes Paar ein Hocker, einige stabile Sitzkissen und weichere Kissen, so dass alle gleichzeitig die verschiedenen Gebärpositionen ausprobieren können. Wenn es die Ausstattung des Gruppenraums der Kursleiterin gestattet, können natürlich auch Pezzi-Bälle und Gebärhocker zum Einsatz kommen.

Nacheinander übe ich mit den Paaren vom Stehen angefangen über das Sitzen, Hocken, den Vierfüßlerstand und das Liegen die am häufigsten benutzten Gebärhaltungen der Eröffnungs- und der Austreibungsphase. Die **Partner** bekommen konkrete Unterstützungsvorschläge zum Halten und Massieren ihrer Frau und erleben, wie die Frauen ihren tiefen Atem während einer vorgegebenen Wehenzeit von einer Minute üben und wie sie vielleicht stöhnen und tönen werden. Auch leite ich die **Frauen** dabei immer wieder an, überflüssige Anspannungen im Körper aufzu-

spüren und mit dem langen Ausatem gehen zu lassen, was für den Partner sichtbar wird. Er kann dann während der echten Wehen mit darauf achten.

Auch die Möglichkeiten, das Kind sanft heraus zu schieben, mit aller Kraft zu pressen oder den Pressdrang zu verhecheln, können Sie vormachen und ansatzweise zusammen ausprobieren.

Wenn alle Haltungen gemeinsam erprobt sind, lade ich noch zu ein paar **„gespielten Wehen"** ein, bei denen die Paare frei wählen können, welche Haltung sie im Moment gern noch einmal zusammen ausprobieren würden, damit den Frauen klar wird, dass sie eventuell Eigeninitiative aufbringen müssen, um zum Beispiel in einem Kreißsaal auch das zu tun, was ihnen in dem Moment gut tut. All zu leicht lässt man sich von dem beeindrucken, was man glaubt, dass es von einem erwartet wird!

> Wichtig ist mir auch beim Üben, nicht eine bestimmte Haltung zu glorifizieren oder eine andere zu verteufeln, sondern die Paare darin zu bestärken, das für sie Richtige herauszufinden.

Als **Richtlinien** gebe ich mit,
- dass die aufrechten Haltungen die Schwerkraft zu Hilfe haben
- dass in der Hocke das Becken optimalen Platz gibt für das Kind
- dass Kontakt der Füße mit dem Boden die Aktivität und Kraft der Gebärenden stärkt und
- dass Liegen bei Erschöpfung gut tut.

Wenn in der Senkrechten der Druck auf den Beckenboden so heftig erlebt wird, dass eine Gegenspannung entsteht (Knie aufeinander zu gezogen und Anspannung in den Füßen, Po und Beckenboden verspannt), ist es günstiger auf die Hilfe der Schwerkraft zu verzichten und eine liegende Position oder den Knie-Ellenbogen-Stand zu wählen.

Im Stehen

- Die Füße stehen hüftbreit auseinander, die Fußsohle hat vollständig Kontakt mit dem Boden, die Knie sind weich und etwas auseinander gestellt. Der Partner kann in den Wehenpausen „Äpfel schütteln", d.h. mit beiden Handflächen die Po-Muskulatur lockern.
- **Frau für sich während einer Wehe**: Sie stützt sich auf den Knien oder auf einem Möbelstück ab. Der Partner kann das Kreuzbein halten oder massieren.
- **Mit Partner**: Die Frau lehnt den Kopf an die Schulter des Partners und umarmt ihn, das Kreuz ist rund (kein Hohlkreuz!). Der Partner erreicht eventuell das Kreuz zum Wärmen und Halten.
- **Austreibungsphase**: Der Partner steht an eine Wand gelehnt, die Knie etwas gebeugt, so dass diese das Becken der Frau unterstützen. Die Frau lehnt sich mit ihrem Rücken an seine Vorderseite und wird unterhalb des Busens von ihm von hinten umarmt. Sie stützt sich an seinen Armen ab und lässt sich langsam hängen.

Im Sitzen

- Die Frau sitzt auf einem Stuhl, die Lehne vor sich. Darüber liegt ein Kissen zum Auflegen von Kopf und Armen, die Knie sind weit auseinander, die Fußsohlen am Boden und das Kreuz ist rund. Sie kann auch auf einem Pezzi-Ball sitzen. Zum Vorlehnen kann auch der Partner dienen. Sitzen hat gegenüber dem Stehen den Vorteil, dass der Beckenboden mit gestützt wird und dadurch manchmal leichter locker gelassen werden kann. Auch zittrige Knie sind im Sitzen weniger schwächend. Der Pezzi-Ball hat den Vorteil gegenüber dem Stuhl, dass er kreisende Bewegungen im Becken erlaubt und eine weiche Stütze von unten gibt.
- Aufrecht sitzend kann die Frau in einer Wehe beim Ausatmen im Kreuz rund sinken und beim Einatmen den Rücken wieder aufrichten, was der Partner durch eine warme Hand im Kreuzbereich ähnlich der „Katze-

Kuh"-Übung unterstützen kann. Ist die Frau nach vorn gelehnt, kann der Partner auf einem Sitzkissen hinter ihr sitzend oder kniend Rückenmassagen (s. u.) üben.

Dabei sollte man immer bedenken, dass viele Frauen unter der Geburt gar keine Berührung mögen (auch in eventuell unerwartet schroffem Ton eine vorher gerade noch angenehme Massage in der nächsten Wehe ablehnen) und dass die bloße aufmerksame Anwesenheit des Partners für die Frauen schon Gold wert ist!

- Hat die Frau in der Eröffnungsphase viel gesessen, bietet sich für die **Austreibungsphase** der **Gebärhocker** an. Der Partner nimmt auf einem Stuhl oder Hocker Platz und bietet seiner Frau, die mit dem Rücken zu ihm zwischen seinen Beinen auf dem Gebärhocker sitzt und sich an ihn zurücklehnt, seine Knie zum Abstützen an. (In Ermangelung von sieben Gebärhockern im Kurs, benutze ich zwei Meditationskissen übereinander für jede Frau.) Für alle Haltungen der Austreibungsphase ist die Hocke das Vorbild, denn die Rundung des unteren Rückens, die angewinkelten Beine, die Weite des Beckens und Beckenbodens sind hier optimal und leicht nachzuvollziehen.

Im Vierfüßlerstand

- Die Frau kniet am Boden mit einem Sitzkissen zwischen den Unterschenkeln, auf das sie sich zurücksetzt. Zum Entspannen legt sie den Oberkörper, die Arme und den Kopf nach vorne auf einen Stuhl mit Kissen. Der Partner kann das Sitzkissen durch seine Knie und Oberschenkel ersetzen, indem er sich hinter seine Frau kniet. Wenn das nicht möglich ist, kann er sich auch hinter seiner Frau einen Platz einrichten, um ihr den Rücken zu halten, zu drücken oder zu massieren.
- Ein mehrmaliges Ausstreichen des ganzen Körpers seiner Frau von den Schultern über den Rücken abwärts, um die Pobacken herum, die Oberschenkel entlang, um die Knie und die Unterschenkel hinunter bis zu den Zehenspitzen hinaus, ist vor allem in den Wehenpausen eine wohltuende Behand-

lung, die auch zur Abwechslung im Kurs der Mann mal von seiner Frau bekommen kann!

- In der **Austreibungsphase** muss die Frau ihr Gesäß anheben und hat meist als Stütze am Kreuz die Hand der Hebamme, gegen die sie anschieben kann. Der Platz des Partners ist in der Regel am Kopfende der Frau. So kann er als Vermittler zwischen den Anweisungen der Hebamme und seiner Frau wirken, da die beiden sich ja nicht sehen können, wenn die Hebamme mit dem Dammschutz beschäftigt ist.
- Ist das Kind geboren, wird es durch die Beine nach vorn durchgereicht und die Frau kann es selbst in die Arme nehmen und sich bequem zurücksetzen.

Im Liegen

- **Seitenlage**: Die Frau liegt auf der Seite und wird mit je einem Kissen unter dem Oberkörper und zwischen den Knien gestützt. Der Partner kann an der Seite des Rückens der Frau stehen, sitzen oder liegen. In der Austreibungsphase hält er das obere Bein für seine Frau mit.
- **Rückenlage**: Eventuell kann der Partner als Rückenlehne dienen, so dass die Frau sich in seinen Schoß legen kann. Schaffen Sie Möglichkeiten, dass die Knie der aufgestellten Beine rechts und links angelehnt werden können. Der Partner legt seine Hände mit um den Leib der Frau als Ausgangshaltung für das gemeinsame Atmen oder auch zur Kontaktaufnahme mit dem Kind. Der Partner nimmt auch einmal den Platz auf der linken Seite seiner Frau ein, so wie er vielleicht im Kreißsaal später neben dem Kreißbett stehen müsste. Zeigen Sie ihm dabei, wie er den Oberkörper seiner Frau in der Austreibungsphase stützen kann.

Die herkömmlichen Kommandos der Hebamme mit „Hände unter die Knie, Kopf auf die Brust…" lernen die Paare auch kennen. Führen Sie es einmal mit ihnen aus, ohne zu pressen. Meistens wird dabei viel gelacht, wenn das Paar das erste Kind erwartet. Frauen in einem Mehrgebärenden-Kurs fühlen sich

ganz körperlich an eine vorangegangene Geburt erinnert.

Partnerübungen/ Massagen

Allgemeines zu Massage und Berührung

Massage ist die älteste und einfachste Medizin, in jedem Alter möglich, leicht zu erlernen und (wie das Stillen) immer „zur Hand". Der Tastsinn ist der am frühesten entwickelte Sinn. Andere Menschen zu berühren ist ein Grundbedürfnis, eine natürliche Fähigkeit, die uns mit unseren Instinkten verbindet. Berührung ist das Herz der Massage, sie ist nährender Austausch – ein Geben und Nehmen für beide Beteiligten.

Eine Massage kann auf **verschiedenen Ebenen** wirken:

- **Körperliche Ebene:**
  - Durchblutungsförderung und Verbesserung der Versorgung von Zellen mit Sauerstoff und Nährstoffen
  - Erhöhung des Lymphflusses und vermehrter Abtransport von Giften und Krankheitserregern
  - Mobilisierung der körpereigenen Abwehr
  - Stimulation des Parasympatikus
  - Entspannung und Kräftigung von Muskeln und Faszien
  - Förderung einer guten Körperhaltung und Entlastung der Gelenke
- **Energetische Ebene**:
  - Förderung des Energieflusses, Beeinflussung der „Chakren" und Energiebahnen
  - Erhöhung der Vitalität
  - Energieaustausch durch nonverbale Kommunikation
- **Mentale Ebene**:
  - Linderung von Stress und Angst
  - Förderung der Wahrnehmung und des Selbstbewusstseins

– Erhöhung des Selbstverständnisses und des Verständnisses für andere
- **Emotionale Ebene:**
  – Vermittlung von Wohlgefühl, Vertrauen, Freude, Sicherheit, Wärme, Hingabe und Lust
  – Bedürfnisse nach Liebe, Geborgenheit, Schutz, Zuwendung und Zärtlichkeit werden befriedigt
  – durch nonverbale Kommunikation entsteht Regression
  – setzt in Spannungen gehaltene Kräfte und Gefühle frei
  – Haltung und Mimik werden gelockert
  – alltägliches Handeln und Reagieren wird unterbrochen
- **Spirituelle Ebene:**
  – Ähnlichkeit zur Meditation
  – Aufmerksamkeitslenkung auf das Hier und Jetzt.

Es gibt verschiedene **Methoden der Berührung**, z.B.:

- Kneten oder Reiben der Muskulatur
- Streichen über die Haut
- Handauflegen
- Lockern der Gelenke
- Reflexzonenmassage
- Polarity (Körperenergiearbeit)
- Akupressur
- Kraniosakraltherapie
- Shiatsu.

Die Berührungen können auch im direktem Hautkontakt mit Öl oder Puder, mit oder ohne Gleitmittel sowie nackt oder bekleidet erfolgen.

> Generell ist die **Streichrichtung** am Rumpf von oben nach unten und an den Gliedmaßen vom Zentrum nach außen entspannend. Die Gegenrichtung ist eher anregend.

Massageanleitungen sind wie das Alphabet, mit dem man im Zusammenspiel mit der Berührten und ihren Signalen seine eigene Berührungssprache entwickeln kann.

Vorbereitung

- Säubern, lüften und wärmen Sie den Raum. Zugluft wird verhindert.
- Stellen Sie Öl oder Puder bereit. Öl wird zuvor angewärmt.
- Waschen Sie sich die Hände und achten Sie auf kurze Fingernägel.
- Tragen Sie unbedingt bequeme Kleidung. Legen Sie Ringe und Armbanduhr ab.
- Legen Sie sich weitere Utensilien zurecht: sichtbare Uhr, Musik, Kerzen, Streichholz, Duftlampe, Kleenex.
- Sorgen Sie für Ruhe und einen ungestörten Zeitraum (Telefon und Klingel werden am besten abgestellt).
- Beziehen Sie Unterlage, Matratze oder Massagetisch mit einem frischen Laken. Wärmen Sie eine Wolldecke vor.
- Halten Sie verschiedene Lagerungshilfen bereit (Kissen, Rollen, Hocker, Stuhl, Pezzi-Ball usw.).
- Im Erstkontakt mit einer Frau, die Sie massieren möchten, kommt es darauf an, ein Vertrauensklima zu schaffen.
- Erheben Sie vor einer Behandlung die Anamnese: akute und chronische Erkrankungen, aktuelle Probleme, Vorerfahrungen mit Berührung und mit Gewalt.
- Schließen Sie einen „Vertrag": Was ist das Anliegen der Frau? Was sind Ihre Möglichkeiten? Sie geben Offenheit und Sensibilität für die Bedürfnisse der Behandelten, die Frau gibt Vertrauen, Hingabe und Selbstverantwortung für die Wahrnehmung und Äußerung ihrer Bedürfnisse.

Vorbereitung der Frau

- Bitten Sie sie, lockere Kleidung anzulegen bzw. beengende abzulegen.
- Sie kann sich so weit entkleiden, wie es ihr in dieser Situation angenehm ist (Wärme, Scham).
- Schmuck, Gürtel, Armbanduhr und Brille werden abgelegt.
- Fordern Sie die Frau auf, sich auf die Berührungen zu konzentrieren und ihre Aufmerksamkeit zum Körper zurück zu ho-

len, wenn sie mit Gedanken-Ausflügen beschäftigt ist.

- Vermitteln Sie ihr, dass sie Körperteile nur dann selbst anzuheben braucht, wenn sie dazu aufgefordert wird, sich in den meisten Gelegenheiten aber passiv anheben lassen kann.
- Lassen Sie der Frau die Möglichkeit, nur zu reden, wenn sie eine Störung ausdrücken möchte. Erlauben Sie ihr aber allen emotionalen Ausdruck (weinen, lachen, schimpfen, seufzen, Ärger, …), der während der Massage aufsteigen kann.
- Unterstützen Sie die Frau bei der Lagerung.

Durchführung

- Finden Sie eine Haltung (aufrecht und gelöst) – körperlich und innerlich – , mit der Sie Ihrer Klientin begegnen möchten.
- Kommen Sie zur Ruhe und machen Sie sich Ihren Atemfluss bewusst. Stimmen Sie sich auf Ihre Klientin und Ihre Aufgabe ein. Beginnen Sie mit einer **Atemmeditation**:
  - Sitzen Sie aufrecht und gelöst.
  - Spüren Sie Ihre Wirbelsäule: nach oben strebend, biegsam und durchlässig.
  - Zentrieren Sie Ihre Aufmerksamkeit im Bauch, etwas unterhalb des Nabels (Hara)
  - Atmen Sie ein, zum Hara hin.
  - Atmen Sie aus: vom Hara durch den Körper aufwärts, über die Schultern, durch die Arme, aus den Händen hinaus.
- Betrachten Sie Ihre Hände: Reiben Sie sie bei Bedarf aneinander, damit sie warm und voller Leben werden.
- Wenn Sie mit Öl arbeiten, verreiben Sie es in Ihren Handflächen, so dass es nicht auf den Körper Ihrer Klientin tropft.
- Achten Sie während der gesamten Behandlung auf Ihre eigene Entspannung. Einmal für Sie selbst, damit es Ihnen bei der Massage gut geht, aber auch für Ihre Klientin, die ihre eigene Anspannung sonst nur schwer lösen kann.
- Seien Sie sich des „Feldes" (Aura, Energie- oder Wärmehülle des Körpers) Ihrer Klientin bewusst. Lassen Sie mit Achtsamkeit Ih-

re Hände „landen wie im Gleitflug", so dass die Behandelte die Wärmeberührung vor dem eigentlichen Körperkontakt spüren kann.

- Führen Sie alle Bewegungen langsam und rhythmisch aus, sanft aber bestimmt. Warten Sie Zeichen der Einladung ab (auch nonverbale), respektieren Sie Abwehrhaltung und übergehen Sie sie nicht. Im Zweifel: Warten!
- Nehmen Sie Verbindung auf zu der Einzigartigkeit Ihrer Klientin.
- Erfragen Sie besonders zu Beginn Rückmeldungen zu Stärke und Art der Berührung und ermuntern Sie zu verbalen und nonverbalen Befindlichkeitsäußerungen.
- Bemühen Sie sich, während der Massage mindestens mit einer Hand immer Körperkontakt zu der Klientin zu halten, wenn Sie einen Wechsel an eine andere Körperregion vornehmen. Wenn Ihnen das nicht möglich ist, kündigen Sie neue Plätze der Berührung mit ruhiger Stimme an und landen Sie mit Ihren Händen wieder „im Gleitflug".
- Massieren Sie mit sicheren Handgriffen, bieten Sie Halt.
- Lassen Sie sich und Ihrer Klientin am Ende Zeit zum Nachspüren und führen Sie sie dann behutsam aus der Entspannung ins Alltagsbewusstsein und in den Raum zurück: die Wahrnehmung wieder nach außen richten, rekeln, strecken, gähnen…
- Tauschen Sie sich mit Ihrer Klientin über die Wahrnehmungen aus (Körpersensationen, Gefühle, Gedanken, Erinnerungen), wobei die Behandelte immer als erste ihre Eindrücke und ihre Bedeutung für sich selbst äußern darf. Formulieren Sie Ihre Eindrücke immer deutlich als *Ihre* persönliche Wahrnehmung und versuchen Sie, nicht zu deuten.

Rückenmassagen

Im Geburtsvorbereitungskurs zum Beispiel vom Partner bei seiner Frau in einer Gebärposition durchgeführt (s.o.):

- Beide Hände des Partners ruhen auf dem Kreuzbein und wärmen es.

- Eine Hand übt 30 Sekunden lang einen steigenden Druck auf das Kreuzbein aus und nimmt ihn ebenfalls über 30 Sekunden wieder weg. Dazu kann die Frau das Atmen und Lockerlassen wie während einer Wehe üben.
- Der Partner streicht mit einer Hand eine große querliegende Acht über Kreuzbein und Hüften.
- Die Hüfte wird mit beiden Händen gehalten.
- Mit der Faust wird bei kräftigem Druck eine kleine Acht mitten auf das Kreuzbein „gemalt".
- Das Kreuzbein wird im Uhrzeigersinn kreiselnd massiert.
- Die beiden seitlichen Grübchen der Michaelis-Raute werden mit den Daumen kreiselnd massiert.
- Etwa dreimal wird der gesamte Rücken von den Schultern abwärts ausgestrichen.
- Etwa dreimal werden die Beine von den Hüften abwärts zu den Füßen ausgestrichen.
- Etwa dreimal werden die Arme von den Schultern abwärts zu den Händen ausgestrichen.
- Etwa dreimal wird vom Nacken aufwärts über den Kopf durch die Haare gestrichen.
- Zum Abschluss ruht eine Hand auf dem Hinterkopf oder zwischen den Schulterblättern, die andere Hand auf dem Kreuzbein.

Gliederführen

(nach Helen Heinemann)

Mit dieser Übung kann die Frau Hingabe und Loslassen üben und spüren, wie wichtig entspannte Gelenke dabei sind. Es ist eine gegenseitige Wohltat, für die ich in der Geburtsvorbereitungsgruppe eine ganze Stunde ansetze, damit Mann und Frau einmal in diesen Genuss kommen können. Mit einem Neugeborenen und auch mit älteren Kindern kann man das Gliederführen ebenso durchführen.

- Einigt euch, wer zunächst den aktiven und wer den passiven Teil dieser Partnerübung übernehmen will… Die Passiven legen sich nun bequem hin, nach Möglichkeit auf den Rücken, und unterstützen bei Bedarf noch den Kopf und die Knie mit einem Kissen… Die Aktiven suchen sich einen bequemen Sitzplatz neben dem linken Arm ihrer Partnerin oder ihres Partners…
- Nun schließt jeder die Augen, und kommt ganz zu sich selbst: Spüre noch einmal in Ruhe nach, ob es jetzt wirklich richtig schön für dich ist – und ändere ruhig noch einmal deine Haltung, wenn du etwas für dich verbessern kannst, jetzt – oder auch jederzeit später während dieser Entspannungsübung…
- Spüre, wie du da sitzt, wie du da liegst… spüre, wie die Erde dich trägt… und gib jede unnötige Spannung an sie ab… Spüre deinen Atem… spüre, wie er deinen Körper bewegt… und genieße, wie du mit jedem Ausatmen mehr und mehr zur Ruhe kommst.
- Die Passiven werden nun während dieser ganzen Entspannungsübung die Augen geschlossen halten und versuchen sich ganz und gar vertrauensvoll den sanften Bewegungen ihrer Partnerin oder ihres Partners zu überlassen. Die Aktiven öffnen nun langsam ihre Augen und schauen sich in Ruhe an, wie ihre Partnerin oder ihr Partner daliegt und atmet…
- Nimm nun mit beiden Händen die **Hand** deiner Partnerin oder deines Partners und hebe sie sanft vom Boden ab. Beginne damit, zunächst die Finger – einen nach dem anderen – liebevoll durchzubewegen… und spüre dabei in Ruhe jedem Knöchelchen nach…
- Wenn du so weit bist, wandere mit deinen behutsamen Bewegungen weiter zum **Handgelenk**… und nach einer guten Weile weiter zum **Ellenbogengelenk**… und von dort zum **Schultergelenk**… Bewege alle Gelenke sanft und liebevoll durch…
- Nimm zum Abschied noch einmal den Arm sicher am Handgelenk und lasse ihn erst vorsichtig und dann langsam mutiger tanzen, wobei auch das Schultergelenk mit beteiligt wird… Lege ihn dann mit einem sanften Zug nach unten wieder auf den Boden… und streiche ihn einige Male langsam aber bestimmt von oben nach unten aus…

- Nun wandere zum **linken Bein** deiner Partnerin oder deines Partners, ohne dabei den Körperkontakt zu verlieren, und setze dich auch hier bequem hin… Nimm nun das Bein, lege es bequem auf die eigenen Oberschenkel und bewege auch hier alle Gelenke sanft durch… Beginne mit den Fußzehen – und wandere dann nach einer entsprechenden Zeit langsam weiter zum Fußgelenk… dann zum Kniegelenk, ohne es beim Bewegen durch zu drücken… und von dort hin zum Hüftgelenk. Achte dabei auf dein eigenes Wohlbefinden, und versuche die Bewegung aus dem Oberkörper heraus zu machen und nicht nur mit den Armen. Du kannst dich auch eventuell entlasten, indem du dich zum Durchbewegen des Knie- und Hüftgelenks hinstellst…Vielleicht ist es dir dann sogar möglich, auch das Bein ein wenig tanzen zu lassen… Nach Beendigung der Bewegung lege es mit einem Zug nach unten ab… und streiche es anschließend von oben nach unten aus…
- Dann wandere weiter zum **rechten Bein**… und bewege es mit derselben Ruhe und Sanftheit langsam kreisend durch…
- Und nun gehe zum **rechten Arm**… berühre ihn… bewege ihn… und lass ihn tanzen… –
- Dann setze dich, ohne den Körperkontakt dabei zu verlieren, hinter den Kopf deiner Partnerin oder deines Partners… sammle dich… und nimm dann vorsichtig den Kopf in deine Hände, ohne dabei den Boden zu verlassen… und halte ihn ganz ruhig… wie in einer Schale… Dann hebe den Kopf leicht an und spüre, wie schwer er ist… langsam… wirklich ganz langsam… Bewege nun den Kopf leicht in alle Richtungen und versuche ihn beim Bewegen ein wenig von der Wirbelsäule her zu dehnen… Nun lass die Bewegungen langsam wieder kleiner werden, bis du ganz zur Ruhe kommst, und spüre noch einmal, wie schwer der Kopf deiner Partnerin oder deines Partners ist… Lege ihn nun mit einem sanften Zug nach oben zurück auf die Unterlage, und lass deine Schalenhände noch eine Weile dort am Kopf… Bevor du dich mit leichtem Ausstrei-

chen der Haare langsam von deiner Partnerin oder deinem Partner, verabschiedest…
- Nun schließe auch deine Augen wieder… und komme ganz zu dir selbst zurück…
- Lasst noch eine Weile die Wirkung dieser Berührung in euch nachklingen: Spüre, wie du dasitzt, wie du daliegst… und genieße die Ruhe… Wenn du so weit bist, beende die Übung, indem du zunächst in den Raum hineinhorchst, die Augen bleiben noch geschlossen… Dann atme einige Male sehr tief, dehne und rekel dich, öffne die Augen und roll dich auf die Seite bevor du dich aufrichtest…
- Tauscht nun die Rollen, ohne dabei viel miteinander zu sprechen.

Selbstmassage mit physikalischen Hilfsmitteln – „Kirschkernsäckchen treten"

(nach Thea Vogel, 1999).

Dazu werden Kirschkernsäckchen (ca. 20 x 20 cm) oder kleine mit Maiskörnern oder anderen Kügelchen gefüllte Kissen benötigt. Die Massage der Fußsohlen wirkt vitalisierend auf den gesamten Körper.

- Stell dich barfuß oder mit dünnen Socken mit beiden Füßen auf das Kirschkernkissen und trete mit dem ganzen Fuß abrollend auf der Stelle. Massiere dann an jedem Fuß abwechselnd einzelne Bereiche durch den Gegendruck des Kissens: das Gewölbe, die Ferse, die einzelnen Zehen, den Fußballen. Lass dir Zeit, alles auszukosten, benutze weniger Druck bei empfindlicheren Stellen. Spüre auch, wie diese Massage deinen restlichen Körper beeinflusst und lockere deine Haltung. Am Ende stell dich auf den Fußboden und nimm deine Fußsohlen wahr.

Tipps und Tricks

- Die **Körperpartien, in denen sich Verspannungen leicht festsetzen**, können mit der inneren Wahrnehmung wiederholt durchwandert werden, z.B. bei jedem Zusammentreffen während der Schwangerschaft: bei Bewegungsübungen ebenso wie bei ruhigen Entspannungen, Gebärhaltungen, Wehensimulation oder bei Durchhalteübungen. So kann sich ein Handwerkszeug für die Geburtssituation entwickeln. Diese Körperpartien sind:

- **Stirn und Augenumgebung**: steile Stirnfalte und zusammengekniffene Augenlider – wieder glätten
- **Unterkiefer und Mundraum**: zusammengebissene Kiefer, Zunge an den Gaumen gepresst – Unterkiefer lockern und bewegen, Zunge in ihr „Bett" legen
- **Hals und Kehle**: bloß keinen Piep von sich geben! – tönen, jammern, stöhnen
- **Brustkorb und Schultern**: die hochgezogenen Schultern – wieder sinken lassen; den festgehaltenen Atem wieder ausströmen lassen
- **Zwerchfell**: Luft angehalten und flacher Atem, das Segel bewegt sich kaum noch – bewusst langes auspusten und stöhnen
- **Bauch**: ist unbewegt vom Atem, der Atem kommt gar nicht mehr tief hinunter in den Leib – übertrieben beim Einatmen den Bauch vorwölben, beim Ausatmen wieder sinken lassen
- **Becken und Beckenboden**: Schließmuskeln angespannt, Kreuz Richtung Hohlkreuz gezogen – Becken wiegen und genüsslich kreiseln
- **Knie**: „Moralmuskeln" der Oberschenkelinnenseiten fest, Knie zusammengehalten – Knie auseinander sinken lassen, Beinen Halt geben durch Lagerung
- **Fußgelenke**: Füße hochgezogen und festgehalten – Füße ausschütteln, baumeln lassen.

• Die **Ansprache** sollte während der Übung gleichbleibend sein: entweder „Du liegst…", „Dein rechter Arm…", „Lass dich nun…." oder „Ihr ruht entspannt….", „Hebt den rechten Arm….", „Lasst euch nun….". Möglich ist es auch, bei den einleitenden Worten der Lagerung noch die ganze Gruppe anzusprechen („Sucht euch eine bequeme Haltung und so viele Kissen, wie Ihr braucht, …

lasst drei tiefe Seufzer …") und erst wenn Ruhe eingekehrt ist und beim Übergang zur eigentlichen Entspannungsanleitung in die direkte Ansprache zu wechseln („dein Arm …., dein Kopf…."). Eine dritte Möglichkeit ist es, von „der rechte Arm …., der Nacken…., der ganze Körper ruht jetzt…" zu sprechen.

• Die **Lagerung** muss ernst genommen werden: einleiten, Erlaubnis geben für Lageveränderungen, wiederkehrende Formel als Einleitung verschiedener Entspannungsübungen z.B.:
- Lege oder setze dich bequem hin. Tue einige tiefe Seufzer und lasse dich mit jedem seufzenden Ausatmer noch ein wenig schwerer auf deine Unterlage sinken.
- Schmelze in eine Haltung, die ein Weilchen für dich entspannend ist.
- Gönne dir immer wieder Bewegung und Veränderung deiner Lage, wenn du sie noch verbessern kannst. Wende deine Aufmerksamkeit ganz dir selbst zu und horche in dich hinein.

• Halten Sie Ihre **Stimme ruhig** und beginnen Sie nicht plötzlich und hart. Sprechen Sie langsam und halten Sie die Pausen ein (z.B. still bis 10 zählen, in Gedanken mitmachen, die Frauen beobachten). Sprechen Sie auch laut genug, damit alle unangestrengt zuhören können.

• Lassen Sie **jede Übung ausklingen**. Erzeugen Sie Rituale z.B. durch die immer gleiche Schlussformulierung am Ende jeder Entspannungsreise:
- Genieße deine wohlige Ausdehnung noch eine Weile in Stille. Bringe dann allmählich deine Aufmerksamkeit wieder in den Raum zurück.
- Bewege deine Finger und Füße, deine Nasenspitze und den Mund. Beginne dich zu rekeln, zu recken und zu strecken wie eine Katze, die hinter einem Ofen aufwacht.
- Öffne auch langsam wieder die Augen, und mach dich wieder bereit für die Aufgaben, die du heute noch erfüllen möchtest.

• Sie können den Ablauf z.B. gut an Freundinnen, den eigenen Kindern oder dem Partner zu Hause einüben, um Erfahrungen mit der Länge der Pausen, der Qualität der Stimme und der Gesamtdauer der Übungseinheit zu machen.

- **Musik** fördert eine entspannte Stimmung und auch Stille. Sie kann durch die Geräuschkulisse Schamgefühle mildern und sie vergrößert Intimität und nonverbale Kommunikation.

Vorschläge für ruhige Sequenzen
- langsame Sätze klassischer Musik
- eigene Lieblingsmusik mit sanfter Stimmung (passend zu Ihnen und Ihrem Arbeitsstil)
- Instrumentalmusik bleibt mehr Hintergrund als Gesang
- Naturgeräusche von Wasser und Vogelstimmen
- unterschiedliche Stile für wiederholte Treffen, so dass eventuell für jeden etwas dabei ist
- eventuell Musik von den Frauen/Paaren mitbringen lassen
- japanische Flötenmusik fördert langen Atem
- Gongs und ähnliche Klänge eignen sich zum Mittönen
- Ungeborene hören lieber helle, hohe Klänge wie z.B. Violinen (Vivaldi, Mozart).

Vorschläge für belebende Musik mit Bewegung
- Elvis Presley oder Bob Marley für Beckenbewegungen (weniger Abwehr als evtl. bei türkischer Bauchtanzmusik)
- südamerikanische Tanzmusik
- afrikanische Trommeln
- „Bolero" von Ravel für Durchhalteübungen.

- Zur **Anleitung von Partnerübungen** in der Gruppe können Sie die Handgriffe an einer Frau demonstrieren, die Sie zuvor unter vier Augen (!) um Erlaubnis gefragt haben. Nehmen Sie sich dafür Zeit, und führen Sie die Bewegungen langsam aus. Während der Übung können Sie dann eventuell das Licht dämpfen, um mehr Intimität herzustellen. Alle Teilnehmerinnen beginnen, wechseln und beenden die Übungen gleichzeitig nach Ihren Vorgaben und Zeitansagen.

- Bei **Fantasiereisen** benötigen die Teilnehmerinnen den Hinweis, dass ihre eigene Fantasie der Meister über den Verlauf der angeleiteten Reise ist. Die Fantasie kennt die eigenen Grenzen und kann alles so umformulieren und gestalten, dass jede Teilnehmerin den für Sie selbst angemessenen Erfolg der Reise erleben kann.

- **Einschlafen und Schnarchen** sollte von Ihnen angesprochen werden. Jede Frau ist für sich selbst verantwortlich, nicht etwa für den Partner oder die Nachbarin. Störungen von außen – wie das Schnarchen – können die Frauen als Übungsaufgabe im Hinblick auf das Kreißsaalgeschehen annehmen, wo auch aus dem Nachbarraum Geräusche dringen können, um die sie sich nicht zu kümmern brauchen.

- Die Entspannung der Eltern überträgt sich auf die **Kinder**. Das ist wichtig bei Kindern, die unverhältnismäßig viel und untröstlich weinen und schreien. Das heißt, die Eltern benötigen also Hilfe, Massagen u.ä. und keine Vorwürfe oder Schuldzuweisungen.

Fortbildungsangebote

- Gesellschaft für Geburtsvorbereitung, Familienbildung und Frauengesundheit (GFG) Ausbildungsgruppe Hannover 1999/00 (Grundkurs)
Helen M. Heinemann und Viresha J. Bloemeke
Dellestr. 5
40627 Düsseldorf
Tel 0211-252607
Fax 0211-202919

- Im „Hebammenforum" (Bund Deutscher Hebammen e.V.) sind jeden Monat zahlreiche Fortbildungsangebote der Landesverbände und viele Angebote diverser Praxen und Organisationen zu finden.

Tab. 5.2 Mögliche Reaktionen unter Entspannung

Darmgeräusche	Der Parasympathikus wird aktiv – ein gutes Entspannungszeichen.
Seufzen	Befreit den Atem und hilft beim Entspannen.
Weinen, wenn sich die Spannung löst	Gestatten Sie es ausdrücklich, und halten Sie Taschentücher bereit.
Streit, Lieblosigkeit oder Ungeschicklichkeit heben. Wenn zwischen den Partnern	Helfen Sie, Unsicherheiten bei der Ausführung zu bedie Schamschwelle zu hoch ist, können Sie vielleicht Alternativen vorschlagen.
Kichern, Lachen, Gespräche	Kurzzeitig können Sie abwarten. Eventuell sollten Sie nach dem Grund für die Störung fragen und die ungewohnte Situation ansprechen. Sie können dann auch Musik auflegen und/oder um Stille bitten.
Unruhe, Beine zucken, Pruritus	Kommt in der Schwangerschaft häufig vor; bei Bedarf werden die Gliedmaßen ausgeschüttelt, gezappelt und gedehnt und eine andere Haltung mit Bodenkontakt der Füße eingenommen. Wenn das Phänomen z.B. zu Hause beim Hinlegen auftritt, hilft lauwarmes Duschen.

Literatur

- Janet Balaskas: Aktive Geburt, Kösel 1993.
- Janet Balaskas: Yoga für werdende Mütter, Kösel 1995.
- Viresha J. Bloemeke: Alles rund ums Wochenbett, Kösel 1999.
- Margarita Klein: Das tut mir gut nach der Geburt, Rowohlt 1998.
- Margarita Klein: Schmetterling und Katzenpfoten, Ökotopia 1999.
- Ines Albrecht-Engel: Geburtsvorbereitung, rororo 1993.
- Gerlinde M. Wilberg, Karlo Hujber: Natürliche Geburtsvorbereitung und Geburtshilfe, Kösel 1991.
- Thea Vogel: Die ganzheitliche Rückbildungsgymnastik, Walter 1999.
- Frauke Lippens: Wochenbettbetreuung, Babymassage, Rückbildungsgymnastik, Selbstverlag 1997.
- Frauke Lippens: Geburtsvorbereitung, eine Arbeitshilfe für Hebammen, Elwin Staude Verlag, Hannover 1992.

5   ENTSPANNUNGSTECHNIKEN

Notizen

Sabine Kuse

Notizen

Ernährungsanamnese

Die Rolle der Nährstoffe und ihr Einfluss auf den Stoffwechsel und die Versorgung des mütterlichen und kindlichen Organismus sollte jeder Schwangeren so früh wie möglich bewusst gemacht werden. So können viele Komplikationen verhindert oder gemildert werden.

Eine Ernährungsberatung ist nach den Mutterschaftsvorsorgerichtlinien zwar vorgesehen, leider fehlt vielen Betreuerinnen noch das Wissen, wie diese Beratung sinnvoll und praktisch umgesetzt werden kann. Ernährung sollte auch immer mit Genuss verbunden sein und von den Schwangeren als praktikabel und umsetzbar empfunden werden.

Die Ernährung in der Schwangerschaft ist für viele werdende Mütter eines der schwierigsten Themen. Das Bewusstsein über die Bedeutung einer ausgewogenen Ernährung in diesem Lebensabschnitt ist nicht immer ausgeprägt. Für viele Frauen ist die Bestätigung der Schwangerschaft jedoch ein Anlass, sich intensiver mit ihrer Ernährungsweise auseinander zu setzen. Dazu gehören z.B. folgende Fragen:

- Wie sollte die optimale Ernährung in der Schwangerschaft aussehen? Kenne ich mich überhaupt mit den Bestandteilen einer ausgewogenen Ernährung aus?
- Wo stehe ich, was kann ich verbessern, was muss ich verbessern?
- Will ich vor allem gewichtsbewusst handeln, oder spielt das Gewicht für mich eine untergeordnete Rolle?
- Wer setzt mich unter Druck (Partner, Ärzte)? Setze ich mich selbst unter Druck, um nicht zu sehr zuzunehmen?
- Welche Informationsquellen habe ich bisher genutzt (Modezeitschriften, Eltern-Zeitschriften, Bücher über eher alternative Ideen zu Schwangerschaft, Geburt, Stillen)?

Zu Beginn der Ernährungsberatung ist eine **ausführliche Anamnese** erforderlich, um sich einen Überblick über den aktuellen Ernährungszustand und die Vorlieben der Schwangeren zu verschaffen. Sie umfasst:

- Essgewohnheiten
- Trinkgewohnheiten (welche Getränke und wie viel?)
- eigene Vorstellungen und Vorlieben (lieber schlank bleiben, frühere Gewichtsprobleme, gibt es Gewichtsprobleme in der Familie?).

Das Ziel der Anamnese ist die Einschätzung, ob eine Ernährungsumstellung notwendig ist und wenn ja, auf welchem Gebiet. Hierzu eignen sich vor allem offene Fragen, die mit „was, wann, wie viel" usw. begonnen werden und eine umfangreichere Antwort als nur „ja" oder „nein" erfordern.

Beispiele:
- Wie oft in der Woche essen Sie Fleisch?
- Wie oft in der Woche essen Sie Fisch?
- Welche Sorten Fleisch/Fisch/Gemüse usw. mögen Sie besonders?

Aus den Antworten versuchen Sie herauszuhören, welche Speisen nicht genannt werden, um nach einer möglichen Abneigung, Allergie o.ä. zu fragen. Auf diese Punkte kann dann gesondert eingegangen werden, um Alternativen aufzuzeigen.

Wichtig: Sie sollten bei der Ernährungsberatung stets berücksichtigen, welche Umstellungen Sie der Frau zumuten können. Ist sie in der Lage, die Vorschläge anzunehmen und umzusetzen?

Es wird wenig Sinn machen, einer Frau mit einer eher „schlechten" Ernährungsweise eine Umstellung auf Vollwertkost vorzuschlagen. Sie wird kaum in der Lage sein, diese umzusetzen. Ihr Körper wird auch in dem relativ kurzen Zeitraum der Schwangerschaft nicht in der Lage sein, mit dieser Umstellung ohne Probleme klar zu kommen. Auch die Umstellung auf vegetarische Ernährungsweise sollte in der Schwangerschaft unterbleiben. Die Belastung für den Stoffwechsel ist zu groß, der Körper kann die Nährstoffe nicht vollständig auswerten und der Darm wird überstrapaziert. So könnte sich die Nährstoffauswertung tatsächlich verschlechtern, was unbedingt vermieden werden sollte.

Kleine, zum Erfolg führende Verbesserungsschritte zu Beginn sind besser als große, fehlgeschlagene.

Es sollte der werdenden Mutter immer das positive Gefühl vermittelt werden, dass sie etwas erreicht hat. Es liegt nicht an Ihnen, den Grad des Erfolgs zu bewerten, sofern keine akute Gefahr für die Gesundheit von Mutter und Kind besteht. Negative Beurteilungen sollten daher immer vermieden und auch kleinste Fortschritte gelobt werden.

Manche Frauen möchten sich lieber auf die Aufnahme zusätzlicher Vitamine per Tabletten verlassen, weil sie zu wenig Kenntnisse über die Zusammensetzung der Nahrung haben und ihr Interesse daran auch gering ist. Auch das sollte letztendlich akzeptiert werden, wenn ein Umdenken nicht in Gang gesetzt werden kann. Von Kombinationspräparaten ist allerdings abzuraten, da sich deren Inhaltsstoffe sogar gegenseitig in ihrer Aufnahme und Verwertung behindern können. Einzelne Vitamine/Präparate sind zu bevorzugen und sollten jeweils im Abstand von 2 Stunden eingenommen werden, um die Verwertung jedes einzelnen zu unterstützen.

Gesunde Ernährung schon vor der Zeugung

Warum sollte die Ernährung in der Schwangerschaft also anders aussehen als zu anderen Zeitpunkten im Leben einer Frau? Natürlich ist ein zweiter Mensch unmittelbar davon abhängig. Daraus ergibt sich die logische Folgerung, dass alle Nährstoffe zum gesunden Werden und Wachsen des neuen Menschen in

ausreichender Menge vorhanden sein müssen. Aber auch der Körper der Mutter muss der Mehrbelastung der Schwangerschaft Stand halten können. Die Ernährung soll darüber hinaus zwei weiteren Zielen gerecht werden: Sie soll eine gute **Plazentabildung und -einnistung** unterstützen und die Ausweitung und Erhaltung des **Blutvolumens** und seine Fließfähigkeit jederzeit gewährleisten.

Viele Nährstoffe müssen täglich aufgenommen werden (z.B. wasserlösliche Vitamine, Eiweiß, Energielieferanten), um die notwendigen biochemischen Abläufe in Stoffwechsel, Zellauf- und -abbau zu gewährleisten. Andere dagegen können Depots bilden und erlauben daher auch einmal gelegentliche Auszeiten (z.B. fettlösliche Vitamine). Zwei Beispiele:

• **Folsäure** ist ein dringend benötigtes Vitamin, um Missbildungen z.B. am Neuralrohr zu verhindern (s. auch Tab. 6.1). Darüber hinaus ist es für eine gute Eiweißverwertung bzw. Umbildung in körpereigenes Albumin unerlässlich. In der späteren Schwangerschaft scheint es für die Entwicklung des kindlichen Immunsystems unerlässlich zu sein.

• **Jod** wird vor allem zur Anlage einer gut funktionierenden Schilddrüse beim Baby benötigt, aber auch zur Steuerung von Hormonen bei der Mutter (s. auch Tab. 6.3). Diesen beiden Erkenntnissen wird mittlerweile durch eine routinemäßige Substitution bereits ab der Frühschwangerschaft Rechnung getragen. Die Versorgung mit Folsäure sollte allerdings schon ca. vier Monate vor Beginn einer (geplanten) Schwangerschaft optimiert werden.

Der wichtigste Grundsatz lautet: Die Ernährung ist jeden Tag der Schwangerschaft von Bedeutung, vom ersten Tag an, bei manchen Nährstoffen sogar schon vor der Konzeption.

Gewichtszunahme

Das Augenmerk werdender Mütter und ihrer medizinischen Betreuer liegt oft auf der Einhaltung gewisser „künstlicher" Richtlinien, z.B. bei der Gewichtszunahme im Verlauf der Schwangerschaft. Während noch vor wenigen Jahren die magische Grenze bei 9-11 kg lag, sind nun die Grenzen etwas großzügiger auf 12-15 kg angehoben worden. Dabei handelt es sich jedoch lediglich um **statistische Durchschnittswerte**, die im Einzelfall auch größere Abweichungen nach oben oder unten zulassen sollten.

Folgende Hintergründe liegen diesen Richtlinien zu Grunde: Laut Statistik kommen gewisse Schwangerschaftskomplikationen häufiger vor, wenn Frauen als adipos gelten – Ist Adipositas aber immer der Auslöser für die Komplikationen? Ödeme können je nach Umfang eine erhebliche Gewichtszunahme verursachen. Aber die Gewichtszunahme an sich wird niemals die Ursache für Ödeme sein. Adipositas und erhöhte Blutdruckwerte treten häufig zusammen auf. Adipositas ist aber nicht zwangsläufig die Ursache dafür, sondern kann durch ein und dieselbe genetische Besonderheit hervorgerufen werden. Sind die davon betroffenen Frauen wirklich immer adipös? Welche Richtlinien legt man zu Grunde?

Nach der alten **Broca-Formel** galt als Idealgewicht für Frauen, wenn ihr Gewicht 15% unter der Körpergröße in cm minus 100 lag. Diese sehr enge Marge stufte viele Frauen als übergewichtig ein, die selbst nach objektiven Gesichtspunkten keinen übergewichtigen Eindruck machten. Der heute verwendete **Body-Mass-Index** bietet viel mehr Spielraum und

wird daher dem unterschiedlichen Körperbau, Muskelansatz usw. gerechter.

Body-Mass-Index:

$$\frac{\text{Körpergewicht (kg)}}{(\text{Körpergröße (m)})^2}$$

Beispiel: $68 \text{ kg}/1{,}72\text{m}^2 = 22{,}98 \text{ kg/m}^2$

Frauen mit einem niedrigen Body-Mass-Index zu Beginn der Schwangerschaft sollten eine höhere Gewichtszunahme während der Schwangerschaft anstreben als Frauen mit einem höheren Ausgangswert. Die hier aufgeführten Werte sind jedoch Anhaltspunkte und nicht zur Grenzziehung geeignet. Natürlich gelten diese Richtwerte nur für Frauen **ohne** Ödeme.

Bausteine einer ausgewogenen Ernährung

Die fünf wichtigsten Bausteine einer ausgewogenen Ernährung sind:
- Proteine (Eiweiß)
- Vitamine
- Energielieferanten (Fette, Kohlenhydrate)
- Mineralien und Spurenelemente
- Flüssigkeit.

Proteine

Proteine (*griech.* proton = das Erste, das Wichtigste) sind an den wichtigsten Vorgängen des Zellstoffwechsels beteiligt. Je nach Struktur und Löslichkeitsverhalten haben sie sehr un-

Body-Mass-Index	Wert	Gewichtzunahme
niedriger Body-Mass-Index	< 19,8	12,5 – 18,0 kg
normaler Body-Mass-Index	19,8 – 26,0	11,5 – 16,0 kg
hoher Body-Mass-Index	26,0 – 29,0	7,0 – 11,5 kg
sehr hoher Body-Mass-Index	> 29,6	über 6,0 kg

terschiedliche Funktionen. Sie erfüllen als Biokatalysatoren (Enzyme), Hormone, Schutz- und Transportstoffe wichtige Aufgaben. Als Stütz- und Gerüstsubstanzen sind sie am Organ- und Gewebeaufbau beteiligt. Sie müssen mit der Nahrung als Protein aufgenommen werden und werden z.B. mithilfe von Katalysatoren (z.B. Vit. B_6) in körpereigenes Eiweiß (= Albumin) umgewandelt.

Vorkommen: Milch und Milchprodukte, Eier, Fleisch, Fisch, Hülsenfrüchte wie Erbsen, Linsen, Bohnen, Vollkornprodukte.

Tagesbedarf für Schwangere: 90–100 g, ein Verhältnis von 1/3 pflanzlichem zu 2/3 tierischen Eiweiß gilt als optimal.

Energielieferanten

- **Kohlenhydrate** sind wichtige Nährstoffe für den menschlichen Organismus. **Einfachzucker** (Monosaccharide) werden direkt ins Blut aufgenommen und geben von allen Nährstoffen am schnellsten Energie ab. (Trauben-, Frucht- und Schleimzucker in Obst, Honig und Milch). **Zweifachzucker** (Disaccharide) sind nicht direkt verdaulich und müssen im Körper durch Enzyme oder Fermente zu Einfachzuckern abgebaut werden (Rohr- und Rübenzucker, Malzzucker (keimendes Getreide) und Milchzucker). **Vielfachzucker** (Polysaccharide) müssen wie Doppelzucker zerlegt werden. Dazu gehören Stärke, Dextrin, Zellulose, Pektin und Glykogen (in Kartoffeln, Getreide, Hülsenfrüchten; Zellulose und Pektin als Ballaststoffe in Pflanzengerüsten, Kernobst und Beeren).

- **Mehrfachzucker** (außer Zellulose und Pektine) werden im Verdauungstrakt zu Glucose aufgespalten. Ein Teil der aufgenommen Kohlenhydrate wird vom Körper in Glykogen umgewandelt, um in Leber und Muskeln als ständige Energiereserve zur Verfügung zu stehen. Dauernde Überschüsse werden in Körperfett umgewandelt. Bei Mangelversorgung werden entweder die Energiereserven der Fettdepots angegriffen, (Ketonkörper als Abbauprodukte) oder es werden Proteine verbrannt.

- **Fette** werden in **pflanzliche** und **tierische** Fette unterschieden, sie enthalten wichtige fettlösliche Vitamine (A, D, E, K) und Farb-

Tab. 6.2 Ernährungsplan (Übersicht)

Lebensmittel	Menge	Eiweißgehalt
Milch, Milchprodukte	4 Gläser à 250 ml	1 Liter = 32,0 g
Quark	250 g	26 g
Käse	2 kl. Scheiben	12,75 g
Getreideprodukte	z.B. 5 – 6 Scheiben Brot	
Kartoffeln	3 – 4 Stück	
Nudeln	70 g Rohware	100 g = 13 g
Fleisch (mager)	150 g	ca. 25 – 30 g
Schinken	50 g	ca. 10 g
Fisch (mager)	200 – 250 g	ca. 25 g
Fisch (fett)	100 – 150 g	
Eier	1 Stück	ca. 6 g
Obst	2 – 3 Stück täglich	
Gemüse/Salat	300 – 400 g	
Fett/Öl	30 – 60 g	
Salz	1 Teelöffel (bis 70 kg Körpergewicht) und mehr	
Getränke	2,0 – 2,5 Liter	

Tab. 6.1 Vitamine

Vitamin	Wichtigste Funktionen	Mögliche Mangelsymptome	Vorkommen	Personen mit Mehrbedarf
B1 (Thiamin)	wichtig für den Kohlenhydrat-Energie-Stoffwechsel und das Nervensystem, beteiligt am Aufbau von Neurotransmittern	Appetit- und Schlaflosigkeit, Nervenentzündung, Beriberi, Reizbarkeit, Konzentrations- und Gedächtnisschwäche, Depressionen, Nervenentzündungen, Herzrhythmusstörungen	Schweinefleisch, Leber, Vollkornprodukte, Hülsenfrüchte, Kartoffeln, Gemüse, Nüsse, Bierhefe	alle Bevölkerungsgruppen
B2 (Riboflavin)	Teil von ca. 60 verschiedenen Enzymen des Fett-, Kohlenhydrat- und Eiweißstoffwechsels	Mundwinkelrisse, Anämie, Sehstörungen, allgemeine Müdigkeit und Unlust, gereizte Schleimhäute, Nervenstörungen, aufgesprungene Lippen, Dermatitis, übermäßige Hornabstoßung der Haut, glanzlose, brüchige Fingernägel	Milch, Buttermilch, Schweine- und Rinderleber, Eier, Nüsse, Samen	junge Frauen, Senioren, Alkoholiker; Frauen, die die "Pille" nehmen
B6 (Pyridoxin)	wichtig im Eiweißstoffwechsel und für das Nervensystem, Beteiligung am Aufbau von Abwehrzellen	Konzentrationsschwäche, Schlaflosigkeit, Anämie, Nervenentzündungen, Hautveränderungen, nervöse Störungen, Krämpfe (bei Säuglingen), häufige Infekte, Glukoseintoleranz	Makrele, Sardine, Kartoffeln, Vollkornprodukte, Hülsenfrüchte, Avocados, Bananen, Kohl, Muskelfleisch, Leber	Jugendliche, Schwangere, Senioren; Frauen, die die "Pille" nehmen
B12 (Kobalamin)	trägt zur Bildung der roten Blutkörperchen bei und verhindert so bestimmte Formen der Anämie, außerdem ist es am Aufbau der Zellsubstanz und an allen Wachstumsvorgängen im Körper beteiligt	Anämie, Appetitlosigkeit, Veränderungen der Zungenschleimhaut, Gedächtnis- und Konzentrationsschwäche, depressive Verstimmungen u.a. psychische Erkrankungen	Fleisch, Leber, Fisch, Milch, Milchprodukte	strenge Vegetarier (sog. Veganer)
Biotin ("Vitamin H")	wichtig für die Synthese von Kohlenhydraten und Fettsäuren, Zellteilung, Hauterneuerung	Hautveränderungen, Haarausfall, Übelkeit, Erschöpfung, Appetitlosigkeit	Leber, Milch, Milchprodukte, Sojabohnen, Hülsenfrüchte, Bananen, Naturreis, Bierhefe	Alkoholiker, übermäßiger Genuss von rohen Eiern

Tab. 6.1 Vitamine

Vitamin	Wichtigste Funktionen	Mögliche Mangelsymptome	Vorkommen	Personen mit Mehrbedarf
B9 (Folsäure)	spielt eine wichtige Rolle bei der Zellteilung und -neubildung, d.h. auch bei der Blutbildung und verhindert so bestimmte Formen der Anämie („Blutarmut"), Herstellung der DNS	Anämie, Schleimhautveränderungen, Durchfall, Wachstumsstörungen, Depressionen, neurologische Störungen, Reizbarkeit, Vergesslichkeit, Schlafstörungen, Gicht, verminderte Immunabwehr	dunkelgrüne Blattgemüse, Salat, Vollkornprodukte, Leber, mageres Fleisch, Käse, Bierhefe	alle Altersgruppen, besonders aber junge Frauen, Schwangere und Stillende. Wechselwirkungen bei chronischer Arzneimitteleinnahme, Alkoholiker
B3 (Niacin)	wichtig für am Energieumsatz beteiligte Enzyme in den Zellen, für Herzfunktion und zentrales Nervensystem	Appetitmangel, Gewichtsverlust, Schlaflosigkeit, nervöse Störungen, Pellagra (schwere Hautkrankheit), Depressionen, Altersdemenzen	mageres Fleisch, Fettfisch, Geflügel, Erbsen, Kaffee	keine Risikogruppen
B5 (Panthotensäure)	maßgeblich am Abbau von Fetten, Kohlenhydraten und Aminosäuren sowie am Aufbau von Fettsäuren und bestimmten Hormonen beteiligt	Mangel selten, meist in Verbindung mit anderen Vitaminen des B-Komplexes, Müdigkeit, Schwäche, Hautveränderungen, Kribbeln in den Händen und Füßen (Parästhesien), schlechte Wundheilung	in fast allen Lebensmitteln enthalten, besonders in Innereien, Fleisch, Pilzen, Erbsen, Vollkornprodukten, Grüngemüse	in Phasen des Wachstums, in Stresssituationen
C (Ascorbinsäure)	verbesserte Eisenresorption, Bildung und Funktionserhaltung von Bindegewebe und Knochen, stimuliert Abwehr, Antioxidanz, beteiligt an zahllosen Stoffwechselreaktionen	Müdigkeit, erhöhte Infektanfälligkeit, verzögerte Wundheilung, Zahnfleischbluten, Zahnausfall, Skorbut, Depressionen, Herz-/Kreislauf-Erkrankungen	schwarze Johannisbeeren, Paprika, Kiwi, Erdbeeren, Weißkohl, Orangen	Senioren

Tab. 6.1 Vitamine

Vitamin	Wichtigste Funktionen	Mögliche Mangelsymptome	Vorkommen	Personen mit Mehrbedarf
A (Retinol)	Beteiligung am Sehvorgang, greift in Aufbau und Funktionserhaltung von Haut und Schleimhäuten ein, wichtig für ein intaktes Immunsystem	Nachtblindheit, trockene Augen, trockene, schuppige Haut, Follikelbildung an Oberarmen, Akne, brüchige Fingernägel, glanzlose Haare, Wachstumsstörungen, häufige Infektionen	Kalbsleber, EmmentalerKäse, Makrele	Darmerkrankungen, parenterale Ernährung, Alkoholismus
Beta-Karotin	Provitamin A, d. h. Vorstufe für Vitamin A, schützt Zellen vor Zerstörung durch Oxidation (natürliches Antioxidans)	Herz-/Kreislauf-Erkrankungen	gelbes Obst oder Gemüse, dunkelgrünes Blattgemüse, wie z.B. Karotten, Tomaten, Brokkoli, Mango, Aprikosen	junge Frauen, Raucher, Alkoholiker, Schwangere, Stillende, bei gestörter Fettresorption, Photosensibilität
D (Calciferole)	wichtig im Kalzium- und Phosphatstoffwechsel, beeinflusst die Mineralisierung der Knochen und Zähne	Rachitis (bei Kindern) und Osteomalazie (Knochenerweichung bei Erwachsenen), Muskelkrämpfe, gesteigerte Nervenerregbarkeit	Milch, Eier Margarine, Hering, Lachs, Aal	Vegetarier, Senioren, Frühgeborene, Kinder mit unzureichender Sonnenexposition, bei Schilddrüsenunterfunktion
E (Tocopherole)	schützt ungesättigte Fettsäuren und Vitamin A im Körper vor Zerstörung durch Oxidation (natürliches Antioxidans)	selten; eventuell können Störungen des Muskelstoffwechsels auftreten und die Lebensdauer der roten Blutkörperchen kann vermindert sein, Herz-/Kreislauf-Erkrankungen, Katarakte (Linsentrübung)	Weizenkeimöl, Sonnenblumenöl, Margarine, Vollkornprodukte, Erbsen, Grünkohl	junge Frauen und Männer
K	wichtig für das Blutgerinnungssystem	verlängerte Blutgerinnungszeit, Neigung zu Blutungen	Leber, Hühnerfleisch, Blumenkohl, Sauerkraut, grünes Blattgemüse, Tomaten, Käse, Eigelb	Neugeborene

(Nachdruck mit freundlicher Genehmigung des Pharmatek-Verlags, Darmstadt, aus Jahresheft „Alles über Vitamine/Mineralstoffe". Ausgabe 2000)

Tab. 6.3 Mineralstoffe

Mineralien	Wichtigste Funktionen	Mögliche Mangelsymptome	Vorkommen
Natrium (Na)	Regulation des Wasserhaushalts, beteiligt an der Aufnahme von Kohlenhydraten und Aminosäuren, Muskelkontraktion, aktiviert Enzyme	niedriger Blutdruck, Apathie, Muskelkrämpfe, Ödeme	Fleisch- und Wurstwaren, Hartkäse, Dosengemüse, Räucherfisch, Mineral- und Heilwasser
Chlor (Cl)	ist zusammen mit Natrium für die Wasserbilanz (osmot. Druck) zuständig; Bestandteil der Magensäure und damit für die Verdauung wichtig	Verlust von Magensäure, Durchfall, in extremen Fällen Wachstumsstörungen	stets zusammen mit Natrium und Kalium
Kalium (K)	Regulation des Wasserhaushalts, aktiviert Enzyme	Muskelschwäche, Krämpfe, Herzrhythmusstörungen, Schwindel	Hülsen- und Trockenfrüchte, Gemüse- und Obstsäfte, Hefeprodukte, Mineral- und Heilwasser
Magnesium (Mg)	Erregungsleitung von Muskeln und Nerven, Muskelkontraktion, aktiv in über 200 Enzymen, Aufbau von Knochen und Sehnen	Muskelschwäche, Herzrhythmusstörungen, Schwindel, Krämpfe, Schlaflosigkeit, Gereiztheit, Unruhe, Stressanfälligkeit, Probleme mit der Nervenreizübertragung, prämenstruelles Syndrom, Menstruationsschmerzen	Hefe, Getreide, Nüsse, Fleisch, Grüngemüse, Mineral- und Heilwasser
Kalzium (Ca)	Stützfunktion im Skelett, Bildung von Knochen- und Zahnsubstanz, Blutgerinnung, verschiedene Enzymaktivitäten, Regulation des Herzschlags, Muskelkontraktionen, Nervenimpulsübertragung	abnehmende Knochendichte (Osteoporose), Zahnfehlstellungen bei Kindern, Schlaflosigkeit, Nervosität, Muskelkrämpfe, hoher Blutdruck, Menstruationsbeschwerden	Milch, Milchprodukte, Gemüse, Mineral- und Heilwasser
Phosphor (P)	Energiegewinnung, Bestandteil energiereicher Verbindungen, Knochenbestandteil	Rachitis, Osteomalazie (Knochenerweichung)	Wurst, Fleisch, Milch, Milchprodukte, Fisch
Schwefel (S)	Bestandteil von Zelleiweiß, aktiviert Enzyme, Energiestoffwechsel, unterstützt Entgiftungsfunktionen	nicht bekannt	Fleisch, Fisch, Milch und Milchprodukte, Nüsse, Hülsenfrüchte, einige Heil- und Mineralwässer

Tab. 6.3 Mineralstoffe

Mineralien	Wichtigste Funktionen	Mögliche Mangelsymptome	Vorkommen
Jod (J)	Bestandteil der Schilddrüsenhormone, Muskelaufbau, Kohlenhydrat- und Fettstoffwechsel	Kropf, Unruhe, Wachstumsstörungen, Schwachsinn (Kretinismus), brüchiges Haar, verminderte Reaktionsfähigkeit	Meeresprodukte wie Fisch und Muscheln, Milch und Milchprodukte, Jodsalz
Eisen (Fe)	Sauerstoffverwertung, Erythrozytenbildung und Energiestoffwechsel	allgemeine Abgeschlagenheit, Motivationsmangel, erhöhte Infektanfälligkeit	Fleisch, grünes Gemüse, Milch, Milchprodukte, nicht enteisente Mineral- und Heilwässer
Zink (Zn)	wichtige Funktion bei der Wundheilung und für das Wachstum, Teil körpereigener antioxidativer Enzyme, notwendig für viele Hormone	Haar- und Hautveränderung, Infektanfälligkeit, nachlassende Sexualfunktionen, Durchfall, Schlafstörungen, verzögerte Wundheilung, Glukoseintoleranz, verspätete sexuelle Reifung, Nachtblindheit, schlechter Geruchs- und Geschmackssinn, Arthritis	Fleisch, Vollgetreide, Gemüse
Mangan (Mn)	aktiv in 50 verschiedenen Enzymen, Glukoseverwertung, Eiweiß-Fettstoffwechsel, Schilddrüsenhormon, Knochenwachstum	vorzeitig ergraute Haare, Haarverlust, Wachstumsstörungen, verringerte Insulinproduktion, Schwindel, Gehörverlust	Nüsse, Wurzeln, Vollgetreide, Hülsenfrüchte, Tee, Mineral- und Heilwässer
Kupfer (Cu)	gemeinsam mit Eisen für die Aktivierung wichtiger Enzyme notwendig, für die Blutkörperchenbildung, beteiligt am Knochenaufbau, Aufrechterhaltung des Nervensystems	Anämie, Störungen der Knochenbildung	Avocados, Innereien, Fisch, Nüsse, Schalentiere (Austern), Buchweizen, Kakaopulver
Selen (Se)	Antioxidans, Radikalenfänger, Schutzfunktion für Zellwände	Wachstumsstörungen, hohe Blutfettwerte, verringerte Krebsresistenz, Infektanfälligkeit	Fisch, Fleisch, Innereien, Mineral- und Heilwässer
Silicium (Si)	notwendig für die Bildung von Knochen, Knorpel und Bindegewebe	nicht bekannt	vor allem in pflanzlichen Lebensmitteln und Bier, Mineral- und Heilwässer

(Nachdruck mit freundlicher Genehmigung des Pharmatek-Verlags, Darmstadt, aus Jahresheft „Alles über Vitamine/Mineralstoffe". Ausgabe 2000)

Tab. 6.4 Tagesmenübeispiel

Frühstück

Bezeichnung	Menge	Eiweiß in g	kcal.	Kohlehydrate in g
Müsli aus Haferflocken	40 g	5,2	141	23,8
1/2 Banane in Scheiben	60 g	0,7	49	12,8
1 Glas Vollmilch (3,5 % Fett)	250 ml	8,0	160	12,0
oder Orangensaft	*250 ml*	*1,8*	*110*	*23,5*
Gesamt		**13,9**	**350**	**48,6**
(bei Austausch der Milch				
durch Orangensaft)		7,7	300	60,1

Bemerkung: Die hier aufgeführte Menge Müsli entspricht bereits zwei Scheiben Brot und kann von der in der Übersichtstabelle aufgeführten Gesamtmenge abgezogen werden.

1. Zwischenmahlzeit

Bezeichnung	Menge	Eiweiß in g	kcal.	Kohlehydrate in g
Speisequark (40 % Fettgehalt)				
(entspricht 1/3 Packung)	85 g	9,4	136	2,8
mit Milch und	20 ml	0,6	13	0,9
zwei Teelöffel Kirschkonfitüre verrühren	20 g	0,1	50	12,4
Gesamt		**10,1**	**199**	**16,1**

Mittagessen (als warme Mahlzeit mit dem Abendessen austauschbar)

Bezeichnung	Menge	Eiweiß in g	kcal.	Kohlehydrate in g
Putenschnitzel, gebraten	150 g	30,8	171	0
Naturreis (trocken gewogen)	40 g	2,9	139	29,4
5-6 EL Erbsen (Tiefkühlware)	100 g	6,6	81	12,6
Sauce aus Sahne (30 % Fett) und	60 ml	1,4	185	2,0
Mandarinen (aus der Dose mit				
Flüssigkeit gewogen)	60 g	0,1	11	8,3
Gesamt		**41,8**	**587**	**52,3**

2. Zwischenmahlzeit

Bezeichnung	Menge	Eiweiß in g	kcal.	Kohlehydrate in g
Obst oder Gemüse roh, z.B. *1/2 Banane,*				
Rest vom Frühstück, ca.	*60 g*	*0,7*	*49*	*12,8*
oder ein Apfel ca.	*150 g*	*0,5*	*81*	*15,6*
2 kleine Möhren roh	80 g	0,9	22	4,2

Bemerkung: Hier sind die Möhren berechnet worden.

Tab. 6.4 Tagesmenübeispiel

Abendmahlzeit

Bezeichnung	Menge	Eiweiß in g	kcal.	Kohlehydrate in g
2 Scheiben Weizenmischbrot je 50 g	100 g	6,2	225	47,7
oder Vollkornbrot	*100 g*	*6,8*	*193*	*38,8*
mit Auflage: Butterkäse (60 % Fett)	60 g	10,2	233	0
gekochtem Schinken (2 Scheiben)	50 g	9,8	96	0
Butter	20 g	0,1	151	0,7
Salat Lollo Rosso	30 g	0,4	4	0,3
1 Champignon frisch	10 g	0,3	2	0
gewürfelter Gouda (48 % Fett)	20 g	4,5	69	0
Dressing aus frischem Zitronensaft		0,0	0,03	0
1/2 EL Sonnenblumen- oder Distelöl	5 g	0,0	45	0
Schnittlauch	1 g	0,03	0,3	0
Gesamt		**31,5**	**825**	**48,7**

Bemerkung: Hier ist das Weizenmischbrot berechnet worden; Salat pro Person gerechnet.

Nachtmahlzeit

Bezeichnung	Menge	Eiweiß	kcal.	Kohlehydrate in g
1 Stück Obst (anderes als tagsüber): ein Apfel ca.	150 g	0,5	81	15,6

Getränke

Bezeichnung	Menge	Eiweiß	kcal.	Kohlehydrate in g
2 x 250 ml Milch (inkl. Menge Frühstück) (Berechnung eines Bechers siehe Frühstücksmüsli)	450 ml	8	160	12
1 Liter Mineralwasser	1000 ml	0	0	0
Apfelsaft (100 %, naturtrüb)	500 ml	0,9	225	51
(oder Orangensaft/100 % aus Konzentrat)	500 ml	3,5	220	47
zwei Becher Früchtetee	500 ml	0	0	0
Gesamt		**8,9**	**385**	**63**

Bemerkung: Es wurde der Apfelsaft berechnet.

gesamte Tagesmenge	2425 ml	107,6	2449	248,5
(Bei Austausch der Milch durch Orangensaft)	2500 ml	95,1	2349	271,5

stoffe. **Gesättigte Fettsäuren** sind vor allem in tierischen, **ungesättigte Fettsäuren** vor allem in pflanzlichen Fetten vorhanden. Die wichtigste ungesättigte Fettsäure ist die Linolsäure, sie ist lebensnotwendig (essenziell), kann vom Körper nicht aufgebaut werden und muss daher mit der Nahrung aufgenommen werden. Der Mensch braucht ca. 6 – 8 g essenzielle Fettsäuren pro Tag. Sie wirken u.a. am Zellaufbau mit. Der Linolsäureanteil (Omega-6-Fettsäuren) beträgt z.B. in Sonnenblumenöl 63%, in Butter nur 5%. Linolensäuren (Omega-3-Fettsäuren) sind für den Aufbau der Gehirnzellen beim Kind besonders wichtig und vor allem in Fischölen (Lachs, Hering und Makrele) und in manchen Pflanzenölen (Leinsamen- und Sojaöl) enthalten.

- **Lipoide** sind selbst kein Fett, aber in allen natürlichen Fetten enthalten und dienen dem Aufbau der Gehirn- und Nervenzellen (Lezithin, Cholesterin, Karotin, Ergosterin).

Empfohlene Energieaufnahme in der Schwangerschaft

Kohlenhydrate	50–60 %
Fette	25–30 %
Proteine	bis 20 %.

Flüssigkeit

Eine ausreichende Flüssigkeitsaufnahme ist von Beginn der Schwangerschaft an unerlässlich. Dadurch soll schon in den ersten Wochen, der wichtigen Zeit der Plazentabildung, eine genügende Blutmenge zur Verfügung stehen. Im Allgemeinen hilft die Natur durch gesteigerten Durst, der durch die Schwangerschaftshormone ausgelöst zu werden scheint.

Wenn Frauen keinen gesteigerten Durst verspüren sollten, hilft die Faustregel: im Winter 2 l, im Sommer bis 2,5 l täglich.

Darin sollte die Menge **Milch** mit 85% eingerechnet werden (1 l Milch = 850 ml Flüssigkeit). Als weitere Getränke eignet sich am besten frisches, sauberes Leitungswasser (die Qualität hängt vom Wohnort ab) oder Mineralwässer. Es ist nicht notwendig, auf ein natriumarmes Wasser zurückzugreifen, da an Natrium nicht gespart werden sollte.

Eine Mischung aus reinen Obstsäften und Wasser ist ebenfalls empfehlenswert.

Fruchtsaftgetränke und sog. „Fruchtnektare" sind wegen ihres Zuckergehaltes nicht besonders geeignet; sie sind teuer, aber ohne jeden wirklichen Nährwert.

Bei **Teesorten** sollte man vor allem auf Fruchttees zurückgreifen und die Sorten ständig wechseln.

Tees können Wirkungen wie Medikamente entfalten, man denke nur an die vielen Teesorten, die zur Entwässerung geeignet sind (z.B. Brennnesseltee, grüner Hafertee u.ä.). Da aber eine Entwässerung auch durch Tees vermieden werden soll, sind sie als Durstlöscher auf **keinen Fall geeignet**!

Einige Teesorten, die zur Vorbereitung auf die Geburtsarbeit empfohlen werden, können ebenfalls entwässernde Wirkung entfalten, auch wenn ihnen diese Eigenschaft nicht ausdrücklich zugeordnet wird. Manche Frauen reagieren z.B. entsprechend auf Himbeerblättertee, Pfefferminztee oder auch grünen Tee (=unfermentierter Schwarztee); selbst Rotbuschtee kann entwässernd wirken. In solchen Fällen sollten diese Teesorten nicht mehr getrunken werden, da die entwässernde Wirkung mehr negative Auswirkungen auf das Blutvolumen und die Fließfähigkeit des Blutes haben kann, als sie wirklich zur Vorbereitung auf die Geburt Nutzen bringen. (Bei einer Frau mit stark eingeschränktem Blutvolumen sind während der Geburtswehen bei ihrem Baby eher Herztonabfälle zu erwarten, die die Geburt schnell in einen pathologischen Verlauf mit nachfolgenden operativen Eingriffen rutschen lassen können.)

Ganz allgemein sollten Markentees gewählt werden, in Beuteln oder als Kraut. Fertigtees sind oft gesüßt und daher nicht zu empfehlen.

Schwarzer Tee und **Kaffee** gehören zu den Genussmitteln, die nicht zum Durstlöschen geeignet sind. In geringen Maßen kann eine Schwangere sie trinken, aber dann auch mit Genuss.

Das **Tagesmenübeispiel** sollte für eine Schwangere ab ca. der 20. SSW. gelten. Wenn die Mengen zu groß sind, sollte bei allen Lebensmitteln gleichmäßig gekürzt werden, um die Ausgewogenheit der Nährstoffe zu gewährleisten. Gleiches gilt, wenn die Mengen bei größerem Appetit erhöht werden (bei bereits bestehenden Gestose-Symptomen ist eine höhere Eiweißaufnahme anzustreben).

Bei **Mehrlingsschwangerschaften** steigt der Bedarf an Nährstoffen für jedes weitere Kind um 20-30 g Eiweiß und 400–600 kcal an, da sich die Blutmenge abhängig von der Zahl der Kinder noch mehr ausweiten muss. Die hier aufgeführten Mengen sind auch für die **Stillzeit** angemessen. Nur der Bedarf an Natrium sinkt wieder ab, da die Blutmenge nach der Geburt nur gering höhere Werte als außerhalb der Schwangerschaft zeigt.

Ernährung und Präeklampsie

Die Präeklampsie ist eine schwangerschaftsspezifische Erkrankung, die besonders im letzten Trimenon der Schwangerschaft auftritt. Die alte Bezeichnung „EPH"-Gestose steht für Edema (= Ödem), Proteinuria (= Proteinurie) und Hypertension (= Hypertonie), die typische Trias dieses Syndroms. Allerdings gehen die Meinungen über die Bedeutung der Ödeme in diesem Zusammenhang in den letzten Jahren auseinander, da sie auch bei gesunden Schwangeren vorkommen können. Daher ist die Einschätzung der Ödeme als pathologisch oder physiologisch unabdingbar. Auch eine Monosymptomatik kann gefährlich sein.

Die **AG Gestose-Frauen e.V.** hat seit Mitte der 80er Jahre die Bedeutung eines Nährstoffmangels als Ursache betont. Eine Veränderung der Ernährung von Gestose-Frauen

hat oft eine schnelle Besserung der Symptome erbracht.

Und doch gab es immer **eine kleine Zahl von Frauen**, die nicht wie erwartet auf diese veränderte (verbesserte) Ernährungsweise ansprachen. Sie unterschieden sich von den anderen akut Betroffenen durch folgende **Merkmale**: Bei ihnen waren Blutdrucksteigerungen oft das erste Symptom, Ödeme folgten nicht zwangsläufig. Außerdem waren ihre Kinder häufiger unterentwickelt (Plazentainsuffizienz) und mussten überwiegend auf Grund schlechter CTG-Werte per Sectio vorzeitig auf die Welt gebracht werden.

Pathophysiologische Grundlagen

Genetische Veränderungen gelten inzwischen als wichtige Faktoren bei der Entstehung der Gestose. So können z.B. angeborene Verwertungsstörungen von Vitaminen oder Proteinen vorliegen. Diese führen auf Umwegen zu der Erkrankung, die Thomas H. Brewer schon vor vielen Jahren als „Stoffwechselstörung der Spätschwangerschaft" (Metabolic Toxemia of late Pregnancy) bezeichnete. Ein **früher Nährstoffmangel mit nachfolgender Plazentainsuffizienz** wird somit vielfach durch genetische Faktoren beeinflusst. Dies kann ungewollt und unbewusst zum Nährstoffmangel in der Frühschwangerschaft führen.

Beispiel: Durch das Vorliegen einer für Bluthochdruckerkrankungen verantwortlichen Genanomalie kann die Salzausscheidung durch die Nieren eingeschränkt werden. Da alle Gene paarweise vorliegen, sind entsprechende Anomalien einfach (=heterozygot) oder doppelt (=homozygot) möglich. Entsprechend milder oder intensiver sind die Auswirkungen.

Eine verminderte Salzausscheidung vermindert den Salzappetit, dieser wiederum vermindert das Durstgefühl. Dadurch wird weniger Flüssigkeit aufgenommen als notwendig ist. Die Blutgefäße sind so nicht in der Lage, genügend Flüssigkeit zu speichern, die Viskosität des Blutes verändert sich, es fließt schwerfälliger. Damit steigt die Gefahr z.B. von Fibrinablagerungen in den Gefäßen und kleinsten Thrombosen (Mikrothromben).

> Für die Schwangerschaft bedeutet dies, dass durch die Minderversorgung oft die Gebärmutterschleimhaut nicht optimal ausgebildet ist, die Zotten finden nicht genügend Platz zur Einnistung und die Gefäße bilden sich nicht richtig aus.

Daher sollte bei der Familienanamnese auch besonders nach Diabetes, Bluthochdruckerkrankungen oder Thrombosen in der Familie (auch des Mannes) gefragt werden.

Es gibt fundierte Untersuchungen aus Großbritannien (Wendy Doyle et al., 1990) die dafür sprechen, dass die Ernährung vor der Empfängnis und in den ersten drei Monaten den größten Einfluss auf das **spätere Geburtsgewicht** hat. Zu diesem Zeitpunkt nisten sich die Plazentazotten in die Gebärmutterschleimhaut ein. Das Plazentabett muss dafür gut vorbereitet sein. Der Vergleich mit einem Baum bietet sich an: Man wird keinen Baum an einer Stelle pflanzen können, an dem die Erde nicht genug Halt und Nahrung für die Wurzeln bietet.

Von der Einnistung der Zotten scheint auch die weitere **Entwicklung der Plazentagefäße** (Spiralarterien) abzuhängen. Es wird die Existenz eines Faktors „X" in der Plazenta diskutiert, der alle diese Vorgänge steuert. Alle weiteren Entwicklungsschritte scheinen von diesem guten Start abzuhängen. Wenn sich die wichtigen Spiralarterien gut und weit wie ein Trichter ausbilden, durchlaufen ihre Gefäßwände einen Wandlungsprozess, sie „kollagenisieren" und werden starr. In diesem Zustand sind sie durch gefäßverengende Substanzen wie Renin oder Thromboxan A_2 nicht mehr beeinflussbar.

Von dieser Umwandlung der Gefäßwände scheint ebenfalls ein später einsetzender Prozess abzuhängen, die Bildung sog. „kontrakti-

ler" Zellen um die Gefäße der Plazenta herum. Diese sollen bei den Geburtswehen durch ihre „pumpende" Wirkung die Versorgung des Kindes gewährleisten.

Normalerweise wird unter dem Einfluss der Schwangerschaftshormone eine Gefäßerweiterung (Gefäßdilatation) bewirkt. Bei einer Genanomalie für die Bildung von eNOS (endotheliales Stickstoffoxid) wird die Dilatation gestört. Dies führt zu einer Verstärkung der Gefäßbildungsprobleme in der Plazenta. Die Plazentagefäße können sich ebenfalls nicht genügend erweitern. Dies scheint aber eine unbedingte Voraussetzung dafür zu sein, damit der Faktor „X" alle weiteren Abläufe und Funktionen in der Plazenta ungestört ablaufen lassen kann. Ist die Erweiterung der Gefäße nicht gewährleistet, können sich die Gefäße in der Gebärmutterschleimhaut nicht genügend öffnen und die sich einnistenden Zotten nicht tief genug eindringen. Die engeren Blutgefäße können sich somit nicht genügend auffüllen, und die zirkulierende Blutmenge bleibt geringer mit der Folge der **Plazentainsuffizienz**.

Weiteren negativen Einfluss auf Einnistung, Wachstum und Funktion der Plazenta können **angeborene thrombophile Risiken** haben. Bekannt sind bisher Störungen im Zusammenhang mit Faktor V, Faktor II, Antithrombin III, Plasminogen-Aktivator-Inhibitor und die Homozysteinämie. Diese Störungen führen zu einem erhöhten Thromboserisiko. Es entstehen **Mikrothromben** in den kleinsten Gefäßen, auch in der Plazenta. Sie haben einen deutlich negativen Einfluss auf die Einnistung der Plazenta. Auch hier scheint der Prozess zwischen Throphoblastinvasion und weiterer Gefäßbildung gestört zu sein. Diese Störung kann so schwer wiegen, dass es zu habituellen Aborten kommt.

Beispiel: Die Homozysteinämie wird durch eine Veränderung im Enzym Methyltetrahydrofolatreduktase ausgelöst. Die Auswirkungen dieser genetischen Veränderung auf die Eiweißverwertung können durch eine gezielt erhöhte Vitamin-B_6-Aufnahme weitestgehend abgemildert werden.

Eigene Untersuchungen der AG Gestose-Frauen e.V. mit der Universitätsfrauenklinik Aachen lassen den Rückschluss zu, dass ca. 30% aller Gestosen auf genetische Einflüsse unterschiedlichster Art zurückzuführen sind. Viele von ihnen haben sogar unmittelbaren Einfluss auf den Stoffwechsel, wie das obige Beispiel zeigt.

Anamnese

Befragen Sie die Schwangere nach familiärer Vorbelastung für
- Bluthochdruck
- Gefäßerkrankungen
- Thrombosen
- Allergien.

> Beim Vorliegen einer dieser Risiken sollte unbedingt auf die Notwendigkeit einer **genügend hohen Salz- und Flüssigkeitsaufnahme** hingewiesen werden, um die Gefäße gut aufzufüllen und die Fließfähigkeit des Blutes zu verbessern.

Wichtig ist stets eine **ausreichende Trinkmenge**, von Beginn der Schwangerschaft an. Sie sollte nicht unter 1,5 l täglich liegen, idealerweise aber bei 2,0–2,5 l (wetterabhängig).

Auffällig: Während viele Frauen außerhalb der Schwangerschaft Probleme mit dem Erreichen einer ausreichenden Trinkmenge haben, steigt das Durstgefühl unter dem Einfluss der Schwangerschaftshormone automatisch an. Bei Frauen mit vermutetem Vorliegen einer Bluthochdruck auslösenden Genanomalie scheint dieser Anstieg des Durstgefühls auszubleiben.

Eine ausreichende Trinkmenge ist notwendig, um die Fließfähigkeit des Blutes zu gewährleisten (Dies gilt übrigens nicht nur für die Schwangerschaft, sondern zu allen Zeitpunkten unseres Lebens und auch für Männer). Davon hängt die Bildung der Plazenta, ihre Einnistung in die Gebärmutterschleimhaut und die Bildung der Hauptversorgungsgefäße (Spiralarterien) ab.

Maßnahmen

Befragen Sie die Schwangere nach Trinkmenge und Durstgefühl. Ggf. sollte ein „**Trinktraining**" angeregt werden. Dies lässt sich mit Hilfe eines einfachen Planes realisieren:

```
 7.00 Uhr _____ (Getränk)
 9.00 Uhr _____ (Getränk)
11.00 Uhr _____ (Getränk)
13.00 Uhr _____ (Getränk)
15.00 Uhr _____ (Getränk)
17.00 Uhr _____ (Getränk)
19.00 Uhr _____ (Getränk)
21.00 Uhr _____ (Getränk)

= 8 x 250 ml = 2,0 Liter
```

Diesen Plan kann man z.B. zur Erinnerung am Küchenschrank befestigen.

Bei **familiärer Thromboseneigung** oder **bereits eingetretener Thrombose** der Schwangeren sollte ggf. eine Untersuchung auf genetische Veränderungen durchgeführt und eine Behandlung mit niedermolekularem Heparin angestrebt werden. Diese wird derzeit noch nicht routinemäßig angeboten, sondern nach einer entsprechenden Abklärung nur durch spezielle Zentren verordnet (entsprechende Literatur und Adressen sind bei der AG Gestose-Frauen zu erhalten). Besondere Bedeutung haben diese Maßnahmen beim Zustand nach einer früh aufgetretenen Präklampsie und/oder HELLP-Syndrom (< 32. SSW) und/oder Plazentainsuffizienz und habituellen Aborten.

Bei Menschen, die mit einem niedrigen Geburtsgewicht zur Welt kamen (< 3270 g am Termin), treten z.B. Herz-Kreislauf-Erkrankungen vermehrt auf. Heute weiß man, dass nicht „nur" das niedrige Geburtsgewicht als solches dafür verantwortlich ist, sondern diejenigen genetischen Veränderungen, die zur Mangelversorgung in der Schwangerschaft und damit erst zu einem niedrigen Geburtsgewicht führen. Nicht alle diese „Gentypen" sind bereits bei der Konzeption (Genotypen) angelegt, einige davon werden auch erst im Laufe der Schwangerschaft beim Kind angelegt (Phänotypen). Vor allem Stresseinflüsse ab der 34. SSW. scheinen hier eine besondere Rolle zu spielen. Nährstoffmangel ist ein nicht unerheblicher Stressfaktor.

Es können zusätzlich **Autoimmunerkrankungen** vorliegen, die eine Behandlung mit Immunglobulinen notwendig machen, damit entsprechend negative Auswirkungen auf die Plazentabildung verhindert werden.

Der Einfluss einer ausgewogenen Ernährung ist bei Vorliegen dieser Ursachen zwar im Gegensatz zur gezielten Therapie mit niedermolekularem Heparin oder Immunglobulinen geringer, dennoch haben beide Maßnahmen bei gleichzeitiger Anwendung ihre Bedeutung.

Neuere Veröffentlichungen deuten auf die Wichtigkeit einer guten Versorgung mit **Vitamin C und E** in der Schwangerschaft hin. Diese beiden Vitamine scheinen eine gefäßprotektive Wirkung zu haben und sollten daher gerade bei den hier erwähnten Risikogruppen besonders beachtet werden.

Ein früher Nährstoffmangel mit vergleichbaren Auswirkungen auf die Implantation der Plazenta kann aber auch durch andere äußere Einflüsse entstehen:
- Diät vor der Empfängnis
- allgemeine Einschränkung der Nahrungsmenge, um eine Gewichtszunahme zu beschränken
- Blutungen in der Frühschwangerschaft
- unbehandelte Hyperemesis
- rasches Eintreten einer Schwangerschaft nach einer Fehlgeburt mit Kurettage.

Am Beispiel der Präeklampsie wird deutlich, welche Bedeutung dem Thema Gewichtszunahme zukommt: Eines der Hauptsymptome der Präeklampsie sind Ödeme:
- **Stärkere Ödeme** verursachen einen sprunghaften Anstieg des Körpergewichts, da innerhalb kurzer Zeit viel Wasser im Körper gespeichert wird. Diese Gewichtszunahme durch Wassereinlagerungen kommt aber

nicht durch eine überkalorische Ernährung zu Stande, sondern viel wahrscheinlicher durch einen Nährstoffmangel. Vor allem zum Ende der Schwangerschaft ist es wichtig, die Ödeme zu klassifizieren:
- **Physiologische Ödeme** entstehen durch die steigende Menge der Steroidhormone und sind eine sinnvolle Vorbereitung auf den Blut- und Flüssigkeitsverlust nach der Geburt sowie auf die Stillzeit. Sie treten selten vor der 36. SSW und ausgeprägter im Sommer auf und beschränken sich meist auf die Füße oder Waden. In den meisten Fällen verringern sie sich durch die Nachtruhe. Sie können zwar Unbehagen verursachen, sollten jedoch eher ein Grund zur Beruhigung und Freude für die Schwangere sein – ihr Körper bereitet sich optimal vor.
- **Pathologische Ödeme** treten häufig ab der 28. SSW auf, sind meist am ganzen Körper und schon morgens vorhanden. Sie entstehen durch Nährstoffmangel und haben eine Bluteindickung zur Folge. Eine Beseitigung des Nährstoffmangels hilft oft schon innerhalb weniger Stunden.
- **Ödeme im Zusammenhang mit Bindegewebsschwäche oder Venenschwäche** gelten als unbedenklich. Warme Vollbäder, ggf. durch eine Handvoll Kochsalz, Sahne und Honig ergänzt, wirken durch den hydrostatischen Druck von außen und verbessern darüber hinaus die Durchblutung der Nieren. Wenn die Wirkung nach Beendigung des Bades nur kurz anhält, muss zusätzlich Nährstoffmangel vermutet werden. Die Flüssigkeit, die durch den hydrostatischen Druck zurück in die Gefäße gepresst wurde, kann dort nicht gehalten werden, weil die entsprechenden Nährstoffe (Albumin und/oder Natrium) fehlen.

Bei **Blutungen in der Frühschwangerschaft** können Teile der Gebärmutterschleimhaut und der Plazenta verloren gehen. Diese Blutungen können Ausdruck einer dezenten Immunreaktion auf das fremde Gewebe sein, die Grundlage für eine gute Plazentaeinnistung wird damit verschlechtert.

Unbehandelte Hyperemesis kann zu diesem empfindlichen Zeitpunkt der Schwangerschaft zu Nährstoffmangel und auch zu Austrocknung führen. Es sollte daher immer ein rascher Therapiebeginn angestrebt werden.

Wenn **nach einer Fehlgeburt** die nächste Schwangerschaft eintritt, bevor sich die Gebärmutterschleimhaut wieder richtig ausbilden konnte, kann dies ebenfalls zu Plazentabildungsstörungen führen. Daher sollte man einer Frau zu mindestens drei Zyklen Wartezeit raten.

Während die Ursachen der Plazentabildungsstörungen oft in der frühesten Schwangerschaft liegen, treten erste Symptome meist erst im letzten Trimenon auf. Allerdings sollte man auch Wachstumsverzögerungen als Symptom dafür betrachten, diese können bei schwerer Beeinträchtigung der Plazentafunktion oft schon vor der 20. SSW auffallen.

Erfordernishochdruck

Schon längere Zeit wird unter den Präeklampsie-Spezialisten diskutiert, dass ein steigender Blutdruck eher die Folge der Plazentainsuffizienz ist und nicht der steigende Blutdruck die Plazenta schädigt. Diese Blutdrucksteigerungen werden daher auch „Erfordernishochdruck" oder „Erhaltungsdruck" genannt. Auch hier scheint der von englischen Forschern so bezeichnete Faktor „X" eine wesentliche Rolle zu spielen, in dem er die Befehle aussendet, den Blutdruck zu erhöhen, damit das Baby von der gesteigerten Durchblutung profitieren kann. Diese Befehle können auch von der Niere ausgehen, wenn sich die Viskosität des Blutes verschlechtert. Die Niere überwacht die Fließfähigkeit des Blutes und schüttet Renin aus mit dem Ziel der Blutdruckerhöhung. Der Renin-Angiotensin-Aldosteron-Mechanismus wird in Gang gesetzt. Dies kann sowohl durch mangelnde Fließeigenschaften des Blutes als auch durch Natriummangel ausgelöst werden. In der Praxis wird man häufig beides gleichzeitig vorfinden.

Ernährungsempfehlungen

Obwohl die Größe der Gefäße, ihr Durchmesser und somit ihre Durchblutungsmöglichkeit zu dem Zeitpunkt, wenn sich erste Blutdrucksteigerungen zeigen, nicht mehr veränderbar sind, macht es doch Sinn, die Schwangere zu einer **vermehrten Aufnahme von Flüssigkeit, Salz und allen anderen Nährstoffen** anzuregen. Damit sollte in dieser oft schon grenzwertigen Versorgungssituation eine weitere Verschlechterung der Blutfließeigenschaften vermieden werden. Leider zielen diese Maßnahmen eher darauf ab, eine weitere Verschlechterung zu vermeiden oder hinauszuzögern, als wirkliche Abhilfe zu schaffen.

„Das Baby nimmt sich, was es braucht". Dieser Spruch hat nur so lange Gültigkeit, wenn alles, was das Baby zu einer guten intrauterinen Versorgung braucht, auch in ausreichendem Maße vorhanden ist.

Proteine

- Eiweiß (als Nahrungsprotein) ist wichtig, damit in der Leber daraus Albumin gebildet werden kann. Dieses ist die Grundlage für den Zellaufbau, aber auch für die Aufrechterhaltung einer ausreichenden Blutmenge. Albumin bindet Flüssigkeit im Blutgefäß. Diese Flüssigkeit sichert die Fließeigenschaften des Blutes (Viskosität). Damit der Umwandlungsprozess vom Protein zum Albumin ohne Störungen und Verluste ablaufen kann, ist eine ausreichende Menge des katalytisch wirkenden **Vitamin B$_6$** notwendig. Wenn dieser Katalysator im Verhältnis zur Proteinmenge nicht ausreichend vorhanden ist, wird ein Teil des Nahrungsproteins nicht aufgespalten. Dadurch bleibt es für den Körper unverwertbar und bildet so vermutlich die „allergene" Wirkung. Letztendlich kann trotz ausreichender Aufnahme des Grundstoffes Protein ein Albuminmangel entstehen. Dieser verändert den kolloidosmotischen Druck auf die Gefäßwände, und der Austausch zwischen Blutgefäß und Gewebe wird gestört. Es tritt mehr Flüssigkeit durch die Gefäßwände aus, als der nachlassende Druck aus dem Gewebe wieder zurück in das Gefäß transportieren kann. Die Folge sind Ödeme. Albumin bindet aber auch Flüssigkeit im Blutgefäß und sichert somit die Normovolämie (zum jeweiligen Zeitpunkt der Schwangerschaft).

Vitamine

- **Vitamin B$_2$** ist wesentlich an der Prostazyklin-Synthese beteiligt, die eine Gefäßerweiterung gewährleistet. Ein Mangel an Prostazyklin lässt die gegenteilige Wirkung des Gegenspielers Thromboxan A$_2$ (Gefäßverengung) erst zu. Ebenfalls wird die Ausschüttung des gefäßerweiternden eNOS durch einen Vitamin-B$_2$-Mangel behindert. Alle diese Vorgänge können später wesentlich an der Entstehung von Schäden an den Gefäßinnenwänden beteiligt sein (Endothelschäden), die u.a. als Auslöser für ein HELLP-Syndrom diskutiert werden.
- **Vitamin C** stärkt das Immunsystem und fängt freie Radikale ab, die einen schädigenden Einfluss auf die Gefäße und andere Körpergewebe haben. Es ist notwendig zur Verwertung des Eisen aus der Nahrung.
- **Vitamin E** besitzt durch seine antioxidative Wirkung ebenfalls gefäßprotektive Eigenschaften. Es gilt als „Antithrombosemittel", weil es die Tendenz zur Verklumpung von Blutplättchen in den Gefäßen senkt.
- **Vitamin K** spielt eine wichtige Rolle bei der Blutgerinnung. Frauen mit Thromboseneigung wird derzeit zu einer zurückhaltenden Aufnahme geraten, während eine erhöhte Aufnahme oder gar Substitution bei Frauen mit blutverdünnender Therapie (oder Therapie mit Antiepileptika oder Tuberkolostatika) in den letzten zwei Schwangerschaftsmonaten angeraten wird. Da sich diese Aussagen teilweise widersprüchlich darstellen, sollte auf eine Substitution nach dem derzeitigen Wissensstand eher verzichtet werden. Vitamin-K-haltige Lebensmittel sollten wegen ihres Gehalts an anderen wichtigen

Vitaminen und Nährstoffen allerdings berücksichtigt werden.
- **Vitamin B$_1$** und **Niacin** sind für den Kohlenhydrat- und Fettstoffwechsel wichtig.
- **Vitamin B$_{12}$** greift in viele Stoffwechselprozesse ein, ist aber vor allem für die Umwandlung gespeicherter Folsäure in die biologische aktive Form zuständig. Es kommt ausschließlich in tierischen Nahrungsmitteln vor, weshalb die sog. *vegane* Ernährung, die auch Milchprodukte und Eier aus der Ernährung ausklammert, große Gesundheitsrisiken für Mutter und Kind birgt.

Energielieferanten

Auch die Energieaufnahme spielt bei der Verwertung des Nahrungsproteins eine wichtige Rolle. Bei einer unterkalorischen Versorgung kann eine erhebliche Menge des Nahrungsproteins an Stelle der fehlenden Energie verbrannt werden, bevor die Leber es zu Albumin umwandeln kann.

- **Kohlenhydrate** sind unbedingt in ausreichender Menge bei der täglichen Ernährung zu berücksichtigen. Sie stellen schnell verfügbare und leicht verwertbare Energiequellen dar und verhindern, sofern sie in ausreichender Menge im Körper vorhanden sind, den Umbau von Proteinen in Glukose. Bei einer rein rechnerischen Eiweißaufnahme von ca. 90 g und einer Energieaufnahme von ca. 1700 kcal würde schon die Hälfte des Proteins verbrannt und nur 45 g würden für die Albuminsynthese zur Verfügung stehen. Daraus resultiert ein erheblicher Albuminmangel, der sich – je nach Ausprägung – dann etwa ab der 24. SSW durch Ödembildung bemerkbar machen kann. Ein auffälliger Zeitpunkt für das Auftreten erster Ödeme ist die 28. SSW, weil zu diesem Zeitpunkt die Blutmenge noch einmal sprunghaft ansteigen sollte und dafür eine ausreichende Versorgung mit allen Nährstoffen notwendig ist. Wenn der tatsächliche Bedarf an Nährstoffen nicht gedeckt wird, zeigt der Körper diesen Mangel u.a. durch Ödembildung an.

• **Fette** dienen nicht nur als Energielieferanten, sie sind auch für die Verwertung fettlöslicher Vitamine unerlässlich. **Essenzielle Fettsäuren** müssen mit der Nahrung aufgenommen werden, sie dienen u.a. der Bereitstellung von Prostaglandinen, die für einen physiologischen Schwangerschaftsverlauf u.a. durch ihre gefäßdilatatorische und Gefäß schützende Wirkung unabdingbar sind.

Es sollte unbedingt darauf geachtet werden, dass es sich bei den verzehrten Fetten nicht um **Transfettsäuren** handelt, die durch ihre Translokation eine geordnete Prostaglandinsynthese behindern. Transfettsäuren sind in allen künstlich hergestellten Fetten zu finden und damit auch in vielen industriell hergestellten Backwaren. Daher sind Butter und kaltgepresste hochwertige Pflanzenöle zu bevorzugen, Backwaren sollten die Schwangeren lieber selbst zubereiten.

Mineralien und Spurenelemente

Mineralien und Spurenelemente sind für das Zellwachstum und für die Erhaltung einer zum Zeitpunkt der Schwangerschaft angemessenen Normovolämie notwendig.

• Eine erhöhe **Kalzium**aufnahme ist vor allem für die werdende Mutter wichtig, damit ihre Speicher nicht zu Gunsten des Kindes für die Knochen- und Zahnbildung geleert werden. Lange wurde eine mangelnde Kalziumaufnahme mit Präeklampsie in Verbindung gebracht. Neuere Studien scheinen diese Vermutung allerdings nicht zu bestätigen. Es ist eher anzunehmen, dass eine mangelnde Aufnahme an kalziumhaltigen Nahrungsmitteln grundsätzlich dafür verantwortlich ist, denn sie sind auch Träger hochwertiger Proteine! Eine Überdosierung an Kalzium kann dagegen die Aufnahme von Eisen, Zink und anderen Mineralstoffen hemmen und sollte vermieden werden.

• **Kalium**mangel kann ebenfalls zu Muskelschwäche und Muskelkrämpfen führen. Kalium ist an der Regulierung des Wasserhaushaltes beteiligt.

• **Natrium** (als Bestandteil des Kochsalzes) ist neben dem Albumin ein zweiter wesentlicher, flüssigkeitsbindender Faktor. Die Bindung der Flüssigkeit findet aber entgegen früherer Auffassungen in den Gefäßen und nicht im Gewebe statt. Daher steigt der Natriumbedarf in der Schwangerschaft erheblich an, um die größere Flüssigkeitsmenge, die zur Erweiterung der Blutmenge notwendig ist, im Gefäß binden zu können. Auch gilt Kochsalz nicht länger als Auslöser einer Bluthochdruckerkrankung. Manche Menschen mit chronischer Hypertonie reagieren zwar „salzempfindlich", ihr Blutdruck steigt aber als Reaktion auf das Chlorid. Aber die grundsätzliche Anforderung – gesteigerte Blutmenge und die notwendige verbesserte Fließfähigkeit des Blutes – lassen solche Blutdruckerhöhungen in der Schwangerschaft in den Hintergrund treten. Darüber hinaus kann Natriummangel Schäden an den juxtaglomerulären Zellen der Nieren hervorrufen und so zu Eiweißausscheidungen im Urin führen. Der Bedarf an Natrium steigt im Verlauf der Schwangerschaft mit dem Körpergewicht an, ab ca. 75 kgKG sogar überproportional. Als Faustregel gilt: 1–1,5 Teelöffel Kochsalz (ggf. jodiert) bis 75 kgKG, danach für jede weiteren 10 kgKG ein weiterer Teelöffel Kochsalz. Bei erforderlichen Mengen über zwei Teelöffeln täglich kann eine Mischung aus 2/3 Kochsalz und 1/3 Natriumbikarbonat (Backnatron oder Kaisernatron) gewählt werden. Diese Mischung ist verträglicher für den Magen.

• **Proteinurie** tritt häufig als drittes Symptom bei Gestosen auf und gilt als Indikator für eine schlechte Prognose. Allgemein wird erhöhter Blutdruck als Ursache für steigende Proteinurie angenommen, jedoch kann auch Natriummangel dazu führen.

• **Magnesium** dämmt die neuromuskuläre Übertragung und wird deswegen vor allem als Vorbeugung für Wadenkrämpfe und auch zur Wehenhemmung eingesetzt. Es ist aufgrund der intensiven Landwirtschaft heute oft nicht mehr in ausreichenden Mengen im Getreide enthalten und sollte daher in geringen Mengen als Magnesium*aspartat* in der Schwangerschaft substituiert werden. Wie beim Kalzium wurde dem Magnesium bisher eine vorbeugende Wirkung vor Blutdruckerhöhungen im Zusammenhang mit Präeklampsie zugeschrieben. Diese Meinung wird nicht länger aufrecht erhalten. Als Therapie bei einer schweren Präeklampsie wird es als Magnesium*sulfat* zur Krampfprophylaxe weiterhin eingesetzt. Eine Überdosierung von Magnesium kann u.a. zu einer Verschiebung der Flüssigkeit ins Gewebe führen und sollte daher unbedingt vermieden werden. Als angemessen kann eine tägliche Substitution von Magnesiumaspartat zwischen 250 und 400 mg (je nach Körpergewicht) betrachtet werden.

- **Eisen** wird zur notwendigen Erhöhung der Sauerstofftransportkapazität des Blutes in der Schwangerschaft vermehrt gebraucht. Eine routinemäßige Eisensubstitution an alle Schwangere ist allerdings nicht sinnvoll. Mittlerweile wird die Bedeutung eines – physiologischen – Abfalls des Hämoglobins im Verlauf der Schwangerschaft als Zeichen einer Zunahme des Plasmavolumens und damit einer erfolgreichen Hämodilution anerkannt. Im Frühjahr 2000 wurde die Grenze für eine Eisenverordnung an Schwangere daher abermals, auf einen Wert von 11,0 g% gesenkt.
- **Zink** hat vor allem Einfluss auf das Längenwachstums des Babys und besitzt eine wichtige Funktion bei der Wundheilung. Ein ausgeprägter Zinkmangel kann u.a. beim Kind intrauterin zu Schädigungen an der Bauchspeicheldrüse führen.

HELLP-Syndrom

Die Bezeichnung für die am meisten gefürchtete Komplikation bei Präeklampsie setzt sich aus H für *Hämolyse*, EL für *erhöhte Leberwerte* (Transaminasen) und LP für *low platelets* (niedrige Thrombozyten) zusammen und beschreibt den Zustand des **akuten Leberversagens mit Gerinnungsstörungen**.

Übelkeit und Erbrechen treten bei ca. 95 % der Betroffenen auf und sollten vor allem nach der

24. SSW Anlass für weitere Untersuchungen geben (sog. HELLP-Labor). Das HELLP-Syndrom tritt einmal bei ca. 150 – 300 Schwangerschaften auf und ist somit 10 bis 15 mal häufiger als die früher so gefürchteten eklamptischen Anfälle.

> Auf jeden Fall sollte bei Verdacht auf ein HELLP-Syndrom immer eine **sofortige Klinikeinweisung** erfolgen.
> Wenn der Zustand von Mutter und Kind ein Weiterbestehen der Schwangerschaft zulassen, sollte hier unbedingt mit einer sehr **eiweißreichen Ernährung** eine Unterstützung und Entlastung der Leber angestrebt werden.

Klinische Untersuchungen in Deutschland, die die Wirkung dieser Maßnahmen nachweisen könnten, stehen noch aus. Die Angst vor schwersten Komplikationen (disseminierte intravasale Gerinnung, Leberkapselruptur, akutes Nierenversagen oder Lungenödem, vorzeitige Plazentalösung) führt häufig zur unverzüglichen Entbindung, meist per Sectio.

Beim Auftreten eines HELLP-Syndroms **nach der 35. Woche** ist oft ein Zusammenhang mit Ernährungsmängeln zu finden, es fällt vor allem das niedrige Gesamteiweiß auf. Durch ei-

Tab. 6.5 Optimale Hämoglobin- und Hämatokritwerte

SSW	Hämoglobin in g%	Hämatokrit in Vol.%
bis 7.	13,9	42,0
10.	13,5	40,5
12.	13,2	39,8
16.	12,8	38,3
20.	12,5	37,5
24.	12,1	36,0
28.	11,5	34,5
31.	11,3	33,8
34.	11,2	33,5
37.	11,0	33,0
39.	11,0	33,0
41.	11,0	33,0

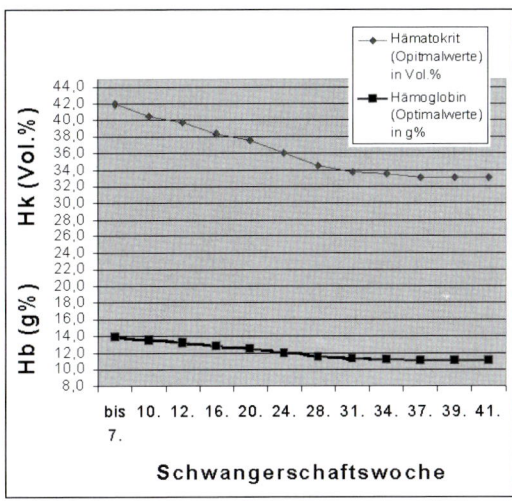

Abb. 6.1 Physiologischer Hb- und Hkt-Abfall in der Schwangerschaft

ne proteinreiche Ernährung kann dieser Zustand oft innerhalb weniger Tage positiv beeinflusst werden. Vor allem amerikanische Hebammen, die durch Thomas Brewer in ihrer Arbeit angeleitet wurden, haben entsprechende Erfahrungen gemacht und dokumentiert (Anne Frye, 1997).

Diese **späten HELLP-Syndrome** haben ein geringes Wiederholungsrisiko, vor allem wenn die betroffenen Frauen in nachfolgenden Schwangerschaften über die Wichtigkeit der Ernährung informiert sind und sie berücksichtigen.

Die **frühen HELLP-Syndrome** sind häufig auf eine immunologische und/oder thrombophile Ursachen zurückzuführen und bedürfen daher einer gesonderten Therapie. Auch bei diesen Frauen spielt in den nachfolgenden Schwangerschaften eine gute Ernährung eine wichtige Rolle, sie allein wird allerdings keinen Schutz vor einer Wiederholung bieten.

Fazit

Die Rolle der Ernährung für den physiologischen Schwangerschaftsverlauf und das Wissen um die Einflüsse auf den Stoffwechsel werden häufig unterbewertet. Echten Nährstoffmangel von Fehlernährung zu unterscheiden ist manchmal schwierig. Vor allem die Verfügbarkeit hochwertiger Nahrung für alle Bevölkerungsschichten macht es uns Mitteleuropäern schwer, echten Nährstoffmangel nachzuvollziehen. Zusätzlich kann unsere Einschätzung des Ernährungszustandes durch Erfahrungswerte mit anderen Schwangeren beeinträchtigt werden (gesunder Schwangerschaftsverlauf *trotz* Fast Food). Daher ist die Berücksichtigung des individuellen Stoffwechsels (der „Futterverwertung") einer jeden Schwangeren immer wieder unerlässlich.

Die Grenzen zwischen „Genuss" und „Zwang" können oft eng gesteckt sein. Der Genuss bei der täglichen Ernährung sollte nie zu kurz kommen. Der Zwang zu einer verbesserten Ernährungsweise kann manchmal im Interesse des Kindes unausweichlich sein. Das Wissen um die Wichtigkeit hochwertiger Ernährung für jede Schwangere für jeden Tag ihrer Schwangerschaft (und Stillzeit) und unser Fingerspitzengefühl bei der Beratung sollten sich optimal ergänzen.

„Im Leib ihrer Mutter sind Kinder wie zarte Pflanzen, die in einem Garten Wurzeln schlagen. Sie sind gezwungen, sich von den Kräften zu ernähren, die ihnen dort zur Verfügung stehen." (Jaques Duval, 1612)

Fortbildungsangebote

Sie werden in der Regel von den Hebammen-Kreisverbänden organisiert und jeweils in den Hebammenzeitungen angekündigt.

Einmal jährlich organisiert die AG Gestose-Frauen e.V. eine eigene Fortbildung über mehrere Tage Dauer, deren Zielgruppe die Betroffenen sind, jedoch auch von Hebammen und anderem medizinischen Fachpersonal besucht werden können. Dort werden neben den allgemeinen Grundlagen über Nährstoffmangel und seine Auswirkungen auf den physiologischen Schwangerschaftsverlauf die jeweils aktuellen, für mitteleuropäische Verhältnisse relevante, Erkenntnisse vermittelt.

Literatur

- „Alles über Vitamine und Mineralstoffe"; Jahresheft 2000, Pharmathek Verlags-GmbH.
- Brewer TH: Metabolic Toxemia of Late Pregnancy; Keats Publishing Inc. 1982.
- Doyle W, Crawford MA, Wynn AHA, Wynn SW: The association between maternal diet and birth dimensions; JNutrMed 1990, S. 9-17.
- Frye A: Understanding diagnostic tests in the childbearing year; Labrys Press, 6. Aufl. 1997.

GEBURTSHILFE AUS ANTHROPOSOPHISCHER SICHT   7

Anna Wilde

Notizen

Grundlagen

Die Geburtshilfe aus anthroposophischer Sicht orientiert sich an der geisteswissenschaftlichen Natur- und Menschenerkenntnis von **Rudolf Steiner (1861–1925)**. Daraus ergeben sich Impulse bis in die praktische Arbeit hinein.

In der Geburtshilfe sowie in der pränatalen und kindlichen Entwicklung haben wir es mit Verwandlungen und Übergängen zu tun. Das Kind wird in die irdische Welt hinein geboren. Damit stehen wir vor einer Rätselfrage des Daseins: Wer ist der Mensch – und wo kommt er her?

Die **Anthroposophie** Rudolf Steiners zeigt an diesem Tor des Lebens, dass die Menschenseele aus einem vorirdischen Dasein stammt. In seiner Menschenkunde entwickelt Rudolf Steiner das Verständnis für den irdischen und kosmischen Menschen und gliedert ihn in physischen Leib, Lebensleib, Seelenleib und ICH.

Der viergliedrige Mensch

Der **physische Leib** wird in seiner reinsten Form in einem Leichnam, also einem vom Leben verlassenen Körper, wahrgenommen. Die Struktur- und Formkräfte, wie sie z.B. im menschlichen Skelett wirken, hat der Mensch gemeinsam mit der Mineralwelt. Dieser physische Leib tritt bei der Geburt erstmals für unsere Sinnesorgane wahrnehmbar in Erscheinung.

Die anderen Wesensglieder des Menschen sind nicht mess- oder sichtbar, sondern nur in ihren Auswirkungen erfahrbar. Während seines Erdenlebens wird der physische Leib vom **Lebens- oder Ätherleib** durchdrungen und von diesem in jeder Schlafphase erneuert. So ermöglicht der Ätherleib Aufbau, Wachstum, Erholung, Gesundung und Fortpflanzung. Diese Dynamik finden wir ebenso in der Pflanzenwelt. Wie sich die Säfte in der Pflanze bewegen, so lebt auch der Flüssigkeitsorganismus mit seinen Gesetzmäßigkeiten im Men-schen; man stelle sich nur die Bewegung von Blut, Lymphe oder Fruchtwasser vor. Wie sehr das Neugeborene ein Flüssigkeitswesen ist, wird offensichtlich, wenn dieses Gleichgewicht z.B. durch Dehydration oder Trinkschwäche gestört wird.

Mit der Tierwelt hat der Mensch die Wahrnehmungs- und Gefühlsebene gemeinsam, d.h. Empfindungen, Seelenregungen und Bewegung. Das dritte Glied des Menschen wird somit als **Seelen- oder Astralleib** bezeichnet. Die Tierwelt jedoch muss ihren Trieben und Instinkten unweigerlich ohne Wahl und Freiheit folgen; das liegt in ihrer Natur begründet. Die Seele hängt zusammen mit dem Luftorganismus. Mit jedem Atemzug taucht die Seele in die belebte Substanz ein. Diese Verbindung geschieht auch bei der ersten Einatmung des Neugeborenen. *„Und Gott der Herr machte den Menschen aus einem Erdenkloß, und er blies ihm ein den lebendigen Odem in seine Nase. Und also ward der Mensch eine lebendige Seele."* (1. Buch Mose 2,7)

Der Mensch hingegen kann sich die Freiheit erwerben. Ideale und Lebensziele entstammen dem vierten Wesensglied, dem ICH. Diese übergeordnete, alles durchdringende Instanz ermöglicht dem Menschen, in Freiheit zu urteilen, zu unterscheiden, zu wählen und zu handeln. Die Heimat des ICH ist die geistige Welt.

Wie dem physischen Leib das Feste, dem Lebensleib das Flüssige und dem Seelenleib das Luftelement zu eigen sind, so gehört zum ICH des Menschen die Wärme. In der Adaptationsphase des Neugeborenen ist die Temperaturregelung von großer Bedeutung. Die Bildung der eigenen Wärme spielt im Prozess der Menschwerdung eine zentrale Rolle.

Reinkarnation

Ein wesentlicher Gedanke der Anthroposophie ist die Reinkarnation. Geburt und Tod sind nicht Anfang und Ende alles Seins. Der Blick auf „den Menschen" weitet sich über seine Existenz zwischen Geburt und Tod hinaus.

Im nachtodlichen Leben bleibt der Wesenskern des Menschen – sein ICH – erhalten. In diesem raum- und zeitlosen Sein wird in Übereinstimmung mit geistigen Weltgesetzen an den Erlebnissen und Erfahrungen des vergangenen Erdenlebens gearbeitet. Diese werden in bestimmter Weise in ein folgendes Erdenleben hineinwirken. Es erwächst der Seele eine Art Verlangen, in einem weiteren Leben Vergangenes auszugleichen, Anlagen weiter zu entwickeln und Neues zu ergreifen. Für diesen Entwicklungsschritt muss sich das ICH eine neue Leiblichkeit suchen und heranbilden – bis hinunter zur physischen Konzeption eines Elternpaares:

„Vor der physischen Befruchtung, da beginnt schon das zu wirken, was aus der geistigen Welt heruntersteigt; das Zusammengeführtwerden von Mann und Frau wird von der geistigen Welt mitbestimmt. Hier spielen in einer intimen wunderbaren Weise Kräfte aus der geistigen Welt mit. Und dasjenige, was heruntersteigt, sich heruntersenkt, ist im Allgemeinen von Anfang an gebunden an das Ergebnis der Befruchtung. Durchaus ist es nicht so, dass erst nach einer gewissen Zeit irgendeine Individualität sich damit verbindet. Vom Moment der Befruchtung an ist diese heruntersteigende Individualität mit dem Resultat der physischen Fortpflanzung zusammengehörig. Ausnahmen gibt es allerdings auch da. In den ersten Tagen nach der Befruchtung wirkt freilich diese geistige Individualität, die herunterkommt, noch nicht auf die Entwickelung des physischen Menschen ein, aber sie ist schon mit dem sich entwickelnden Embryo verbunden. Das Eingreifen geschieht etwa vom achtzehnten, neunzehnten, zwanzigsten und einundzwanzigsten Tage an nach der Befruchtung; da arbeitet dann schon mit dem werdenden Menschen das, was heruntergestiegen ist aus einer höheren Welt"

(Rudolf Steiner, Vortrag vom 7.6.1909).

Schwangerschaft

Die Konzeption kann bildhaft als große Einatmung, als Aufnehmen und Einströmen in die physische und seelische Ebene erlebt werden. Demgegenüber steht die Geburt als große Ausatmung, als Loslassen und Ausströmen. Zwischen diesen beiden Polen bewegt sich die werdende Mutter. Mit dem Moment der physischen Geburt endet ein großer Daseinszustand: das Leben in der himmlischen Welt. Die letzte wichtige Wegstrecke bei diesem Abstieg sind die zehn Mondmonate der Schwangerschaft. Oft berichten Frauen von Träumen, die ihre Schwangerschaft ankünden. Die Bilder dieser Träume offenbaren häufig etwas vom Wesen der herannahenden Individualität. Manchmal gleichen sogar Mimik und Gestik des Kindes dem erlebten Traumbild.

Erstes Trimenon: Die ersten drei Monate bilden die Zeit der großen Umstellung. Alles verändert sich. Manchmal reichen schon die mit der Schwangerschaft verbundenen Fragen, Gefühle und Beschwerden aus, um die Frau völlig aus ihrem Gleichgewicht zu bringen. All diese Erscheinungen – das Unwohlsein, die psychische Labilität und das „Zwischendrin-Stehen" – sind ernst zu nehmen und unter dem Aspekt der Auseinandersetzung dieser beiden Wesen zu verstehen, die jetzt so eng miteinander verbunden sind.

Die Übelkeit ist das führende Beschwerdebild dieser ersten Einnistungszeit. Im Unterleib der Frau herrscht größte Aktivität. Ganz im Verborgenen spielen sich große Dinge ab; die Urformen eines neuen menschlichen Organismus werden gebildet.

Gleichzeitig stellen sich **Überempfindlichkeiten** im Nerven-Sinnes-System ein. Auf Reize von Geschmacks- und Geruchssinn wird verstärkt reagiert; auch muss mit erhöhter Geräuschempfindlichkeit gerechnet werden. Wie weit diese Empfindungen das gewöhnliche Maß überschreiten können, ist bekannt. Oft beobachtet eine Mutter, dass die anfängliche Übelkeit nicht bei all ihren Schwangerschaften gleich stark ist oder sogar ganz ausbleibt. Hier stellt sich die Frage, ob ein Zusammenhang besteht zwischen der Stärke der Symptome und der Auseinandersetzung, vielleicht sogar dem Kampf, den diese beiden Wesen führen. In gewisser Weise wird die Frau von der Kraft dieses Kindes, das sich Raum verschaffen will, etwas aus sich herausgedrängt. Dadurch lockern sich ihre Wesensglieder und bewirken eine größere seelische Durchlässigkeit und Unausgeglichenheit, was sich auch in Launen bemerkbar machen kann.

Durch das Zusammenleben der beiden Wesen hat das Seelenleben der Mutter Einfluss auf das Kind. In differenziertester Weise weben mütterliche Seelenkräfte am werdenden Kinde. Die Mutter stellt dem werdenden Leben ihren Körper, ihre Seele und ihren Geist als schützende Hülle zur Verfügung. Die Umgebung, z.B. der Vater oder die Hebamme, können zur Stärkung dieser Hülle beitragen.

Zweites Trimenon: Das mittlere Schwangerschaftsdrittel kann für die Frau und ihre Umgebung eine ausgeglichenere und stabilere Zeit werden. Die Vorstellungen von der Mutterschaft werden konkreter. Eine **vorzeitige Wehentätigkeit** kann aber diese Freude trüben und Unsicherheit sowie Ängste in den Vordergrund rücken.

Drittes Trimenon: Im letzten Schwangerschaftsdrittel können andere Krankheitstendenzen auftreten. Das Kind legt an Gewicht zu, der Bauch wird runder, die Beweglichkeit nimmt ab, und alles wird für die Frau beschwerlicher und langsamer. Ein Bild dafür sind die **Ödeme**, die besonders an den Beinen, aber auch an anderen Körperpartien auftreten können. Der Flüssigkeitsorganismus der werdenden Mutter ist aus dem Gleichgewicht geraten, Flüssigkeit tritt ins Gewebe aus. Die Venen sind dilatiert, der Blutdruck steigt.

Ganzkörpereinreibung

Bei der Behandlung während der Schwangerschaft kann die Ganzkörpereinreibung eine wichtige Hilfe sein. Durch diese Anwendung wird dieselbe Qualität, welche die werdende Mutter ununterbrochen ihrem Kinde zukommen lässt, als Wirkbild an sie herangetragen. So kann die Hebamme mittelbar positiv auf das Kind einwirken.

Bei allen Komplikationen, seien es Hyperemesis in der Frühschwangerschaft, vorzeitige Wehen im mittleren Abschnitt oder Symptome der Präeklampsie gegen Ende der Schwangerschaft, erweist sich die Ganzkörperbehandlung (nach Absprache mit dem Arzt) immer wieder als geeignetes Mittel, um mit Mutter und Kind in Berührung und ins Gespräch zu kommen.

Die Ganzkörpereinreibung ist nicht der Massage gleichzusetzen. Sie ist vielmehr eine Einreibung, bei der mit warmen Händen in großzügig sanften, leichten, rhythmischen Bewegungen Substanzen (Öle, Emulsionen) auf Rücken, Arme, Brust, Bauch und Beine aufgetragen werden. Die werdende Mutter liegt in vorbereiteten, angewärmten Tüchern zugedeckt im Bett. Während der Behandlung wird ein Körperteil nach dem anderen eingerieben und jeweils danach sofort mit dem Tuch eingehüllt, um die Wärme zu halten. Durch diese äußere Anwendung kann die werdende Mutter Wohlbefinden und eine Stärkung des Lebensgefühles erlangen. Die Behandlungsdauer beträgt ca. 15 Minuten mit 30–60 Minuten Nachruhe.

Vor dem Auftragen werden die Substanzen leicht angewärmt, z.B.:

- **Solum-Öl** (Moorextrakt-Präparat): Es vermittelt eine wohltuende Wärme, wirkt beruhigend und schmerzlindernd.
- **Emulsio Hyperici comp.** (Johanniskraut-Präparat): Es wirkt stimulierend und anregend auf den Kreislauf und ernährt die Haut.
- **Oleum Lavandula 10 %**: Es gibt eine milde Wärme, beruhigt überreizte Nerven und entspannt.

(Zum Erlernen der Ganzkörpereinreibung siehe Ausbildungs- und Fortbildungsangebote sowie Literaturverzeichnis)

Bei **vorzeitigen Wehen** wird immer eine Beruhigung angestrebt. Diese kann zunächst durch eine Teil-Einreibung mit Substanzen wie Solum-Öl oder Lavendel-Öl 10 % (je nach Zustand der Frau) unterstützt werden.

Im **Umgang mit der schwangeren Frau** ist es letztlich das Ziel, dass dieses zarte Band zwischen dem Ungeborenen und seiner Mutter und die ihnen eigene Dynamik nicht gestört, sondern gefördert und gepflegt wird. Der Alltag wartet jedoch mit vielfältigen Störungen auf, die dieses feine nonverbale Gespräch verwirren und ablenken. Durch die Teil- oder Ganzkörpereinreibung verfügt die Hebamme über eine Möglichkeit, diese Bindung wieder zu stärken. Das ermöglicht der Schwangeren, für Momente innezuhalten und Raum zu schaffen für andere Botschaften. Indem es stiller um sie wird, kann sie besser auf sich und auf das Kind achten und dem nachlauschen, was für sie richtig ist. Die Prioritäten verschieben sich. Durch solche Impulse kann Heilsames und Gesundendes wieder vermehrt eingreifen. Es ist beeindruckend, wie sich durch diese Behandlung die Uterusmuskulatur entspannt und beruhigt.

Brandungsbad nach Lieske-Usbeck

Eine Möglichkeit, die Veränderung der Endschwangerschaft (siehe drittes Trimenon) oder auftretende Rückenprobleme und Erschöpfung zu behandeln, ist das Brandungsbad. Dieses ist ein rhythmisches Wellenbad mit einer über längere Zeit fermentierten Kastanien-Sole-Lösung. Die Rosskastanie (Aesculus) hat eine kräftigende Wirkung auf das venöse System und erweist sich als belebend, durchwärmend und strukturgebend für Haut und Gewebe. Das Brandungsbad wirkt mild regulierend auf den Flüssigkeitsorganismus, so dass wieder ein Gleichgewicht entsteht zwischen Einlagerung und Auslagerung von Gewebsflüssigkeiten.

• Die Frau liegt beim Brandungsbad in der Badewanne, in der das Wasser um sie herum mit stetig starken, rhythmischen Bewegungen der Hände und Arme des Physiothera-

peuten durchwirkt und dynamisiert wird. Die ganze Stimmung erinnert an die Meeresbrandung. Die Gebadete übergibt sich der Brandung und wird von ihr bewegt. Dies ist eine kräftige, sehr belebende und auch anregende Therapie.

• Anschließend folgt die Nachruhe der Frau, wohlig eingehüllt im Bett. Diese rhythmischen Bewegungen greifen tief und belebend in den Organismus ein.

Herstellung: Aus Steinsalz wird eine Natur-Sole-Lösung hergestellt, in die im Herbst frische, reife Kastanienfrüchte eingelegt werden (ohne Konservierungsmittel). Nach drei- bis fünfmonatiger Einweichungszeit wird die Kastanien-Sole-Lösung zum Gebrauch in der Therapie entnommen.

(Weitere Informationen zur Herstellung der Essenz und zum Brandungsbad sind erhältlich über Frau Dr. med. Andrea Gerretsen – Biemond, Schule für Rhythmische Massage c/o Ita Wegman Klinik, CH-4144 Arlesheim).

Orale Anwendungen

Equisetum arvense (Ackerschachtelhalm). Die Equisetum-Pflanze mit ihren starken Formkräften wirkt durch ihren Kiesel- und Schwefelgehalt ordnend und strukturierend sowie den Eiweißaufbau anregend. Rudolf Steiner weist in einem Vortrag (17.7.1924) darauf hin, dass wir im gewöhnlichen Ackerschachtelhalm (Equisetum arvense) Aufbaukräfte finden, die genau den Aufbaukräften im Nierenorgan entsprechen. Equisetum, als Tee verabreicht, regt die Nierentätigkeit im aufbauenden Stoffwechsel an, z.B. bei Ausscheidungsstörungen, Ödemen und Kraftlosigkeit des Flüssigkeitsorganismus. Damit wirkt Equisetum von dieser Seite her ausgleichend auf Störungen des Flüssigkeitshaushalts im Gesamtorganismus des Menschen.

Conchae/Bryophyllum (Austernschale/Keimzumpe oder auch Kindlebaum) ist ein Kombinationspräparat, das eine Frau mit vorzeitiger Wehentätigkeit über längere Zeit hinweg einnehmen kann. Es kann auch subkutan oder intravenös zur Tokolyse eingesetzt werden.

Das Charakteristische am Bryophyllum ist, dass sich bei dieser Pflanze an jedem Blatt nach außen viele neue kleine Pflänzchen bilden, womit sie einen Bezug zum Werdenden, zum Neuen zeigt. Die Pflanze strotzt vor Lebenskraft. Der Aufbau, die Neubildung, das Saftige, ja fast Explosive des Lebendigen ist ihr Wesen. Durch die Gabe von Bryophyllum können die **Lebenskräfte der werdenden Mutter** ernährt und **gestärkt** werden. Das Wesen dieser Pflanze wirkt auf den mütterlichen Organismus wie ein Vorbild.

Die harte, kalkhaltige Austernschale hingegen hütet mit ihren wechselschichtigen Hüllen das zarte wachsende Leben im Innern.

Die obige Schilderung ist nur als Annäherung an dieses Heilmittel zu sehen. Es darf nur in Absprache mit dem Arzt verwendet werden.

Luft- und Lichttherapie

Schwangeren Frauen mit gestoseartiger Symptomatik oder mit Erschöpfungszuständen kann auch die „Luft- und Lichttherapie" angeboten werden. Dabei wird die Frau im Bett ans Licht geschoben, z.B. auf die Terrasse oder an das offene Fenster. Diese Behandlung hat einen günstigen Einfluss auf die gestoseartigen Symptome und wirkt wohltuend auf das Allgemeinbefinden.

Madonnenbetrachtung

Ein Bild für die Menschwerdung, das durch lange Zeiten hindurch bis heute in der Kultur lebt, ist die **„Madonna mit dem Kind"**. Den Madonnenbildern von Raffael sprach Rudolf Steiner eine ganz konkrete therapeutische Heilwirkung zu und empfahl, diese bei speziellen Krankheiten und in besonderen Lebenssituationen – wie Schwangerschaft und Geburt – auf sich wirken zu lassen.

Besonders das Bild der Sixtinischen Madonna – die Madonna, die das Kind vom Himmel zur Erde trägt – kann für die schwangere und gebärende Frau eine Quelle der Kraft bedeuten.

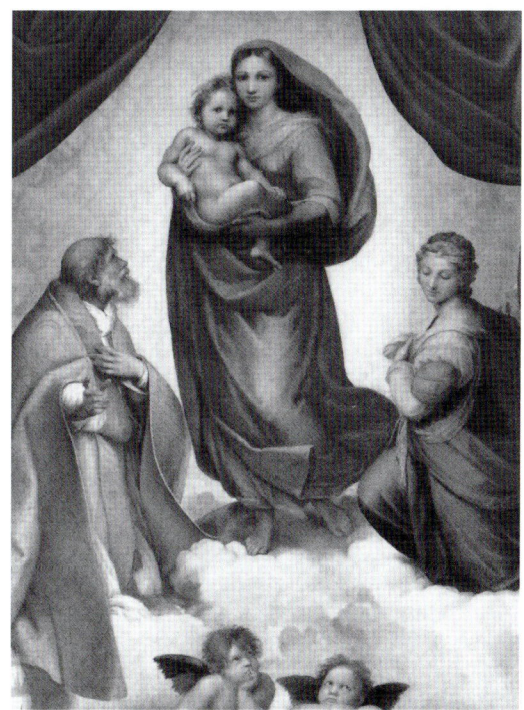

Abb. 7.1 Sixtinische Madonna von Raffael (Dresden, Gemäldegallerie)

Geburt

„Rhythmus trägt Leben" (Rudolf Steiner)

Die Geburt ist in allen Phasen ein rhythmisches Geschehen. Früher waren die Menschen noch bis ins Leibliche hinein eingebettet in die großen Rhythmen der Natur. Puls, Atmung, Menstruation und Fortpflanzung bewegten sich in den großen Gesten der Jahreszeiten sowie in der Polarität von Tag und Nacht. Heute hat sich das Leben von diesen natürlichen Abläufen emanzipiert. Damit einher gehen aber auch Störungen gerade in den Geburtsvorgängen, wie z.B. Übertragungen, Frühgeburten oder Wehenschwäche.

Versuchen Sie einmal, gedanklich in das „Gewoge" unter der Geburt einzutauchen. Wie eine Welle rollt die Wehe heran. Meist leise beginnend, baut sie sich auf, schwillt an bis zu ihrem Höhepunkt und ebbt dann langsam ab, bis wieder Ruhe einkehrt. Man kann also einen **Rhythmus** von Spannung – Steigerung –

Lösung – Pause beschreiben, wobei den Pausen eine entscheidende Bedeutung zukommt. Mutter und Kind können in der Pause zu sich selbst zurückfinden, um sich in der beginnenden Wehe wieder zu begegnen und gemeinsam aktiv zu werden.

Das Ertragen des Wehenschmerzes bewegt die Mutter auf ihr Kind zu. Auch wenn sie auf dem Höhepunkt der Schmerzen manchmal für Momente ihr Kind aus dem Bewusstsein verlieren kann, geht sie ihm doch Wehe für Wehe stetig ein Stück auf seinem Weg entgegen. Durch diese intensive Zeit der Begegnung, die oft bis an die Grenze des Erträglichen geht, wird ein Band zwischen Mutter und Kind gewoben.

Hat wohl auch das Kind, das geboren wird, schmerzvolle Empfindungen? Nehmen wir das Bild als Realität, dass sich die Menschenseele, aus den Himmelsweiten kommend, in die Enge des Leibes hineinverdichten muss.

Im **Umgang mit dem Wehenschmerz** können die vier Elemente der Natur helfen:

- **Erde**: Massage, Gegendruck, Bewegung, Positionswechsel; Einreibung mit einem Öl je nach Konstitution, Wunsch und Zustand der Frau.
- **Wasser**: Das Wasser als Fuß- oder Vollbad, auch mit Zusatz einer Essenz je nach Bedarf.
- **Luft**: Umgang mit dem Atem – bewusstes visualisiertes Ausatmen, auf Vokale tönen.
- **Feuer**: Die Frau und ihr Partner haben die Möglichkeit, den Prozess der Geburt aktiv mitzugestalten. Dabei ist die innere Wärme der Geborgenheit von großer Bedeutung. Wärme kann auch durch warme Auflagen, Ganzkörper-Einreibung sowie Voll- oder Fußbäder vermittelt werden.

Die Ganzkörpereinreibung hat aber nicht nur eine beruhigende Wirkung. Oft kommt sie zur Anwendung, wenn während der Geburt z.B. **ineffektive Kontraktionen** der Frau unnötige Kräfte kosten, oder ein **rigider Muttermund** die Eröffnung erschwert. In solchen Fällen kann z.B. Emulsio Hyperici comp. oder Oleum Pruni comp. (Schlehenblüten-Öl) verwendet werden. Auch die Qualität der Berührung wird

der Situation angepasst. Durch die rhythmischen Bewegungen kann Ordnendes in die Wehentätigkeit eingreifen. Oft schläft die Frau sogar kurz ein; nicht selten aktiviert sich danach der Geburtsverlauf.

Vollbad und Fußbad

Zusatz: Lavendel- oder Rosmarin-Bademilch

Lavendel gehört zu den Wärme liebenden aromatischen Lippenblütlern und enthält reichlich ätherische Öle.

- Wirkt durchwärmend, entspannend, beruhigend und ausgleichend.

Anwendung z.B.:

- Bei unkoordinierten Kontraktionen. Die Frau kann nach einem Vollbad vielleicht nochmals schlafen.
- Bei regelmäßigen Wehen. Wirkt entkrampfend, entspannend und hilft, den Schmerz besser zu veratmen.

Rosmarin gehört wie der Lavendel zu den aromatischen Lippenblütlern. Das Kraut enthält kostbare ätherische Öle.

- Es harmonisiert bei Erschöpfung.
- Es regt den Kreislauf an, belebt, aktiviert, macht wach.
- Es fördert die Durchblutung der Haut.

Vollbad: 20 ml Bademilch/Dauer ca. 20 Minuten (plus Nachruhe).

In das eingelassene Wasser die Bademilch mit der Hand in rhythmischen Bewegungen vermischen.

Fußbad: 15 ml Bademilch (Fußbadewanne oder großer Eimer)/Dauer ca. 15–30 Minuten (plus Nachruhe).

Beim Fußbad sollten nach Möglichkeit die Beine bis unterhalb der Knie im Wasser sein. Oberschenkel und Hüften werden mit einem Badetuch bedeckt, damit die Wärme gehalten werden kann.

Bei unter der Geburt kreislauflabilen Frauen ist ein Fußbad zu empfehlen: Die Wärme steigt aufwärts, wirkt lindernd und lösend auf den sich schmerzhaft eröffnenden Muttermund.

Kontraindikationen:

- Unverträglichkeit der Substanzen
- starke Krampfadern (Varicosis)
- Hautverletzungen, entzündliche Hauterkrankungen.

Die hier erwähnten äußeren Anwendungen sind ein wesentlicher Teil der Behandlungsmöglichkeiten der anthroposophisch orientierten Geburtshilfe. Außerdem steht eine Vielfalt von Medikamenten zur Verfügung, die nach Absprache mit dem behandelnden Arzt verabreicht werden können.

Bedeutsamkeit des Geburtsmomentes

In den Geburtsmoment hinein spielen Sterneneinflusse im Zusammenhang mit der Individualität des Kindes. Unter diesem Gesichtspunkt ist es angebracht, den naturgemäßen Geburtsvorgang zusammen mit den Eltern wachsam und unterstützend geschehen zu lassen. Das Kind, das geboren werden will, soll im Einklang mit der Sternenwelt den richtigen Zeitpunkt bestimmen können. Nur aus medizinischen Gründen kann ein Eingreifen notwendig werden.

Rudolf Steiner machte darauf aufmerksam, dass im Innern des Gehirns eines jeden Menschen diejenige Sternenkonstellation eingeprägt ist, die sich im Augenblick seiner Geburt über dem Geburtsort am Himmel formiert. So hat jeder Mensch eine andere Geburtskonstellation, die sich auf den weiteren Lebenslauf auswirkt.

Wochenbett/ Neugeborenes

„Geboren wird nicht nur das Kind durch die Mutter, sondern auch die Mutter durch das Kind." (Gertrud von le Fort)

In der Zeit nach der Geburt und seiner weiteren Entwicklung geht es darum, dass die Individualität des Menschen den physischen Leib als ihr Werkzeug auf der Erde immer mehr ergreift. Bildlich gesprochen bezieht das Neugeborene nach und nach sein „Erdenhaus". Dass es bei diesem „Einzug" gelegentlich drückt und schmerzt, ist vielen Eltern aus eigener Erfahrung bekannt. Bei der Körperpflege spielt die **Berührung mit den Händen** eine wichtige Rolle für die Kommunikation mit dem Kind. Durch das „Sich-Wahrgenommen-Fühlen" und das Wohlbehagen, welches das Kind dadurch erlebt, kann es sich tiefer mit seiner Leiblichkeit verbinden. Dies ist eine entscheidende Voraussetzung für eine gesunde körperlich-seelisch-geistige Entwicklung.

Neugeborene, Säuglinge und auch Kleinkinder leben in einer vollständigen Offenheit gegenüber ihrer Umwelt und sind ihr schutzlos ausgeliefert. Der Säugling ist wie ein großes Sinnesorgan, das noch nicht die Möglichkeit hat, sich gegenüber der Umwelt abzugrenzen. Ein kleines Kind nimmt alles aus seiner Umgebung auf; jeder Eindruck hat seine Wirkung. Alles Sicht-, Hör- Riech- oder Fühlbare, ja auch Stimmungen, wirken unmittelbar auf das Kind ein. Es braucht Schutz vor zu vielen Reizen, und Ruhe vor unnatürlichen Störungen, wie z.B. den technischen Medien in der häuslichen Umgebung.

Das Wochenbett ist eine **Zeit des Sich-Kennenlernens**. Sie erstreckt sich von den üblichen 10 Tagen bis auf etwa 6 Wochen. Diese 40 Tage der Ruhe, des Schutzes für Mutter und Kind und der inneren Einkehr für die Mutter sind in alten Hochkulturen ein geachtetes Gesetz.

Nach dem Durchtrennen der Nabelschnur sollen sich Mutter und Kind tagsüber und auch nachts physisch nahe sein dürfen. Dadurch lernen sie sich immer besser kennen. Für die Mutter ist diese Zeit oft mit Ängsten, wenig nächtlichem Schlaf und Erschöpfung verbunden.

Die Entdeckung und die Annahme der eigenen Stärken und Schwächen, die immer intensivere Berührung und das Kennenlernen des kindlichen Wesens lassen die Beziehung zwischen Mutter, Vater und Kind umfassend wachsen und vertiefen, so dass daraus intuitives Handeln entstehen kann.

Pflege des Neugeborenen

- Bei der **Körperpflege** wird auf natürliche Substanzen aus dem Mineral- oder Pflanzenreich geachtet, die ohne chemische Zusätze oder denaturierende Verfahren hergestellt werden.
- Für die **Einreibungen des Neugeborenen** eignet sich feines Rosenöl, das harmonisierend, schützend und wärmend wirkt. Die Anwendung empfiehlt sich besonders nach traumatischen Geburten und bei unruhigen Schreikindern.
- Für die Nabelpflege kann eine Calendula-Essenz (Ringelblume) verwendet werden, die desinfizierend, heilend und leicht abtrocknend wirkt.
- Zunächst braucht das kleine Kind Zeit für den bedeutsamen Schritt „vom Wasser ans Land". Die Neugeborenen werden in der Regel **nicht gebadet**, sondern täglich gewaschen und gepflegt. Jede Mutter wird selber spüren, wann die Zeit gekommen ist für ein erstes Bad. In der Regel ist dies nach ca. 4 bis 6 Wochen der Fall. In diesem Alter lässt sich beobachten, dass der Säugling in eine neue Phase eintritt – die allererste Zeit ist vorüber. Er beginnt nun auf die Umgebung mit einem Lächeln zu reagieren oder es sind erste kleine Gurgellaute aus seinem Inneren zu vernehmen.

Wärme

Wir empfehlen, das Neugeborene warm und mit natürlichen Materialien zu bekleiden. Ein leichtes Mützchen, auch innerhalb von Räumen, schützt das noch offene, oft nur leicht behaarte Köpfchen vor kühlen Luftzügen und hilft, die Wärme zu halten. Der Inkarnationsprozess kann sich in einem warmen Organismus besser vollziehen. Die Wärme ermöglicht Entspannung, Leben und Bewegung.

Stillen

Durch die Aufnahme und Verarbeitung der Nahrung wird Außenwelt zur Innenwelt. Die eigene Leiblichkeit kann aufgebaut werden und wachsen. Die geeignete Ernährung für das Neugeborene ist die Muttermilch. Ein Geheimnis der mütterlichen Ernährung liegt darin, dass sie weder ganz Außen- noch ganz Innenwelt ist. Normalerweise bleibt beim Stillen die Muttermilch für Außenstehende unsichtbar. Die Mutter und ihr Kind sind durch diesen ernährenden Lebensstrom miteinander verbunden. Nach Angaben Rudolf Steiners ist im Kopfbereich besonders die Unterkieferpartie dem Willenspol zugeordnet. Wir können beobachten, dass ein Säugling mit vollständiger Hingabe an der Mutterbrust saugt. Dabei kommt das eigentliche Saugen aber aus dem Unterkiefer, der die Milch förmlich herausarbeitet, d.h. das ganze Kind saugt. Mit diesem Bild vor Augen wird Rudolf Steiners Aussage vom **Stillen als der ersten unbewussten Willenserziehung des Kindes** verständlich. Alles, was in so zartem Alter angelegt wird, prägt sich tief in den Menschen ein. Darauf kann später aufgebaut werden.

Hilfe bei Stillproblemen

Stillschwierigkeiten der Mutter werden gerne mit äußeren Anwendungen behandelt.

- Bei **Milchstau** können heiße Mercurialis-Wickel (Bingelkraut) helfen. Die Wärme löst Stauungen und öffnet die Milchgänge, damit der Fluss wieder angeregt wird und das Kind die Milch leichter abtrinken kann. In leichteren Fällen oder bei kleineren Knoten, leistet auch die Mercurialis-Salbe gute Dienste.
- Zur **Anregung der Milchproduktion** kann die Mutter einen Tee aus Milch bildenden Heilkräutern (Fenchel, Kümmel, Brennessel, Anis) zu sich nehmen. Bei der Einreibung der Brüste mit einem Milch bildenden Öl (Oleum lactagogum comp.) können auch die Oberarme miteinbezogen werden, denn die Milchbildung erfolgt im gesamten mittleren Menschen (zu dem auch die Arme gehören). Ein warmer Rosmarin-Brustwickel wirkt ebenfalls anregend auf die Milchbildung und entspannt wunderbar mit angenehmem Duft. Nach einem kurzen Schlaf in ei-

nem solchen Wickel kann sich das Kind oft wieder satt trinken.

- Bei **Blähungen und Koliken** des Neugeborenen bietet sich eine Baucheinreibung mit Kamillenöl an. Eine Tasse Kümmeltee, zwei- bis dreimal täglich für die Mutter, wirkt über die Muttermilch lindernd und lösend auf das kindliche Verdauungssystem.

Die nun folgenden Monate, in denen sich das Kind in die irdischen Verhältnisse einlebt, sind wie eine Fortsetzung des Geborenwerdens, des Sich-Umgestaltens. Was natürliche Hülle für das heranreifende Kind im Mutterleib war, benötigt jetzt der Säugling als seelische Gebärde von den Eltern durch liebevolle Zuwendung. In diesem Vertrautwerden mit seiner Umgebung kann der heranwachsende Mensch seine ihm entsprechenden Entwicklungsschritte ergreifen.

Fortbildungsangebote

- Ita Wegman Klinik
  Pflege-Fortbildung
  Pfeffingerweg 1
  CH-4144 Arlesheim
- Gemeinschaftskrankenhaus Herdecke
  Gerhard-Kienle-Weg 4
  D-58313 Herdecke
- Filderklinik
  D-70794 Filderstadt
- Carus Akademie
  Rissener Landstraße 193
  D-22559 Hamburg
- Medizinische Sektion am Goetheanum
  CH-4143 Dornach

Literatur

- Fingado M: Therapeutische Wickel und Kompressen (Handbuch aus der Ita Wegman Klinik), Natura Verlag Arlesheim 2001.
- Glas N: Frühe Kindheit, Mellinger Verlag Stuttgart 1985 (4. Auflage).
- Glaser H: Die Rhythmischen Einreibungen nach Wegman / Hauschka, Gemeinnützige Bildungsgemeinschaft Esslingen 1999.
- Hemmerich F: Geführtes Tönen zur Geburtshilfe, Hygias Verlag Germersheim 1997.
- von der Heide U: Die Rhythmischen Einreibungen nach Wegman/Hauschka, S.142-160 in: Heine R und Bay F : Anthroposophische Pflegepraxis, Hippokrates Verlag Stuttgart 2001.
- Steiner R: Die Erziehung des Kindes vom Gesichtspunkte der Geisteswissenschaft, 1907.
- Steiner R: Das Prinzip der spirituellen Ökonomie im Zusammenhang mit Wiederverkörperungsfragen (GA 109), Vortrag vom 7.6.1909.
- Steiner R: Die geistige Führung des Menschen und der Menschheit (GA 15), 1911.
- Steiner R: Allgemeine Menschenkunde als Grundlage der Pädagogik (GA 293), Vortrag vom 2.9.1919.
- Steiner R: Über Gesundheit und Krankheit, (GA 348), Vortrag vom 30.12.1922.
- Steiner R: Heilpädagogischer Kurs (GA 317), Vortrag vom 7.7.1924.
- Steiner R: Anthroposophische Menschenerkenntnis und Medizin (GA 319), Vortrag vom 17.7.1924.

(Alle Bücher von Rudolf Steiner erschienen im Rudolf Steiner Verlag, CH-4143 Dornach)

HOMÖOPATHIE 8

Sabine Zimmermann

Notizen

Grundlagen

Der deutsche Arzt Dr. **Samuel Hahnemann** (1755–1843) erarbeitete experimentell die Homöopathie als kausale Heilmethode in lebenslanger, intensiver Forschung und nannte sie zunächst „Homöopathik" (gr. *homoios* = ähnlich, *pathos* = Leiden, Schmerzen). Hahnenmanns Anspruch an sich und seine Kollegen war sehr hoch. Im § 2 des „Organon der Heilkunst", jenem Werk, in dem er die fundamentalen Grundsätze der Homöopathie niedergeschrieben hat, heißt es: *„Das höchste Ideal der Heilung ist schnelle, sanfte, dauerhafte Wiederherstellung der Gesundheit oder Hebung und Vernichtung der Krankheit in ihrem ganzen Umfange auf dem kürzesten, zuverlässigsten, unnachteiligsten Wege, nach deutlich einzusehenden Gründen."*

„Nach deutlich einzusehenden Gründen" bedeutet fest begründete, eindeutige Gesetze, wie sie auch die Mathematik und Physik kennen. Werden diese nicht eingehalten, dann kann die Homöopathie nicht funktionieren.

Bereits zu Hahnemanns Zeiten haben angebliche Anhänger seiner Heilmethode versucht, die Homöopathie in das schulmedizinische Gewand zu zwingen und sie dadurch leichter und weniger zeitaufwendig zu handhaben, um von den allopathischen Kollegen anerkannt zu werden. Das Finden des Simile – des heilenden Arzneimittels – erfordert zusätzlich eine intensive Erfassung der Krankheitsgeschichte und aller Symptome des Patienten sowie ein fundiertes, umfangreiches Wissen über homöopathische Arzneimittel. Nach Krankheitsnamen darf der verantwortliche Homöopath keine Arzneimittel verschreiben. Tut er es dennoch, wird er erfolglos bleiben und dies der Homöopathie anlasten. Daran hat sich bis heute nichts geändert, von der Komplexhomöopathie angefangen bis hin zu Fluid- und Akkordpotenzen und zur naturwissenschaftlich-kritischen Richtung.

Nach dem 2. Weltkrieg besann sich eine Gruppe homöopathischer Ärzte in der Schweiz, allen voran A. Voegeli, wieder auf die originalen Quellen. Sie nannten sich fortan „Klassische Homöopathen", um darauf hinzuweisen, dass sie nach Hahnemanns Grundgesetzen behandelten. Nachdem sich die Ärzteschaft gegenüber der Homöopathie damals als nicht aufgeschlossen erwies, hatte Voegeli als erster den Mut, sein Wissen nicht nur an Arztkollegen weiterzugeben, sondern öffnete seine Vorträge für Heilpraktiker und Laien. Das führte besonders in Deutschland zu einer bis heute anhaltenden Renaissance der klassischen Homöopathie. Auch interessierte Laien haben in der Geschichte der Homöopathie eine lange Tradition. Der bekannteste war Clemens von Bönninghausen, ein Zeitgenosse und Freund Hahnemanns. Er besaß ein so umfangreiches homöopathisches Wissen und Können, dass Hahnemann geäußert haben soll, er würde sich nur von ihm behandeln lassen, sollte er je krank werden.

> Im „Organon der Heilkunst", dem Gesetzbuch der Homöopathie, finden wir in 291 Paragraphen die **Grundgesetze der Homöopathie**. Die tragenden Säulen sind:
> - die Arzneimittelprüfung am Gesunden
> - das Ähnlichkeitsgesetz, („Similia similibus curentur" = „Ähnliches soll man mit Ähnlichem heilen", gilt als oberster Grundsatz für jeden Homöopathen)
> - die Potenzierung der Arzneimittel.

In der Geschichte der Homöopathie hat es immer wieder Ärzte gegeben, die versuchten, die Homöopathie zu widerlegen. Sie bemühten sich, die Gesetze durch Gegenversuche zu annullieren. Es gelang ihnen nicht. Im Gegenteil. Einige von ihnen wurden berühmte Homöopathen, wie C. Hering, der seine Dissertation gegen die Homöopathie schreiben sollte, was aber nicht gelang. Er gehört heute zu den berühmtesten Klassikern in der Homöopathie. Selbst J. T. Kent, ohne dessen Werk „Kents Repertorium" heute keine homöopathische Arbeit möglich wäre, war zunächst ein Gegner der Homöopathie. Er war Anatomieprofessor und ist durch die homöopathische Heilung seiner Frau, die durch die Hände vieler allopathischer Therapeuten ging, zu einem der berühmtesten Homöopathen geworden.

Bis heute war es nie notwendig, an Hahnemanns Erkenntnissen eine Korrektur vorzunehmen. Daher wussten die großen Homöopathen wie J.C. Burnett, J.H. Clarke, R.F. Cooper, C. Hering, J.T. Kent und andere sehr wohl, warum sie sich bei der Weiterentwicklung der Homöopathie streng an Hahnemanns Weisung hielten: *„Macht's nach, aber macht's genau nach!"*

> Der Homöopath betrachtet den Menschen als unteilbar Ganzes, Besonderes, Einmaliges, eingebettet in seine Umgebung und Lebensumstände. Daher ist der Angriffspunkt der Therapie keine lokale Krankheitserscheinung, sondern die tiefer liegende Ursache, die aus unterschiedlichen Gründen das gesunde, harmonische Zusammenspiel der Lebensvorgänge aus dem Lot gebracht hat.

Dieser Angriffspunkt befindet sich in jenem, allen Organen übergeordneten **dynamischen Steuerungssystem**, das Hahnemann als „Lebenskraft" oder „Dynamis" bezeichnet hat. Um die Lebenskraft reagieren zu lassen, bedarf es der potenzierten Arzneimittel.

Mit dem „Organon der Heilkunst" und dem fünfbändigen Werk über die „Chronischen Krankheiten" sind dem Homöopathen Werkzeuge an die Hand gegeben, mit deren Hilfe er sowohl akute als auch erworbene oder vererbte chronische Krankheiten zu heilen vermag. „Heilen" ist im strengen Sinne Hahnemanns zu verstehen. Akute und zum Teil erworbene chronische Krankheiten können „sanft, schnell und dauerhaft" geheilt werden. Für die Heilung der chronischen vererbten Krankheiten bedarf es längerer Zeit und eines fundierten Wissens auch über die weiterführenden Arbeiten von Hahnemanns Nachfolgern.

In den vergangenen Jahrzehnten hat sich jedoch ein Krankheitsbereich zu einer geduldig ertragenen, widerstandslos hingenommenen, weil angeblich nicht zu verhindernden Geißel der Menschen in den Industriestaaten entwickelt: die **„Arzneimittelkrankheit"**. Auf den Beipackzetteln der allopathischen Arzneien stehen die beängstigenden Symptome. Die Schulmedizin toleriert sie und bezeichnet ihr Hervorrufen als eben das kleinere Übel. Viele Betroffene suchen homöopathische Praxen auf. Und auch hier beschreitet die klassische Homöopathie mit Hilfe des Ähnlichkeitsgesetzes und der potenzierten Arzneimittel bereits erfolgreiche Wege. Sie heilt, und wenn dies auf Grund zu weit fortgeschrittener Destruktion nicht mehr möglich ist, lindert sie.

G. Risch, ein Schüler Voegelis und Gründer der Clemens von Bönninghausen-Akademie in Wolfsburg, schreibt: *„Keiner, der sie (die Homöopathie) einmal ihren Gesetzen entsprechend angewendet hat, wird wieder von ihr los kommen und er wird feststellen müssen, dass sie die beste, menschlichste und schönste Heilmethode ist. Die beste, weil man mit ihr chronische, refraktäre Krankheiten heilen kann, die sonst niemand zu heilen vermag; die menschlichste, weil derjenige, der sie anwendet, durch die ihr zu Grunde liegenden Naturgesetze gezwungen ist, auf seine Patienten so individuell einzugehen, wie nirgends sonst, ohne ihnen mit irgendwelchen Marterinstrumenten oder giftiger Arznei ein Leid anzutun; und die schönste, weil hier vom Behandler sein ganzer Einsatz an Liebe, Geist und Zeit gefordert wird, um das richtige Arzneimittel zu finden."* (Risch, Homöopathik, 1993).

Die Arzneimittelprüfung

Hahnemann war ein großer Kritiker der damaligen medizinischen Methoden. Er konnte sich mit den Therapieformen, die hauptsächlich aus Aderlass und Purgieren bestand, nicht anfreunden und zufrieden geben. Er erlebte, wie die Patienten durch diese Behandlungen nicht gestärkt und gesund, sondern noch mehr geschwächt und krank wurden. Seine Unzufriedenheit trieb ihn schließlich so weit, seinen Beruf als praktizierender Arzt aufzugeben und sich ganz den wissenschaftlichen Arbeiten zu widmen. Seine Familie ernährte er in dieser Zeit vorwiegend durch Übersetzungen medizinischer Fachliteratur. Durch die Übersetzung eines Textes des schottischen Arztes Cullen angeregt, dessen Inhalt Hahnemann für unkorrekt hielt, begann er, Experimente an sich selbst durchzuführen. Cullen schrieb über die Wirkungen der **Chinarinde**. Die Chinarinde wurde zu Hahnemanns Zeiten – mit unterschiedlichem Erfolg – vor allem zur Behandlung des Sumpfwechselfiebers, einer malariaähnlichen Krankheit, verwendet. Bei seinen Selbstversuchen bekam er jeweils durch die Einnahme der Chinarinde malariaähnliche Symptome, wie er sie an den Erkrankten immer wieder beobachtet hatte. Sobald er jedoch die Einnahme beendete, hörten die krankhaften Zustände auf und er war wieder gesund. Hahnemann erkannte, dass der menschliche Organismus künstlich krank gemacht werden konnte.

Nun begann Hahnemann diesen Versuch zu wiederholen, nicht nur an sich selbst, sondern auch an Familienmitgliedern, Verwandten und Freunden. Die Reaktionen waren zum Teil den seinen identisch, zum Teil sehr ähnlich. Hahnemanns Vermutung war nun, dass die Chinarinde das Sumpfwechselfieber nur deshalb bei manchen Menschen heilen konnte, weil sie selbst – so fern man sie im gesunden Zustand einnahm – **ähnliche Symptome** hervorzurufen im Stande war. Das war die Geburtsstunde der Homöopathie.

Diese Vermutung wurde zur wissenschaftlich nachprüfbaren Gewissheit. Denn Hahnemann hatte in aufwendigen Versuchsreihen mit allen ihm zur Verfügung stehenden Personen begonnen, die Wirkungen weiterer Pflanzenauszüge auf den gesunden menschlichen Organismus zu prüfen. Alle Reaktionen, körperliche, seelische und geistige wurden genau aufgezeichnet und zur Grundlage seiner Theorie:

> Nur jenes Arzneimittel vermag eine Krankheit zu heilen, das selbst beim Gesunden die der Krankheit ähnlichsten Symptome hervorzubringen imstande ist. (vgl. Hahnemann, Organon, S.50 und §§ 24 – 27).

Heute stehen dem ausgebildeten Homöopathen an die 2000 gut geprüfte Arzneien zur Verfügung. Hahnemanns Nachfolger haben nämlich nicht aufgehört, neue Stoffe aus dem Pflanzen-, Tier-, Mineralreich und auch aus Krankheitsprodukten (Nosoden) zu prüfen. Durch die zahlreichen Prüfungen sind gut abgesicherte Arzneimittelbilder entstanden, nachzulesen in den vielen Arzneimittellehren (Materia medica).

Die Lebenskraft

Durch die Arzneimittelprüfungen am Gesunden erkannte Hahnemann, dass es im menschlichen Organismus etwas geben muss, das man künstlich beeinflussen kann. Bereits vor ihm sprachen Ärzte von einer Lebenskraft (Paracelsus). **Virchow**, dessen These vom „Sitz der Krankheit in der Zelle" die Medizin bis heute beeinflusst, sprach gegen Ende seines Lebens davon, dass schon vor der Erkrankung der Zelle im menschlichen Organismus etwas – eine Lebenskraft – verändert sei (Vorlesung Risch, Sept. 93). Diese Erkenntnis des „alten Mannes" wurde nicht mehr ernst genommen. Auch passte sie gar nicht in das durch das Mikroskop bestimmte herrschende wissenschaftliche Konzept. Auch **Pasteur** kam am Ende seines Lebens zu der Erkenntnis, dass der Erreger nicht der Initiator der Krankheit ist, sondern nur der Indikator. Wie kann es sonst sein, dass z.B. in einer Familie mit mehreren Kindern eines oder zwei an Masern erkranken, aber die anderen, obwohl sie in Kontakt miteinander sind, nicht? Das bedeutet doch, dass es an der Disposition der Lebenskraft des einzelnen Menschen liegt, ob er sich infiziert oder nicht. Hahnemann definiert die **Ansteckung** in diesem Sinne und zwar im § 31: *„Auch besitzen die feindlichen, theils psychi-*

schen, theils physischen Potenzen im Erdenleben, welche man krankhafte Schädlichkeiten nennt, nicht unbedingt die Kraft, das menschliche Befinden krankhaft zu stimmen; wir erkranken durch sie nur dann, wenn unser Organism so eben dazu disponirt und aufgelegt genug ist, von der gegenwärtigen Krankheitsursache angegriffen und in seinem Befinden verändert, verstimmt und in innormale Gefühle und Thätigkeiten versetzt zu werden – sie machen daher nicht Jeden und nicht zu jeder Zeit krank.“

Hahnemann nannte dieses Agens, welches veränderbar ist, **Lebenskraft, Lebensprinzip oder Dynamis.** Er bezeichnete sie, die Lebenskraft, als „geistartig“, um sie exakt gegen alles Materielle abzugrenzen. Die entsprechende heutige Bezeichnung könnte „energetisch“ lauten. Es war Hahnemann wichtig zu vermitteln, dass die Lebenskraft etwas Automatisches, aber trotzdem Dynamisches ist, denn an ihr und nicht an der Zelle setzt die homöopathische Behandlung an. Da die Lebenskraft etwas Dynamisches ist, kann sie auch am besten durch die dynamischen, d.h. durch die potenzierten Arzneien beeinflusst werden. Diese können die Lebenskraft krank machen, aber ihr vor allem Impulse geben, um ein herrschendes Fehlprogramm, ein Fehlverhalten zu löschen und wieder in die Harmonie zurück führen.

Die Lebenskraft verändert sich spürbar, *bevor* an Organen irgend eine wahrzunehmende krankhafte Erscheinung auftritt. Im § 9 beschreibt er ihre Funktion folgendermaßen: *„Im gesunden Zustande des Menschen waltet die geistartige, als Dynamis den materiellen Körper (Organism) belebende Lebenskraft (Autocratie) unumschränkt und hält alle seine Theile in bewundernswürdig harmonischem Lebensgange in Gefühlen und Thätigkeiten, so daß unser inwohnende, vernünftige Geist sich dieses lebendigen, gesunden Werkzeugs frei zu dem höhern Zwecke unsers Daseins bedienen kann.“* Und im § 10: *„Der materielle Organism, ohne Lebenskraft gedacht, ist keiner Empfindung, keiner Thätigkeit, keiner Selbsterhaltung fähig;*

nur das immaterielle, den materiellen Organism im gesunden und kranken Zustande belebende Wesen (das Lebensprincip, die Lebenskraft) verleiht ihm alle Empfindung und bewirkt seine Lebensverrichtungen.“

Wir leben mit vielen **dynamischen Prozessen,** die von allen selbstverständlich akzeptiert werden, wie z.B. dem Rhythmus von Ebbe und Flut oder den regelmäßigen Umläufen des Mondes um die Erde oder den Wirkungen der elektromagnetischen Kräfte, ohne die heute alle Technik zusammenbrechen würde. Wir leben damit und niemand stellt sie in Frage. Aber wenn es um den dynamischen Einfluss der Arzneikraft geht und um die dynamische Reaktion der Lebenskraft, kommen nicht nur den Wissenschaftlern die großen Zweifel.

Weiter schreibt Hahnemann im § 11: *„Wenn der Mensch erkrankt, so ist ursprünglich nur diese geistartige, in seinem Organism überall anwesende, selbstthätige Lebenskraft (Lebensprinzip) durch den, dem Leben feindlichen, dynamischen Einfluß eines krankmachenden Agens verstimmt; nur das zu einer solchen Innormalität verstimmte Lebensprincip, kann dem Organism die widrigen Empfindungen verleihen und ihn so zu regelwidrigen Thätigkeiten bestimmen, die wir Krankheit nennen.“*

Zur Veranschaulichung dieser Aussage ein paar einfache **Beispiele:**

Wenn jemand etwas Übelkeit erregendes betrachtet, so empfindet er zunächst ein Unwohlsein, eine dynamische Verstimmung. Erst in den folgenden Minuten oder Stunden kommt es zur materiellen Veränderung, zum Erbrechen. Wo war hier der materielle Einfluss? Voraus ging die dynamische Verstimmung und erst dann kam die Materie.

Oder, ein Patient fällt in Ohnmacht, wenn ihm Blut abgenommen wird. Zuerst ist die dynamische Verstimmung, das ungute Gefühl, die Angst da und dann kommt erst die materielle Veränderung, die Ohnmacht.

An den Reaktionen der Lebenskraft kann man aber auch erkennen, ob es sich um eine akute oder um eine chronische Krankheit handelt.

Und hier macht Hahnemann eine ganz klare Unterscheidung. Bei **akuten Erkrankungen** vermag die Lebenskraft ein Notprogramm abzuwickeln, welches in vielen Fällen ohne Hilfe wieder zur vollen Gesundheit führt. Die Arbeit der Lebenskraft können wir auch homöopathisch mit so genannten **Akutarzneien nach dem Ähnlichkeitsgesetz** unterstützen. Bekommt der Patient früh genug die ähnlichste Arznei, dann bricht die Krankheit gar nicht erst in ihrer vollen Stärke aus und hat doch den für den Organismus reinigenden Effekt.

Die Causa

Die Homöopathie ist vor allem auch eine Kausaltherapie. Der Homöopath muss in seiner „Detektivarbeit" herausfinden, ob es in der akuten oder chronischen Krankheit eine **Ursache**, eine Causa gegeben hat. Wenn dies außer Acht gelassen wird, erleidet man in der Behandlung häufig Schiffbruch.

In der Anamnese soll der Patient deutlich befragt werden, seit wann der krankhafte Zustand, egal ob akut oder chronisch, besteht. Bei manchen Patienten muss sich der Therapeut aber auf die Suche nach einer Causa begeben. Diese kann sowohl ein physisches als auch ein psychisches Geschehen sein. Ist es der Anlass für die Erkrankung, dann sprechen wir von einem **physischen** (Sturz, Durchnässung, Folge von kalten Füßen, Blutverlust, Operation, Arzneimittelmissbrauch, Überanstrengung, Insektenstich usw.) oder **psychischen** (Schock, Kummer, Angst, Ärger, Heimweh, Tadel usw.) Trauma oder einer Causa. Diese Verursacher stehen bei der Mittelwahl an oberster Stelle.

Zur Veranschaulichung der Causa **zwei Beispiele einer Akuterkrankung**:

Simon, einer meiner kleinen Patienten hatte eine Nagelbettentzündung. Die Mutter schilderte am Telefon, wie die Entzündung aussah, und ich verordnete während mehrerer Telefonate die jeweils passendste Arznei. Ohne Erfolg! Simon bekam Antibiotika. Auch diese bewirkten keine Besserung. Er musste in die Kli-

nik und am Finger geschnitten werden, damit der Eiter abließen konnte. Die Entzündung ging aber weiter und es bildete sich wieder Eiter in der Wunde. Daraufhin befragte ich die Mutter nochmals nach dem genauen Hergang. Erst jetzt erzählte sie, dass diese Entzündung durch einen Holzsplitter entstanden sei. Für einen Nichthomöopathen ergibt diese Zusatzerklärung keinen Sinn, keinen nachvollziehbaren Grund, warum dadurch die Mittelwahl beeinflusst werden sollte. Mir aber war nun klar, warum die gut gewählten Mittel nicht wirken konnten. Dies war keine „normale" Nagelbettentzündung. Sie hatte eine Ursache, sie entstand durch eine Verletzung mit einem spitzen Gegenstand. Die entsprechende Arznei ist „Ledum". Simon bekam eine Gabe Ledum C 30 und die Nagelbettentzündung begann zu heilen.

Eine Patientin rief dringend um Hilfe für ihren Mann an. Er war Dirigent und sollte am nächsten Tag ein Konzert leiten. Zu seinem Entsetzen lag er seit dem Vorabend mit einem Hexenschuss im Bett und konnte sich nicht bewegen. Keines der homöopathischen Mittel, die ihm seine Frau bisher verabreicht hatte, brachte eine Besserung. Ich vermutete zurecht eine Causa und fragte daher, was ihr Mann am Vortag gearbeitet habe und ob er vielleicht nass geworden sei. Dies bejahte die Frau und erzählte, ihr Mann sei mit Schwung im Garten tätig gewesen und habe dabei kräftig geschwitzt. Es war ein Herbsttag, und es wehte ein kühler Wind. Ich empfahl „Dulcamara". Diese Arznei zeigt „Hexenschuss als Folge von Schwitzen oder Nasswerden bei kühler Witterung" im Arzneimittelbild. Dulcamara hatte er noch nicht bekommen, da seine Frau die Ursache nicht beachtet hat. Ihr Mann konnte das Konzert am folgenden Tag, wenn auch nicht ganz – so doch fast – schmerzfrei dirigieren.

Die Modalitäten

Es sind dies die Gegebenheiten, die eine Besserung bzw. eine Verschlechterung bewirken. In der Homöopathie muss bei der Mittelwahl unterschieden werden, ob z.B. Gliederschmerzen tagsüber oder während der Nacht am unerträglichsten sind; ob ein Schnupfen im Freien oder im geschlossenen Raum zu fließen beginnt, ob sich Magenschmerzen durch Essen verschlimmern oder sobald der Magen leer ist; ob ein Halsschmerz durch warme oder kalte Getränke gebessert wird usw.

Im Allgemeinen ist es üblich, bei Erkältungskrankheiten dem Patienten, vor allem Kindern, warme bis heiße Getränke zu verabreichen. Da die Kranken – auch Kinder – sehr wohl empfinden, was ihnen gut tut, kann es vorkommen, dass das *warme* Getränk so lange unberührt bleibt, bis es abgekühlt ist. Dies liegt nicht daran, dass der Patient vielleicht keinen Durst hat, sondern daran, dass ihm *kühle* Getränke eher gut tun, als warme. Ebenso kann es sein, dass der Patient nur sehr warme Getränke bevorzugt und den Tee stehen lässt, sobald er abgekühlt ist. Dies sind also Modalitäten, die in der Befragung des Kranken abgeklärt werden sollten.

Die Arzneimittelprüfungen haben auch ergeben, dass viele Arzneien einen besonderen **Bezug zu bestimmten Organen** oder Körperregionen haben. Es ist z.B. zu beachten, ob bei einem Husten der Schmerz hinter dem Brustbein oder im Kehlkopf sitzt. Im einen Fall kann – sofern die anderen Symptome stimmen – „Bryonia", im anderen Fall „Spongia" die passende Arznei sein. Bei manchen Arzneimittelprüfungen haben sich sogar Seitenschwerpunkte ergeben. So wirkt „Lachesis" bei Halsschmerzen, wenn diese vorwiegend links auftreten. Phytolacca hingegen, wenn diese sich eher rechts entwickelt haben.

Ein weiterer Schwerpunkt für eine richtige Mittelwahl ist die genaue Unterscheidung der **Art des Schmerzes**. Schmerz ist in der Homöopathie nicht gleich Schmerz und es ist herauszufinden, ob der Schmerz stechend, brennend, reißend, drückend pulsierend usw. ist.

So sind für den Homöopathen unerlässliche Informationen:
- Wo hat der Schmerz seinen Sitz und wohin erstreckt er sich (Verlaufsform)?
- Wodurch verschlimmert oder verbessert sich der Schmerz (Modalität)?
- Wodurch wurde er ausgelöst (Causa)?

Aus dem bisher Gesagten wird deutlich, dass eine **gute Patientenbefragung entscheidend** für die richtige Arzneiwahl ist und dass es völlig unsinnig ist, eine Arznei, die einem persönlich geholfen hat, einem anderen Familienmitglied oder in nachbarschaftlicher Hilfsbereitschaft weiter zu geben oder zu empfehlen.

Das Ähnlichkeitsgesetz

Aus der Forschungsarbeit mit den Arzneimittelprüfungen und der täglichen Erfahrung am Kranken entwickelte sich ganz klar das Ähnlichkeitsprinzip. Wer dieses Prinzip nicht verstanden hat, kann nicht homöopathisch heilen. Hahnemann formulierte es so:

„Wähle, um sanft, schnell, gewiß und dauerhaft zu heilen, in jedem Krankheitsfalle eine Arznei, welche ein ähnliches Leiden für sich erregen kann, als sie heilen soll" (Hahnemann, Organon, S. 50).

Daraus ergibt sich, dass der Homöopath nicht nach Krankheitsnamen verordnen kann. Jeder Patient hat seine persönliche Erkrankung, die sich in den individuellen Symptomen, Empfindungen und Zeichen notwendig äußert.

Nehmen wir das **Beispiel** einer Bronchialbelastung: Drei Kinder leiden an Husten. Das Kind A ist tagsüber weitgehend hustenfrei, aber abends, sobald es sich zum Schlafen hinlegt, beginnt ein trockener, krampfartiger Reizhusten, der nach Mitternacht noch schlimmer werden kann. Die Anfälle erfolgen sehr schnell aufeinander und die Stimme ist tief und heiser. Ihm wird Drosera sehr bald helfen.

Das Kind B wird auch von einem trockenen, quälenden Husten am Einschlafen gehindert, aber der Husten wird durch ein Kitzeln in der Halsgrube ausgelöst. Dazu kommt, dass durch das Husten der Mund voll Schleim ist. Auch stellt sich tagsüber jedes Mal ein Hustenanfall ein, wenn es kühle bzw. kalte Luft einatmet. Sogar einfaches Sprechen kann genügen, um einen Anfall auszulösen. Dieses Kind wird „Rumex" brauchen, um seinen Husten los zu werden.

Das Kind C hustet unaufhörlich bis zum Erbrechen. Die Brust scheint voller Schleim zu sein, der sich aber nicht abhusten lässt. Man hört es in den Bronchien rasseln. Dieses Kind braucht dringend Ipecacuanha.

Drosera, Rumex und Ipecacuanha haben in der Arzneimittelprüfung am Gesunden unter anderen genau solche Symptome entwickelt, wie sie bei Kind A, B und C aufgetreten sind. Die Sprache Hahnemanns wirkt heute durch sein Bemühen, Unklarheiten auszuschließen, etwas umständlich, aber eben sehr anschaulich und eindeutig. So führt er im § 19 zum Ähnlichkeitsprinzip aus: *„Indem nun die Krankheiten nichts als Befindensveränderungen des Gesunden sind, die sich durch Krankheitszeichen ausdrücken, und die Heilung ebenfalls nur durch Befindensveränderung des Kranken in den gesunden Zustand möglich ist, so sieht man leicht, daß die Arzneien auf keine Weise Krankheiten würden heilen können, wenn sie nicht die Kraft besäßen, das auf Gefühlen und Thätigkeiten beruhende Menschenbefinden umzustimmen, ja, daß einzig auf dieser ihrer Kraft, Menschenbefinden umzuändern, ihre Heilkraft beruhen müsse."*

Auch das **seelische und geistige Befinden**, welches durch die Krankheit eine Veränderung erfahren kann, ist bei der Arzneimittelwahl genauso zu beachten wie die körperlichen Symptome. Wenn z.B. ein Kind im gesunden Zustand eher einen milden, sanften und ruhigen Charakter hat und während Ohrenschmerzen sich in ein ungeduldiges, gereiztes und überempfindliches Kind verwandelt, welches alles mögliche haben möchte

und es wieder verwirft, wenn es diese Dinge bekommt, dann sind diese seelischen Veränderungen für die Arzneifindung wichtig. Oder ein Kleinkind will während der Zahnungsbeschwerden nur herumgetragen werden, während es sonst eher ein ausgeglichenes Kind ist, welches sich gerne selbstständig bewegt, dann sollte dies als auffallend registriert werden. Die Homöopathie verfügt über viele Arzneien, die Ohrenschmerzen oder Schmerzen während der Zahnung in ihrem Arzneimittelbild aufzeigen. Aber diese Kinder haben durch die Erkrankung Verhaltensänderungen erfahren und diese sind für uns Homöopathen deutliche Hinweise zur heilenden Arznei. „Chamomilla" hat in der Arzneimittelprüfung solche Symptome hervorgebracht, es sind sogar „Leitsymptome" dieser Arznei.

Die Potenzierung der Arzneimittel

Dem Grundsatz Paracelsus folgend *„Die Dosis macht's, ob's Gift ist oder Arzeney"*, versuchte Hahnemann schon immer, seinen Patienten eine **möglichst geringe Dosis** einer Arznei zu verabreichen, um ihnen nicht zu schaden. Trotzdem kam es zu heftigen Erstverschlimmerungen, die er erst später als heilende Faktoren, als Reaktionen der Lebenskraft erkannte. Daher begann er, um die erstverschlimmernde Wirkung seiner Arzneien zu mildern, die Urtinkturen zu verdünnen. Über jede Verdünnungsstufe machte er genaue Aufzeichnungen und bemerkte, dass er mit fortschreitender Verdünnung immer weniger Symptomreaktionen bei den prüfenden Personen erlebte, bis schließlich jede Reaktion ausblieb.

Wenn sich heute die Homöopathie-Kritiker über die Verdünnungen der homöopathischen Arzneien lustig machen, sind sie auf dem Wissensstand, wie es Hahnemann damals war: Je höher die Verdünnung, desto weniger Reaktionen beim gesunden Menschen, daher ist für sie eine homöopathische Arznei wie ein Tropfen im Ozean!

Hahnemann begann – sei es durch Zufall oder durch Intuition – nach jeder Verdünnungsstufe die Arznei mehrmals auf ein in Leder gebundenes dickes Buch zu schlagen. Dieses Verschütteln nannte er **Potenzieren** oder Dynamisieren. Es bewirkte, dass die Reaktionen am gesunden Menschen, bei der Arzneiprüfung, wesentlich intensiver waren als vorher. Er konnte sogar feststellen, dass die Symptome stärker wurden, je höher er verdünnt und verschüttelt hatte. Selbst bei einem Verdünnungsgrad, bei dem kein Molekül der Ausgangssubstanz mehr nachweisbar war, wurden die Reaktionen der Prüfenden immer intensiver (ab der C 12, bzw. der D 23). Im § 269 schreibt Hahnemann unter anderem: *„Diese merkwürdige Veränderung in den Eigenschaften der Naturkörper, durch mechanische Einwirkung auf ihre kleinsten Theile, durch Reiben und Schütteln, entwickelt die latenten, vorher unmerklich, wie schlafend in ihnen verborgen gewesenen, dynamischen Kräfte, welche vorzugsweise auf das Lebensprinzip, auf das Befinden des thierischen Lebens Einfluß haben. Man nennt daher diese Bearbeitung derselben Dynamisiren, Potenziren (Arzneikraft-Entwicklung) und die Produkte davon, Dynamisation, oder Potenzen in verschiedenen Graden".*

Hahnemann spricht davon, dass sich verborgene Kräfte durch das Potenzieren öffnen, dass sie aufgeschlüsselt werden. Dies bedeutet, dass wir erst im entmaterialisierten Zustand zu diesen verborgenen Kräften kommen. Es wird also eine verborgene Information oder ein verborgenes Programm aufgetan, welches wir ohne die Potenzierung und ohne den Versuch am Gesunden nie erkennen könnten.

Hahnemann machte die Erfahrung, dass man selbst potenzierte Arzneien, wollte man seinen Patienten nicht schaden, nicht unüberlegt oft verabreichen durfte. Eine C 30 konnte Tage, sogar Wochen lang wirken. Gab er in diese Heilphase dieselbe Potenz noch einmal, so konnte es zu einer Störung im Heilprozess kommen. Auch konnte eine wiederholte Mittelgabe in der gleichen Potenz zu einer Arzneimittelprüfung führen.

Bis an sein Lebensende war Hahnemann immer wieder bemüht, die Potenzierung und die Arzneimittel schonender zu machen ohne dabei die Heilwirkung zu schmälern. In den LM-Potenzen gelang ihm dann kurz vor seinem Tode jene Potenzen herzustellen, die ohne Nebenwirkungen auf längere Zeit genommen werden können. Besonders hilfreich sind LM – Potenzen daher in der Behandlung chronisch Kranker.

Symptome, Zeichen und Empfindungen

Hahnemann gibt uns auch hier im „Organon der Heilkunst" ganz klare Anweisungen. Im § 153 schreibt er: *„Bei dieser Aufsuchung eines homöopathisch specifischen Heilmittels, […] sind die auffallenden, sonderlichen, ungewöhnlichen und eigenheitlichen (charakteristischen) Zeichen und Symptome des Krankheitsfalles, besonders und fast einzig fest ins Auge zu fassen; denn vorzüglich diesen, müssen sehr ähnliche, in der Symptomenreihe der gesuchten Arznei entsprechen, wenn sie die passendste zur Heilung sein soll. Die allgemeinern und unbestimmtern: Esslustmangel, Kopfweh, Mattigkeit, unruhiger Schlaf, Unbehaglichkeit usw. verdienen in dieser Allgemeinheit und wenn sie nicht näher bezeichnet sind, wenig Aufmerksamkeit, da man so etwas Allgemeines fast bei jeder Krankheit und jeder Arznei sieht."*

Es ist zu wenig bekannt, wie exakt Hahnemann seine Anweisungen für seine große Heilkunst gegeben hat. Studiert man das „Organon" immer wieder, so bekommt man auf alle Fragen, die Therapie betreffend, eine Antwort.

Fallbeispiel: Nun kann es aber sein, wie ich es bei einem meiner Hausbesuche erlebte, dass ein Patient – außer Kopfschmerzen und hohem Fieber – bei einer schweren Grippe nichts an Symptomen aufzuweisen hatte. Hahnemann meinte zwar, Kopfschmerzen seien zu allgemein, aber bei diesem Patienten wurden sie zu etwas Besonderem. Er hatte nämlich bei der geringsten Bewegung der Augen rasende Nackenkopfschmerzen. Mir fiel dies schon auf, als ich das Schlafzimmer betrat und er nicht zur Tür schauen konnte, denn dazu hätte er die Augen bewegen müssen. Also hatten wir hier zunächst einmal eine **Modalität** und auch ein **auffallendes, ungewöhnliches Symptom** nach § 153. Dadurch bekamen die Kopfschmerzen einen höheren Rang. „Kalmia" löste in diesem Fall innerhalb kürzester Zeit dieses Symptom auf und der Patient konnte genesen.

Alles, was wir auf der **Haut** als Zeichen sehen, ist in der Behandlung zu beachten. Hahnemann sagte sogar, dass die Lebenskraft die Hautzeichen an die Peripherie bringe, um im Inneren des Körpers einen krankhaften Vorgang abzuschwächen. Die Lebenskraft verwendet also ein Ventil, um den chronischen Prozess im Innern zu beschwichtigen. Dies bedeutet, dass man äußere Zeichen nie von außen (durch Salben, Operationen) entfernen sollte, denn das wäre dann eine Unterdrückung.

Hautausschlag ist auch nicht gleich Hautausschlag. Betrachtet man ihn genau, dann sieht man, dass eine so genannte Neurodermitis in vielen Farben und Formen auftreten kann. Sie kann juckend oder brennend sein, sie kann eher nachts oder eher tagsüber Beschwerden machen, sie kann eine hellrote oder eher bräunliche Farbe haben usw. Es ist wichtig, diese Unterschiede zu sehen. Viele Homöopathen bekommen durch die Arbeit allopathischer Hautärzte Probleme in ihrer Behandlung. In der Homöopathie werden, je nach Beschaffenheit der äußeren Zeichen, unterschiedliche Arzneien verwendet, die die Ursachen im Inneren, d.h. die Verstimmung der Lebenskraft, beheben sollen. Dadurch wird der Hautausschlag geheilt und nicht palliativ zum Verschwinden gebracht.

Die **Beschreibung der Empfindungen** sind in der homöopathischen Behandlung ebenfalls besonders wichtig. Vor allem sollte der Patient seine Empfindungen in seinen eigenen Worten erklären und beschreiben dürfen. Schaut man in das Repertorium, in dem alle Ergebnisse der Arzneimittelprüfungen aufgelistet sind, kann man z.B. bei einem Ischiasschmerz folgende unterschiedlichen Empfindungen nachlesen: bohrend, brennend, drückend, geschwürartig, grabend, krampfend, lähmungsartig, nagend, pulsierend, reißend, wie verrenkt, schneidend, stechend, wundes Gefühl, ziehend. Den Empfindungen sind jeweils entsprechende Arzneien in unterschiedlicher Wertigkeit zugeordnet. Der Mensch mit seinen individuellen Symptomen ist für die Arzneifindung in der Homöopathie entscheidend.

Die akuten und chronischen Krankheiten

Bei allem, was Hahnemann unter chronischen Krankheiten verstanden hat, verhält sich die Lebenskraft anders als bei den akuten.

Bei **akuten Erkrankungen** vermag die Lebenskraft trotz ihrer Verstimmung ein **Notprogramm** (Fieber, Schweiß, Ausschläge) einzusetzen. Auch sind für die Behandlung akuter Krankheiten nur die akuten Symptome maßgeblich. Darunter versteht man alle Veränderungen, die sich durch die Krankheit ergeben.

Die **Arzneien** werden nach dem Ähnlichkeitsgesetz verordnet. Liegt den akuten Erscheinungen eine Causa zu Grunde, wird das Mittel nach der Causa gewählt. Zu den akuten Erkrankungen zählen auch die Epidemien. Bei Epidemien zeigen alle Patienten, neben den individuellen Symptomen, einige identischen Symptome, die Hahnemann den „Genius epidemicus" nannte. Hat man ihn gefunden, kann man bei Epidemien damit erfolgreich die entsprechende Arznei erarbeiten und mit ihr behandeln.

Die **chronische Erkrankung** wird von der Lebenskraft ohne Widerstand in den Körper aufgenommen, bis der gesamte Organismus von ihr durchdrungen ist. Hahnemann erwähnte sogar, dass selbst eine gesunde Lebensführung und Ernährung, ja auch eine robuste Körperkonstitution den Verlauf der chronischen Krankheit nicht aufhalten kann (§ 78). Erst wenn der gesamte Organismus, der gesamte Mensch von diesem Fremdprogramm, von der chronischen Krankheit durchdrungen ist, können wir sie durch bestimmte Zeichen, Symptome und Empfindungen erkennen. Es sind Zeichen, die für Homöopathen wegweisend sind. Man muss lernen, sie in die Anamnese richtig aufzunehmen, richtig einzuordnen und zu deuten.

> Beide Krankheitsarten, die akute und die chronische, haben eines gemeinsam: Die Lebenskraft wird immer versuchen, die innere Erkrankung durch äußere Zeichen wieder an die Oberfläche, an die Peripherie zu bringen.

Bei der akuten Krankheit geschieht dies sehr schnell, teilweise sogar innerhalb weniger Minuten oder Stunden, bei der chronischen kann es Tage, Wochen, Monate oder Jahre dauern, bis die Verstimmung durch Äußerungen der Lebenskraft erkennbar ist.

Chronische Krankheiten können sich durch verschiedene Symptome zeigen. Durch ein chronisches Rheuma, eine chronische Verstopfung, vielleicht ein Ekzem, Hautzeichen wie Warzen, Condylome o.Ä. oder eine Lungenentzündung, die von Zeit zu Zeit wiederkehrt.

Anamnese

In der Behandlung von akuten und chronischen Krankheiten gibt es eindeutige Unterschiede.

Bei der Anamnese des **chronisch Kranken** muss der Homöopath nicht nur den aktuellen Stand der Beschwerden aufnehmen, sondern auch chronologisch den gesamten Lebenslauf des Patienten erfassen, mit sämtlichen Erkrankungen, Operationen, Verletzungen und Impfungen. Ein weiterer wesentlicher Punkt in der Erfassung aller chronischen Symptome sind die Krankheiten der Vorfahren. Hahnemann war von seiner Behandlungsmethode

überzeugt. Er wusste, dass seine Arzneien wirkten, denn er hatte sie geprüft und jahrelang mit ihnen gearbeitet und konnte Erfolge vorweisen. Es gab aber immer wieder Situationen, in denen die Patienten trotz sorgfältig ausgewählter Arzneien nach einer gewissen Zeit mit anderen Erkrankungen in seine Behandlung kamen. Zuerst dachte er, dass es sich jeweils um eine neue Krankheit handle. Aber im Laufe seiner Forschungen erkannte er am Verlauf der damals häufigen Syphilis das Prinzip des Ablaufes einer chronischen Krankheit. Es treten nach Infektion und Ausbruch der Krankheit immer wieder Latenzphasen auf, in denen sich der Kranke gesund fühlt. Die chronische Krankheit ruht aber nicht, sie frisst sich immer tiefer in zentralere Organe. Werden die aktiven Phasen der chronischen Krankheit durch allopathische Arzneien „unterdrückt", dann geht die Destruktion noch schneller in Richtung Zentrum.

Bei Hautausschlägen erleben wir dies immer wieder. Bringt eine Salbenbehandlung einen Hautausschlag zum Verschwinden, ist das keine Heilung. Nach kurzer Zeit stellt sich nämlich eine neue, organisch zentraler liegende, Erkrankung ein, häufig ein Asthma. Behandelt man dann das Asthma homöopathisch, muss der Hautausschlag wieder auftreten, sonst kann es nicht zur Heilung des Asthmas kommen.

Heilungsweg

Wie homöopathische Heilungen stattfinden, hat C. Hering in drei wesentlichen Punkten aufgezeigt:

- von innen nach außen
- von oben nach unten
- in umgekehrter Reihenfolge ihrer ursprünglichen Entwicklung.

Im eben angeführten Beispiel ging die **Heilung von innen nach außen**. Also erst, wenn der Hautausschlag wiederkehrt, ist das Asthma geheilt. In einer weiteren Behandlungsfolge wird es dann zu einer Heilung des Hautausschlages kommen. Würde sich der Prozess aber trotz homöopathischer Behandlung weiter in das Zentrum des Menschen vorarbeiten, etwa in Form einer Herzerkrankung oder Depression, verläuft der Heilungsprozess aufgrund eines falsch gewählten Arzneimittels nicht richtig.

Eine **Heilung von oben nach unten** kann wie folgt aussehen: Eine Patientin hatte so starke Schmerzen im linken Handgelenk, dass sie es nicht mehr bewegen konnte ohne aufzuschreien. Das Gelenk war heiß und geschwollen und die Patientin mutlos. Das verordnete Arzneimittel bewirkte innerhalb weniger Tage ein schmerzfreies und bewegliches Handgelenk. Eine Woche später konnte sie jedoch wegen intensiver Schmerzen im Knöchel nicht mehr gehen. Dieser Verlauf von oben nach unten erschien mir als der richtige Weg.

Verläuft der **Heilungsprozess in umgekehrter Reihenfolge** zum ursprünglichen Krankheitsverlauf, kann dies folgendermaßen geschehen: Ein 3-jähriger Junge wurde mit einer schweren Neurodermitis zu mir gebracht. Diese Hauterscheinung begann nach einer Antibiotikum-Behandlung bei einer Mittelohrentzündung. Während der homöopathischen Behandlung wurde die Haut besser und, wie es für solch einen Heilungsprozess richtig ist, trat die Mittelohrentzündung wieder auf. Nun war es wichtig, dass diese Entzündung auch homöopathisch behandelt wurde. Erst danach konnte auch die Neurodermitis mit homöopathischen Mitteln ausgeheilt werden.

Familienanamnese

Warum die Erfassung von Erkrankungen der Vorfahren notwendig ist, möchte ich am folgenden Beispiel verdeutlichen: Eine 23-jährige Patientin kam wegen schweren Asthmas. Sie hatte schon immer eitrige Anginen, in der Kindheit oft Kopfschmerzen und seit einer Dreifachimpfung verstärkt Bronchitiden, welche in ein Asthma übergingen. Mutter und Großmutter hatten Tuberkulose und auf der väterlichen Seite litt die Uroma ebenfalls an Asthma. Man kann hier eine ganz **klare Disposition** erkennen. Diese Patientin, die jahrelang Cortison einnahm, wurde von ihrem Asthma völlig geheilt.

Das folgende Zitat kann hierfür die Erklärung liefern: „*Wenn Tuberkulose bei einem der Elternteile gewesen ist, kann es vorkommen, dass ein oder zwei Kinder an manifester Tuberkulose erkranken werden, aber die anderen werden nicht an akuter Tuberkulose erkranken, sondern, wie auch später die Enkelkinder, werden sie Symptome der hereditären Tuberkulose aufweisen, die ich als Intoxikationssymptome gruppiert habe, wie z.B. u.a. Struma oder Rheumatismus*" (der ungarische Lungenfacharzt Hollós (1905) in Y. Laborde, G. Risch: „Die hereditären chronischen Krankheiten", 1998).

Man muss kein Homöopath sein, um solche Zusammenhänge zu erkennen. Hollós hat viele Symptome und Erkrankungen aufgelistet, die er aufgrund seiner jahrelangen Beobachtung einer tuberkulinischen Intoxikation zuordnet, wie z.B. Migräne oder Verstopfung seit der Kindheit, schmerzhafte Menstruation, chronische Bronchitiden, Lungenentzündungen usw. Natürlich bringt diese Erkenntnis für eine schulmedizinische Behandlung keinen Therapieansatz, aber für uns in der Homöopathie sind die Behandlungsmöglichkeiten für diese vererbten Belastungen vielfältig.

> Aus homöopathischer Sicht ist jede Anamnese einer chronischen Krankheit reinste Detektivarbeit und immer wieder aufs Neue spannend. Es gibt viele interessante Zusammenhänge, die wir nur mit einem gut fundierten Wissen erkennen und auch dann erst erfolgreich behandeln können.

Homöopathie in der Geburtshilfe

Schwangerschaft

Es stellt sich zunächst die Frage, ob eine schwangere Frau bisher schon einmal homöopathisch behandelt wurde, oder ob es für sie der erste Kontakt mit dieser Therapieform ist. Für die Hebamme ist es wichtig zu wissen, ob die Schwangere bei einem Homöopathen in einer Konstitutionsbehandlung ist. Sollte dies der Fall sein, ist es sinnvoll, wenn zwischen Hebamme und Homöopath ein informeller Austausch stattfindet.

Ist eine Frau schon längere Zeit in einer chronischen homöopathischen Behandlung, ist es üblich, diese zum Wohle der Schwangeren und des heranwachsenden ungeborenen Kindes weiter fortzuführen. Der behandelnde Homöopath wird entscheiden, ob die konstitutionelle Therapie während der Schwangerschaft zeitweise unterbrochen und durch notwendig gewordene akute Arzneien ersetzt wird.

Kommt eine schwangere Frau zum ersten Mal in meine Behandlung, mache ich es von der Anamnese abhängig, ob ich mit einer Konstitutionsbehandlung beginnen kann, oder ob ich sie in der Schwangerschaft, je nach aktueller Situation, homöopathisch begleite. Man kann aber grundsätzlich sagen, dass eine Konstitutionsbehandlung in der Schwangerschaft nichts Außergewöhnliches ist, sondern zum normalen Ablauf der Behandlung gehört.

> Als klassisch arbeitende Homöopathin möchte ich keine fertigen Rezepte für die entsprechenden Indikationen angeben, sondern jeder Hebamme ans Herz legen, eine Arznei nicht nur nach diesen Indikationen zu verordnen. Diese Arzneiangaben sind nur als Stichworte zu verwenden, um in der Arzneimittellehre im entsprechenden Arzneimittelbild überprüfen zu können, ob diese Arznei noch andere Symptome und Empfindungen der Patientin abdeckt.

Fallbeispiel: Eine Patientin bekam in der 24. SSW leichte Blutungen und vorzeitige Wehen. Ihr wurde strenge Bettruhe verordnet und sie sollte Partusisten einnehmen. Nach einem längeren Telefonat und unter Einbeziehung weiterer Symptome, schickte ich ihr zwei Gaben Sabina C 30 und – falls notwendig – eine Gabe Cimicifuga C 30. Da sich aber die Situati-

on nach der ersten Gabe Sabina C 30 schon entspannte, wechselte ich die Arznei nicht, sondern ließ nach 3 Tagen nochmals Sabina C 30 wiederholen.

Bereits nach einer Woche führte die Schwangere wieder ihren gesamten Geschäftshaushalt und fühlte sich wohl bis zur Geburt ihres Sohnes. Diese Patientin war bisher noch nicht in einer Konstitutionsbehandlung. Sie wurde von mir akut betreut. Drei Wochen später hatte ich mit einer anderen Patientin, die schon länger bei mir in Behandlung war, eine ähnliche Situation. Bei ihr war Cimicifuga C 30 das entscheidende Arzneimittel.

Bei **Übelkeit und Erbrechen in der Schwangerschaft** waren mir die nachfolgend angeführten Arzneien immer eine wertvolle Hilfe. Um sie wirkungsvoll einzusetzen, muss die Hebamme sehr genau die Modalitäten und Ursachen abfragen. Es ist sinnlos, einfach nacheinander die angegeben Arzneien auszuprobieren. Wenn eine Patientin z.B. ständig erbricht, zur gleichen Zeit aber in der Familie viel Ärger oder Kummer auftreten, kann eine Behandlung mit bei Erbrechen üblichen Arzneien wie Chelidonium oder Ipecacuanha nicht helfen. **Ignatia** wird in diesem Fall Erleichterung verschaffen, weil die Causa Kummer ist. Oder, wenn man etwa geneigt ist, Kreosotum zu geben, die Patientin aber ständige Verschlimmerung durch Wärme und Besserung durch Kälte und kalte Anwendungen hat, kann Kreosotum nicht helfen. Die Modalitäten von Kreosotum sind gerade umgekehrt: Besserung durch Wärme und Verschlimmerung durch Kälte.

Geburt

Da ich selten darüber informiert bin, ob sich die jeweiligen Hebammen mit Homöopathie beschäftigen, gebe ich meinen Patientinnen beim letzten Gespräch vor der Geburt jeweils bestimmte Arzneimittel mit. Sie erhalten dazu nachdrücklich den Hinweis, sich nicht mit hohen Potenzen behandeln zu lassen, da sie in einer konstitutionellen Behandlung sind und eine C 200 die Behandlung stören könnte.

Tab. 8.1 Einige bewährte Arzneien bei Indikationen während der Schwangerschaft

Angst	Antimonium tartaricum, Ignatia
Furcht	Aconitum, Caulophyllum, Cimicifuga, Nux moschata
Ruhelosigkeit	Colchicum, Nux moschata
Gemütsbeschwerden	Aconitum, Belladonna, Cimicifuga, Ignatia, Pulsatilla
Schwindel	Gelsemium, Natrium muriaticum
Kopfschmerzen	Belladonna, Chamomilla, Sepia
Haarausfall	Lachesis
Zahnschmerzen	Aconitum, Belladonna, Chamomilla, Kreosotum, Nux moschata, Sepia, Staphisagria
Sodbrennen	Capsicum, Mercurius solubilis, Pulsatilla
Übelkeit	Arsenicum album, Bryonia, Colchicum, Ipecacuanha, Kreosotum, Nux vomica, Sepia, Tabacum
Erbrechen	Antimonium crudum, Arsenicum album, Chelidonium, Ipecacuanha, Kalium bichromicum, Kreosotum, Natrium sulfuricum, Nux vomica, Phosphorus, Sepia, Tabacum
Durchfall	Chelidonium, China, Phosphorus
Obstipation	Antimonium tartaricum, Bryonia, Natrium sulfuricum, Sepia
Hämorrhoiden	Aesculus, Capsicum, Lachesis, Natrium muriaticum, Nux vomica
Blasenentzündung	Cantharis, Eupatorium purpureum, Pulsatilla, Sepia, Staphisagria
Urinabgang, unwillkürlich	Arsenicum album, Natrium muriaticum, Pulsatilla, Sepia.
Urin, eiweißhaltig	Apis, Arsenicum album, Cantharis, China, Colchicum, Gelsemium, Lachesis, Mercurius solubilis, Terebinthina
Wassersucht	Apis, Apocynum, Arsenicum album
Fluor	Cocculus, Kreosotum, Pulsatilla, Sepia
Genitaljuckreiz	Caladium, Mercurius solubilis, Sepia
Wehen, vorzeitig	Caulophyllum, Cimicifuga, Sabina
Blutungen	Arnica, Cimicifuga, Cocculus, Kreosotum, Phosphorus, Pulsatilla, Rhus tox, Sabina, Sepia
Herzklopfen	Conium, Lilium tigrinum, Natrium muriaticum, Sepia
Krampfadern	Ferrum metallicum, Hamamelis, Millefolium, Pulsatilla
Schlaflosigkeit	Aconitum, Belladonna, Cimicifuga, Coffea, Pulsatilla
Schwäche	Veratrum album

Die Reihung der Symptome wurde nicht alphabetisch, sondern nach Körperregionen und Symptomen-komplexen durchgeführt, wie es in der einschlägigen Literatur üblich ist.

Dazu ein Beispiel mit der häufig verwendeten Arznei **Caulophyllum**. Sie ist ein ausgezeichnetes Mittel bei nachlassender Wehentätigkeit. Sie ist aber auch eine sehr wirksame Arznei bei rheumatischen oder gichtischen Beschwerden. Sie wirkt besonders auf die kleinen Gelenke.

Bekommt nun eine Patientin während der Geburtsphase Caulophyllum C 200, kann da-durch ein latent vorhandener chronischer Gelenksprozess aktiv werden. Die Patientin wird dann Arzneimittelreaktionen in Form von Gelenkschmerzen bekommen. Diese können auch erst Tage nach der Einnahme auftreten. Wie die Erfahrung zeigt, glaubt die Patientin berechtigterweise, eine Gelenkerkrankung zu haben und sucht den Arzt auf. Damit kann

Tab. 8.2 Arzneien in der Entbindungsphase

Bewusstlosigkeit	Cimicifuga, Coffea, Gelsemium, Lachesis, Nux vomica, Pulsatilla, Secale cornutum
Ruhelosigkeit	Aconitum, Camphoratum
Hysterie	Gelsemium
Übelkeit	Cocculus, Ipecacuanha, Pulsatilla
krampfhafte Kontraktion des Muttermundes	Belladonna, Caulophyllum, Cimicifuga
Rückenschmerzen	Causticum, Gelsemium, Kalium carbonicum, Nux vomica, Pulsatilla

nun ein völlig unnotwendiger, oft gesundheitsschädigender Behandlungsprozess beginnen. Ich rate daher, die Potenzen nicht zu hoch zu geben. Ist die Arznei richtig gewählt, wird eine C6, C 12 oder eine C 30 Potenz genau dieselbe Wirkung wie die C 200 haben, bleibt aber in dem Bereich, wo wir sie benötigen.

Meinen Patientinnen gebe ich folgende Arzneien mit:

– Übertragung – Pulsatilla
– Muttermundkrampf – Gelsemium
– nachlassende Wehentätigkeit – Caulophyllum.

Gleich nach der Geburt bekommt die Mutter Arnica C 30 (für den Uterus) und das Neugeborene Aconitum C 30 (gegen den „Schock" und für die Lunge).

Diese Symptome sind natürlich nur dann zu beachten, wenn sie deutlich verstärkt und führend sind.

In den geburtsvorbereitenden Kursen wird sehr häufig von Hebammen Pulsatilla C 30 verteilt, um eine leichtere Geburt zu erreichen. Vielfach lautet die Anweisung dazu, vier Wochen vor der Geburt mit der täglichen Einnahme zu beginnen. Ich möchte von solchen Praktiken aus folgenden Gründen ernsthaft abraten:

1. Es gibt in der Homöopathie keine Prophylaxe.
2. Es kann dadurch eine Geburt zu früh ausgelöst werden.
3. Es können starke Arzneimittelreaktionen auftreten oder ein latent vorhandener chronischer Prozess in Bewegung kommen.

Warten sie lieber ab, ob die Lebenskraft überhaupt Hilfe für den Geburtsvorgang braucht. Sollte dies der Fall sein, wird sie es durch entsprechende Symptome und Empfindungen anzeigen.

Wochenbett

Nach der Geburt sind die ersten Arzneien jene, die ich schon oben erwähnt habe: für die Mutter Arnica C 30 und für das Neugeborene Aconitum C 30.

Es können sich nach der Entbindung wieder akute Symptome entwickeln, wie z.B. eine Entzündung des Dammschnittes oder eine Brustentzündung. Es können aber auch Symptome auftreten, die mit der Entbindung selbst nichts zu tun haben. Dies ist dann der Fall, wenn durch die Schwangerschaft oder die Geburt miasmatische, d.h erbbedingte, Symptome, Zeichen und Empfindungen auftreten, die zu einem chronischen Prozess gehören. Eine Schwangerschaft oder Entbindung kann nämlich ein latent vorhandenes Miasma (vererbte Belastung) wecken. In einem solchen Fall wäre es sinnvoll, eine Konstitutionsbehandlung anzuschließen.

Wenn die Mutter stillt, dürfen dem Säugling und der Mutter nicht gleichzeitig Arzneien verabreicht werden. Ich entscheide je nach Beschwerden der Mutter oder des Kindes, wen ich behandle. Sind die Symptome von Mutter und Kind so, dass sie zum selben Arzneimittel führen, dann behandle ich die Mutter, und das Kind erhält die Information des homöopathischen Mittels über die Muttermilch. Geht es der Mutter gut, aber das Neugeborene hat Probleme, unterbreche ich die konstitutionelle Behandlung der Mutter bis zum Abstillen und behandle nur das Kind.

Tab. 8.3 Arzneien nach der Entbindung

Wochenbett-depression	Anacardium, Cimicifuga, Pulsatilla, Veratrum album
Konvulsionen	Belladonna, Hyoscyamus, Kalium carbonicum, Stramonium
Blutungen	Cinnamomum, Kalium carbonicum, Nux moschata, Sabina, Ustilago
Uterusentzündung	Chamomilla, Nux vomica, Sabina, Secale cornutum
Uterusprolaps	Nux vomica, Podophyllum, Rhus tox
Blasenlähmung	Arsenicum album, Causticum, Hyoscyamus
Dammschnitt-entzündung	Calendula, Hypericum, Ledum
Brustentzündung	Belladonna, Bryonia, Chelidonium, Hepar sulfuricum, Lachesis, Phytolacca, Pulsatilla, Silicea, Urtica
Brustwarzen, entzündet	Chamomilla, Phosphor
Brustwarzen, wund	Hamamelis
Milch, versiegend	Agnus castus, Chelidonium, Dulcamara, Pulsatilla, Urtica urens, Ustilago
Milch, abwesend	Agnus castus, Belladonna, Bryonia, Calcium carbonicum, Lac caninum, Lac defloratum, Secale cornutum, Zincum metallicum
Milch, mit Blut	Chamomilla, Mercurius solubilis, Sepia
Schlaflosigkeit	Aconitum, Coffea

Abschließend möchte ich noch eine kleine Begebenheit erzählen, die ich vor einigen Jahren mit zwei Neugeborenen erlebte. Beide Mädchen wurden fast zur gleichen Zeit geboren. Die Mütter waren bereits vor der Schwangerschaft mit der Homöopathie verbunden und auch in Behandlung.

Zufällig bekamen beide Kinder in der zweiten Lebenswoche eine Nagelbettentzündung an einer Zehe. Die eine Familie fuhr sofort in die Klinik. Das Kind war vier Wochen dort und bekam ohne großen Erfolg viele Antibiotika. Schließlich ging die Mutter auf eigene Verantwortung mit dem Kind nach Hause. Das Kind wurde von mir homöopathisch behandelt und geheilt. Es war allerdings erforderlich, zuerst die allopathische Belastung durch eine homöopathische Arznei abzubauen. Das andere Mädchen wurde gleich zu mir gebracht. Mit einer Gabe Hepar sulf. C 30 war die Nagelbettentzündung nach drei Tagen abgeheilt.

Für die Schulmedizin ist eine Nagelbettentzündung eindeutig eine Infektion, daher auch die Behandlung mit Antibiotika. Für den klassischen Homöopathen ist es ein miasmatisches Geschehen. Durch die Kenntniss der „Lehre der chronischen Krankheit" nach Hahnemann und seiner Nachfolger wissen wir, dass eitrige Prozesse zum psorischen oder tuberkulinischen Miasma gehören. Bei den beiden Mädchen war diese erbbelastete Schicht ganz einfach bereits bei der Geburt an der Oberfläche und hatte schon das erste Zeichen hervorgebracht.

Tab. 8.4 Arzneien für das Neugeborene

Verweigerung der Muttermilch	Borax, Calcium carbonicum, Calcium phosphoricum, Mercurius solubilis
Augenentzündung	Kalium sulfuricum, Mercurius corrosivus, Pulsatilla
Ikterus	Aconitum, China, Natrium sulfuricum, Podophyllum
Harnverhaltung	Apis, Arsenicum album, Cantharis, Causticum, Lycopodium

Für mich als Homöopathin ist das ein kräftiges Zeichen der Lebenskraft und immer wieder sehr schön zu erleben. Für die Eltern ist es oft unverständlich und bedrohlich. Dies ist auch der Grund, warum ich seit vielen Jahren für meine Patienten Homöopathie-Seminare durchführe. Nicht, damit sie sich selbst behandeln, sondern damit sie die Zusammenhänge besser verstehen und sich ein Hintergrundwissen aneignen können. Diese mühevolle Arbeit hat sich sehr bewährt. Der Umgang mit Zeichen, Symptomen und Empfindungen, die unsere Lebenskraft an die Peripherie bringt, konnte bei vielen Patienten Ängste abbauen und so die Einstellung zu Gesundheit und Krankheit positiv verändern.

Fortbildungsangebote

Hebammen behandeln Störungen während der Geburt und im zeitlichen Umfeld oft homöopathisch (Wochenbett). Sie müssen dafür keine Ausbildung in Homöopathie nachweisen. Es gibt allerdings Angebote zur Ausbildung auf freiwilliger Basis:

- BSG Braunschweiger Studieninstitut für Gesundheitspflege GmbH
  Ludolfstr. 2
  38104 Braunschweig
  Tel 05 31-36 07 35
  Fax 05 31-36 31 91
  eMail: info@bsg-kongresse.de
  http://www.bsg-kongresse.de/Kontakt/kontakt.html
- Homöopathie-Forum
  Grubmühlerfeldstraße 14a
  Postfach 1460
  82119 Gauting bei München
  Tel 089- 893 41 40
  Fax 089- 89 34 14 66
  email Homoeopathie-Forum@az-online.net
  http://www.homoeopathieforum.de

- SkHZ, Schule für klassische Homöopathie
  Oberdorfstr. 2
  6340 Baar
  Schweiz
  Tel 00 41-41-760 82 24
  Fax 00 41-41-760 83 30
  groma@groma.ch
  http://www.groma.ch
- Zürcher Ärztinnen und Ärzte für Klassische Homöopathie – Sekretariat
  Dr.med. Gisela Eetter
  gisela.etter@hin.ch
  http://www.homeodoctor.ch
  Kurse: Sekretariat SVHA
  Dr. med. H. Fischer
  Oberdorfstrasse
  8914 Aeugst am Albis
  Tel 00 41-1-761 11 28
  Fax 00 41-1-761 12 07

Literatur

- Samuel Hahnemann: Organon der Heilkunst, Haug-Verlag, 1987.
- James Tyler Kent: Kents Repertorium, Haug-Verlag, 1993.
- Yves Laborde und Gerhard Risch: Die hereditären chronischen Krankheiten, Verlag Müller & Steinicke, 1998.
- Gerhard Risch: Homöopathik, Pflaum-Verlag, 1985.
- Elisabeth Wright-Hubbard: Kurzlehrbuch der Homöopathie, Organon-Verlag, 1983.
- Frederik Schroyens (Hrsg.): Synthesis Repertorium homoeopathicum syntheticum, Hahnemann Institut, 1998.

Viresha J. Bloemeke

Notizen

Grundlagen

Die Kraniosakraltherapie (KST) hat sich aus der amerikanischen **Osteopathie** entwickelt. Sie ist dort ein Teilgebiet der ärztlichen Ausbildung. Dabei werden manipulative Techniken, besonders an der Wirbelsäule, gelehrt, die die Selbstregulation des Körpers anregen. Ziel ist ein gutes Gleichgewicht von Form und Funktion.

Der amerikanische Arzt und Osteopath **W.G. Sutherland** erkannte zu Beginn des vergangenen Jahrhunderts durch Selbstversuche, dass die Schädelknochen – entgegen der üblichen Lehrmeinung – eine gewisse Beweglichkeit aufweisen. Sein Hauptinteresse galt dabei den Schädelnähten (Suturen) und ihrer Funktion. Er ging dabei der Frage nach, welchen Einfluss Einschränkungen der physiologischen Bewegung auf das Wohlbefinden haben könnten.

Seine Ergebnisse standen in krassem Gegensatz zu dem derzeitigen medizinischen Wissen, das besagt, dass die Schädelknochen im Laufe der Entwicklung durch Verkalkung der Nähte fest zusammenwachsen würden.

Später in den 70er Jahren sah ein anderer Osteopath, Dr. **J.E. Upledger**, bei einer Operation die pulsierende Bewegung der Dura mater (Hüllhaut des Zentralnervensystems) und war fasziniert. Er griff auf Sutherlands Forschungsergebnisse zurück, obgleich sie an der medizinischen Hochschule bei den Osteopathen auf wenig Beachtung gestoßen waren, und forschte in Zusammenarbeit mit Interessierten aus unterschiedlichen Berufsgruppen weiter an dem pulsierenden kraniosakralen System. Sein Augenmerk ging immer weiter weg von den Schädelknochen hin zur Dura mater und den Faszien im Körper. So ist die Kraniosakraltherapie eine eigenständige Behandlungsmethode geworden.

Die Osteopathie befasst sich hauptsächlich mit der Wirbelsäule und den Schädelknochen, mit Manipulationen und dem Ziel der Selbstheilung auf körperlicher Ebene.

Das spezielle Ziel der Kraniosakraltherapie ist es, die Selbstheilungskräfte des Menschen anzuregen, indem sie ihn über die Entspannung der Faszien, im besonderen der Dura, auf der körperlichen, geistigen und emotionalen Ebene begleitet.

Da die **Faszien**, d.h. alle schützenden, stützenden und umhüllenden Membranen im Inneren des Körpers, in Verbindung mit allen Körpervorgängen und -systemen stehen und Informationen durchlassen, ist die Kommunikation zwischen den einzelnen Systemen im Körper (z.B. Verdauung, Atmung, Nervenleitungen) von der Qualität der Faszien abhängig. Wirken **Traumen** auf einen Menschen ein – egal ob körperliche oder seelische -, ist die Reaktion der Faszie als Schutzmechanismus meist eine **Spannungszunahme**, wodurch sich auf Dauer oder bei einem gewissen Ausmaß die Viskosität und Elastizität des Fasernetzes am Ort der Spannung verschlechtert, ähnlich der Bildung von Narbengewebe. Das wiederum beeinflusst alle Gewebe, mit denen diese Körperregion in Verbindung steht, und kann dazu führen, dass sich Knochen aus ihrer ursprünglichen Lage bewegen und motorische, psychische und andere Probleme verursachen.

Die Kraniosakraltherapie geht davon aus, dass die Fasern sowohl eine „Erinnerung" an den Moment des Traumas als auch an ihre ursprüngliche Form behalten, daher sowohl „Angst" vor einer erneuten Traumatisierung als auch ein Bestreben nach Wiedererlangen der ursprünglichen Form besteht, als wären sie in einem Konflikt zwischen dem Wunsch nach Schutz vor Schmerz (also Kontraktion) und der Sehnsucht nach Entspannung.

Wie sind Faszien und Dura mater zu erreichen?

Für die **Dura** kommt der Behandelnden der **Kraniosakralpuls** zu Hilfe, der im ganzen Körper zu ertasten ist, denn die Dura umhüllt nicht nur Hirn und Rückenmark, sondern auch alle Nerven, die aus der Wirbelsäule austreten und sich in alle Körperregionen erstrecken. Da die Dura den Schädelknochen innen anliegt, ist der Puls allerdings am deutlichsten am Kopf spürbar.

Die Behandelnde legt ihre Hände mit wenig Druck auf – nur so viel, wie einem noch angenehm wäre, wenn man seinen Finger auf sein geschlossenes Augenlid legt und dem Auge etwas Druck gibt.

Zuerst wird das **Vorhandensein** und die **Qualität des Pulses** erfühlt. Dieser Puls ist eine minimale Bewegung (eher eine „Ahnung"), deren Auf und Ab ca. 6–10 mal pro Minute stattfindet. Die Phase der Füllung wird als Flexion bezeichnet, da Körper und Kopf eher „in die Breite und Weite, in Öffnung" gehen. Die Phase der Entleerung nennt man Extension, da Körper und Kopf „schmal und lang" werden und „sich schließen".

Speziell am Kopf reagieren die einzelnen **Schädelknochen** unterschiedlich auf Fülle und Leere im Kraniosakralsystem, da die Suturen (Schädelnähte) wie gelenkähnliche Verbindungen den Knochenplatten Bewegungen gegeneinander ermöglichen. Die Hände oder Finger der Therapeutin müssen sich also exakt auf einem Schädelknochen befinden, um dessen Bewegung zu erspüren oder zu begleiten. Diese erste Kontaktaufnahme mit dem Kraniosakralpuls kann für die Behandelte schon ein erstes Kennenlernen mit der Qualität der Berührung sein und vielleicht schon zur Entspannung beitragen. Für die Behandelnde dient das Erspüren auch als eine erste Diagnosemöglichkeit oder **Zustandsbeschreibung über Ausgeglichenheit oder Anspannungen im Körper** der Behandelten.

Die Kraniosakraltherapie beginnt dann, wenn der Puls bei Qualitätsänderungen begleitet wird – bei Abwesenheit/Anwesenheit, bei Asymmetrie/Symmetrie, bei Veränderung von Frequenz oder Amplitude. Bei diesem Prozess geht es nicht darum, dass die Behandelnde weiß, „wo's lang geht" und eine Spannung bei jemandem „auflöst". Sie hat höchstens eine Idee, zu der sie mit ihrer Berührung die Einla-

dung ausspricht. Zum Beispiel fühlt die Behandelnde eine Asymmetrie und gibt einen Richtungsimpuls hin zu mehr Symmetrie, bis sie einen Widerstand fühlt. Dadurch lenkt sie die Aufmerksamkeit ihrer Klientin zu ihrem eigenen Funktionieren.

Der Widerstand kann für sie selbst spürbar werden: Was spüre ich im Kontakt mit dieser Körperregion? Welche Gefühle oder Gedanken begleiten meine Behandlung? Wie spanne oder entspanne ich wo? Wie geht es mir damit? So kann die Klientin auch beim Berühren alter Traumen etwas über sich erkennen und sich selbst entscheiden, Veränderung und Heilung durch die Behandlung einzuleiten. Sie kann aber auch einen ganz anderen Lösungsweg finden, als die Behandelnde vielleicht zunächst bei ihrem Impuls gedacht hat.

Spannungen in den Faszien, die in der Zeit eines Traumas als Schutz entwickelt wurden, enthalten noch die genaue Information des Traumas. So kann ihre Lösung auch mit Erinnerungen und Gefühlen einhergehen. Das bedeutet, dass die **Atmosphäre**, in der die Behandlung stattfindet, entscheidend am Heilungsprozess der Klientin beteiligt ist. Kann sie sich sicher fühlen, wenn sie sich altem Schmerz öffnet, fühlt sie sich geschützt und geachtet? Ihre eigene Bereitschaft bringt die Klientin bereits mit, wenn sie zur Therapie kommt. Trotzdem kann es ihr passieren, dass sie noch einigen Platz und Zeit braucht, um ihre Ängste vor Schmerzen und Veränderungen zu durchleben. Eventuell muss sie auch noch für eine Weile immer erneut ihren Widerstand, den sie der Auflösung entgegensetzt, betrachten und erforschen.

Wenn sich eine Blockierung löst, ist der gesamte Körper freier für sein natürliches Funktionieren, körperliche Einschränkungen verschwinden und auch Gefühle und Gedanken finden eine neue „Haltung" zum Leben.

Bei einer Begleitung mit Respekt für das Ringen und Bestreben eines anderen Menschen, wird sich dessen Wachstum ihm gemäß im rechten Tempo, zum richtigen Zeitpunkt und am angemessenen Ort vollziehen. Auch in diesem Sinne ist die Arbeit sanft und wirkt nur so weit ein, wie der Körper der Klientin es zulässt.

Anatomie

Wie der Name bereits nahe legt, geht es bei der Kraniosakraltherapie um das **Kranium** (= knöcherner Schädel) und um das **Sakrum** (= Kreuzbein). Die Verbindung dieser beiden Teile im Körper ist die Wirbelsäule. Sowohl der Schädel als auch die Wirbelsäule bis hinunter zum Kreuzbein sind mit Häuten ausgekleidet, von denen die **Dura mater** (harte Hirnhaut) direkt dem Knochen anliegt. In diesem häutigen System, das der Form einer Kaulquappe ähnelt, befindet sich die Gehirnflüssigkeit (**Liquor**), die sich ständig erneuert (wie das Fruchtwasser) und die das Gehirn und das Rückenmark schützend umgibt und nährt. Durch unterschiedliche Fülle dieses Systems mit Liquor werden die Membranen und Schädelnähte leicht gedehnt und nähern sich wieder an. Je nach ihrer Dehnung oder Annäherung leiten sie durch ihre Rezeptoren Impulse an das Ventrikelsystem weiter, so dass normalerweise nie ein bestimmter, physiologischer Druck des Liquors über- oder unterschritten wird und Gehirn und Rückenmark ungestört funktionieren können.

Das Produzieren und Absorbieren des Liquors findet in einem Rhythmus von etwa 5 s statt, was als Kraniosakralpuls oder -rhythmus bezeichnet wird – 5 s Füllung des Systems und 5 s Entleerung.

Praktische Durchführung

Zur Behandlung benötigen Sie einen Tisch (70–80 cm hoch, 2 m lang und 70–80 cm breit) mit einer weichen Auflage. Sie können auch einen Massagetisch oder eine Matratze verwenden. Wenn man am Tisch sitzt, sind die Handgriffe jedoch entspannter auszuführen, als wenn man auf dem Boden neben einer Matratze hockt. Sie selbst brauchen einen Stuhl oder Hocker, den sie leicht um den Tisch herum bewegen können, z.B. mit Rollen.

Ihre **eigene entspannte Haltung** ist wichtig, um ein gutes Gespür für die subtilen Bewegungen des Kraniosakralpulses zu bekommen. Halten sie eventuell verschiedene Kissen oder Rollen bereit, um die Lagerung der Frau bequem zu gestalten. Ferner ist eine Wolldecke hilfreich, weil es vielen Menschen bei sehr tiefer Entspannung kalt wird.

Folgende Übungen eignen sich für den Einstieg in diese Methode:

Übung 1

• Betrachten Sie zunächst Abbildung 9.1, um sich die genaue Anordnung der Schädelknochen in Erinnerung zu rufen.

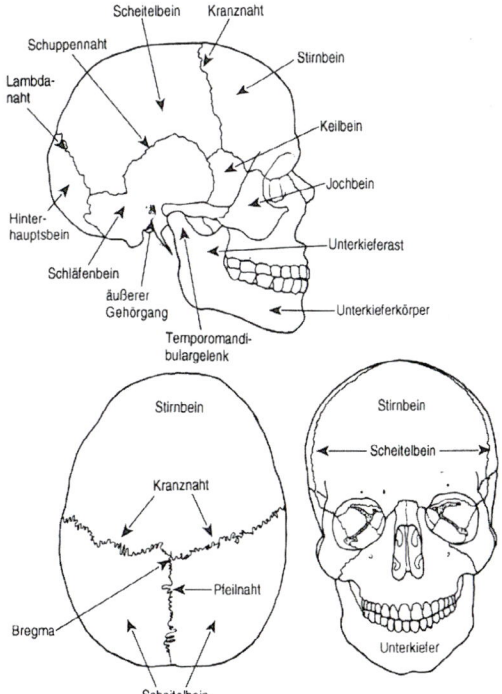

Abb. 9.1 Schädelknochen

• Suchen Sie dann an Ihrem eigenen Kopf die Nähte und Knochen auf.
• Fragen Sie verschiedene Ihnen vertraute Menschen, ob Sie einmal ihre Schädelkno-

chen und -nähte ertasten dürfen, damit Sie einen sicheren Griff für die einzelnen Knochen bekommen, denn diese werden Sie beim Erfühlen des Kraniosakralpulses am Kopf leiten.

Übung 2

• Experimentieren Sie mit dem Ertasten der verschiedenen Rhythmen im Körper: Legen Sie dazu Ihre Hände ganz sanft auf die Schultern einer vor Ihnen liegenden Person (Abb. 9.2).

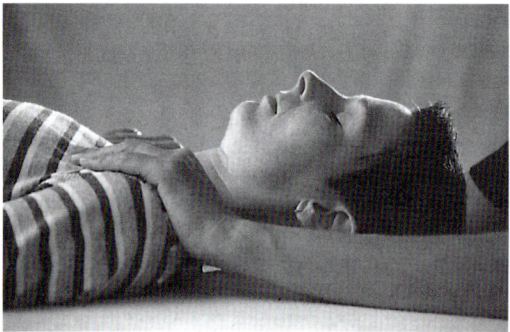

Abb. 9.2

• Nehmen Sie zuerst nacheinander Kontakt zu den bekannten Rhythmen Herzschlag und Atmung auf und verweilen Sie jeweils eine Zeit dabei.
• Warten Sie dann, ohne etwas zu tun, auf eine Wahrnehmung von Ausdehnung und Leeren in einem Takt von jeweils etwa 5 s.
• Sorgen Sie für eine bequeme Haltung und abgestützte Arme.
• Wenden Sie wenig Druck auf, den Sie auch noch verringern können.
• Seien Sie wach und offen für Ihre Wahrnehmungen. Vielleicht dauert es eine Weile, vielleicht kommt Ihnen irgendwann jemand „in die Hände", bei dem es plötzlich ganz einfach scheint. Vertrauen Sie Ihren Sinnen. Erinnern Sie sich daran, wie schwierig als Hebammenschülerin die ersten Muttermundsbefunde waren? Wahrnehmung ist also trainierbar!

Übung 3

Zu Beginn ist die wichtigste (und eine ziemlich schwierige) Übung, nichts zu tun! Legen Sie nacheinander Ihre Hände an die unten genanten Orte. Lassen Sie sie leicht dort ruhen, und entspannen Sie sich. Sammeln Sie mit entspannter Achtsamkeit Ihre Wahrnehmungen, achten Sie auf die unterschiedlichen Rhythmen, aber tun Sie außer dem Auflegen der Hände nichts!

• **Hände auf die Fußrücken**: Sie stehen am Fußende. Im Rhythmus des Kraniosakralpulses rotieren die Beine nach außen und wieder nach innen. Stellen Sie sich diese Bewegung nur vor, und warten Sie auf Antworten des Gewebes. Sie bewegen nur Ihre Wahrnehmung!
• **Hände auf Oberschenkel**: Sie stehen an der Seite des Behandlungstisches und verfahren so wie an den Füßen. Eventuell erleben Sie eine Ahnung von rhythmischer Innen- und Außenrotation nur an einem Bein, an einem stärker, oder gar nicht. Registrieren Sie ohne zu werten, ohne etwas zu verändern.
• **Hände auf Beckenknochen**: Suchen Sie wieder nach dem langsamen, subtilen Schwingen zwischen Flexion/Weite und der Extension/Sich-Schließen. Hüftknochen öffnen sich – Hüftknochen kommen aufeinander zu.
• **Hände auf die unteren Rippenbögen**: Machen Sie weiter mit ihrer neugierigen Forschungsreise des Nichtstuns und sammeln Sie Wahrnehmungen, die Sie mit dem Kraniosakralpuls verbinden.
• **Hände auf die Schultern**: Hierbei sitzen Sie am Kopfende.
• **Hände unter Hinterkopf**: Heben Sie sich behutsam den Kopf auf Ihre Hände, die Sie unter dem Hinterhaupt zu einer kleinen Schale formen, indem Sie die Finger der einen Hand über die der anderen legen (Abb. 9.3). Das Hinterhaupt schwingt wie eine kleine Schaukel seiner eigenen Krümmung entsprechend im Bogen in Richtung Wirbelsäule und wieder rund hinauf in Richtung Scheitel. Aber vielleicht nehmen Sie auch eine ganz andere

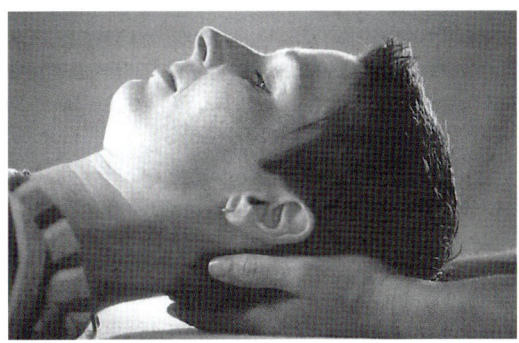

Abb. 9.3

subtile Bewegung wahr. Folgen Sie Ihrer Wahrnehmung. Tun Sie weiterhin nichts und nehmen Sie die Beschreibungen nur als Starthilfe. Es ist leichter nach etwas zu suchen, das einem zuvor beschrieben wurde. Aber wenn es gar nicht da ist oder sehr gut versteckt, kann man es auch nicht finden!

- Sammeln Sie Ihre Wahrnehmungen und notieren Sie sich alles, was Sie an unterschiedlichen Tagen bei demselben Menschen oder bei verschiedenen Menschen entdeckt haben. Üben Sie voller Zuversicht und Geduld.

Übung 4

Bei dieser Übung werden Sie sich den wenigen horizontal angeordneten Faszien, den Querstrukturen im Körper widmen. Es sind die Diaphragmen Beckenboden, Zwerchfell und Thorax-Eingang. Wieder geht es um Ihre Wahrnehmung. Richten Sie jetzt Ihre Aufmerksamkeit auf die Qualität, auf die Nachgiebigkeit dieses Gewebes zwischen Ihren Händen. Je mehr Menschen Sie berühren können, desto mehr werden Sie lernen, Ihren Händen zu trauen und die Variationsbreite von Spannung und Entspannung der Faszien erforschen können. Richten Sie Ihr Augenmerk auf die Wahrnehmung zwischen Ihren beiden Händen.

Beckenboden

- Setzen Sie sich auf die rechte Seite neben Ihre Klientin und bitten Sie sie, ihr Kreuz mit angestellten Beinen anzuheben, damit Sie

Ihre linke Hand mit dem Handrücken so auf der Unterlage platzieren können, dass Ihre Klientin ihr Kreuzbein beim Ablegen in Ihre Handfläche legt. Dann kann sie ihre Beine wieder ausstrecken. Ihre rechte Hand legen Sie auf den Unterbauch, so dass die Außenseite des kleinen Fingers am oberen Rand des Schambeins zu liegen kommt.

- Beginnen Sie wieder mit dem Nichtstun. Nehmen Sie nur Kontakt auf und sammeln Sie Informationen mit Ihren Händen. Sinken Ihre beiden Hände aufeinander zu, werden sie eher auseinandergedrückt? Wie würden Sie den Raum beschreiben, den Sie zwischen Ihren Händen halten? Wie ist die Temperatur? Welche Gedanken und Gefühle entstehen bei Ihnen?
- Üben Sie nur in der Vorstellung Druck auf das Gewebe zwischen Ihren Händen aus. Gibt es nach? Wo? Gleichmäßig oder asymmetrisch? Gibt es Bewegung, und wenn ja, welche? Wollen Sie dieser Bewegung ein wenig folgen? Stellen Sie sich vor, Sie wollten das Gewebe einladen, sich zu entspannen. Wie antwortet es auf diese Einladung? Führen Sie ein „Berührungsgespräch" für eine Weile, bis Sie beide zunächst genug haben.

Zwerchfell

- Legen Sie die linke Handfläche weiter oben unter den Rücken Ihrer Klientin, so dass die Außenkante des kleinen Fingers in Höhe des Nabels liegt, und die rechte Handfläche auf die Vorderseite. Die Außenkante des Daumens liegt beim Schwertfortsatz des Brustbeins. So liegt wieder Fasziengewebe zwischen Ihren Händen.
- Beginnen Sie zunächst mit dem „Hinhören".
- Dann laden Sie das Zwerchfell ein, sich zu entspannen und richten Ihre Energie auf das Gegenüber Ihrer beiden Handflächen.
- Gehen Sie zu einem „Berührungsgespräch" wie beim Beckenboden über. Welche Informationen sammeln Ihre Hände hier? Wie sind die Erfahrungen hier im Vergleich zur ersten Querstruktur?

Thorax-Eingang

- Nun platzieren Sie Ihre Hände noch weiter oben. Die untere Hand liegt mit ihrer oberen Fingerkante unterhalb des am weitesten vorspringenden Halswirbels. Die vordere Hand spreizt den Daumen ab und legt ihn und den Zeigefinger auf die beiden Schlüsselbeine.
- Verbinden Sie sich bei Ihrem Berührungsgespräch mit den Faszien, die den Übergang vom Brustkorb zum Hals bilden. Nehmen Sie sich Zeit.

Übung 5

Es folgen noch einige **Griffe an den Schädelknochen**, die den Kontakt zur Dura mater ermöglichen:

- Legen Sie die Finger oder die ganze Hand immer mit minimalem Druck auf. Es geht nicht primär ums „Richten von Knochen", sondern um den Kontakt zu den darunter liegenden Häuten!
- Wieder erst ruhen und nach dem Puls lauschen, nach dem Breiter- und Schmalerwerden. Wenn Sie den Puls nicht spüren können, geben Sie ihn eine Weile vor und konzentrieren sich dann noch einmal darauf. Lassen Sie sich Zeit, denn manchmal ordnet sich etwas im Körper, und der Puls ist in dieser Zeit nicht zu spüren.
- Wenn Sie den Puls spüren können, folgen Sie der Bewegung mit ihren Händen und verstärken ihn ein wenig, wenige Male hin und her, und wieder lauschen.

Schaukeln von Kreuzbein und Hinterhaupt

- Sie sitzen an einer Seite ihrer Klientin.
- Eine Hand legen Sie unter das Kreuzbein und die andere unter das Hinterhaupt (Abb. 9.4).
- Halten und nichts tun.
- Geben Sie einige Male den schwingenden Rhythmus zwischen fußwärts und kopfwärts vor, jeweils im Verlauf des Bogens der schalenförmigen Knochen, 5 s auf und 5 s ab.

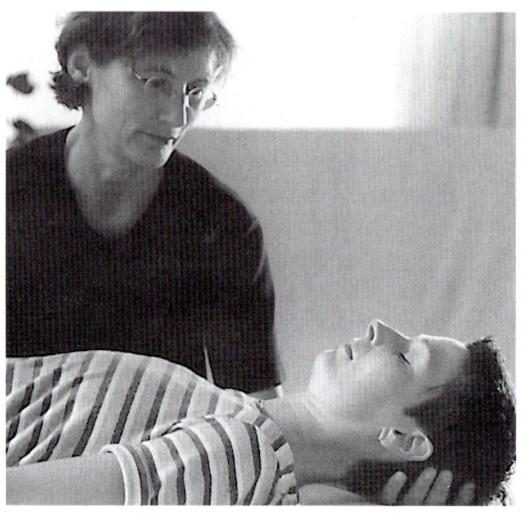

Abb. 9.4

- Tun Sie wieder nichts, und achten Sie auf das Wiederkehren des Rhythmus. Dies funktioniert auch gut in Seitenlage.

Hinterhaupt und Stirn

- Sie sitzen am Kopfende.
- Die linke Hand liegt unter dem Hinterhaupt, die rechte mit den Fingern sanft auf dem Stirnbein (Abb 9.5).

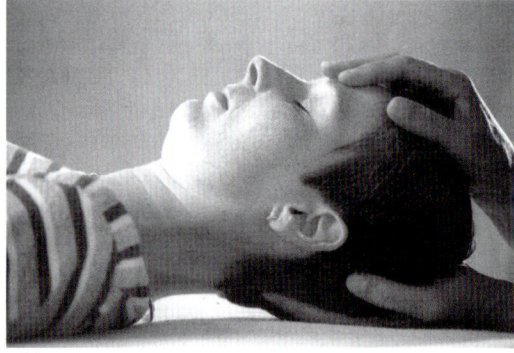

Abb. 9.5

- Halten, nichts tun, lauschen.
- Rhythmus vorgeben oder verstärken/begleiten: Die Handballen (entsprechend Os occipitale und Os frontale) bewegen sich aufeinander zu und entfernen sich wieder voneinander. Nach einigen Malen wieder halten und lauschen.

- **Hinterhaupt**: Beide Hände übereinander unter das Os occipitale legen. Gehen Sie wie bei den vorherigen Abläufen vor. Die Bewegung erfolgt schalenförmig nach unten in Richtung Wirbelsäule und bogenförmig wieder nach oben in Richtung Scheitel (siehe Abb. 9.3).
- **Kopf abrollen**: Die Hände bleiben unter dem Hinterhaupt. Die Finger richten sich aber steil auf, so dass der untere Rand des Hinterhauptes auf den Fingerkuppen ruht und die Hände der Behandelnden zwischen Handfläche und Fingern einen rechten Winkel bilden. Der Kopf der Klientin wird dabei leicht von der Unterlage abgehoben. Halten und warten, bis der Kopf langsam wieder in die Handflächen zurückrollt. Lassen Sie dabei die Spannung wieder aus den Fingern entweichen. Dies hilft gut bei depressiven Verstimmungen.
- **„Seidentuchzug"**: Legen Sie die Handflächen sanft beidseitig zwischen Ohren und Gesichtsschädel auf, so dass die Fingerkuppen beider Mittelfinger am Unterkiefer anliegen (Abb. 9.6). Üben Sie (nur in Ihrer Vorstellung) Zug aus in Richtung Kopfende, um die Dura einmal ganz „lang zu ziehen" und dabei eventuelle Verklebungen zu lösen oder zu erspüren. Die Vorstellung wandert dabei mit: vom Scheitelbein über die Falx cerebri durch das Foramen magnum und die ganze Wirbelsäule herab bis zur Steißbeinspitze. Vielleicht hilft Ihnen das Bild, ein Seidentuch aus einem Dornengebüsch herauszulösen, ohne sein zartes Gewebe zu verletzen. Manchmal muss man ein wenig

warten, manchmal seitlich ausweichen oder andere kleine Lösungsbewegungen machen. Aber das Ziel wird immer im Auge behalten. Unten angekommen gibt es oft einen tiefen, vollständigen Atemzug der Klientin als „Belohnung".
- **Scheitel weiten**: Die rechte Daumenkuppe liegt rechts vom Scheitel, die linke links. Beide Daumen „dehnen" von vorn nach hinten langsam weiterrückend die Scheitelnaht auseinander (Abb. 9.7). Verbinden Sie sich wieder in Ihrer Vorstellung mit den darunter liegenden Häuten, und wenden Sie nur so viel Kraft auf, als wollten Sie die Blütenblätter einer Knospe voneinander lösen, die noch etwas verklebt sind, aber kurz vor der Entfaltung stehen. Wiederholen Sie dies mehrfach, immer von vorn nach hinten auf den Scheitelbeinen entlang.

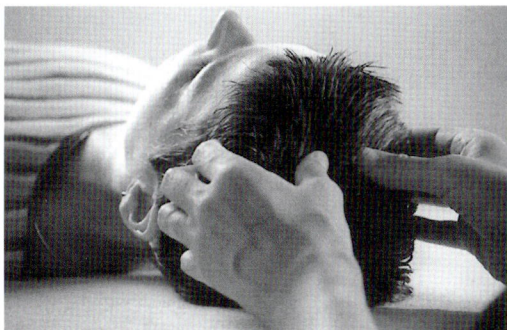

Abb. 9.7

- **Stirnbein**: Legen Sie die Fingerkuppen beider Hände sachte auf das Stirnbein, so dass die Daumen am Haaransatz aufliegen und die restlichen Finger oberhalb der Augenbrauen. Dies geschieht ganz sanft, so als läge ein Blütenblatt auf der Haut Ihrer Klientin. Warten, lauschen. Die Bewegung ist ein Aufklappen himmelwärts und ein wieder Heranklappen an den Schädel. Die Fingerkuppen können in der Vorstellung kleine Saugnäpfe entwickeln, damit das Stirnbein folgen kann.
- **Ohren**: Um den Schläfenbeinen Befreiung von Verklebungen zu ermöglichen, umfassen Sie die Ohrmuscheln Ihrer Klientin mit je einem Finger in der Muschel (nicht im

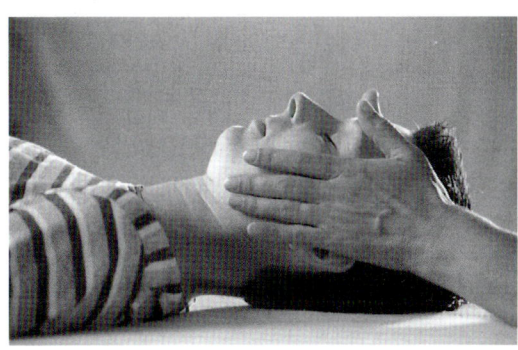

Abb. 9.6

Gehörgang!), den anderen von hinter der Ohrmuschel. Dehnen Sie wieder in der Vorstellung, als würden Sie der Dura unter den Schläfenbeinen mehr Platz ermöglichen, nach außen und nach hinten.

- **Schaukel**: Wiederholen Sie zum Abschluss die Bewegung des Anfangs. Beobachten Sie Veränderungen?

Dies sind einige Übungsmöglichkeiten, um Erfahrungen mit dem Kraniosakralpuls und dem Fasziengewebe zu machen. Diese subtile Arbeit lässt sich natürlich nicht so leicht durch das Lesen eines Buches vermitteln. Vielleicht hilft es Ihnen aber, einiges davon an Freunden auszuprobieren und dadurch zu merken, ob diese Arbeit Ihnen entspricht und ob Sie eine Fortbildung beginnen wollen.

Vielleicht werden die Menschen, mit denen Sie üben, die Berührungen genießen, auch wenn Sie doch eigentlich noch „gar nichts machen". Sicher können Sie auch wertvolle Hinweise bekommen, wenn Sie sich austauschen über Ihre Erfahrungen und die Wahrnehmung der Behandelten.

Behandeln Sie alle Klientinnen und Klienten mit viel **Respekt, Achtsamkeit, Offenheit** und Bereitschaft hinzuhören, denn immer findet nicht nur eine körperliche Berührung statt. Körper, Seele, Geist, das Spirituelle, das Emotionale und die gedankliche Ebene, die ganze Lebensgeschichte – alles ist in jedem Moment in einem Menschen gemeinsam vorhanden und nicht voneinander zu trennen. Wundern Sie sich also nicht, was Ihre „Versuchskaninchen" Ihnen alles erzählen werden oder was eventuell Wichtiges geschieht, während Sie doch nur Ihre Hände aufgelegt haben. Sie müssen keine Antworten parat haben und auch keine Lösungen wissen. Bleiben Sie nur Begleiterin, wie Sie es oft genug für eine Frau in den Wehen oder ein weinendes Neugeborenes schon waren. Wir Hebammen können gar nicht oft genug üben, einfach nur da zu sein, nicht dauernd etwas tun zu müssen. Das gibt unserem Gegenüber die wunderbare Erlaubnis, nichts zu müssen, nichts zu erfüllen, nichts für jemanden anderen zu leis-

ten, sondern mit der eigenen Aufmerksamkeit beim eigenen Prozess zu bleiben.

Übung 6

Jede Begegnung zweier Menschen ermöglicht Lernen, Bewusstwerden, Wahrnehmen, Wandel und jede Klientin wird mit jeder Therapeutin etwas Unterschiedliches erleben. Das absolut und einzig Richtige gibt es nicht bei dieser Art der Begegnung oder Behandlung. Also behalten Sie Ihren Forscherdrang, Ihre Neugier und schütten Sie beides nicht mit Wissen zu, sondern stehen Sie zu Ihrer Wahrnehmung als Ihrer Wahrheit. Je mehr Erfahrungen Sie sammeln, desto aufregender wird vielleicht die Reise für Sie. Es gibt dann Momente, in denen Ihre Hände sich so mit Ihrer Klientin verbinden, dass Sie beide glauben, die andere hätte einen Impuls gegeben, eine bestimmte Bewegung auszuführen. Plötzlich beginnt sich der Kopf zu drehen oder der ganze Körper folgt einem Bewegungsimpuls. Das wird in der Kraniosakraltherapie **Entwirren** genannt und entsteht auf dem Weg der **Lösung von Spannungen im Fasziengewebe**. Ein Gefühl dafür können Sie mit der folgenden Übung entwickeln.

- Lassen Sie sich einen Arm Ihrer Klientin entspannt in Ihre Hände geben. Halten Sie ihn und bewegen Sie ihn dann innerhalb der Möglichkeiten der Gelenke so, wie Sie es vorgeben wollen. Wenn eine Anspannung, ein Widerstand gegen Ihre Bewegungen im Arm zu spüren ist, warten Sie und folgen dann weiter Ihren Ideen von Bewegung.
- Nach einer Weile ändern Sie Ihre innere Haltung und warten auf Bewegungsimpulse Ihrer Klientin. Versuchen Sie, herauszufinden, wie dieser Arm sich jetzt gerade bewegen möchte, welche Haltung er anstrebt und folgen Sie ihm dabei. Wenn Widerstand entsteht, warten Sie wieder, bis Sie einen Impuls Ihrer Klientin spüren können und folgen Sie weiter.
- Tauschen Sie sich über Ihre Erfahrungen und Wahrnehmungen aus.

Behandlungsablauf

Wie jede Art der Prozessbegleitung, braucht auch die Körpertherapie für ihre Begegnungen einen Rahmen und Ablauf. Die zeitlichen, organisatorischen und finanziellen Bedingungen sollten zu Beginn der Kontaktaufnahme geklärt werden, ebenso das, was Behandelnde und Klientin voneinander erwarten. Wird daraufhin ein Treffen für eine Behandlung vereinbart, empfiehlt es sich, eine gewisse Ordnung im Ablauf der Treffen einzuhalten. Denn um eine **Atmosphäre von Sicherheit, Vertrauen und Respekt** zu ermöglichen, müssen nachfolgende Phasen von der Behandelnden berücksichtigt werden:

Vorbereitung

- Lesen Sie sich die Vorinformationen über die nächste Klientin auf der Karteikarte durch.
- Bereiten Sie den Raum vor.
- Waschen Sie Ihre Hände.
- Sorgen Sie für Ihr eigenes Wohlbefinden.

Begrüßung und aufeinander Einstimmen

- Da Klientin und Therapeutin Gefühle und Gedanken aus den vorherigen Situationen mitbringen, brauchen sie beide etwas Zeit, um ihre Aufmerksamkeit aufeinander und auf das Hier und Jetzt zu lenken. Entwickeln Sie eine wache Neugier auf das, was heute im Kontakt zu dieser Klientin entstehen wird. Überlegen Sie, ob dafür alles vorhanden ist, z.B. ob die Klientin den richtigen Platz im Raum und einen angemessenen Abstand zur Therapeutin hat, oder gibt es Störungen und wie können sie beseitigt werden?

Anamnese erheben

- Beim ersten Zusammentreffen erfragen Sie die ausführliche Krankengeschichte und persönliche Daten.
- Bei den weiteren Begegnungen fragen Sie zu Beginn nach der Zeit seit dem letzten Treffen und eventuellen Nachwirkungen sowie nach dem aktuellen Befinden oder einem bestimmten Anliegen.

Vorbedingungen schaffen

- Erläutern Sie beim ersten Mal den Ablauf. Weisen Sie auf die eigene Verantwortung hin und dass die Beseitigung einer „Störung" immer Vorrang hat (z.B. „Es ist zu kalt im Raum", „Ich brauche eine Decke", „Ich kann so nicht mehr liegen", „Ich hab mich gerade über etwas geärgert, das muss ich erst erzählen", „Was sind das für Geräusche im Nebenraum?" usw.).
- Fordern Sie Ihre Klientin auf, sich auf dem Behandlungsplatz zu lagern und sorgen Sie dafür, dass es angenehm für sie ist.

Diagnostik

- **Kraniosakralpuls fühlen**: Wenn der Kraniosakralpuls nicht zu fühlen ist, ist die Abwehrspannung entweder sehr hoch, und Sie müssen noch einmal zurück zu Punkt 2 (Begrüßung und aufeinander Einstimmen), oder das Energieniveau ist sehr niedrig, und die Klientin braucht ein bisschen Bewegung. Vielleicht fehlt Ihnen aber auch nur noch etwas Übung.
- **„Primärpunkt" finden**: Dabei handelt es sich um eine Stelle im Körper, die vorrangig als Spannungszentrum auf Sie wirkt und Sie anzieht. An einer solchen Stelle ist der Kraniosakralpuls nicht oder nur sehr schlecht zu spüren.
- Sammeln eigener Wahrnehmung, Assoziationen, Gefühle, Gedanken, die bei der Berührung entstehen.

Behandlung

- Arbeiten Sie mit leichten, sehr subtilen Bewegungen, die immer in Richtung des geringsten Widerstandes weisen. Halten Sie Ihre Intuition wach, und entwickeln Sie Ihr Bewusstsein für nonverbale Botschaften weiter.
- Am „**Primärpunkt**" sollten Sie Geduld und Neugier beweisen. Halten Sie die Position

aufrecht. Durchbrechen Sie die Spannung des Gewebes nicht, aber verlassen Sie es auch nicht. Sprechen Sie vielleicht die Klientin an, um ihr mehr Wahrnehmung zu ermöglichen und gleichzeitig Raum zu geben, um begleitende Bilder oder auftretende Gefühle auszudrücken und mitzuteilen. Folgen Sie „Entwirr-Bewegungen", oder geben Sie eine Richtung vor.

- Treffen Sie auf einen **Widerstand**, so halten Sie dort inne, um die Wahrnehmung Ihrer Klientin zu vertiefen. Gehen Sie von diesem Platz mit Ihrer Berührung nicht sofort weg, aber verstärken Sie auch nicht Ihren Druck oder die Richtung der begonnenen Bewegung. Während dieses Prozesses des „Haltens am Widerstand" ist der Kraniosakralpuls fort. Er kehrt am Ende zurück, sobald die Entspannung der Faszie erreicht ist. Hier spricht man von „Somato-Emotionaler-Entspannung".

Vergleich mit dem Anfangsbefund

- Abschließend fühlen Sie noch einmal den Kraniosakralpuls. Verschaffen Sie sich einen Eindruck über den gesamten Körper. Wie ist der Rhythmus jetzt, wie war er zu Beginn der Behandlung? Überprüfen Sie das Ergebnis der Behandlung.

Ruhe, Zeit zum Nachklingen

- Verschaffen Sie der Klientin Ruhe, und ziehen Sie sich aus ihrem Feld zurück. Finden Sie für sich selbst einen Ruheplatz, aber bleiben Sie wach mit der Aufmerksamkeit im Raum. Nach einer Weile können Sie sie zu sachten Bewegungen, Recken und Strecken auffordern.

Austausch über die Wahrnehmungen

- Lassen Sie die Klientin immer zuerst über ihre Erlebnisse und Wahrnehmungen und deren Bedeutung für sie sprechen.
- Stellen Sie klare und offene Fragen, die mehr als „ja", „nein" oder „gut" als Antwort erfordern.

- Seien Sie vorsichtig mit Diagnosen und Deutungen, wie „Sie sind…", „Sie haben…". Ihre eigene Wahrnehmung während der Behandlung sollten Sie immer als Ihre deutlich machen und auch entsprechend formulieren, so dass die Klientin sagen kann: „Nein, das habe ich anders erlebt." Es geht darum, dass sie diesen Platz für ihre Erkenntnisse nutzt und das Erlebte positiv in ihren Alltag mitnehmen kann.
- Eventuell entwickeln Sie gemeinsam „Hausaufgaben" bis zum nächsten Treffen, um die gewonnenen Erfahrungen zu stabilisieren.

Verabschiedung

- Führen Sie den Prozess zu einem „Punkt für heute", an dem die Klientin in gutem Zustand nach Hause gehen kann.
- Die Klientin soll sich nach der Sitzung Zeit lassen und, wenn möglich, nicht gleich wieder einer Tätigkeit nachgehen oder gar mit dem Auto durch den Stadtverkehr fahren. Wenn sie eine Spannung aufgegeben hat, die lange als Verteidigungssystem nützlich war, kehrt diese schnell zurück, wenn der neue Zustand keine Zeit hat, einen guten Erfahrungswert zu bilden.
- Auch Sie als Behandelnde sollten einen Abschluss finden und Abstand von der vorherigen Klientin bekommen, um sich wieder ganz auf die nächste Klientin einlassen zu können. Lüften Sie den Raum, und verschaffen Sie sich etwas Bewegung.

Dokumentation

- Notieren Sie alles, was Sie gehört, gesehen und gespürt haben, was und warum Sie es getan haben, wohin es sie geführt hat und welche Erkenntnisse und Wahrnehmungen die Klientin Ihnen mitgeteilt hat. Eventuell machen Sie einen Eintrag in ein vorgedrucktes Körperbild.

Probleme, Tipps und Tricks bei der Durchführung

- Lassen Sie beim Fühlen des Rhythmus keinen Leistungsdruck aufkommen, sondern üben Sie so oft und so viel Sie können.
- Verwenden Sie die Griffe zunächst zum Zwecke der Entspannung und lassen Sie den Therapie-Anspruch fallen.
- Das Bewusstsein für Botschaften des Gewebes wächst durch Übung.
- Widerstehen Sie der Gefahr eines eigenen Konzeptes über die richtige Bewegung, die richtige Haltung oder die optimale Entspannung. Nur die Klientin selbst kennt die Notwendigkeit und Funktion einer Spannung in ihrem Körper, und auch nur sie selbst kennt den ihr eigenen Weg und das ihr angemessene Tempo zur Entspannung.
- Anspannung ist Schutz und nichts Verwerfliches. Auch ein Nein der Klientin auf ein Angebot der Therapeutin ist Kontakt, und im Kontakt kann Bewusstsein wachsen und Heilung entstehen.
- Machen Sie kleine Schritte. Den Weg zum Widerstand und wieder zurück bewusst zu erleben ist schon ein Erfolg. Die Spannung muss nicht überwunden werden, damit eine Behandlung als erfolgreich betrachtet werden kann.
- „E-motion" = „heraus-Bewegung" = Ausdruck von Gefühl. Kann sich das Gefühl, das in einer Spannung festgehalten liegt, nach draußen bewegen, so bewegt sich auch die Spannung auf dem Weg hinaus aus dem Körper.
- Emotionen müssen nicht immer laut sein, um wirkungsvoll zu sein.
- Die Verantwortung für ihre Heilung liegt bei der Klientin. Sie als Behandelnde trauen ihr ihre eigenen Schritte zur Heilung zu. Sie sollten stets Ihre eigenen Grenzen und Möglichkeiten kennen.
- Die angemessene Zeit für einen Behandlungstermin beträgt etwa 1 Stunde. Davon sollten Sie 50 min als Termin vergeben und davon wiederum höchstens 30 min der Behandlung widmen, 10 min dem Vorgespräch und 10 min zur Nachbereitung mit der Klientin. Die fehlenden 10 min zur vollen Stunden benötigen Sie zur Dokumentation und zum Einstellen auf eine neue Klientin. Die Bezahlung entspricht dann einer vollen Stunde Arbeit.

Die wichtigsten Indikationen in der Hebammenarbeit

- **Neugeborene/Kinder**: verformte Schädel nach der Geburt (am besten früh behandeln, bevor Symptome auftreten!), Schreikinder, Schlafprobleme, Begleitung nach KISS-Behandlung, kindliche Wutanfälle, Konzentrations- und Lernstörungen, Schulschwierigkeiten, Nachbehandlung nach Operationen.
- **Schwangere**: Kontakt zum Kind fördern, bei Beckenendlage, zur individuellen Geburtsvorbereitung (Hingabefähigkeit, Vertrauen in die eigene Wahrnehmung und Körperprozesse) vor allem bei Ängsten oder vorangegangenen Traumata, bei Übelkeit, Ischias und anderen Rückenschmerzen, bei hohem Blutdruck, Ödemen, großen Ängsten, Stress, Depressionen, chronischen Schmerzen.
- **Frauen nach der Geburt:** Stillprobleme, Verarbeitung einer traumatischen Geburt, Kopf- und Nackenschmerzen, Verspannungen im Schulterbereich, Depressionen.
- **Zahn- und Kieferprobleme**: Es gibt inzwischen Zahnärzte und einige Kieferorthopäden, die mit Kraniosakral-Therapeuten zusammenarbeiten oder selbst ausgebildet sind, da z.B. Fehlstellungen des Kiefers oder Spannungen im Kiefergelenk gut auf diese Behandlung ansprechen.

Um als Therapeutin in der Kraniosakraltherapie arbeiten zu können, müssen Hebammen noch einen Heilpraktiker-Schein erwerben.

Ähnlichkeiten zwischen Kraniosakraltherapie und Hebammenarbeit

Einige Vorgehensweisen der Kraniosakraltherapie weisen große Ähnlichkeiten mit der Hebammenarbeit auf:

- Bei einer vaginalen Untersuchung müssen Sie z.B. auch die Einladung des Gewebes abwarten und dürfen Widerstände und Spannungen nicht einfach übergehen.
- Der Muttermund wird von Ihren Fingern ertastet und sein Zustand erst einmal ohne Manipulation beschrieben.
- Falls Sie ihn dehnen wollen, müssen Sie um Erlaubnis fragen, Kontakt aufnehmen und auf bewusstes Nachgeben warten. Ihnen sollte stets bewusst sein, dass kein Trauma (z.B. Missbrauch) wiederholt werden soll, um das Geburtserlebnis nicht zu behindern.
- Beim Ertasten der Kindslage registrieren Ihre Hände auch die unterschiedlichsten Befunde und bekommen es mit mehr oder weniger großem Widerstand des Gewebes zu tun.
- Beim Prozess der Geburt begleiten Sie die Frauen, sehen den Wehenschmerz als sinnvolle und positive Erscheinung des Prozesses an und erleben, wie Widerstände den Schmerz beeinflussen und manchmal unüberwindlich sind. Vielleicht haben Sie manchmal schon nach kurzer Zeit eine klare Vorstellung von der Art des Geburtfortschritts und müssen dann entdecken, dass für diese Frau und dieses Kind doch eine ganz andere Lösung nötig ist.
- Sie begleiten bei Schmerzzuständen und lernen, mit der Gebärenden „am Ball" zu bleiben, statt vorschnell nach einem Medikament zu greifen.
- Und Sie müssen so oft üben, nichts zu tun, und trotzdem ganz da zu sein mit Ihrer Wahrnehmung und Begleitung.

Fortbildungsangebote

Meistens besteht die Ausbildung aus aufeinander aufbauenden, aber in sich abgeschlossenen Blöcken von ca. 1 Woche und anschließenden Übungsphasen. Jede Teilnehmerin kann also den Zeitpunkt selbst bestimmen, zu dem sie sich für den nächsten Block anmelden will.

Im **Upledger Institut** sind die meisten Teilnehmerinnen Physiotherapeuten, deren Vorkenntnisse in Anatomie das Hebammenwissen auf diesem Gebiet weit übersteigen. Außerdem sind die meisten von ihnen bereits mit anderen Methoden therapeutisch tätig und daher auf ihre Weise erfahren im Behandeln. Mir persönlich erscheint es empfehlenswert oder wenigstens hilfreich, einige Vorkenntnisse in Körperarbeit/ Energiearbeit zu haben, um in die Ausbildung einzusteigen.

Für die Kraniosakraltherapie gibt es **verschiedene Schulen**, die auch z.B. die Anzahl der Unterrichtseinheiten oder die Länge der Ausbildung unterschiedlich gestalten:

- Upledger Institut Deutschland
  Sarkwitzer Weg 3
  23617 Malkendorf
  Tel 0 45 04 - 63 36
  Fax 0 45 04 - 673 98
  http://www.upledger.de/
- Milne-Institut Deutschland, Kontakt über:
  Schule für Shiatsu Hamburg
  Oelkersallee 33
  22769 Hamburg
  Tel 040-430 18 85
  http://milneinstitute.com/index.htm
- International Institute for Craniosacral Balancing
  Schloßstr. 50
  77971 Schmieheim/Freiburg
  Tel/Fax 07 61 - 456 57 45
  http://www.craniosacralbalancing.com

- Anne Mohr-Bartsch und Stefan Bartsch: Gesellschaft für ganzheitliche Gesundheitsberatung e.V. und Schule für integrative Körper- und Psychotherapie
  Kirchenstr. 1
  85540 Haar
  Tel 089-460 62 62
  email Stefan.Bartsch@ebe-online.de
- Sphinx-Craniosacral-Institut/Sphinx Workshops
  Rütlistrasse 51
  Postfach 629
  CH-4003 Basel
  Schweiz
  Tel 00 41-61-274 07 74
  Fax 00 41-61-274 07 75
  http://www.sphinxworkshops.ch
- Torsten Liem
  Am Born 19
  22765 Hamburg
- Institut für Craniosacral Integration e.V.
  Asango Christine Schuster
  Erdinger Str. 15
  85456 Wartenberg
  Tel 087 62-72 11 30
  Fax 087 62-72 11 31
  http://www.cranio.org/AnatFly1098.htm

Verbände:
- Deutscher Verband der Craniosacral-TherapeutInnen e.V.
  Dr. Eisenmannstr. 5
  85305 Jetzendorf
  Tel 0 81 37-926 79
  Fax 0 81 37-920 59
  http://www.cranioverband.org
- Upledger Institut Deutschland
  Sarkwitzer Weg 3
  23617 Malkendorf
  Tel 0 45 04-63 36
  Fax 0 45 04-673 98
  http://www.upledger.de

Literatur

- J.E. Upledger und J.D. Vredevoogd: Lehrbuch der Craniosacralen Therapie; 2000 Haug Verlag.
- J.E. Upledger: Auf den inneren Arzt hören; Heyne Verlag 1994.
- Torsten Liem: Kraniosakrale Osteopathie. Ein praktisches Lehrbuch; Hippokrates 2001.
- Anthony Arnold: Rhythmus und Berührung; Goldmann 1995.
- Hugh Milne: Aus der Mitte des Herzens lauschen (Band 1+2); Via Nova 1999.
- D. Agustoni: Cranio Sacraler Rhythmus; Hugendubel 2000.
- Anne Mohr-Bartsch, Stefan Bartsch: Cranio-Sacrale Körperarbeit; Hebammeninfo 6/99.

Notizen

Monika Brühl

Notizen

Weiterführung einer alten Tradition des Ostens

Frédérick Leboyer, Frauenarzt, Geburtshelfer und Poet, hat die westliche Fachwelt und die Eltern vor etwa 25 Jahren darauf aufmerksam gemacht, wie lieblos und wenig hingebungsvoll mit den gebärenden Frauen und den neugeborenen Kindern umgegangen wurde.

Gleichzeitig wies er daraufhin, dass die Geburtsmedizin sich immer weiter von dem natürlichen Gebärverhalten der Frauen entfernte und die Entbindung zum medizinisch-technischen Ereignis wurde, das man zu kontrollieren, therapieren, zu managen und zu verwalten hatte. Die Sicherheit von Mutter und Kind, die Vermeidung von Schmerz und Leid stand offiziell im Vordergrund und schien jedes Mittel zu rechtfertigen. Insbesondere die Schmerzausschaltung und die Beibehaltung der Kontrolle schienen die Segnungen der medizinisch-technischen und pharmakologischen Möglichkeiten zu sein. Das Gebärverhalten als ein Phänomen von Ausgeliefertsein, Schmerzausdruck, Hingabe, Selbstfindung und Selbstlosigkeit, Ekstase und tiefem Glücksempfinden zu betrachten, lag fern.

Die Empfehlungen der alten Frauen und Hebammen, die Geburtsschmerzen über sich ergehen zu lassen, ohne sich zu wehren, klangen in den Ohren von modernen Menschen – Frauen und Männern, Medizinern und Laien – nach Unterdrückung bzw. Unterwerfung unter Naturgesetzmäßigkeiten, die keine Gültigkeit mehr besitzen sollten.

Leboyer forderte die Frauen auf, sich der Geburtsenergie hinzugeben, sich in die Schmerzempfindung mit Vertrauen und Mut, Akzeptanz und Geduld zu fügen, die Widerstände und Krisen zu durchleben und über die eigenen Grenzen oder Schatten zu springen, um in die Leben spendende Kraft zu kommen und das Mutterwerden von innen zu entwickeln. Seine Empfehlungen für schwangere, gebärende und stillende Frauen lauteten:

- Richte die Aufmerksamkeit nach innen, richte die Aufmerksamkeit auf Atem und Körper.
- Geh' in die eigene Mitte.
- Vertraue in die Leben spendende Kraft der Natur, die in dir und durch dich wirkt.
- Traue dich in deine Kraft hinein, die Hingabe und verzweifelte Willensanstrengung gleichzeitig sein kann.
- Mute dir Krisen zu.
- Öffne dich für die Erfahrung, das sein zu lassen, was da ist, loszulassen, was ungewollt ist, geschehen zu lassen, was geschehen muss.
- Öffne dich für die Erfahrung, die dich zu der natürlichen „Lösung" oder Erlösung führt, dein Kind in die Welt bringt und dir eine nicht zu beschreibende, ausschließlich selbst erfahrbare Glücksempfindung bringt, welche dich in der tiefsten Tiefe deines Seins berührt und verändert.

(nach Leboyer: „Die Kunst zu Atmen" und „Das Fest der Geburt")

Leboyer forderte die Frauen auf, den Geburtsprozess von innen zu erleben und nicht von außen therapieren zu lassen. Er lieferte eine weitere Empfehlung mit: „**Atme und Singe.**" So hieß denn auch die Geburtsvorbereitung, die er unterrichtete, Chanting – meditativer Gesang, bei dem die Aufmerksamkeit auf den Körper, seine Atmung, seine Bewegung und seinen Klang gerichtet ist. Sein Buch „Die Kunst zu Atmen" basiert auf der klassischen Übung der Meditation auf den Körper, seiner Empfindungs-, Ausdrucks- und Wahrnehmungsfähigkeit. Leboyer ließ sich von Übungen zur Atem-, Klang- und Bewegungsmeditation inspirieren und empfahl den Frauen das Singen, besonders das **Vokalsingen auf A – O – U – M**, die dunklen, sanften Vokale des Herzens und des Bauches. Hinter diesen Empfehlungen für westliche Frauen standen Erfahrungen mit den Übungswegen des Ostens und der Praxis der Geburtshilfe im Westen, die sich immer mehr zur Geburtsmedizin entwickelt hatte und damit die Fähigkeit der Frauen zum Gebären aus eigener Kraft, das

„Wunder" des Gebärens und Geborenwerdens, ins Abseits drängte.

Die Gedanken und Anregungen wurden von vielen Frauen, Geburtsvorbereiterinnen und Hebammen als zutreffend und hilfreich erkannt. Stille, konzentrative Übungen auf den Atem, die Körperempfindungen und Bewegungen und das „Tönen" hielten Einzug in die Geburtsvorbereitung. Mit zunehmender Verbreitung der östlichen Meditationstechniken im Westen fanden diese Techniken in den vergangenen 20 Jahren wie von selbst ihren festen Platz in der Geburtsvorbereitung und Schwangerenbegleitung. Sie wurden gebraucht, denn das Gebärverhalten der Frauen war zunehmend geprägt und auch gestört von Kopflastigkeit, Furcht vor Kontrollverlust, Mangel an körperlicher Belastbarkeit und Schmerztoleranz und dem Machbarkeitswahn unserer Zeit.

> Die Verbindung von meditativer Körperwahrnehmung und Vokalsingen – oder auch Singen im Allgemeinen – beruhigt und begünstigt die Entspannung und das Wohlgefühl im ganzen Körper. Es führt zu einer Atemvertiefung, kann die vegetativen Prozesse harmonisieren, die Stimmung aufhellen und sorgt dadurch für Stressabbau und schult die Schmerztoleranz.

Meditation auf den Körper – Wie geht das?

1. Schritt – Sammlung des Bewusstseins auf ein Phänomen oder eine Tätigkeit, z.B. Atem, Empfindung, Gefühle, Bewegung, Gedanken:

Die Aufmerksamkeit wird nach innen gerichtet, indem das Bewusstsein durch Sammlung oder Bündelung der Wahrnehmungsfähigkeit und der Gedankenkraft auf das Körperinnere und die dort bemerkbaren Empfindungen gelegt wird und da verbleibt, ohne abzuschweifen: „Ich atme ein und weiß, dass ich einatme. Ich atme aus und weiß, dass ich ausatme."

2. Schritt – Meditationsübung bedeutet die Wiederholung der gleichen Technik, z.B. die stetige Sammlung des Bewusstseins auf dem Atem. Schweifen die Gedanken auf andere Objekte oder Phänomene im Vergangenem oder Zukünftigem oder auf Vorgänge außerhalb des Körpers ab, so lautet die Übungsanleitung ohne Verzug und Bewertung, ruhig und sanft wieder zum Meditationsobjekt zurückzukehren und dort zu verweilen.

3. Schritt – Meditationsübung bedeutet gleichzeitig auch Schulung der Wahrnehmungskraft für alle bemerkbaren Phänomene des Körpers und des Geistes, ohne diese zu bewerten, abzuwehren oder festzuhalten. Alles, was ins Bewusstsein drängt, wird lediglich wahrgenommen, so wie es erscheint.

Indikationen

- Schwangerschaftsbegleitend, in der Geburtsvorbereitung und Schwangerenbetreuung können die Techniken in Kursen und Einzelunterweisung weitergegeben werden.
- Bei Schwangerschaftsbeschwerden und stressbedingten Komplikationen kann eine individuelle Begleitung hilfreich sein und andere Therapien ergänzen und unterstützen.
- Während der Geburt und während Wochenbett- und Stillzeit können die Meditationstechniken weiter begleitend und Therapie unterstützend praktiziert werden.

Kursorganisation

Die äußeren Bedingungen der Vermittlung sollten ein störungsfreies Arbeiten möglich machen.

- Gutbelüftete, **reizarme Räume**, normal temperiert, ausgestattet mit Liegemöglichkeit, Stühlen oder/und Sitzkissen und ausreichend Bewegungsraum sind vorteilhaft.
- Regelmäßige Kursteilnahme und tägliche Praxis zu Hause sind zu empfehlen.
- Eine Kurseinheit sollte 90–120 Minuten umfassen, eine Einzelunterweisung mindestens 60 Minuten.

- Zur Vermittlung der gesamten Technik sind 3–4 Kurseinheiten erforderlich.

Praktische Übungen

Die folgenden Übungen bauen aufeinander auf, so dass sie in der Einzelunterweisung und im Kurs Schritt für Schritt erlernt werden können. In der Praxis, der sich wiederholenden Übung, kann jede Frau selbst bestimmen oder wählen, wie umfangreich die Übung sein soll. Absolute Freiwilligkeit ist Voraussetzung.

Ungefähre Dauer der Übungen	
Stilles entspanntes Aufrichten	10 Minuten
Atemwahrnehmung in der Stille	20 Minuten
Körperwahrnehmung	30 Minuten
Vokalsingen	60 Minuten
Achtsame Bewegung	30 Minuten
Wahrnehmung der Leere	10 Minuten
Atem, Ton, Bewegung	30 Minuten

Stilles Aufrichten

Stilles, aufrechtes und entspanntes Sitzen

- Konzentration auf das Sitzen auf dem Stuhl mit gutem Bodenkontakt der Füße oder der Vorderfüße (Zehen und Fußballen) oder Sitzen auf dem Boden mit erhöhtem Steißbein durch ein Sitzkissen, so dass ein solider Kontakt der Unterschenkel und Knie zum Boden entsteht.
- Öffnung der Knie und Oberschenkel, so dass eine Lösung der Hüftgelenke (Beinansätze) und Oberschenkelmuskeln möglich wird.
- Sitzen auf den Sitzbeinhöckern mit leicht nach hinten unten losgelassenem unterem Rückenbereich (Kreuzbein), so dass Bewegungsfähigkeit im Becken entsteht.
- Aufrichten der Wirbelsäule vom Steißbein beginnend nach oben, Wirbel für Wirbel, ohne (Über-)Streckung; lediglich Aufrichtung bis zum obersten Halswirbel bzw. bis in das Hinterhaupt.

- Leichter Zug auf dem hinteren Oberhaupt und gleichzeitige leichte Lösung im Nacken.
- „Sitzen wie ein Berg" – entstanden aus der Erde, fest verbunden mit der Erde, verwurzelt, frei sich aufrichtend auf der Erde, zum Himmel strebend.

Freies entspanntes Stehen

- Konzentration auf das Stehen auf dem ganzen Fuß mit einer Gewichtsverteilung zwischen Ferse und Vorderfuß.
- Spannungslösung in Fuß-, Knie- und Hüftgelenken, Aufrichtung der Wirbelsäule bis ins Hinterhaupt, Lösung der Schulter- und Armgelenke.
- Stehen wie ein Baum, fest verwurzelt mit der Erde, frei in den Raum sich aufrichtend und zum Himmel strebend, beweglich und kraftvoll, tragfähig.

Atemwahrnehmung in der Stille

- Atemflusswahrnehmung ohne Atembeeinflussung.
- Atemflusswahrnehmung im Unterbauch, unterhalb der Nabelregion.
- Aufmerksamkeit und Atem finden zusammen – wie ein Blatt, das sich vom Baum löst und mühelos auf eine Wasserfläche sinkt.
- Aufmerksamkeit und Atemfluss werden eins.
- Stilles Wahrnehmen des Atemflusses – So wie das Blatt mühelos mit dem Fluss des Wassers auf und ab schwingt.

Körperwahrnehmung im Liegen

- Stabile Seitenlage oder Halbliegen mit gut gestütztem Kopfbereich.
- Wahrnehmung der Körperempfindungen der Haut vom Scheitel bis zur Sohle.
- Wahrnehmung der Körperempfindungen in Bezug zu den Sinnesorganen.
- Wahrnehmung der Körperempfindungen in Bezug zu den inneren Organen.

- Wahrnehmung der Körperempfindungen in der Bauchhöhle.
- Wahrnehmung der Körperempfindungen in Bezug zum Ungeborenen.
- Wahrnehmung der entstehenden Gedanken.

Vokalsingen

- Langes, leichtes, sanftes klangvolles Ausatmen auf die Vokale A, E, O, I, U und das stimmhafte „HMM", wie ein gleichzeitiges Singen nach innen und außen.
- Mund, Mundhöhle, Kiefer und Kehle öffnen sich zum klangvollen Laut nach innen und außen.
- Klang, Atemfluss und Körperhaltung bzw. Bewegung werden eins.
- Der Ton schwingt auf dem Ausatem nach draußen, losgelassen und doch verbunden mit seinem Ursprung, seiner Quelle.
- Die Vokale und ihre Schwingungsbereiche zwischen Kopf, Beckenboden und den Füßen werden im Körperinneren erspürt. Die Wirkung der **Töne und Tonhöhen** auf die emotionale Stimmung sowie die Lautstärke der Töne in Bezug zur Kraftentwicklung ist zu entdecken.

Achtsame Bewegung

Diese Übung kann stehend, sitzend und liegend ausgeführt werden.

- Im guten Kontakt mit dem Boden über Füße, Beine und Becken entsteht ein nachgiebiges Bewegen von innen heraus, wie von selbst. Langsame, nachgiebige, bewusste Bewegungen, die sich von den Füßen oder vom Becken in den Körper ausbreiten, z.B:

Achtsame Bewegung im Stehen

- Wahrnehmung des Fußkontaktes zum Boden über die gesamte Fußsohle: Lösung und Entspannung der Gelenke durch leichtes Nachgeben.
- Wahrnehmung der Fußgelenke, Knie und Hüftgelenke: Lösung und Entspannung der Gelenke durch leichtes Nachgeben.

- Wahrnehmung des Becken und Hüftbereiches und leichtes Nachgeben und wieder Aufrichten im Unterrücken.
- Wahrnehmung und leichtes, geschmeidiges Aufrichten der Wirbelsäule Wirbel für Wirbel.
- Wahrnehmung des Hals und Schulterbereiches: Leichtes, sanftes Nachgeben im Nacken; sanftes Lösen der Schultergelenke.
- Wahrnehmung des Kopfbereiches: Leichte Dehnung der Halswirbelsäule Richtung auf das hintere Oberhaupt; leichter Zug von Kinn zum Schlüsselbein.
- Wahrnehmung des Atems: Erspüren der Nachgiebigkeit in den Leibwänden des Bauches über dem Ein- und Ausatem.

Die in den Füßen beginnende Bewegung darf sich von selbst über die Beine und das Becken in Wirbelsäule, Schulter- und Kopfbereich und Arme bis in die Fingerspitzen fortsetzen. Der Blick verbindet sich mit der Bewegung der Hände. Die Bewegung wird von innen heraus wahrgenommen. Das Bewusstsein, die gesamte Wahrnehmungskraft richtet sich auf die Bewegung, ihre ständige Veränderung und den Atem. Atem und Bewegung finden in einen Zusammenhang. Zum Abschluss der Übung kommt die Bewegung langsam zum Stillstand und zum Übungsausgang.

Die Wahrnehmung des stehenden Körpers

- Wahrnehmung des Fußkontaktes zum Boden.
- Wahrnehmung der Empfindungen in Beinen, Becken, Rücken, Schulter, Armen, Händen, Hals und Kopf, einschließlich Gesicht.
- Wahrnehmung der inneren Stimmung.
- Entwicklung eines Lächelns von der Stirn über Augen, Mund und Herz bis zum ungeborenen Kind.

Wahrnehmung der Leere

(in der Atempause nach dem Ausatmen)

- **Eine kleine Weile ohne Atem sein:** Nach dem Ausatmen darf eine kleine Pause entstehen. Die stille Leere wird wahrgenommen und, wenn es gelingt, furchtlos genießend entdeckt, bis die Atemwelle sich von selbst umkehrt und der Einatem machtvoll und sanft zugleich in den Unterbauch einfließen darf.
- **Eine kleine Weile in der Atemfülle:** Hier besteht die Aufforderung zum inneren Nachgeben, zum Empfangen. Die Leibwände des Unterbauches geben dem Druck des Einatems nach. Sie lassen sich aufdehnen. Körper und Geist geben sich dem Fluss des Atems hin. Atemfülle darf entstehen. Auch hier darf eine Pause entstehen, in der der Atem eine kleine Weile zur Ruhe kommt, bis die Atemwelle sich wieder von allein umkehrt und der Ausatem sanft, lang und stetig, seinen Ausdruck findet, um wieder in der Leere, der kleinen Weile ohne Atem zu enden. Stille Leere kehrt ein, um sich zu wandeln zum kraftvollen, füllenden Einfließen, das sich wieder von selbst entleert über Ausatem, Ton und Bewegung hin zur stillen Leere, die mit der Zeit gelassen und furchtlos erfahren wird.

Atem, Ton, Bewegung – Die Praxis in der Verbindung der Übungsschritte

- Die Vokale „AAAAAAA – EEEEEEE – OOOOOOO – IIIIIII – UUUUUUU – MMMMMMM" werden mit Aufmerksamkeit und Sammlung, d.h. mit ruhiger, gelassener Konzentration, in verschieden Tonhöhen langsam gesungen.
- Zu den Vokalen und Tonhöhen gehören nachgiebige, geschmeidige, kleine Körperbewegungen des Beckens, der Wirbelsäule, des Nackens und Kopfes, der Arme und Hände. Diese Bewegungen werden ebenfalls ganz in die Aufmerksamkeit genommen, so dass nach einiger Übung wie von selbst eine Harmonie zwischen Atem, Ton und Bewegung entsteht.

Wirkung von Meditation

Während der Schwangerschaft

- Die **Sitz- oder Stehübung** alleine bewirkt meist schon eine Vertiefung der Atmung hin zur natürlichen Bauchatmung und schafft den Kontakt zu den körpereigenen Verspannungen.
- Die **Atemwahrnehmung** führt bald zu einer vegetativen und geistigen Beruhigung.
- Die **Körperwahrnehmung** stellt den Kontakt mit dem Körper her und erzeugt ein Bewusstsein für den Körper, das Anspannung und Wohlbefinden wahrnehmbar macht.
- Das **Singen** ruft eine unwillkürliche, tiefe Bauchatmung hervor. Die den Vokalen entsprechende Körperregion wird lebendig und entspannt. Es entsteht ein Eutonus, welcher den ganzen Körper in Fluss und in Schwingung bringt. Er berührt das Gemüt, besänftigt und beruhigt und führt auch zu kraftvoller Hingabe und Mut. Als Erstreaktion kann aber auch das Bewusstsein für eine Stimmhemmung und Ausdruckshemmung entstehen.
- Die **Bewegung** bewirkt häufig eine Spannungslösung und Kräftigung, gleichzeitig aber auch ein Bewusstsein für Bewegungshemmungen.
- Die **Wahrnehmung der Atempausen** ruft sehr unterschiedliche Reaktionen hervor. Beklemmung, Atemnot, Schwindel und Ungeduld sind häufige Erstreaktionen. Nach einiger Übung können oft Schönheit und Glück dieser kurzen Phase erfahren werden.

Erste Schritte und Erfolge

Oft entsteht durch die ungewohnte Selbstwahrnehmung **als Erstreaktion ein innerer Aufruhr**. Körperliche Anspannungen und geistige Hemmungen werden unangenehm spürbar. Sie machen sich bemerkbar durch Unwohlsein und gedankliche Abwehr, körperliche Schmerzen, Müdigkeit, Traurigkeit und viele andere Phänomene bis hin zu Angstgefühlen. Dies sind wichtige erste Erfahrungen, die als dazugehörig betrachtet werden. Indem die eigenen Verspannungen und Hemmungen spürbar werden, bieten sie der werdenden Mutter und auch dem Vater die Möglichkeit zu einem aufrichtigen, wahrhaftigen Kontakt mit sich selbst.

Viele Hebammen kennen diese Erstreaktion aus den Geburtsvorbereitungskursen. Selbst nach einer einfühlsamen theoretischen Begründung, warum es für die Geburt sinnvoll sein kann, „den Mund aufzumachen und ein paar Töne von sich zu geben", führt die praktische Übung ein „AAA" oder „OOO" zu singen eher zu betretenem Schweigen oder nervösem Gekicher als zu klangvollem Mitmachen. Hier setzt die **Bewusstseinsarbeit** ein. Sich seiner selbst bewusst zu sein, das Selbstbewusstsein im Wortsinne wird geschult. Die Aufmerksamkeit auf die inneren körperlichen und geistigen Vorgänge zu richten, wirkt wie eine Lampe, die Licht auf bis dahin Unbeleuchtetes wirft und es erkennbar macht.

Die häufige Erstreaktion, die eigene Stimmhemmung oder Ausdruckshemmung zu erleben, ist ein wichtiger Schritt hin zu der Fähigkeit, mit den Widerständen, dem Gehemmtsein oder der Ablehnung in sich selbst bekannt und vertraut zu werden. Die Frau lernt sich selbst besser kennen, indem sie ihre körperlichen und psychischen Reaktionen deutlich wirklicher erleben kann.

So entsteht mit der Zeit das Wissen, um sich selbst zu wissen. So erkennt die Frau vielleicht: „Ja, ich habe eine große Hemmung, einfach so meine Stimme hören zu lassen. Ja, ich habe eine große Hemmung laut zu sein, erst recht zu schreien. Es fällt mir schwer, mich gehen zu lassen. Es fällt schwer zu warten, vertrauensvoll zu empfangen, was kommt. Es fällt mir schwer, mich hinzugeben. Ja, mein Atem stockt, wenn ich versuche die Luft unge-

hindert in mich einfließen zu lassen und von tiefer spontaner Bauchatmung kann keine Rede sein. Und, ja, ich habe Angst vor Schmerz, Unbekanntem und vor dem Ausgeliefertsein."

Die einfachen Tonübungen, auf die Vokale I, E, A, O, U und das stimmhafte M, die nicht „schön" im Klang sein müssen, führen bald dazu, dass diese **Hemmungen losgelassen** werden können. Das Loslassen im Unterkiefer beim Mundöffnen zum Vokalsingen, das Entspannen der Kehlkopfmuskeln zum Nach-innen-Singen führen, zusammen mit den Körperbewegungen (sanfte Neigung, nach hinten loslassen des unteren Rückens, sanfte Neigung, nach vorn loslassen des Nackens, sanfte Wellenbewegungen der Wirbelsäule vom Steiß zum Kopf, vom Kopf zum Steiß) nach wenigen Übungseinheiten zu Wohlbefinden, guter Laune und oft zu einer inneren Freude, die das Ungeborene auch umfängt und ins Bewusstsein bringt. Gleichzeitig werden Geduld und Ausdauer durch die Wiederholungen geschult.

Schritt für Schritt, langsam aber sicher

Die Fähigkeit, die Aufmerksamkeit nach innen zu richten, wächst in wenigen Übungsstunden. Die Wirkung wird sehr bald bemerkt: Entspannung, Wohlbefinden und eine wachsende Fähigkeit zur Akzeptanz von „Unbequemlichkeit". So gehört es mit zu den Übungen, bestimmte Körperhaltungen oder Bewegungsabläufe immer wieder zu wiederholen. Dabei kann es zu Langeweile, Ungeduld oder auch Anstrengung und Schmerz kommen. Verspannungen werden spürbar und gewohnheitsmäßige Fehlhaltungen dringen in das Bewusstsein. Diesen unangenehmen Empfindungen wird mit einer gelassenen inneren Akzeptanz begegnet. Dies bedeutet immer wieder, die Leibwände nachgiebig für das Ein- und Ausatmen werden zu lassen, die äußeren Bewegungen mit dem Atemrhythmus entstehen zu lassen.

Die Koordination unterschiedlichster Aktivitäten hört sich schwierig an und fällt zu Anfang oft schwer. Bei regelmäßiger Wiederholung wird sie jedoch recht schnell und sicher erlernt. Das Notwendige entsteht dann aus sich selbst. Die Frau lernt, gelassen und ruhig zu bleiben, auch wenn es schwierig wird. Die damit verbundene geistige Schulung, die Dinge erst einmal so zu lassen, wie sie sind, ist ein wichtiger Teil der Geburtsvorbereitung. Es handelt sich um eine konsequente innere Schulung hin zum wachen, bewussten Nachgeben als wichtigem Bestandteil der bevorstehenden Geburtsarbeit.

Wirkung auf das Ungeborene

Durch die vertiefte, entspannte Atmung und die achtsame, harmonische Bewegung werden viele Ungeborene lebendig und signalisieren Wohlgefallen. Die Schwingungen, die sie durch den Atem, die Bewegung und die Stimme der Mutter erfahren, ermöglichen auch ihnen ganz besondere, schöne, natürliche Eindrücke. Wohlbefinden wirkt auch auf das vegetative System des Ungeborenen.

Heute ist unbestritten, dass Klang vom Ungeborenen wahrgenommen, verarbeitet und auch erinnert wird. Der positive Einfluss der achtsamen mütterlichen Stimme sollte nicht unterschätzt werden, insbesondere auch wegen seines ausgleichenden Effektes. Das Ungeborene ist durch die Leibwände der Mutter vielen beängstigenden Lauten und den entsprechenden vegetativen Reaktionen ausgesetzt. Welcher schwangeren Frau wird schon empfohlen, auf Krimis und Nachrichten zu Gunsten ihres Kindes zu verzichten oder verkehrsreiche Plätze zu meiden!? Das achtsame Atmen, Singen und Bewegen tut also Mutter und Kind gut.

Es wirkt sich auch auf den Alltag der Schwangeren aus. Es kann zu mehr Gelassenheit und Toleranz gegenüber den Beschwerden und Ängsten der Schwangerschaft führen und die Ängste vor der Geburt lindern.

Während der Geburt

Während der Geburt können das Singen oder auch die stille Atemwahrnehmung **Kraft und Mut** für die Geburt geben. Das Vokalsingen der dunklen Bauchvokale belebt den gesamten Körper und somit auch den Beckenraum. Das regelmäßige und entspannte Öffnen des Mundes entspannt auch Zwerchfell und Beckenboden und hat eine ausgleichende Wirkung auf die kindliche Herztonfrequenz. Schließlich hilft die Meditation auf Atem, Ton und Bewegung der Frau, sich immer wieder zu sammeln. Sie ermöglicht aber auch Schmerz, Verzweiflung und innere Not sowie Freude, Mut und Kraft zu erspüren und auszudrücken.

Die erlernten Becken-, Nacken und Wirbelsäulenbewegungen helfen, die individuell **richtige Gebärhaltung** in der jeweiligen Geburtsphase zu finden und einzunehmen. Die erworbene Fähigkeit, auch unbequeme Haltungen und Situationen aushalten zu können, unterstützt das Sich-Einlassen auf den Schmerz und die Schmerzsteigerung. Gleichzeitig wirkt das Singen und Bewegen aber auch auf die Schmerzempfindungen, die so ihren Ausdruck finden und erträglich werden oder zu bewältigen sind.

Die dunklen Vokale begünstigen die **tiefe Bauchatmung**, die ohne bewusstes Zutun entsteht. Sie reduziert die Schmerzintensität und begünstigt die Muttermunderöffnung. Die Schulung zur Hingabe unterstützt nun das innere Aufgeben, das Fügen in die Gewaltigkeit der Geburtsenergie. Zusammen mit den Klängen unterstützt sie auch die Oxytocin- und Endorphinausschüttung. Trotz oder wegen der Schmerzen kann die Frau sich völlig gehen lassen und dabei wach und aktiv bleiben. Leboyer bemüht dazu das Beispiel des Seglers, der im Sturm an Deck bleibt und das Ruder konzentriert im Griff behält und sich doch der Naturgewalt fügt.

> Der Frau steht mit der Schulung in Atmung und Tönen ein Werkzeug zur Verfügung, das sie bewusst aktiv und passiv zugleich werden lässt. Anstatt den Schmerz und seinen Ausdruck zu unterdrücken und sich zu beherrschen, kann sie ihre bewussten und unbewussten Empfindungen über das Tönen oder die stille Atemwahrnehmung und Bewegung ausdrücken.

Eine so gelöste Gebärende wird in der Regel die Kraft zum selbstständigen Gebären finden und mit dem Laut der Herzebene ihr Kind mit hingebungsvollen AAAAA-Tönen zur Welt bringen. Es ist der Vokal, in dem die Herzempfindungen Ausdruck finden.

Die Kraftanstrengung, die in der Regel erforderlich ist, um das Kind durch den Geburtskanal zu schieben oder auch zu drücken, braucht Enthemmung und gleichzeitige wache Bereitschaft, die letzte Kraft herzugeben und alles loszulassen. Die so erlebte Leben spendende Kraft bringt die Frau energetisch in einen absoluten Ausnahmezustand, der sich bald nach dem Geburt zu einem Gefühl der Erleichterung oder Erlösung wandelt. Die natürliche Hinwendung (Zuwendung) zum Kind wandelt Erleichterung in freudige Glücksempfindung, die die Frauen nach gelungenen Geburten immer wieder als unbeschreiblich und einzigartig bezeichnen. Das Herz kann ebenso aufgehen wie der Muttermund und der Beckenboden.

Über die Geburt hinaus

Es ist die Herzöffnung, die für das neugeborene Kind und die Mutter die Basis der Fähigkeit zur bedingungslosen Liebe schafft.

Gleichzeitig ermöglicht die Glück-folgt-Krise-Erfahrung aber auch, sich selbst und anderen eine Krisenbewältigung zuzutrauen und zuzumuten. Durch eine natürlich durchlebte Geburt können sich diese Fähigkeiten leichter entwickeln.

Die in der Geburtsvorbereitung erlernte körperliche und geistige Sammlung wirkt lange über die Geburt hinaus. Sie kann helfen, die oft anstrengende Zeit des ersten Lebensjahres zu stützen. Frauen/Eltern, die in sich selbst Ruhe finden können, sind auch eher fähig, ihr Kind zu beruhigen. Frauen, die sich selbst etwas zutrauen, nicht zuletzt aufgrund ihrer Geburtserfahrung, entwickeln auch eher Zutrauen zu ihrem Kind.

Grenzen der Methode

Die Möglichkeit durch Meditation, Stress abzubauen wurde in vielen Studien nachgewiesen. Schwangerschaftsbefinden, Gebärverhalten und nachgeburtliches Befinden entstehen immer auf der Basis der individuellen Lebensgeschichte und Körperlichkeit. Ob die Befreiung der Geburtsenergie durch Meditation gelingt und ob die inneren Geburtshindernisse überwunden werden können, hängt von zahlreichen inneren und äußeren Faktoren ab. Auch wenn medizinische Unterstützung erforderlich ist, hilft diese Schulung zu Gelassenheit und Toleranz dabei, die Umstände zu bewältigen und sich in das Notwendige zu fügen. Schwangerschaft und Geburt können so zu einer natürlichen Initiation werden. Diese wichtige Übergangsphase im Leben, in der Lebenskraftpotenzial entwickelt und erfahren werden kann, birgt viele Möglichkeiten die körperliche und geistige Gesundheit der Frau, des Kindes und der ganzen Familie zu stärken. Die Schulung der Achtsamkeit auf den Körper, als eine klassische Meditationsübung in der Schwangerschaft, kann diesen Initiationsprozess optimal zur Entfaltung bringen. Dass diese Schulung zu Selbsterkenntnis und innerer Einsicht führt und damit zu einer wachsenden Fähigkeit lebensfroh, frei und glücklich zu sein, kann nur im lebenslangen Selbstversuch erfahren werden.

Die Rolle der Geburtsbegleiter

Die große „Eigeninitiative" der Gebärenden ändert die Anforderungen an die Geburtsbegleitung oder Geburtsleitung. Eine **schützende, vertrauensvolle Atmosphäre**, die die Gebärende ungestört sein lässt, ist wichtiger als wohlmeinende, tätige Hilfe. Jeder Reiz von außen kann die innere Sammlung stören. Es bedarf also eines ausgeprägten Einfühlungsvermögens, damit helfende Hände keine störende Berührung bedeuten, freundliche Ansprache nicht zur Ablenkung wird, geburtshilfliche Untersuchung und Kontrolle nicht zur Geburtsbehinderung führt.

Fortbildungsangebote

Voraussetzung für die Kursleiterinnen sind Fortbildungen in
– Atemtherapie nach Middendorf
– Atem-Ton-Bewegung
– Qi-Gong für Schwangere
und eigene Meditationspraxis vorzugsweise Satipatthana/Vipassana und Qi-Gong.
- Atem-Ton-Bewegung als Fortbildung (zweimal jährlich):
  Geburtshaus und Zentrum für Primärgesundheit
  Kaiser-Karl-Ring 25
  53111 Bonn

Literatur

- F. Leboyer: Die Kunst zu Atmen; Kösel Verlag 1983.
- F. Leboyer: Das Fest der Geburt; Kösel Verlag 1982.
- J. Beaulieu: Heilen mit Musik und Klang; Hugendubel 1989.
- Schünemann: Himmel, Mensch und Erde im erfahrbaren Atem; Selbstverlag 1990.
- Jon Kabat-Zinn: Gesund durch Meditation; O.W. Barth Verlag 1998.
- Thich Nhat Hanh: Das Wunder des bewussten Atmens; Theseus Verlag 2000.
- Rosyne Siméone: Qi Gong für Schwangere; Aurum Verlag 1996.
- Joachim Pongratz: Qi Gong im Alltag; Knaur MensSana 2001.
- Suzzana Sebkova-Thaller: Lächelnd Gebären; Hernoul-le-Fin Verlag 1998.

Notizen

MUSIK 11

Margarita Klein

Notizen

Grundlagen

Musik ist ein tragender Bestandteil der kulturellen Entwicklung des Menschen. Die Entwicklung von Kultur seit Beginn der Menschheitsgeschichte ist immer und überall begleitet von Klängen. Mit Hilfe der Musik haben sich die Menschen die Götter gnädig gestimmt, haben sie Einklang und damit das Gefühl von Sicherheit hergestellt. Das gemeinsame Musizieren oder Singen einer Gruppe von Menschen schafft Zusammengehörigkeit, sichert den Frieden miteinander.

Musik ist Teil der Rituale, mit denen die Menschen bedeutungsvolle Ereignisse ihres Lebens begleiten. Geburt und Tod, Ende und Neubeginn, jede Art von Übergang (z.B. in das Erwachsenenleben, in den Ehestand) wurden und werden durch Rituale markiert, Rituale, zu denen je nach Kultur Trommeln, Orgelmusik, Gesänge und Tänze gehören.

Klänge und Rhythmen haben einen intensiven Einfluss auf die Schwingungen des Körpers und der Seele. Sie können gleichermaßen Harmonie und seliges Wohlbefinden wie inneren Aufruhr oder Stress hervorrufen.

Die Ohren öffnen – hinhören

Auch wenn wir über zwischenmenschliche Beziehungen sprechen, verwenden wir oft Worte aus dem musikalischen Bereich: Eine Beziehung ist harmonisch, man versteht einander gut, man ist auf derselben Wellenlänge. Einander zu verstehen, setzt das Hören, das Horchen voraus. Hören kann ich aber nur, wenn ich gleichzeitig schweige, ruhig bin und die Ohren öffne.

Die Welt, in der wir heute leben, ist laut. Sie ist voller Geräusche, vom Verkehrslärm angefangen bis hin zu der ständigen Dauerberieselung, die aus den Lautsprechern von Radios und Fernsehern quillt. Diese Geräuschkulisse hat einen Einfluss auf den Körper. Sie kann den Rhythmus des Herzschlags verändern, sie weckt Gefühle, regt das Gehirn an oder dämpft seine Aktivitäten.

Dieses zu wissen bedeutet: Wir können die Musik bewusster auswählen, mit der wir uns umgeben wollen, oder uns auch dafür entscheiden, das Radio einmal auszumachen. Da wir auf viele Geräuschquellen aber keinen Einfluss haben, hat es auch zur Folge, dass wir versuchen, nicht hinzuhören, um den Klangteppich um uns herum in den Hintergrund treten zu lassen. Wir haben uns abgewöhnt zu hören, zu horchen. Statt dessen wenden wir viel Energie dafür auf, diese Geräusche auszublenden, sie nicht zu hören, uns gegen sie zu wehren.

Es kann eine interessante Erfahrung sein, die Ohren einmal bewusst zu öffnen und darauf zu lauschen, was jetzt im Moment um uns herum alles klingt, und dann zu beginnen, auf andere Menschen zu horchen, ihnen zuzuhören, ihren Worten, und auch den feinen Nuancen im Klang der Stimme. Zuhören können ist eine der wichtigsten Qualitäten für ein harmonisches Miteinander. Die Kunst des Zuhörens, des Horchens ist erlernbar. Fangen Sie einfach heute damit an.

Die Ohren – das Tor zur Welt

Die Ohren nehmen über die Ohrmuscheln zuerst einmal die Geräusche als Schallwellen auf. Im Innenohr werden die Signale in elektrische Nervensignale umgewandelt. Diese werden dann an das Gehirn weitergeleitet. Unsere Ohren sind ein hochsensibles Organ, das zwischen tiefen und hohen, lauten und leisen Signalen feinste Unterschiede erkennen kann. Von allen Sinnesorganen des menschlichen Körpers ist das Ohr in der Lage, die feinste Unterscheidung zwischen zwei unterschiedlichen Reizungen zu machen. Das Auge lässt sich leichter täuschen als das Ohr.

Das Ohr ist das erste Sinnesorgan, welches im Mutterleib zu voller Größe ausgebildet ist. Bereits im Alter von 4 Monaten ist unser inneres Ohr zur vollen Größe herangewachsen. Es hat seine Tätigkeit aufgenommen und wird die erste Erfahrungsbrücke des Föten zur Außenwelt.

Die Wirkung der Musik

Musik hat einen starken Einfluss auf Körper und Seele. Sie kann uns zu Tränen rühren, kann uns freudig, energisch, sanft oder angriffslustig stimmen. Musik hat einen messbaren Einfluss auf den Rhythmus des Herzschlags, die Atmung, die Gehirnaktivitäten und die Produktion von Hormonen. Körper und Seele reagieren gleichermaßen auf Musik.

Musik wirkt auf jeden Menschen anders. Und sie kann auch in unterschiedlichen Situationen verschiedene Reaktionen hervorrufen. Wenn also die Musik, die von anderen als beruhigend beschrieben wird, Ihr Nervenkostüm eher reizt: Glauben Sie sich selbst! Jeder Mensch hört Musik auf eine andere Art, erlebt andere Gefühle, denkt andere Gedanken dabei.

Rhythmus, Klang und Melodie sind die entscheidenden Elemente eines Musikstücks und entfalten ihre Wirkung auf Musiker und Zuhörer. Sie sprechen zu Körper und Seele.

Rhythmus ist ein jedem Lebensprozess innewohnendes Phänomen: Herzschlag und Atmung sind die für uns offensichtlichsten Erscheinungen von Rhythmus. Aber auch jede unserer Zellen arbeitet rhythmisch, ebenso der Stoffwechsel und die Funktion der inneren Drüsen. Wir leben im Wechsel von Tag und Nacht, von Sommer und Winter. Das ungeborene Kind erfährt den Takt des mütterlichen Körpers als ersten Sinnesreiz.

Rhythmus bestimmt sich durch den Wechsel von Da-Sein und Weg-Sein, von Tun und Nicht-Tun oder auch von Geburt und Tod. Er ist ein Phänomen, das sich in messbarer Zeit abspielt. Einen Lebensrhythmus zu finden, der wohl tut, ist der sicherste Garant für Gesundheit und Wohlbefinden. Ein Alltag dagegen, der zu einem Rhythmus zwingt, der nicht zu uns passt, bedeutet Stress. Ebenso kann Musik Stress und Abwehr auslösen oder aber Wohlbefinden verbreiten, wenn sie den Rhythmus unseres Körpers aufnimmt.

Der **Klang** ist die Schwingung eines Tones, einer Stimme. Die Klangfarbe drückt Gefühle aus. Etwas klingt gut, das heißt es ist harmonisch. Harmonisch sind auch Beziehungen, im Einklang miteinander lebt es sich gut. Wenn wir sprechen, vermitteln wir über den Klang der Stimme nicht nur den Inhalt der Worte, sondern immer auch Gefühle. Stimmen Inhalt und Klang nicht überein, werden wir hellhörig, sind wir irritiert von unserem Gegenüber.

Feinste Nuancen der Stimmungsveränderungen drücken sich in dem Klang unserer Stimme aus. Stimmung äußert sich durch die Stimme und die Stimme beeinflusst die Stimmung des Zuhörers und des Sprechers. Je kleiner ein Kind ist, umso mehr hört es den Klang und damit das Gefühl der Eltern. Der Klang der Stimme und der gleichmäßige Rhythmus von Versen und Liedern beruhigen ein kleines Kind, auch wenn der Text Nonsens ist.

Der volle, laute Klang der eigenen Stimme bei der Geburt hilft der Gebärenden, die Macht ihrer unglaublichen Gefühle auszudrücken. Gleichzeitig hört sie sich selbst, und die Kraft ihres eigenen Tons stimuliert ihre Energie.

Melodie setzt sich zusammen aus Klang und Rhythmus, die in bestimmter Weise aneinandergereiht, oft auch wiederholt werden. Sie drückt eine Meinung aus, sie fragt, sie zweifelt, sie behauptet energisch, sie gibt Befehle, sie fordert auf zur Bewegung oder Ruhe, sie erzählt Geschichten. Melodie ist ein gestaltetes Ganzes mit Anfang und Ende. Sie kann wiedererkannt und wiederholt werden. Damit bekommt sie etwas Verlässliches, und kleine Kinder genießen das. Sie lieben es, Melodien „nochmaal" zu hören. Sie erkennen Lieder, die sie schon in der Schwangerschaft wieder und wieder gehört haben, und reagieren mit großem Behagen darauf.

Tanz – Bewegung im Einklang

Tanz ermöglicht es uns, die Sprache der Musik nicht nur aufzunehmen, sondern auch umzusetzen. Die innere Bewegtheit kann sich in äußerer Bewegung ausdrücken. Mit Hilfe der Musik kann im Tanz z.B. die eigene Kraft und

Beweglichkeit wiederentdeckt werden. Die Lebensfreude erwacht im Spüren des eigenen Körpers. „Ich fühle mich gut" heißt auch: ich nehme meinen Körper gut wahr. In der Bewegung, angeregt durch Musik, ist der eigene Körper gut zu spüren, seine freien wie auch seine eher blockierten Bereiche, die besondere Zuwendung brauchen.

Tanz ist auch die Eroberung des Raums – wie angenehm, sich seinen Raum nehmen zu können. Gleichzeitig ist der gemeinsame Tanz ein Element, das Menschen miteinander verbindet. Dabei können die Schritte und Bewegungen mehr oder minder geregelt sein. So betrachtet unterstützt eine Tanzübung gleichermaßen den Einklang von Gefühl und Bewegung der einzelnen Person wie auch ein gutes Zusammenspiel eines Paares oder einer Gruppe miteinander.

Klang, Stimme und Tanz in der Praxis

> Für die Arbeit mit Gruppen von werdenden Eltern vor der Geburt, mit Müttern in der Rückbildungsgymnastik oder mit Müttern und Vätern im Babymassagekurs kann der wohlüberlegte Einsatz von Musik, von Stimme und Tanz in vielerlei Hinsicht ein wichtiges Element des Unterrichts sein.

Ebenso wie die Ausstattung eines Kursraumes mit Matten, Kissen, mit Farben, Bildern, Blumen und dekorativen Gegenständen eine bestimmte Atmosphäre schafft, kann es das Ankommen **zu Beginn einer Stunde** angenehmer machen, wenn der Raum mit leiser Musik wie ausgekleidet ist. Das macht es den Kursteilnehmerinnen leichter, sich auf ihre Art auf den Kurs einzustimmen, sich für sich allein hinzusetzen und zur Ruhe zu kommen oder mit anderen Teilnehmerinnen ein Gespräch zu beginnen. Mit Beginn des Unterrichts wird die Musik ausgestellt, ein deutliches Zeichen für den Anfang.

Die Musikstücke sollten keine allzu starken Wechsel der Lautstärke beinhalten, insgesamt

ist der Klang eher leise, gerade eben so ein Klangteppich, auf dem der Weg aus dem Alltag in den Kurs noch leichter wird. Die Auswahl der Musik ergibt sich aus dem Geschmack und der aktuellen Stimmungslage der Leiterin.

Musiktipps:
- Echoes of Nature: z.B. Wilderness River (reine Naturgeräusche)
- Deuter (meditative Musik): z.B. Cicada oder Nada Himalaya

Klassik schafft ein leicht feierliches Ambiente:
- z.B. Virtuosi in concert, Ludwig Güttler (Händel, Teleman Haydn, Vivaldi, Bach)
- Klavierstücke von Chopin oder Debussy
- Erik Satie: Gymnopédie, Gnosiennes in der dezent jazzigen Version von Jacques Loussiers
- Vivaldi: „Die vier Jahreszeiten" in der Einspielung von Nigel Kennedy.

Musik zur Entspannung

Musik zur Untermalung einer geführten Entspannung

Hier kann weniger mehr bedeuten. Eine gut gesprochene Anleitung zur Entspannung, eine Fantasiereise, eine intensive Übung zur Wahrnehmung des eigenen Körpers und des Atems braucht keine weitere Musik als die warme, angenehme Stimme der Anleiterin. Manche Räume sind allerdings eher laut, da kann Musik eine einhüllende Abschirmung gegenüber den Außengeräuschen sein und manche Anleiterin fühlt sich besser, wenn ihre Worte von Musik untermalt werden.

Musiktipp: Naturgeräusche, zurückhaltende Meditationsmusik nach Geschmack.

Horchen als Entspannung

Sich bei der Vielfalt der alltäglichen Reize für eine Weile ganz auf einen Wahrnehmungskanal zu zentrieren, kann sehr entspannend wirken. Das bewusste Horchen, das Lauschen, das

Erspüren der Wirkung von Klang ist der Inhalt der folgenden Entspannungsübung.

(Fantasieübungen werden oft in der „Du" – Anrede geführt, unabhängig davon, ob die Teilnehmerinnen sonst geduzt oder gesiezt werden. Pünktchen im gedruckten Text markieren Sprechpausen.)

Übung: Der Körper als Ohr

* Finde eine angenehme Lage auf der Matte... auf dem Boden ... dieses Raumes und ... erlaube dir, ... dich von deiner Unterlage tragen zu lassen... du kannst neugierig sein, wie ... es dein Körper diesmal macht, mehr ... und mehr... in dieses... wohlig entspannte... Gefühl zu gelangen... wie ...sich dieses angenehme Gefühl mehr ... und mehr ...ausbreitet...
* Und dann .. Wenn du schon jetzt...oder gleich ... so sicher getragen vom Boden ... ruhiger und ruhiger ... wirst... deine Ohren öffnen sich weit...spürst du die Musik...

  (Musik langsam lauter werden lassen bis auf eine angenehme, eher geringe Lautstärke, die ein Hinhören erfordert.)
* ... um dich herum... wie sie dich einhüllt... Du kannst dir vorstellen... dein ganzer ... Körper ist ein einziges ... großes Ohr... so fein ... Mit diesem Ohr nimmst du den Klang auf.. Er umhüllt dich und gleichzeitig strömt er durch dich hindurch... für eine Weile...

  (einige Minuten Schweigen, die Musik wirkt für sich)
* dann... mit dem Verklingen der Musik ...

  (Musik langsam leiser werden lassen)
* wirst du dir wieder bewusst, ... wie du hier ..... auf deiner Matte liegst ..... in diesem Raum .... im Kreis mit den anderen Menschen hier... und du kannst neugierig sein, ... wo in deinem Körper ... Wachheit beginnt ... und wie sie sich ausbreitet, schließlich sich mit einem großen Räkeln Raum schafft. Reck und streck dich gründlich.

Musiktipp: Es eignet sich eine langsame Entspannungsmusik mit einzeln hörbaren Musik-

instrumenten, z.B. Piano oder Flöte. Manche bevorzugen „echte" Instrumentalmusik, im Gegensatz zu synthetischen Klängen, obwohl eine Unterscheidung heutzutage selbst geschulten Ohren mitunter unmöglich ist.

Beispiele für solche Entspannungsmusik sind:
* Yashu – Buddha Jazmin (CD Oasis; Nazca Music)
* Deuter – Nada Himalaya.

Massage mit Musik

Eine gute Anleitung zur Massage im Kurs braucht nicht unbedingt eine Musikuntermalung. Vielleicht sind es sogar zu viele verschiedene Reize, wenn zu der Stimme der Anleiterin, dem Rhythmus der Berührung und den Empfindungen im eigenen Körper noch Musik hinzutritt. Zu Hause allerdings kann Musik einen Rahmen schaffen, der es einem Paar leichter macht, für einen Moment den Alltag zu vergessen. Die Massage „Der Fluss des Lebens" ist jedoch gut geeignet, auch im Kurs mit Musik angeboten zu werden, da sich hierbei die Anleitung auf eine kurze Instruktion zu Beginn und die Aufforderung zum Seitenwechsel beschränkt. Die Musik mit ihrem fließendem Rhythmus und ihrer weichen Melodie hilft beiden Partnern, sich aufeinander einzuschwingen.

Übung – Massage „Der Fluss des Lebens"

* Person A liegt entspannt auf der rechten Seite, die andere (B) sitzt möglichst bequem hinter ihr.
* Die sitzende Person B massiert mit weicher Hand in Form einer querliegenden Acht großflächig um die linke Schulter und die linke Hälfte des Beckens von A herum. In der Taille liegt auch die „Taille" der Acht. Schulter und Beckenschaufel werden in weiten Schleifen umrundet. Die Bewegung ist ein stetiger Fluss, der immer wiederkehrt.
* Nach einiger Zeit wird Person A gebeten, sich auf die linke Seite zu drehen. Das Strei-

chen wird auf der nun oben liegenden rechten Körperhälfte fortgesetzt.

Musiktipp: Hartmut Höfele, CD im Buch Sanfte Klänge (Ökotopia Verlag); z.B. Stück Nr. 11 und 12.

Arbeit mit Klangschalen

Ein-Klang

Eine ganz andere Art, mit Klang zu arbeiten, ist der Einsatz von Klangschalen. Ein einziger Ton wird angeschlagen, entfaltet sich allmählich und vergeht wieder. Auf diese Weise wird das Phänomen der Ausdehnung von Zeit sinnlich erfahrbar. Es kann erlebt werden, wie genussvoll es ist, sich Zeit zu nehmen. Die Kursleiterin schenkt der Gruppe einen Ton und die Zeit, ihn in seiner ganzen Ausdehnung wahrzunehmen. Die Fähigkeit der Ohren und ihre Empfindsamkeit wird gepflegt.

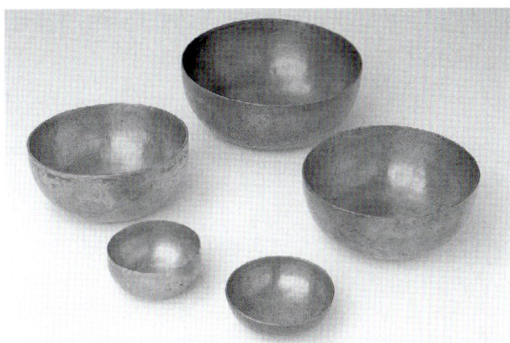

Abb. 11.2 Klangschalen

me sprechen, die Punkte markieren eine längere Sprechpause):

- Finde eine entspannte Lage … auf deine Weise… Und mit dem ersten Ton aus der Schale … kannst du dich noch tiefer in deine Matte sinken lassen… (Schale anklingen lassen)… Und wenn vielleicht schon jetzt … oder gleich…, die Matte dich sicher trägt…, kannst du … mit dem zweiten Ton aus der Schale… deinem Atem … erlauben, auf seine Art frei zu fließen… aus und ein (Schale anschlagen und verklingen lassen)… Mit dem dritten Ton öffnest du deine Ohren weit und erlaubst dem Klang dich zu füllen (Schale anschlagen und verklingen lassen)…

Hier kann eine Fantasiereise eingefügt werden, gelesen oder selbst erdacht. Für eine kürzere Entspannungssequenz beginnt nach einem Moment der Stille die Rückführung)

- Und gleich nimmst du wieder den Ton aus der Schale wahr… (Schale anschlagen)… Mit dem zweiten Ton wirst du dir wieder bewusst, wie du hier auf dieser Matte, in diesem Raum liegst… (Schale anschlagen)… Und schließlich mit dem dritten Ton kommst du hierher zurück, in den Kreis mit den anderen Frauen, erfrischt und wach… Rekel dich, reck und streck dich gründlich.

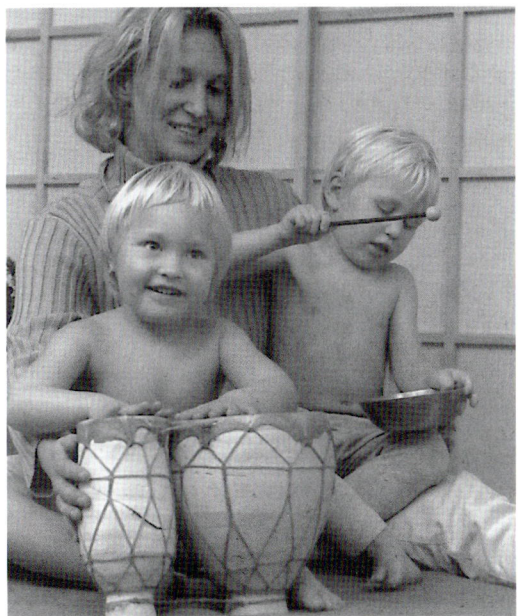

Abb. 11.1

Übung – Auf dem Klang nach innen reisen

Ritual zur Einleitung und zum Ende einer Entspannungsübung (mit weicher, ruhiger Stim-

Ein Ton für Harmonie

Besonders in Gruppen mit Babys (Babymassage, Rückbildung mit Babys) hat sich das gelegentliche Anschlagen einer Klangschale bewährt. Der Ton gefällt den Kindern. In der Regel werden auch unruhige Kinder aufmerksam und still. Die harmonische Schwingung, die von der Schale ausgeht, wirkt wohltuend, und es wird dem Kind wieder möglich, seine innere Ordnung zu finden.

Klangmassage

Bei der Klangmassage wird die Schale direkt auf den Körper gestellt und angeschlagen. Die Schwingung breitet sich im Körper aus, Harmonie und Wohlbefinden stellen sich ein, Spannungen können sich lösen und neue Energie wird spürbar.

Übung – Ich schenke dir einen Ton

Die Gruppe liegt auf dem Boden, aber auch Sitzen ist möglich. Es wird auf eine bekannte Art eine Grundentspannung angeleitet (z.B. wie oben beschrieben). Dann geht die Leiterin von einer Person zur anderen, fragt sie, wo sie den Klang spüren möchte, stellt die Schale auf diese Stelle, schlägt sie an und lässt den Ton ausklingen. Das Anschlagen und Ausklingen wird zweimal wiederholt, bevor die Leiterin zur nächsten Person geht. Zum Schluss gibt es bei der Rückkehr aus der Entspannung wieder drei Töne für die ganze Gruppe.

Bei einer Gruppe mit acht Teilnehmerinnen benötigen Sie dafür mindestens 15 min.

Variation für größere Gruppen

Dazu benötigen Sie mehrere Schalen. Die Hälfte der Gruppe legt sich hin. Jede Person bekommt ein kleines Seidentuch, das auf die Stelle gelegt wird, wo sie den Klang spüren möchte. Einige der übrigen Teilnehmer nehmen die Schalen und gehen von einer liegenden Person zur anderen, stellen die Schale auf die markierte Stelle, schlagen sie an und lassen sie verklingen. Dann wird bei der nächsten Person fortgefahren. Sind alle liegenden Personen mit Klängen bedacht worden, wird gewechselt.

Klangschalen gibt es übrigens in vielen Größen. Sie werden in indischen oder tibetanischen Läden sowie in esoterischen Buchhandlungen vertrieben oder sind zu bestellen bei: Kieffer's Musik, G 6, 1, 68159 Mannheim, Tel 06 21 / 122 23 10.

Gute Stimmung mit der Stimme

Die menschliche Stimme ist Musik: klangvoll, rhythmisch, und jede Sprache und Mundart hat ihre eigene Melodie.

> Für ein Baby ist die Stimme der Mutter eine Sinneserfahrung, die wie ein Band sein vorgeburtliches Leben mit dem Leben nach der Geburt verknüpft. Sie ist so etwas wie eine Erinnerung an das verlorene Paradies im Mutterleib. Eine schönere Musik kann es für das Kind nicht geben.

Die Stimme drückt Stimmungen aus. Das Kind erfährt die unterschiedlichen Stimmungslagen der Eltern lange bevor es nur ein einziges Wort verstehen kann. Dieses zu wissen, öffnet das Verständnis dafür, dass Aufrichtigkeit, die Stimmigkeit zwischen Fühlen, Denken, Sprechen und Handeln ein grundlegendes Element für ein gutes Familienteam ist, wichtiger als jede Erziehungsstrategie.

In allen Kursen, die Hebammen unterrichten, kann der Einsatz der Stimme und die Aufklärung der Eltern darüber, welche Bedeutung sie für das Baby und für den Einklang in der Familie hat, Platz finden.

Babypflegekurse

Wichtiger als die Auswahl einer Spieluhr ist die Auffrischung des eigenen Schatzes an **Kinderliedern und Reimen**. Schon in der Schwangerschaft gesungen, bewirken sie zweierlei: Das Baby lernt die Melodien bereits kennen und liebt sie nach der Geburt besonders. Das Singen stimmt die Eltern außerdem auf angenehme eigene Erinnerungen an ihre Kindheit ein. Werden einige Lieder bereits im

Babypflegekurs vermittelt, erhalten die werdenden Eltern ein weiteres wertvolles Handwerkzeug für den späteren Umgang mit ihrem Baby. Wenn die Schwangeren sich dabei albern vorkommen, sollten sie z.B. unter der Dusche oder allein im Auto singen.

Musiktipp: Im Buch „Sanfte Klänge für Eltern und Babys" (Klein/Höfele) finden sich Texte bekannter Lieder und auf der beiliegenden CD die Melodien dazu. Eine weitere Empfehlung: klassische Kinderlieder, z.B. von Dorothee Kreusch-Jacob.

Rückbildungsgymnastik und Babymassage

Ein von den Müttern gemeinsam gesungenes **Lied** zu Beginn und zum Ende der Stunde kann sowohl ein Geschenk an die Kinder sein als auch eine gute Atemübung für die Mütter, die manchmal nach der Geburt ihren Atem noch nicht wiedergefunden haben.

Geburtsvorbereitung

Bei der Geburt drückt sich das gewaltige Erleben der Frau in der **Stimme** aus: Es ist in der Regel laut. Diese Laute zuzulassen, sie sogar zu ermuntern, war eine der großen Veränderungen, die in den letzten 20 Jahren in der Geburtshilfe stattgefunden haben. Angeregt von Frédérick Leboyer et al. begannen Hebammen und Geburtsvorbereiterinnen in ihren Kursen, Frauen darin zu unterrichten, wie sie sich mit Hilfe ihrer Stimme Ausdruck und Erleichterung verschaffen können. Die Grundidee dabei ist, dass die Frau während der Wehe in einem Ton genau ihre Empfindung ausdrückt, nicht mehr und nicht weniger.

Sitzen die Frauen und Männer im Kurs nun im Kreis am Boden, fällt der Ton oft eher spärlich aus. (Die anfängliche Verlegenheit, sich auf diese Weise zu äußern, kommt erschwerend hinzu). Unter der Geburt wird es von selber lauter.

Die drei folgenden Anregungen sind sehr nützlich, um in der Gruppe die Töne etwas kräftiger hervorzulocken.

Übung – Töne locken

- Es wird zu zweit gearbeitet. Person A sitzt aufrecht am Boden, vielleicht mit einem Kissen unter dem Po. Person B sitzt oder kniet hinter ihr.
- B beklopft mit der flachen Hand oder der offenen Faust auf den Rücken von A, vom Becken bis zu den Schultern. Dabei wird die Wirbelsäule ausgelassen. B achtet darauf, Handgelenk und Schultern locker zu lassen.
- A beginnt zu tönen, auf „ahh" oder „ohh". B klopft so stark, dass der Ton ein wenig ins Zittern kommt, aber nicht abbricht.
- Nach einigen Minuten hört B mit dem Klopfen auf, streicht noch einige Male mit der flachen Hand über den Rücken. A spürt nach, auch auf die Reaktionen des Kindes, dann wird gewechselt.

Das Klopfen auf dem Rücken bedeutet eine Tonisierung und einen kleinen Widerstand. Auf diese Weise wird der Ton wesentlich kräftiger. Klopfen und Ton gemeinsam sind gleichzeitig Massage von innen und außen.

Übung – Der Ton ist die Lösung

- Die Teilnehmer sitzen auf dem Boden, mit Kissen unter dem Becken in aufrechter Haltung. Die Arme werden jetzt zur Seite ausgestreckt, die Handflächen schauen nach unten. Dabei bleiben die Schultern entspannt und der Kopf aufgerichtet. Diese Position wird beibehalten, was jedoch nach einiger Zeit anstrengt.
- Die Anregung der Kursleiterin, weiter zu atmen, bringt schon etwas Erleichterung. Wenn sie dann vorschlägt, mit einem Ton auszuatmen, wird das Angebot gern genutzt. Dabei machen die Teilnehmerinnen ganz unmittelbar die Erfahrung, wie entlastend ein gesungener Ton sein kann.

Variante: Die Arme beschreiben kleine Kreise oder werden in V-förmiger Stellung zur Decke gestreckt.

Übung – Klangräume öffnen

Jeder Vokal hat seinen besonderen Klangraum im Körper. Diese Räume zum Klingen zu bringen, erweitert und vertieft den Atem, verschafft Tönen und Gefühlen Ausdruck und ermöglicht ein neues, tiefes Einatmen.

- Setzen oder stellen Sie sich aufrecht hin. Ihre Schultern sind entspannt. Im Stand sind Ihre Knie etwas weich. Nehmen Sie einige lockere Atemzüge und lächeln Sie sich selbst freundlich zu.
- Mit dem nächsten Ausatmen beginnen Sie, „**Aaaah**" zu singen.
- Öffnen Sie dabei beide Arme weit in einer Geste des Gebens und Nehmens.
- Halten Sie den Ton so lange, wie es Ihnen möglich ist. Dann lassen Sie ihn verklingen, lassen erneut Luft einströmen und beim Ausatmen singen Sie wieder „Aaaaah". Machen Sie das einige Male und spüren Sie dann dem Ton nach.
- Das **A** ist der offenste Vokal. Er klingt vor allem im Brustraum und öffnet das Herz: Öffnen Sie dabei beide Arme weit nach vorn, als ob Sie etwas Großes in Empfang nehmen oder etwas hergeben wollten.
- Das **E** schafft Platz zwischen den Schulterblättern: Heben Sie während des Tons die Ellbogen leicht zu den Seiten an, als ob unter Ihren Armen ein Luftkissen aufgepustet würde.
- Das **I** macht wach, schärft den Geist und aktiviert die Körperspannung: Machen Sie mit der Hand eine ziehende Bewegung von Ihrem Mund zum Himmel, die rechte und die linke Hand wechseln sich dabei ab.
- Das **O** erweitert und schützt den Bauchraum: Führen Sie Ihre Arme locker vor den Bauch, als ob Sie einen dicken Ball dort halten.
- Mit dem **U** nehmen Sie Kontakt zur Erde auf: Wenden Sie Ihre Handflächen dem Boden zu und schieben Sie sie leicht nach unten.
- Nehmen Sie sich noch ein wenig Zeit, um der Wirkung der einzelnen Vokale nachzuspüren. Welcher hat Ihnen besonders gut getan?

Tanz: Bewegung belebt

Tanz kann in der Gruppenarbeit verschiedene Funktionen erfüllen: die Bewegung zu einem gemeinsamen Rhythmus schafft ein gutes Gruppengefühl, es kommt Bewegung in müde Teilnehmerinnen. Kreistänze oder Paarübungen intensivieren den Kontakt untereinander und Tanz kann als Anfangs- und Schlussritual eingesetzt werden.

Ganz für sich

Übung – Freies Tanzen

Sich nach der Musik auf die ganz eigene Art frei zu bewegen, ist ein bewährter Weg, um Spannungen abzuschütteln, zu sich selbst zu finden und den Kreislauf in Schwung zu bekommen. So ist es auch eine gute Anregung für zu Hause, zu Beginn der täglichen Rückbildungsgymnastik zu tanzen.

Im Kurs kann die Leiterin nach und nach die einzelnen Körperteile benennen und dazu anregen, diese „tanzen zu lassen". Tanzt das Baby mit, so ist es entlastender für die Mutter, wenn das Kind tief vor dem Becken der Mutter gehalten wird. Die Arme der Mutter werden dabei vom Gewicht des Kindes aus den Schultern heraus leicht gedehnt, das Baby wird von der Bewegung des Beckens sanft gewiegt.

Musiktipp: Es eignen sich fast alle tanzbaren Musikstücke. Einige Hits erinnern an den letzten Sommer, an Urlaub und Sonne, andere Stücke transportieren mit ihren Texten bestimmte Inhalte, z.B. das mutig-schwungvolle Stück „I will survive" von Gloria Gaynor aus dem Film „Jenseits der Stille". Auch afrikanische Klänge eignen sich. Sie verbinden bodenständigen Sound mit oft übermütigen Rhythmen. Die natürlichen Klänge der Trommeln scheinen Babys besonders gut zu gefallen. Möglicherweise klingen sie in den zarten Ohren weicher als elektronische Beats und erinnern an den mütterlichen Herzschlag (z.B. Guem et Zaka – Best of Percussion).

Übung – Das bringt Schwung!

Tanz in Verbindung mit gymnastischen Bewegungen bringt den Kreislauf in Schwung und stärkt die Ausdauer.

* Auf der Stelle gehen, den Fuß dabei ganz abrollen, langsam die Schultern kreisen lassen, nach vorne und nach hinten.
* Schwungvoll gehen und die Arme dabei kräftig mitbewegen. Die Knie werden bei den Schritten hochgezogen und rechtes Knie und linker Ellbogen zusammengebracht. Der Oberkörper bleibt dabei aufgerichtet.
* Auf der Stelle gehen und die Knie dabei abwechselnd an den Bauch ziehen. Dabei werden die Arme einmal hochgestreckt. Einmal wird unter dem gehobenen Knie in die Hände geklatscht.
* Die rechte Ferse wird an die linke Pobacke gezogen, dann ist die andere Seite dran. Dabei werden die Arme abwechselnd nach hinten gezogen und nach vorne gestreckt.

Musiktipp: Jean-Michel Jarre – Musik aus Zeit und Raum (Polydor); z.B. Nr. 7 Orient Express.

Zu zweit

Übung – Einander den Rücken stärken

Bei dieser Partner-Tanz-Massage stellen sich zwei Personen Rücken an Rücken. Im Rhythmus der Musik reiben sie sich aneinander. Wenn dabei jede Person darauf achtet, dass sie sich selbst an dem anderen Rücken genau da reibt, wo es ihr gut tut (so, wie sich ein Bär an einem Baum reibt), tun sie einander gut.

Musiktipp: Stan Getz/Astrud Gilberto – Girl from Ipanema.

Im Kreis

Tänze in Kreisform bieten eine ausgezeichnete Möglichkeit, Bewegung und Ruhe, gemeinsames Tun und individuelles Empfinden, Zueinander-Finden und Einander – Loslassen gleichzeitig zu erleben. Die Konzentration der Bewegung um die Mitte herum – Kreistänze sind getanzte Mandalas – zentriert die Gedanken der Teilnehmerinnen auf das Thema des jeweiligen Tanzes.

Kreistänze eignen sich als ritualisierte Begrüßungs- und Abschiedssequenz eines Kurses. Die anfängliche Scheu vor dem Ungewohnten verliert sich meistens sehr schnell und nach und nach tanzt die Gruppe entspannter, mehr mit den Herzen und Füßen als mit dem Kopf.

Übung – Kreistanztrommelmassage

* Die Teilnehmerinnen stehen im Kreis hintereinander, die linke Schulter schaut nach innen. Wenn die Musik einsetzt, beginnen sie, rhythmisch im Kreis zu gehen. Dabei werden die Füße flach auf den Boden gesetzt, die Knie bleiben weich, Schultern und Unterkiefer locker.
* Nach einiger Zeit beginnen die Teilnehmerinnen, auf dem Rücken der Person vor sich mit der flachen Hand zu trommeln. Dabei muss der Kreis enger werden. Das Trommeln wird abgelöst von einem Zupfen, so als ob man Flusen von einem Pullover zupfen wollte.
* Wieder einige Zeit später wird mit flachen Händen großflächig über den Rücken gestrichen.
* Dann folgt noch eine Weile das Gehen im Kreis ohne Berührung wie zu Beginn, bis das Musikstück zu Ende ist.

Musiktipp: Guem et Zaka – Best of Percussion; z.B. Le Serpent.

Übung – Der Quellentanz

Dieser meditative Kreistanz drückt das symbolische Schöpfen von Kraft, Energie und Freude aus der ewigen Quelle aus. Wir nähren uns damit, wenden uns wieder nach außen und geben soviel an die Welt ab, wie wir möchten, nicht mehr und nicht weniger, und schöpfen erneut aus der Quelle. In der Mitte sind – als Symbole für die vier Elemente – eine Wasserschale, eine Feder, eine Kerze und ein Stein angeordnet, vielleicht von einem bunten Tuch umgeben.

Die **Schrittfolge**:

- vier Schritte auf der Kreislinie (bei meditativen Tänzen immer gegen den Uhrzeigersinn)
- vier Schritte nach innen zur Kreismitte
- die Bewegung des Schöpfens und Einverleibens
- nach außen wenden, vier Schritte nach außen gehen
- mit den geöffneten Händen eine Kreisbewegung beschreiben (abgeben, teilen)
- erneut vier Schritte in Tanzrichtung auf der Kreislinie.

Musiktipp: Volker Friebel/Marianne Kunz – Meditative Tänze mit Kindern (Ökotopia-Verlag, Münster 2000).

Fortbildungsangebote

- Klangschalen:
  Peter Hess
  Am Brink 13
  27305 Uenzen
  Tel 0 42 52 - 24 11
  Fax 0 42 52 - 34 36
  Email JanaHess@t-online.de
- Musikworkshops und Instrumente verschiedener Art:
  Kieffer's Musik
  G 6,1
  68159 Mannheim
  Tel 06 21 - 122 23 10
- Meditative Tänze:
  Volker Friebel
  Denzenbergstr. 29
  72074 Tübingen
  Tel 0 70 71 - 268 03

Literatur

- Berendt, Joachim-Ernst: Ich höre, also bin ich; Bauer 1989.
- Berendt, Joachim-Ernst: Nada Brahma – Die Welt ist Klang; Rowohlt 1985.
- Decker-Voigt, Hans-Helmut: Mit Musik ins Leben; Ariston 1999.
- Volker Friebel und Marianne Kunz: Meditative Tänze mit Kindern (leicht auf die Arbeit mit Erwachsenen zu übertragen); Buch und CD, Ökotopia 2000.
- Hegi, Fritz: Improvisation und Musiktherapie; Junfermann 1997.
- Hess, Peter: Klangschalen; Ludwig 1999.
- Höfele, Hartmut und Klein, Margarita: Sanfte Klänge; Buch und CD, Ökotopia 1999.
- Kuhn, Robert und Kreutz, Bernd: Das Buch vom Hören; Herder 1991.
- Roth, Gabrielle: Leben ist Bewegung; Heyne Millenium 1997.
- Sharamon, Shalila und Baginski, Bodo: Chakra Meditation; Buch und MC, Windpferd 1990.
- Tomatis, Alfred: Klangwelt Mutterleib; Kösel 1994.

Ursel Bühring

Notizen

Heilen mit Pflanzen

Heilen mit Pflanzen ist die älteste Form der Heilkunde und in allen Kulturen tief verwurzelt. Über die Jahrhunderte hindurch hat sie sich stetig weiterentwickelt und eröffnet uns heute einen reichhaltigen Schatz an Therapiemöglichkeiten. Dies gilt ganz besonders für alle Bereiche der Frauenheilkunde, vor allem für Schwangerschaft, Geburt und Wochenbett.

Weise Frauen und Hebammen waren durch ihren wissenden Umgang mit Heilpflanzen seit Urzeiten die Hüterinnen des Pflanzenwissens und haben sich die Kräfte der Natur durch ein intimes Naturverständnis, genaues Beobachten, Intuition und Erfahrung erschlossen.

Die Pflanzenheilkunde war bis ins 17. Jahrhundert die wichtigste Methode zur Gesunderhaltung der Menschheit. Unter den Leitsätzen der aufstrebenden Naturwissenschaften wurde in den folgenden Jahrzehnten ein mechanistisches Weltbild geprägt, das die Natur „entzauberte" und sie ausschließlich rational zu erfassen begann. Pflanzen wurden während des „Siegeszugs" der Chemie im 19. Jahrhundert als leblose Gebilde mit chemischen Inhaltsstoffen angesehen. Doch immer wieder war der Ruf nach einer Rückkehr zur Natur zu hören, so dass es gleichzeitig zu einer Neubelebung der Naturheilkunde kam. Das analytische Denken, das alles Belebte auf Atome und Moleküle zurückführte, geriet als ein „totes Weltbild" ins Wanken, und der Wunsch nach einer „Wiederbeseelung" wurde immer deutlicher vernehmbar.

Inzwischen sind viele der seit Jahrtausenden verwendeten Pflanzen durch moderne wissenschaftliche Untersuchungen erforscht und in ihrer Wirkung bestätigt worden. Im Lauf der letzten Jahrzehnte entwickelte sich eine eigene Therapierichtung: die Phytotherapie, in der Heilpflanzen heute kompetent und nebenwirkungsarm angewendet werden.

Eine **Expertenkommission des ehemaligen BGA**, die so genannte Kommission E, erstellte in jahrelanger Arbeit für die wichtigsten Heilpflanzen sogenannte Monographien, eine Art „Steckbrief" mit Informationen über Wirkung, Nebenwirkung, Anwendung, Dosierung usw. Die Mitglieder dieser Sachverständigenkommission prüften vorgelegte Forschungsergebnisse und Studien und verteilten je nach Ergebnis Positiv-, Null- oder Negativmonographien.

Eine **Positivmonographie (P)** wurde an Pflanzen vergeben, für die in klinischen Studien eine klare Wirkung belegt werden konnte und bei denen allenfalls geringe, vertretbare Nebenwirkungen auftreten.

Eine **Negativmonographie (N)** wurde für Pflanzen erteilt, bei denen die Nebenwirkungen überwiegen, so dass von einer Anwendung als Heilpflanze abgeraten wird.

Eine **Nullmonographie (0)** bekamen Pflanzen, für die eine volksmedizinisch beschriebene Wirkung nicht belegt werden konnte, bei denen aber auch keine schädlichen Wirkungen auftreten. Sie können nach wie vor ohne Bedenken zur Verbesserung von Aussehen, Geruch und Geschmack – zum Beispiel in Teemischungen – verwendet werden. Die in diesem Buch vorgestellten Heilpflanzen sind entsprechend mit P, N oder 0 gekennzeichnet.

Auch wenn noch lange nicht alle Heilpflanzen grundlegend erforscht worden sind, sei es aus finanziellen Gründen oder wegen mangelnder Erfahrungsberichte, so ist doch damit ein Grundstein zur Anerkennung der Pflanzenheilkunde in der Schulmedizin gelegt worden. Allerdings ist mit Bedauern festzustellen, dass gerade einige der Heilpflanzen, die traditionell seit langem in der Frauenheilkunde verwendet werden, eine 0-Monographie oder überhaupt keine Monographie bekommen haben oder aber für die spezielle Indikation, in der sie seit Urzeiten eingesetzt werden, nicht anerkannt worden sind. Das sollte uns, bei sorgfältiger Abwägung der Risiken, nicht davon abhalten, dem seit langem bewährten Erfahrungsschatz zu vertrauen.

Wenn heute Hebammen mit Heilpflanzen arbeiten, so stehen sie zum einen im Mittelpunkt moderner, umweltgerechter Anwendungsmethoden der Phytotherapie vor dem Hintergrund wissenschaftlicher Forschungen, zum anderen in der Tradition eines Jahrtausende alten Wissens über den Umgang mit heilenden Pflanzen.

Die Heiltee-Praxis

Tee ist nicht gleich Tee. Häufig werden Heilpflanzentees mit dem Hinweis belächelt, dass sie zwar nicht schaden, aber auch kaum etwas nützen. Dieser Vorwurf mag gerechtfertigt sein, wenn Teezubereitungen nicht korrekt durchgeführt werden oder Teemischungen unsinnig zusammengesetzt sind. Bei richtiger Zubereitung und Mischung jedoch sind phytotherapeutische Tee-Anwendungen wirksame Heilmittel.

Die Zubereitungsarten

Die Zubereitung eines Heilkräutertees richtet sich nach der Art der Pflanzen.

Infus/heißer Aufguss

Ein Infus ist die **häufigste und bekannteste Zubereitungsform**: 1 gestrichener TL getrocknetes Kraut (entsprechend 1 EL frisches Kraut) mit einer Tasse (150–200 ml) kochendem Wasser übergießen und 3–10 min ziehen lassen.

Pflanzen, die ätherische Öle enthalten, werden mit heißem Wasser (das gekocht hat, aber nicht mehr sprudelt) aufgegossen, damit die wertvollen ätherischen Öle sich nicht mit dem Wasserdampf verflüchtigen. Auch Pflanzen mit gut wasserlöslichen Saponinen oder Alkaloiden werden nur mit heißem Wasser übergossen.

Ein Infus eignet sich vor allem für zartere Pflanzenteile (Blüten, Blätter). Beim Infus findet eine Keimreduzierung auf 10% statt.

Mazerat/Kaltwasserauszug

Dazu werden zerkleinerte Pflanzen in kaltes Wasser gelegt und 1 (zarte Blätter und Blüten) bis 5 Stunden (Wurzeln) unter gelegentlichem Umrühren ziehen gelassen. Nach dem Abgießen wird bei Bedarf alles erwärmt.

Vor allem Pflanzen, die Schleime enthalten, werden in kaltem Wasser ausgezogen, damit die heilenden Schleimstoffe wirksam bleiben.

Ein **Nachteil** dieser Zubereitung ist die relativ hohe Keimbelastung. Schon wenige Stunden nach der Mazeration können Schleimpflanzen schimmeln, oder es können sich pathogene Keime entwickeln. Deshalb sollte immer nur 1 Tasse Tee angesetzt werden, die dann unmittelbar nach der Mazeration schluckweise getrunken wird. Für die äußere Anwendung, z.B. für Auflagen oder Teil-Bäder, kann destilliertes Wasser verwendet werden.

Dekokt/Abkochung

Die gut zerkleinerten Pflanzenteile werden mit kaltem Wasser angesetzt, zum Sieden gebracht, zwischen 5 und 30 min (je nach Pflanze/Pflanzenteil) gekocht, danach 5–15 min stehen gelassen und schließlich abfiltriert.

Pflanzen mit harten, holzigen Teilen werden abgekocht, denn ihre robusten Zellwände geben die Inhaltsstoffe nur unter großer Hitze frei. Außerdem benötigen Wurzeln, Rinden, Samen oder Hölzer längere Zeit, um ihre Wirkstoffe im Wasser zu lösen. Bei der Abkochung findet die größte Keimreduzierung statt.

Kombinationsmethode: Infusmazerat

Harte Pflanzenteile, die ätherische Öle enthalten, werden zunächst als Infus mit heißem Wasser übergossen. Dann lässt man die Mischung bis zum Erkalten ziehen (z.B. die Wurzeln von Baldrian, Alant oder Engelwurz).

Kombinationsmethode: Mazerationsdekokt

Dies ist eine eher seltene Zubereitungsart, die vor allem bei Kieselsäurepflanzen (nur so löst sich die Kieselsäure) oder Hagebuttenfrüchten eingesetzt wird. Hier werden die Pflanzenteile über Nacht in kaltes Wasser eingelegt und nach zwölf Stunden 10–30 min lang aufgekocht.

Medizinaltees

Medizinaltees sind über die Apotheke erhältlich oder über:

- **Bioforce** GmbH, Postfach 7050, 72734 Reutlingen, Tel 07121-509641, Fax 07121-580499
- **Sidroga** GmbH, Mumpferfährstraße 68, 79713 Bad Säckingen
- **Salushaus**, Bahnhofstasse 24, 83052 Bruckmühl/Mangfall, Tel 0 80 62-901-0, Fax 0 80 62-90 13 52
- **Kneipp-Werke**, 97064 Würzburg, Tel 09 31-80 02-0, Fax 80 02-104.

Die Kunst der Teemischung

Für eine wirkungsvolle Mischung ist die Auswahl der Pflanzen, die sich in Wirkung, Geschmack und Aussehen ergänzen und unterstützen sollen, von entscheidender Bedeutung.

> Eine gelungene Teemischung setzt sich folgendermaßen zusammen:
> 1. ein oder mehrere Basispflanzen, die meist auch mengenmäßig am stärksten vertreten sind
> 2. ein unterstützendes Begleitmittel
> 3. Geschmacksverbesserer
> 4. Füll- oder Schönungsdrogen.

Die Rezeptierkunst besteht darin, eine Teemischung so sorgfältig zusammenzustellen, dass die Zubereitung sinnvoll erfolgen kann. Wenn Blüten, Wurzeln und Kieselsäurepflanzen oder ätherische Öl- und Schleimpflanzen in einer einzigen Mischung verordnet werden, bleibt die Zubereitung fraglich.

Bei einer **Heilkräuterteekur** von durchschnittlich 4–6 Wochen Dauer kann z. B. zuerst ein Blütentee angewendet werden, danach folgt ein Wurzeltee, dann einer mit Schleimpflanzen oder einer Mischung von Pflanzen, die ätherische Öle enthalten. Es stehen genügend Pflanzen zur Auswahl. Im Zweifel entscheidet stets das Basismittel über die Zubereitung.

Basis- oder Hauptmittel (Remedium cardinale)

Das Remedium cardinale bestimmt die Wirkung. In der Regel entscheidet man sich für ein Hauptmittel. Es sollten nicht mehr als zwei oder höchstens drei Basis-Heilpflanzen für eine Teemischung verordnet werden. Mehrere Basismittel müssen stets eine ähnliche Wirkungsrichtung haben.

Unterstützungs- oder Begleitmittel (Adjuvans)

Dies sind wirkungsverstärkende Pflanzen, die eine dem Basismittel ähnliche Wirkung haben oder die Resorption anderer Wirkstoffe fördern (z. B. Saponine).

Geschmacksverbesserer (Korrigens)

Eine Korrigens-Pflanze soll den Geschmack oder die Verträglichkeit verbessern. Oft werden hier Pflanzen mit ätherischen Ölen eingesetzt.

Füllmittel und Schönungsdrogen (Konstituens)

Füll- und Schönungs- bzw. Schmuckdrogen sollen der Teemischung ein schönes Aussehen verleihen. Das regt zur Zubereitung und zum Trinken an und fördert dadurch die Compliance (Mitarbeit) der Frauen. Schönungsdrogen wie die Blüten von goldgelben Königskerzen, orangefarbenen Ringelblumen, violetten Malven oder blauen Kornblumen bessern eine Teemischung optisch auf. Füllmittel wie Melisse oder Pfefferminze haben eine größere Blattmasse und lassen die Mischung „nach etwas aussehen". Auch Schönungs- und Fülldrogen sind Heilkräuter und sollten in ihrer Wirkung auf die Basisdrogen abgestimmt sein.

Zubereitungen für Bäder, Wickel, Auflagen und Waschungen

Für **Hand- und Fußbäder** werden auf 5 l warmes Wasser 2 l doppeltstarker heißer Tee gegeben. Hände oder Füße im Bad bewegen. Die Reflexzonen an Händen und Füßen unterstützen die Heilwirkung (z.B. Ringelblumenhandbad bei Brustdrüsenentzündung).

Für **Wickel und Auflagen** wird ein Baumwoll- oder Leinentuch in den doppelt starken, heißen Tee getaucht und sehr warm auf die betroffene Stelle gelegt. Anschließend wird es sofort mit einem Schutztuch und einem Wollschal körperfest bedeckt. Bei Bedarf wird noch eine Wärmflasche darauf gelegt.

Für eine **Waschung** (z.B. mit Salbei, Malve, Melisse) wird der doppelt starke Tee in eine Schüssel gegeben und der Körper behutsam mit dem Waschlappen abgewaschen. Eine **beruhigende** Waschung beginnt an den Extremitäten, mit langsamen Bewegungen von innen (Körpernähe) nach außen (Hände/Füße); nicht abtrocknen. Die **aktivierende** Waschung setzt an den Extremitäten mit langsamen Bewegungen von außen nach innen an.

Dosierung

> **Grundregel**:
> 1 gestrichener TL der getrockneten Droge (ca. 1 EL frisches Kraut) auf 1 Tasse Wasser; 1–3 Tassen täglich (Erwachsene).

Für Kinder unter 14 Jahren werden die Angaben halbiert, bei Kleinkindern oder Säuglingen ihrem Alter entsprechend geviertelt oder geachtelt.

- In der Regel dauert eine **Heilkräutertee-Kur** 4–6 Wochen. Die Wirkung tritt oft erst nach einigen Tagen ein und wird meist nur bei regelmäßiger und länger dauernder Anwendung erreicht.
- Bei manchen Heilpflanzen gelten andere Empfehlungen. So sollte etwa Johanniskraut- oder Weißdorntee über längere Zeit (2-4 Monate) eingenommen werden.
- Huflattichtee hingegen darf nur zweimal in einem Jahr über 3 Wochen lang eingenommen werden.
- Bei akuten Beschwerden (z.B. bei Magenverstimmung) genügt oft das Trinken einer einzigen Tasse Tee.
- Spezielle **„Frauentees"** sollten meist einen Zyklus lang getrunken werden. Genaue Kenntnisse über Wirkungen, Nebenwirkungen und Kontraindikationen sind in jedem Fall unerlässlich.
- **Anwendungsbeschränkungen** gibt es z.B. für Abführtee (wie Sennesblätter) oder für Pflanzen mit Pflanzenschleimen (Resorptionsminderer).
- Für **Wickel, Auflagen und Waschungen** wird ein doppeltstarker Tee zubereitet.
- Für ein **Vollbad** wird der Tee mit 100–500 g Droge (getrocknete Kräuter) zubereitet und dem Badewasser zugefügt. Für Teilbäder, Kinder- und Säuglingsbäder entsprechend weniger (Badezeit 10–15 min). Nach einem Vollbad nur behutsam abtrocknen und dann sogleich ins vorgewärmte Bett gehen.

Indikationen in der Geburtshilfe

In der folgenden Tabelle 12.1 finden Sie eine Kurzübersicht über Beschwerden während Schwangerschaft, Wochenbett und Stillzeit und die entsprechenden Möglichkeiten der Heilpflanzenanwendung. Detaillierte Informationen über Wirkung und Anwendung der Heilpflanzen finden sich unter den jeweiligen Pflanzenportraits.

Tab. 12.1 Indikationen der Phytotherapie in der Geburtshilfe

Schwangerschaft	
Blasenbeschwerden	1. ärztlich abklären lassen 2. auf warme Füße achten 3. viel warme, dünne Tees und Wasser trinken mit Birke, Goldrute, Brennnessel, Löwenzahn, Ackerschachtelhalm
Hämorrhoiden	Eichenrinde, Hamamelis, Kamille, Schafgarbe, Löwenzahn, Johanniskrautöl, Hirtentäschel (äußerlich), Leinsamen, Walnuss
Krampfadern/ Venenentzündung	Ringelblume, Rosskastanie, Hamamelis, Beinwell, Johanniskrautöl, Schafgarbe, Löwenzahn, Mariendistel
Schlafprobleme	Melisse, Hopfen, Lindenblüten, Baldrian
Sodbrennen	Malve, Fenchel, zur Verdauungsförderung: Schafgarbe, Löwenzahn, Mariendistel, Leinsamen
Verstopfung	Mariendistelsamen, Löwenzahn, Majoran, Fenchel, Leinsamen, Linde, Malve
Übelkeit/Erbrechen	Ingwer, Fenchel, Hopfen, Kamille, Löwenzahn, Dill, Melisse
Wadenkrämpfe	Gänsefingerkraut, Majoran, Rosskastanie
Wehen, vorzeitige	Majoran
Geburt	
Dammschnitt-Prophylaxe	Himbeerblätter
Dammschnittpflege / -abheilung	Johanniskrautöl, Ringelblume, Hamamelis, Eichenrinde, Beinwell, Frauenmantel, Kamille, Malve, Schafgarbe
Geburtseinleitung / Wehenschwäche	Beifuß, Rosmarin, Eisenkraut, Himbeere, Hirtentäschel, Ingwer, Zimt
Übertragung	Rosmarin, Beifuß, Zimt, Ingwer
Wochenbett	
Blutungen nach der Geburt (zu stark)	Frauenmantel, Schafgarbe, Hirtentäschel
Rückbildung	Frauenmantel, Hirtentäschel
Brustwarzenpflege/ wunde Brustwarzen	Ringelblume, Beinwell, Hamamelis, Eichenrinde, Frauenmantel, (Muttermilch!)
Dammriss	Sitzbad mit Eichenrinde, Hamamelis, Kamille-Ringelblume, Beinwellsalbe
Depressionen	Melisse, Johanniskraut, Löwenzahn, Frauenmantel, Herzgespann, Mariendistel
Erschöpfung	Brennnessel, Melisse, Johanniskraut
Milchbildungsförderung	Fenchel, Anis, Brennnessel, Majoran, Dillsamen, Eisenkraut, Kümmel
Milch hemmende Tees	Salbei, Hopfen, Walnuss, (Quarkwickel)
Rückbildung	Frauenmantel, Hirtentäschel
Wochenfluss anregen	Hirtentäschel, Frauenmantel, Melisse

Tab. 12.1 Indikationen der Phytotherapie in der Geburtshilfe

Neugeborenes	
Blähungen/Koliken	Kümmel, Fenchel, Anis, Melisse, Dill, Kamille, Majoran, Gänsefingerkraut
Brechdurchfall	1. ärztlich abklären
	2. viel trinken
	3. Tee aus getrockneten Heidelbeeren
Durchfall	Fenchel, Melisse, Gänsefingerkraut
Nabelpflege	Ringelblume
Windeldermatitis/Wundsein	Bad mit Hamamelis, Eichenrinde, Malve oder Johanniskraut

Heilpflanzen

Ackerschachtelhalm (Equisetum arvense L.)

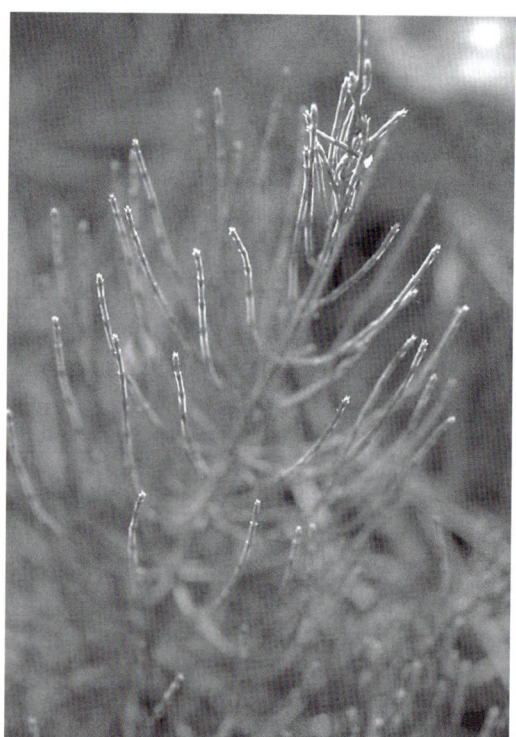

Abb. 12.1 Ackerschachtelhalm

Vor Millionen von Jahren bedeckten die Erde riesige Schachtelhalmbäume die Erde, aus denen sich unsere heutigen Schachtelhalmgewächse entwickelt haben. Ackerschachtelhalm, eine Kieselsäuredroge, wirkt wassertreibend, gewebefestigend und stoffwechselanregend. Er kann in der Schwangerschaft zur Durchspülung bei bakteriellen und entzündlichen Erkrankungen der ableitenden Harnwege eingesetzt werden.

Kieselsäure wirkt auch resistenzsteigernd auf das Bindegewebe und aktiviert örtlich den Bindegewebsstoffwechsel von Haut und Unterhaut, Sehnen und Bändern. Umschläge oder Bäder mit Equisetum werden äußerlich zur unterstützenden Behandlung schlecht heilender Wunden, bei chronischen Ekzemen, Neurodermitis und örtlichen Durchblutungsstörungen eingesetzt. Auch bei brüchigen Fingernägeln und Haaren, bei schlaffer, unreiner Haut und bei geschwollenen oder geröteten Augen hat sich die langfristige Anwendung von Schachtelhalm bewährt.

- Hauptinhaltsstoffe sind bis zu 10 % Kieselsäure, Kaliumsalze und Flavonoide.
- **Nebenwirkungen/Gegenanzeigen** sind nicht bekannt.
- Wichtig: Keine Durchspülungstherapie bei Ödemen infolge eingeschränkter Herz- oder Nierentätigkeit. Bei einer Durchspülungstherapie ist auf reichliche zusätzliche Flüssigkeitszufuhr zu achten. Eine Durchspülungstherapie in der Schwangerschaft sollte ärztlich verordnet werden.
- Monographie: P

Allgemeine Regeln
- Bei Heilkräuterkuren sollten Tees und Teemischungen immer frisch zubereitet und sofort getrunken werden, um eine Keimbildung zu verhindern.
- Ein Heilkräutertee soll möglichst warm, langsam und in kleinen Schlucken getrunken werden, am besten auf nüchternen Magen – so wird die Resorption der Inhaltsstoffe verbessert.
- Magen(-bitter-)-Tees werden 1/4–1/2 Stunde vor dem Essen eingenommen. Es sollte kein Zucker zugesetzt werden, da dies die Wirksamkeit der Bitterstoffe beeinträchtigt.
- Schlaftees werden durch Süßen mit Honig in ihrer Wirkung verstärkt.
- Nierentees sollen nicht vor dem Schlafen eingenommen werden, um die Nachtruhe nicht zu stören.
- Heilkräutertees sind von Genusstees zu unterscheiden. Genusstees können ohne weiteres aus vielen verschiedenen Kräutern zusammengesetzt sein und regelmäßig getrunken werden. Allerdings sollte auch hier auf Abwechslung geachtet werden. Nicht zu viele Fruchttees trinken, vor allem nicht in der Schwangerschaft, da sie Sodbrennen auslösen können.

- **Teezubereitung**: 2-4 g Schachtelhalmkraut (Equiseti herba) in 150 ml Wasser geben, 15 min kochen und nach 20-30 min abgießen; mehrmals täglich 1 Tasse zwischen den Mahlzeiten zu sich nehmen.
- **Umschlag oder Teilbad:** 10 g Schachtelhalmkraut auf 1 l Wasser geben, über Nacht einweichen lassen, danach 30 min kochen.

Baldrian (Valeriana officinalis L.)

Baldrian, die Stinkwurz, wurde früher wie viele Pflanzen mit starkem Aroma zur Abwehr von Bösem verwendet. Baldrianwurzel wirkt ausgleichend, beruhigend und entkrampfend bei gleichzeitiger Steigerung des Konzentrations- und Leistungsvermögens. Baldrian gilt eigentlich nicht als Schlafmittel, aber er entspannt und erzeugt bei Überreiztheit und Nervosität eine Schlafbereitschaft. Er gilt als das passende Mittel in Zeiten voller Unruhe und Stress und hilft bei Angst- und Spannungszuständen, Wechseljahresbeschwerden, nervöser Erschöpfung und bei Magenkrämpfen. Während und nach der **Schwangerschaft** kann Valeriana officinalis ohne weiteres zur Beruhigung angewendet werden, nicht jedoch die Präparate vom Mexikanischen Baldrian (Valeriana edulis) oder vom Indischen Baldrian (Valeriana wallichii). Diese enthalten Valepotriate, bei denen ein mögliches mutagenes oder genotoxisches Risiko nicht abschließend geklärt ist, und die in Valeriana officinalis nicht mehr enthalten sind (beim Kauf Valeriana officinalis verlangen).

- Hauptinhaltsstoffe sind ätherische Öle
- **Nebenwirkungen/Gegenanzeigen** sind nicht bekannt.
- Hinweis: In der Kinderheilkunde und Schwangerschaft werden derzeit valepotriat- und baldrianfreie Zubereitungen empfohlen.
- Monographie: P
- **Teezubereitung**: 2 EL zerkleinerte Baldrianwurzel (Valerianae radix) mit 1/4 l kaltem Wasser aufsetzen, 1 Std. köcheln und 3 Std. nachziehen lassen – mit Honig gesüßt trinken.
- Von der **Baldrian-Tinktur** wird 1/2-1 Teelöffel (1–3 ml), ein- bis mehrmals täglich eingenommen. Wenn Baldrian nicht wirkt, liegt das häufig an einer zu niedrigen Dosierung.
- Für ein beruhigendes **Vollbad** werden 100 g Wurzel benötigt.

Beifuß (Artemisia vulgaris L.)

Im Handbuch über Geburtshilfe aus dem Jahre 1450 „A Medieval Womans Guide to Health" wird zur **Geburtsvorbereitung** empfohlen: „Bereite ihr ein Bad aus in Wasser gekochten Malven, Griechisch Heu, Leinsamen, Wermut,

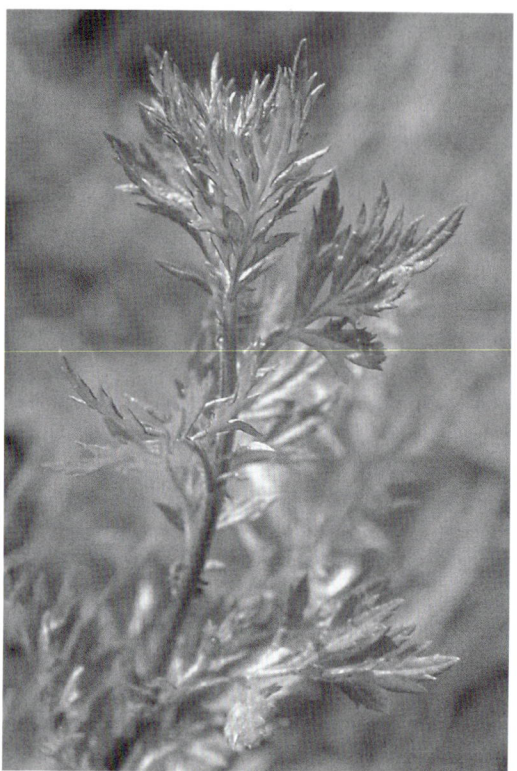

Abb. 12.2 Beifuß

Eberraute, Glaskraut und Beifuß, und lass sie eine gute Weile darin baden."

Beifuß, einst als mächtige Zauberpflanze verehrt, wächst heute oft unbeachtet an Wegrändern, Gebüschen und Schutthalden. Das Kraut wurde seit jeher in der Küche verwendet, um fette Speisen besser verdaulich zu machen. Mit seinen ätherischen Ölen in Kombination mit Bitter- und Gerbstoffen wirkt Beifuß anregend auf die Magensekretion, den Appetit und den Gallefluss und wird bei Verdauungsbeschwerden, Koliken, Krämpfen und Verstopfung angewendet.

Artemisia wirkt auch krampflösend, beruhigend, wärmend und schweißtreibend und kann bei Schlaflosigkeit und menstruationsbedingten Kopfschmerzen auch äußerlich eingesetzt werden, z.B. als Kräuterkissen oder zu Einreibungen bei Rheuma, Gicht, Ischias, Muskelschmerzen, Zerrungen und Verspannungen. Bei kalten Füßen oder Kopfschmerzen hat sich ein durchblutungsförderndes Beifuß-Fußbad sehr bewährt.

In der Frauenheilkunde ist Beifuß seit Urzeiten eine bewährte Hilfe, um Menstruation und **Wehen auszulösen**, die **Geburt einzuleiten** oder sie bei gestörtem Geburtsverlauf zu erleichtern.

- Hauptinhaltsstoffe sind Bitterstoffe, ätherisches Öl und Gerbstoffe
- **Nebenwirkungen**: in therapeutischen Dosen keine; Allergien sind möglich.
- **Gegenanzeigen**: wegen möglicher abortiver Wirkung nicht während der Schwangerschaft anwenden.
- Monographie: N – „Da die Wirksamkeit nicht belegt ist, kann eine therapeutische Anwendung nicht befürwortet werden."
- **Teezubereitung**: 1 TL (1,2 g) Beifußkraut (Artemisiae herba) mit 150 ml siedendem Wasser überbrühen und 5 min abgedeckt ziehen lassen; zur Appetitanregung je 1 Tasse täglich vor den Mahlzeiten einnehmen.

Beinwell (Symphytum officinale L.)

Seit dem 18. Jahrhundert finden sich immer wieder begeisterte Beschreibungen über die regenerationsfreudigen Eigenschaften von Beinwell, der „Knochenheilerin". „Bein" kommt von althochdeutsch: Gebeine, Knochen und „well" von wallen = zusammenwachsen.

Beinwell wirkt schmerzlindernd, entzündungshemmend und abschwellend. Das Allantoin fördert die Zellneubildung und damit die Regeneration von Gewebe, besonders die Kallusbildung, die Schleim- und Gerbstoffe fördern die Wundheilung.

Bei **schlecht heilenden Dammschnittwunden** – wenn die Wunde nicht mehr offen ist – sind Beinwellsalbenauflagen besonders heilungsfördernd, weil sie das Gewebe elastisch halten und eine gute Vernarbung fördern. Die wundheilenden, granulations- und regenerationsfördernden Eigenschaften der Beinwellwurzel (Symphyti radix) führen zu einem schnellen Rückgang von Schmerzen und

Schwellung und werden heute besonders in der Sportmedizin geschätzt: bei schlecht heilenden unblutigen, stumpfen Verletzungen wie Verstauchungen, Verrenkungen, Zerrungen, Prellungen, Quetschungen, Schwellungen und Blutergüssen. Auch bei Venenentzündung, Sehnenscheiden- und Schleimbeutelentzündung, Furunkeln, Nagelbettentzündung und Ulcus cruris haben sich Beinwellanwendungen bewährt.

- Hauptinhaltsstoffe sind Allantoin, Gerbstoffe, reichlich Schleim und Pyrrolizidinalkaloide. Seit 1996 gibt es pyrrolizidinalkaloidfreie Zuchtsorten.
- **Nebenwirkungen/Gegenanzeigen**: Die Kommission E befürwortet die Einnahme aufgrund der karzinogenen Pyrrolizidinalkaloide nicht. Eine Anwendung in der Schwangerschaft darf nur nach Rücksprache mit dem Arzt erfolgen.
- Eine Anwendung darf nur äußerlich und auf intakter Haut erfolgen und nicht länger als 4–6 Wochen im Jahr dauern.
- Monographie. P für die äußerliche Anwendung.

Birke (Betula pendula ROTH)

Die Birke, im 16. Jahrhundert „Nierenbaum" genannt, ist das Symbol des wiedererwachenden Lebens, des Frühlings und der Jugendlichkeit. Mit ihren harntreibenden, entzündungshemmenden Inhaltsstoffen regt sie die Nierenfunktion an und führt zu einer vermehrten Wasser- und Salzausscheidung. Birkenblättertee wird zur Durchspülung bei bakteriellen und entzündlichen Erkrankungen der ableitenden Harnwege eingesetzt, bei Nierenentzündung und Blasenkatarrh, zur Verhütung von Harnsteinbildung und bei Nierengries sowie zur unterstützenden Behandlung rheumatischer Erkrankungen. In der Volksmedizin gelten Birkenblätter als bewährtes „Blutreinigungsmittel" für die Frühjahrskur, zur Stoffwechselförderung bei Hautkrankheiten, bei Rheuma und Gicht.

Der Tee bzw. der wässrige Extrakt zeigt gegenüber alkoholischen Auszügen die bessere Wirkung und kann bei Blasenbeschwerden in der Schwangerschaft – nach ärztlicher Abklärung – gefahrlos angewendet werden. Birkenblätter eignen sich gut in Mischung mit anderen harntreibenden Drogen.

- Hauptinhaltsstoffe sind Flavonglykoside, Saponine, ätherisches Öl, Harze, Gerbstoffe und Salizylate.
- **Nebenwirkungen/Gegenanzeigen**: keine Durchspülungstherapie bei Ödemen infolge eingeschränkter Herz- oder Nierentätigkeit.
- **Wichtig**: Keine Durchspülungstherapie bei Ödemen infolge eingeschränkter Herz- oder Nierentätigkeit. Bei einer Durchspülungstherapie ist auf reichliche zusätzliche Flüssigkeitszufuhr zu achten. Eine Durchspülungstherapie in der Schwangerschaft sollte ärztlich verordnet werden.
- Monographie: P
- **Teezubereitung**: 1–2 TL (1-2 g) Birkenblätter (Betulae folium) mit 1 Tasse heißem Wasser übergießen, 15-20 min ziehen lassen, dabei gelegentlich umrühren und abgießen. Mehrmals täglich 1 Tasse bis zur Gesamtmenge von 1 l trinken.

Brennnessel (Urtica dioica L./Urtica urens L.)

Brennnesseln kennen unsere Großeltern noch bestens, ob als Nahrungs- oder Heilmittel, als Dünger für den Garten oder als strapazierfähiges Nesselgewebe.

Brennnesselkraut wirkt stoffwechsel-, durchblutungs- und **milchbildungsfördernd**, Harn treibend, Harnsäure abführend und entwässernd sowie vitalisierend und Blut bildend. Neue Untersuchungen bestätigten die Blut bildende Wirkung bei leichten Anämien. Durch die vitalisierenden Eigenschaften von Kraut und Samen hat sich die Brennnessel auch bewährt bei **Erschöpfungszuständen im Wochenbett**, in den Wechseljahren und in der Rekonvaleszenz. Die Brennnessel empfiehlt sich daher besonders vor und nach der Geburt.

Dass das blühende Kraut bei rheumatischen Beschwerden entzündungshemmend und schmerzlindernd wirkt, ist heute neu entdeckt und erforscht worden. Es wird auch eingesetzt bei Hautkrankheiten, zur Durchspülung bei entzündlichen Erkrankungen der ableitenden Harnwege und zur Vorbeugung und Behandlung von Nierengrieß (reichlich trinken!).

- Hauptinhaltsstoffe im Kraut sind Chlorophyll, Mineralstoffe (Kieselsäure, Kalium- und Calciumsalze), Vitamin C, Histamin, Acetylcholin und Flavonoide.
- **Nebenwirkungen** sind nicht bekannt.
- **Gegenanzeigen**: Ödeme infolge eingeschränkter Herz- oder Nierenfunktion. Wichtig: Keine Durchspülungstherapie bei Ödemen infolge eingeschränkter Herz- oder Nierentätigkeit. Bei einer Durchspülungstherapie ist auf reichliche zusätzliche Flüssigkeitszufuhr zu achten. Eine Durchspülungstherapie in der Schwangerschaft sollte ärztlich verordnet werden.
- Monographie: P
- **Teezubereitung**: 1–2 TL (1,5–2,5 g) Brennnesselkraut (Urticae herba) mit 150 ml siedendem Wasser übergießen und 10–15 min bedeckt stehen lassen. 3–4 mal täglich 1 Tasse Tee trinken.

Dill (Anethum graveolens L.)

Dill wurde bereits im alten Ägypten als Küchen- und Arzneipflanze angebaut. Über seine damalige arzneiliche Verwendung schrieb Dioskurides, dass eine Abkochung der Früchte die Milchabsonderung fördere, Leibschmerzen lindere, Blähungen vertreibe, Erbrechen stille, den Harn treibe und den Schlaf fördere. Diese Indikationen haben sich bis heute erhalten: Dillsamen wirken appetitanregend, verdauungsfördernd, blähungstreibend, krampflösend, harntreibend, auswurffördernd und milchbildend. Dill schmeckt ähnlich wie Kümmel und kann wie dieser zur Linderung von Verdauungsbeschwerden und bei Periodenschmerzen eingesetzt werden. Bei Schluckauf wird ein Tee aus Dillsamen zubereitet, schlechter Atem wird durch Kauen der Samen verbessert. Dillsamen haben sich auch bewährt bei Husten- und Erkältungsteemischungen.

Zur **Anregung der Milchbildung** wird eine Teemischung zubereitet: zu gleichen Teilen aus Anis-, Fenchel- und Dillsamen, Brennnessel- und Melissenblättern und Majorankraut. Dillsamen lindern auch die Koliken der Säuglinge, wenn stillende Mütter regelmäßig Dillsamentee trinken.

Als ein **traditionelles Kinderschlafmittel** gelten die Samen in Milch ausgezogen. Ein Dillkissen soll Alpträumen kleiner Kinder vorbeugen: zu gleichen Teilen Dillsamen, Lavendelblüten, Hopfendolden, Kamillenblüten und Melissenblätter mischen, in ein Stofftäschchen füllen, zunähen und neben das Kopfkissen legen.

In der Volksheilkunde werden Dillsamen bei **Schwangerschaftserbrechen** verabreicht, als Tee oder einfach zum Kauen. Noch wirksamer bei Übelkeit ist Dillwein. Dazu wird 1 TL zerdrückter Dillsamen mit 1 Tasse erhitztem Weißwein übergossen und in kleinen Schlucken getrunken.

- Hauptinhaltsstoffe sind ätherisches und fettes Öl, Flavonoide und Cumarine.
- **Nebenwirkungen/Gegenanzeigen** sind nicht bekannt.
- Monographie: P
- **Teezubereitung**: 1 TL (1 g) frisch gequetschte Dillfrüchte (Anethi fructus) mit 150 ml siedendem Wasser überbrühen, 10 min abgedeckt ziehen lassen. Nicht süßen.

Eiche (Quercus robur L.)

Die Eiche galt den Druiden als heiliger Baum. Sie war Thor, dem Gott des Donners, geweiht.

Eichenrinde wirkt zusammenziehend, entzündungshemmend, stopfend, Oberflächen anästhesierend und Blut stillend. Sie wird innerlich als wirkungsvolle Therapie bei Durchfallerkrankungen eingesetzt. Bei Entzündungen im Mund- und Rachenraum und bei Zahnfleischentzündungen hat sich eine Gurgellösung bewährt. In der äußerlichen Anwendung wirkt ein Rindenabsud juckreizstillend, keim-hemmend und schmerzlindernd. Er gilt als bestes Mittel für nässende Ekzeme und kann als Umschlag oder Teilbad eingesetzt werden, auch bei Windeldermatitis, Intertrigo, Verbrennungen 1. Grades, Juckreiz – speziell im Genito-Anal-Bereich, bei Analfissuren und Hämorrhoiden oder auch bei Windpocken. Bei **Geburtsverletzungen** hat sich Eichenrinde als Sitzbadezusatz bewährt.

- Hauptinhaltsstoffe sind Gerbstoffe.
- **Nebenwirkungen** bei empfindlichen Personen gelegentlich Magenreizungen.
- **Hinweis**: Die Resorption von Alkaloiden und anderen basischen Arzneistoffen kann durch die Gerbstoffwirkung verringert oder verhindert werden. Sollten Durchfälle länger als 3–4 Tage andauern, ist ein Arzt aufzusuchen. Nicht länger als 2 Wochen einsetzen.
- **Gegenanzeigen bei innerer Anwendung**: nicht bekannt.
- **Gegenanzeigen bei äußerer Anwendung**: großflächige Hautschäden.
- Monographie: P
- **Teezubereitung**: 1 TL (3 g) feingeschnittene oder grob gepulverte Eichenrinde (Quercus cortex) in 200 ml kaltem Wasser zum Sieden bringen, 5 min köcheln, 5 min ziehen lassen, abgießen. 2 Tassen täglich trinken.
- Für **Spülungen, Umschläge und Gurgellösungen**: 2–3 EL Droge auf 1 l Wasser, zum Bereiten eines **Teilbades** 100 g Eichenrinde in 2–3 l Wasser 15–20 min kochen, abgießen und jeweils lauwarm anwenden.

Eisenkraut (Verbena officinalis L.)

Eisenkraut ist ein bitter-aromatisches Kraut, das die gesamte Verdauung stimuliert. Durch seine tonisierenden, nervenberuhigenden und stärkenden Eigenschaften wird es als Beruhigungsmittel bei Stress, nervöser Anspannung mit Erschöpfung, bei Hyperthyreose und bei Angstzuständen verwendet; auch bei Depressionen, Kopfschmerzen und Migräne hat es sich bewährt.

Eisenkraut beeinflusst das parasympathische Nervensystem und hat eine anregende Wirkung auf die Gebärmutter, deshalb wird es unterstützend bei **Wehenschwäche** und zur **Steigerung des Milchflusses** eingesetzt.

Für die Droge liegen nur sehr wenige pharmakologische oder klinische Befunde vor. Am Peking Medical College wurde festgestellt, dass Herba verbenae einen synergistischen Effekt zu Prostaglandin E2 besitzt. Dort wurde erwogen, Eisenkraut bei der Abortauslösung einzusetzen. Extrakte aus Eisenkraut wirken antithyreotrop (hemmen die Schilddrüse); einige Inhaltsstoffe lagern sich an den TSH-Rezeptor an.

- Hauptinhaltsstoffe sind Iridoidglykoside (Verbenalin und Verbenin), Gerbstoffe, Bitterstoffe, Alkaloide, wenig ätherisches Öl, Kieselsäure und Schleim.
- **Nebenwirkungen**: Überdosierung führt zu Übelkeit und Erbrechen.
- **Gegenanzeigen**: nicht während der Schwangerschaft anwenden.
- Monographie: N – „Da die Wirksamkeit nicht belegt ist, kann eine therapeutische Anwendung nicht befürwortet werden."
- **Teezubereitung**: 1 TL (1,4 g) Eisenkraut (Verbenae herba) mit 150 ml siedendem Wasser übergießen, 5–10 min bedeckt stehen lassen und abgießen.
- **Eisenkraut-Gewürztee bei Wehenschwäche nach Stadelmann**: 1 Stange Zimt, 10 Nelken, 1 kleine Ingwerwurzel und 1 EL Verbenenkraut auf 1 l Wasser, schluckweise über den Tag verteilt trinken.
- Hinweis: Der „duftende Verbena-Tee" stammt nicht von Verbena officinalis, sondern von den Blättern des Zitronenstrauches Lippia triphylla/citriodora aus Chile.

Fenchel (Foeniculum vulgare Mill.)

Fencheltee ist vor allem in der Säuglings- und Kinderheilkunde ein bewährtes Heilmittel mit seinen auswurffördernden, schleimlösenden, keimhemmenden, entkrampfenden, blähungshemmenden und appetitanregenden Eigenschaften. Stillenden Müttern ist Fenchel besonders anzuraten: Er wirkt **milchbildungsför-dernd** und die Babys haben weniger Blähun-gen. Bei **Verdauungsstörungen des Säuglings** wird zu Beginn nur Fencheltee gegeben, im An-schluss daran kann mit dem Fencheltee die Milch- oder Breinahrung zubereitet werden.

In Abführtees (in der Schwangerschaft z.B. mit Löwenzahnwurzel und Mariendistelfrüchten) vermindert Fenchel Gasansammlungen und schmerzhafte Darmkrämpfe.

Fenchel wirkt auch sekretlösend und wird bei Erkältungskrankheiten eingesetzt, bei Kindern vor allem in Form von Fenchelhonig oder Fen-chelsirup. Hier kann man zur Unterstützung der Auswurfförderung Anissamen beigeben.

In der Volksheilkunde verwendet man das überbrühte, angequetschte Kraut als Breium-schlag bei Brustdrüsenentzündungen.

- Hauptinhaltsstoffe sind ätherisches Öl, fet-tes Öl und Eiweiß.
- **Nebenwirkungen/Gegenanzeigen** sind für Fenchelfrüchte nicht bekannt. Ätherisches Fenchelöl kann in Einzelfällen allergische Haut- und Atemwegsreaktionen hervorru-fen und sollte in der Schwangerschaft und bei Säuglingen und Kleinkindern nicht an-gewendet werden!
- Monographie: P
- **Teezubereitung**: 1 TL (2,5 g) frisch ge-quetschte Fenchelfrüchte (Foeniculi fructus) mit 1 Tasse heißem Wasser überbrühen und 5 min bedeckt ziehen lassen. Für Schulkin-der nimmt man 1/2 TL, für Kleinkinder 1/4 TL und für Säuglinge 1/8 TL. Mehrmals täg-lich 1–2 Tassen trinken.

Frauenmantel (Alchemilla vulgaris L.)

Die Alchemisten hatten erkannt, dass Frauen-mantelblätter ein besonderes Geheimnis der Natur bergen. Die glitzernden Tropfen, von denen die Frauenmantelblätter morgens übersät sind und die im Laufe des Tages am Grund des Blattkelches zu einer diamantschil-lernden Wasserperle verschmelzen, sind rei-ner Pflanzensaft, den Alchemilla aus den Spit-

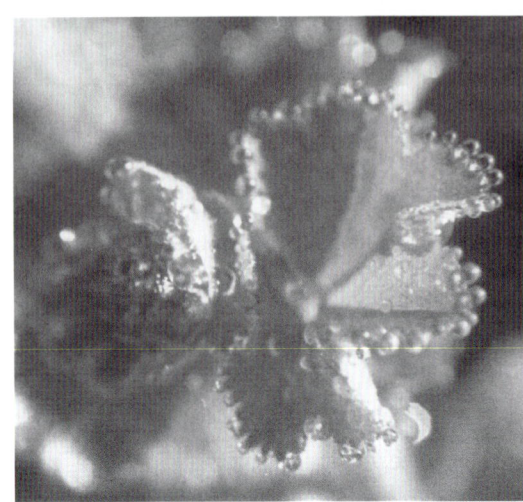

Abb. 12.3 Frauenmantel

zen ihrer Blattzähnchen ausscheidet: Wasser, aus der Erde aufgesogen, durchs Pflanzenge-webe filtriert und wieder ausgeschwitzt. Die Alchemisten versuchten, daraus den Stein der Weisen herzustellen. Nach ihnen wurde der Frauenmantel benannt: Alchemilla.

Seit dem Mittelalter ist Frauenmantel bekannt als entzündungshemmende, schmerzlindern-de Wundheilpflanze, kräftigend und zusam-menziehend. Die frauenheilkundliche Anwen-dung gilt in der Schulmedizin als überholt. Dort wird er aufgrund seiner Gerbstoffe bei leichten Durchfallerkrankungen empfohlen und mit seinen antibakteriellen und blutstil-lenden Eigenschaften zur Wundbehandlung eingesetzt.

Alchemilla ist jedoch noch lange nicht ausrei-chend untersucht. Nach wie vor können Frau-en auf die Heilkraft des Frauenmantels ver-trauen, die sich jahrhundertelang bewährt hat: vor und nach der Geburt zur **Kräftigung der Gebärmutter**, zur Verhütung von **Ge-burtsblutungen**, zur **Stärkung des Bindege-webes** und zur raschen **Rückbildung** der Ge-bärmutter und zur schnellen **Wundheilung** der Geburtswege nach der Geburt, zur **Milch-bildungsförderung**, bei Brustdrüsenentzün-dung, aber auch bei Ausfluss, **Menstruations-störungen** sowie bei Beschwerden in den Wechseljahren hilft Frauenmanteltee. Äußerlich kann dieser Tee zu Waschungen oder Teil-bädern bei eiternden Wunden, gerade auch im Dammbereich, verwendet werden.

- Hauptinhaltsstoffe sind Gerbstoffe, Bitter-stoffe, Flavonoide, Phytosterole und wenig ätherisches Öl.
- **Nebenwirkungen/Gegenanzeigen:** bei emp-findlichen Menschen gelegentlich Magenrei-zungen.
- **Monographie:** P
- **Teezubereitung:** 1–2 TL (1–2 g) Frauen-mantelkraut (Alchemillae herba) mit 1 Tasse heißem Wasser aufgießen, 10 min ziehen lassen, abgießen. Täglich 1–3 Tassen trin-ken. Die Einnahme wird empfohlen ab 6 Wochen vor bis 4 Wochen nach der Geburt.

Gänsefingerkraut (Potentilla anserina L.)

Gänsefingerkraut bildet mit seinen Ausläufern ganze Teppiche auf verdichtetem Boden. Die scharf gesägten, unterseits silbrig glänzenden Fiederblättchen leuchten hell bei Wind.

Die Pflanze wird im Volksmund auch „Krampf-kraut" genannt: Sie entspannt und löst zuver-lässig Krämpfe, vor allem der glatten Muskula-tur. Gänsefingerkraut wird vor allem zur Schmerzlinderung bei Menstruationsbe-schwerden eingesetzt. Der krampflösende Ef-fekt konnte inzwischen nachgewiesen werden (Jarich, Universität Innsbruck). Durch ihre Gerbstoffe wirkt die „Anserine" auch stopfend, zusammenziehend, entzündungshemmend und Blut stillend. Sie kann gefahrlos während der Schwangerschaft und Stillzeit verwendet werden zur unterstützenden Therapie leichter, unspezifischer akuter **Durchfallerkrankun-gen mit Krämpfen**. Zur **Schmerzlinderung bei Wadenkrämpfen** hat sich Gänsefinger-krauttee bewährt, und die Füße werden auf ei-nen mit Tee getränkten Waschlappen gestellt. Bei Menstruationskrämpfen kann die Frau eine Kräuterkissenauflage mit dem getrockneten Kraut auf den Unterbauch legen.

Bei leichten Entzündungen im Bereich der Mund- und Rachenschleimhaut oder des Zahnfleisches dient Gänsefingerkraut als Gur-gelmittel.

- Hauptinhaltsstoffe sind Gerbstoffe, Fla-vonoide, Cumarine und Stoffe unbekannter Struktur, die eine krampflösende Wirkung besitzen.
- **Nebenwirkungen/Gegenanzeigen:** bei emp-findlichen Menschen gelegentlich Magenrei-zungen.
- **Monographie:** P
- **Teezubereitung:** 1–2 TL (1–2 g) Gänsefin-gerkraut (Anserinae herba) mit 1 Tasse sie-dendem Wasser überbrühen und nach 10 min abgießen; dreimal täglich 1 Tasse trin-ken oder nach Bedarf.

Goldrute (Solidago virgaurea L.)

In lichten Wäldern, auf trockenen Hügeln und auf Heiden wächst die echte Goldrute, deren schönes Blütengold vom Spätsommer bis in den Herbst hinein leuchtet und den Namen der Pflanze geprägt hat.

Die Goldrute wirkt ausschwemmend, entzün-dungshemmend, krampflösend, schmerzlin-dernd, antibakteriell und (Nieren-)Steintrei-bend. Sie gilt als eine der großen Nierenheil-pflanzen und wird zur Durchspülung bei **ent-zündlichen Erkrankungen der ableitenden Harnwege** eingesetzt, bei Blasen- und Nieren-entzündungen, Nierensteinen und bei Harn-verhalten sowie zur vorbeugenden Behand-lung bei Harnsteinen und Nierengrieß.

Zur Erhöhung der Harnmenge wird Goldru-tenkraut oft mit anderen wassertreibend wir-kenden Pflanzen kombiniert und ist in vielen Blasen- und Nierentees enthalten.

- Hauptinhaltsstoffe sind Flavonoide, Saponi-ne, Gerbstoffe, ätherisches Öl, Phenolglyko-side.
- **Nebenwirkungen** sind nicht bekannt.
- **Wichtig:** Keine Durchspülungstherapie bei Ödemen infolge eingeschränkter Herz- oder Nierentätigkeit. Bei einer Durchspü-lungstherapie ist auf reichliche zusätzliche Flüssigkeitszufuhr zu achten. Eine Durch-

spülungstherapie in der Schwangerschaft sollte ärztlich verordnet werden.

- **Gegenanzeigen**: keine Durchspülungstherapie bei Ödemen infolge eingeschränkter Herz- oder Nierentätigkeit. Bei chronischen Nierenerkrankungen soll vor der Anwendung ärztlicher Rat eingeholt werden.
- **Monographie:** P
- **Teezubereitung**: 1–2 TL (3–5 g) Goldrutenkraut (Solidaginis herba) werden mit 150 ml siedendem Wasser überbrüht, mehrmals umgerührt und nach 20 min abgegossen. 2–4-mal täglich 1 Tasse Tee zwischen den Mahlzeiten trinken.

Hamamelis/Zaubernuss (Hamamelis virginiana L.)

Die Indianer Amerikas nutzen die wertvolle Hamamelis virginiana seit vielen Jahrhunderten. In Europa wurde sie zuerst als im Winter blühende Zierpflanze bekannt, bevor sie als Heilpflanze eingeführt wurde.

Die wirksamkeitsbestimmenden Gerbstoffe und Flavonoide machen die Zaubernuss zu einem äußerst heilkräftigen Wundheilmittel für die äußere Anwendung. Hamamelis wirkt zusammenziehend, entzündungshemmend, desinfizierend, örtlich betäubend, Blut stillend, venentonisierend und gefäßverengend. In der Säuglings- und Kinderheilkunde hat sich die verträgliche und nebenwirkungsarme äußerliche Anwendung besonders bewährt bei **Windeldermatitis**, Neurodermitis, Ekzemen und Milchschorf. Bei akuten und chronisch **entzündlichen Hauterkrankungen** wie Ekzemen oder Neurodermitis liegen die Therapieerfolge im vergleichbaren Bereich wie leichte Kortikoidgaben. Auch bei oberflächlichen Wunden, Insektenstichen, Furunkeln, Verbrennungen, Mund- und Zahnfleischentzündungen wird Hamamelis mit Erfolg eingesetzt. Bei Hämorrhoidal- und Krampfaderbeschwerden, Durchfallerkrankungen sowie bei Venenentzündungen wird die Zaubernuss äußerlich und innerlich verwendet.

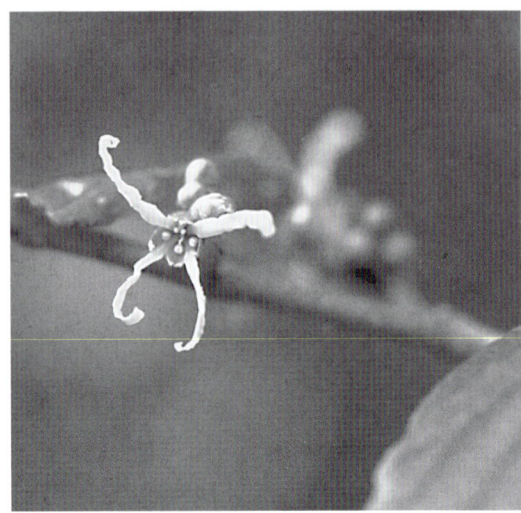

Abb. 12.4 Hamamelis

- Hauptinhaltsstoffe sind Gerbstoffe, Flavonoide, ätherisches Öl, Proanthocyanidine und organische Säuren.
- **Nebenwirkungen/Gegenanzeigen**: bei empfindlichen Menschen gelegentlich Magenreizungen.
- **Monographie:** P
- **Teezubereitung**: Zur äußerlichen Anwendung bei (Teil-)Bädern, Waschungen und Auflagen eignet sich vor allem ein Tee aus der Rinde: 1 TL (2–3 g) Hamamelisrinde (Hamamelidis cortex) in 150 ml Wasser 10–15min kochen und dann abgießen.

Für die **innerliche** Anwendung werden Hamamelisblätter (Hamamelidis folium) bevorzugt: 1 TL/150 ml Wasser.

Heidelbeere (Vaccinium myrtillus L.)

Frische Heidelbeeren sind köstlich, gesund und wirken leicht abführend. Medizinisch genutzt werden aber nur getrocknete Heidelbeeren. Sie wirken zusammenziehend, stopfend, entzündungshemmend und werden bevorzugt bei akuten, unspezifischen **Durchfallerkrankungen mit Brechreiz** eingesetzt.

Vor allem Kinder vertragen und mögen diese fein schmeckende, lilafarbene Medizin. Bei Säuglingsdyspepsie bereitet man einen dreiminütigen Dekokt aus Heidelbeerpulver zu – pur reichen oder die Fläschchen- bzw. Breinahrung damit anrichten, bei Bedarf mit etwas Reismehl ansetzen. Danach hört auch heftiges Erbrechen auf. Größere Kinder kauen gerne die (getrockneten!) Beeren, die allerdings bei empfindlichen Schleimhäuten Reizungen hervorrufen können.

Der blaue Farbstoff Myrtillin wirkt bei brüchigen Gefäßen oder bei Netzhaut-Gefäßerkrankungen kapillarabdichtend und führt auch zu einer verbesserten Nachtsehleistung.

- Hauptinhaltsstoffe sind Gerbstoffe, Anthocyane, Flavonoide, Pektine und Vitamine.
- **Nebenwirkungen/Gegenanzeigen** sind nicht bekannt. Bei Durchfällen, die länger als 3–4 Tage andauern ist ein Arzt aufzusuchen.
- **Monographie:** P
- **Teezubereitung**: 1–2 EL (8–15 g) getrocknete Heidelbeeren (Myrtilli fructus) mit 150 ml kaltem Wasser ansetzen, 10 min lang kochen und abgießen. Ein Heidelbeerauszug muss relativ hoch dosiert werden, um zur vollen Wirkung zu gelangen. Die Tagesdosis beträgt unter 4 Jahren 20 g (knappe 3 EL), über 4 Jahren 30 g (4 EL) und für Erwachsene 60 g (8 EL) Droge.

Himbeere (Rubus idaeus L.)

Seit vielen Jahrhunderten bis in die heutige Zeit trinken Frauen Himbeerblättertee, um die Geburt zu beschleunigen – auch wenn die Wirkungsweise noch nicht wissenschaftlich erwiesen ist. Jüngste Forschungen über die Wirkstoffe, die während der Schwangerschaft die Gebärmutter entspannen, haben zur Isolation einer Substanz mit Namen „Fragarin" geführt.

Ihre spezifische Wirkung haben unzählige Frauen erfahren, die den Tee für einen **leichteren Geburtsverlauf** einsetzten: Himbeerblättertee kräftigt, tonisiert und entspannt zugleich die Uterusmuskulatur. Die Kontraktionen der Gebärmutter werden effektiver und produktiver, was die Entbindung erleichtert und beschleunigt und die Geburtsschmerzen lindert.

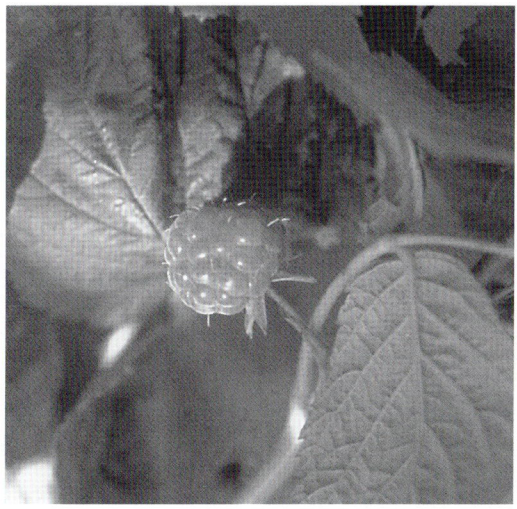

Abb. 12.5 Himbeere

In der Schulmedizin wird Rubus äußerlich bei Schleimhautentzündungen im Mund und Rachen und bei Zahnfleischbluten eingesetzt, innerlich bei Durchfall, Magen-Darmbeschwerden und Hautausschlägen.

- Hauptinhaltsstoffe der Blätter sind Gerbstoffe, Flavonoide, Vitamin C und Polypeptide.
- **Nebenwirkungen** bei empfindlichen Personen gelegentlich Magenreizungen.
- **Gegenanzeigen**: in den ersten Schwangerschaftsmonaten nicht arzneilich anwenden.
- Monographie: N – „Da die Wirksamkeit nicht belegt ist, kann eine therapeutische Anwendung nicht befürwortet werden."
- **Teezubereitung**: 1–2 TL (0,8–1,6 g) Himbeerblätter (Rubi idaei folium) mit 150 ml siedendem Wasser überbrühen und 5 min abgedeckt ziehen lassen. Während der letzten 10 Schwangerschaftswochen 2–3 x tgl. 1 Tasse Tee, sobald die Wehen einsetzen stündlich 1 Tasse trinken. Ingeborg Stadelmann empfiehlt für den Klinikkoffer eine Teekanne mit Himbeerblättertee, um die Wehentätigkeit zu unterstützen. Zur Kräftigung des Beckengewebes wird empf bis 4 Wochen nach der Entbindun tgl. 1 Tasse zu trinken.

Hirtentäschel (Capsella bursa-pastoris L.)

Als im ersten Weltkrieg die gebräuchlichen Blut stillenden Arzneidrogen – Kanadische Gelbwurz und Mutterkorn – nicht verfügbar waren, wurde Hirtentäschel als schwächere, aber besser verträgliche Alternative eingesetzt. Hirtentäschel wirkt Blut stillend, gefäßverengend, gefäßverdichtend und abführend. Es wird heute innerlich bei erschlaffter Darmperistaltik eingesetzt, bei **Wehenschwäche** und vor allem bei starken Menstruations- und **Uterusblutungen**. Nach dem heutigen Stand der Erkenntnisse dürfte feststehen, dass Hirtentäschel ein Hämostyptikum mit schwacher Wirkung ist. Bei parenteraler Wirkung ist eine Steigerung der Uteruskontraktion nachgewiesen. Da der Wirkstoffgehalt der Droge schwankt, sind die Behandlungserfolge bei Teezubereitungen nicht immer gesichert.

Ingeborg Stadelmann hat bei **zu wenig Wochenfluss** gute Erfahrungen mit einer Teemischung aus Frauenmantel, Hirtentäschel und Melisse gemacht. Bei dieser Indikation sollten nicht mehr als zwei Tassen am Tag getrunken werden, da sich sonst starke Bauchschmerzen einstellen können. Auch bei beginnendem oder manifestem Wochenfluss und mangelhafter oder schlechter **Rückbildung des Uterus** kann Capsella eingesetzt werden. Treten Bauchschmerzen oder Durchfall ein, muss die Dosis reduziert werden.

Äußerlich wird Capsella als lokales Hämostypticum bei oberflächlichen, blutenden Hautverletzungen, Nasenbluten, Zahnbluten oder bei blutenden Hämorrhoiden angewendet.

- Hauptinhaltsstoffe sind Flavonoide, Saponine, Mineralstoffe, Cholin, Acetylcholin, Histamin und Tyramin.
- **Nebenwirkungen**: bei Überdosierung Bauchschmerzen.
- Hinweis: Sollten die Blutungen anhalten, ist ein Arzt aufzusuchen.
- **Gegenanzeigen**: nicht während der Schwangerschaft anwenden.

- **Monographie:** P
- **Teezubereitung**: 1TL (1,5 g) Hirtentäschelkraut (Bursae pastoris herba) mit 150 ml siedendem Wasser überbrühen, 10–15 min abgedeckt ziehen lassen, abgießen; je nach Indikation bis zu 4-mal täglich 1 Tasse frisch bereiteten warmen Tee zwischen den Mahlzeiten trinken.
- **Lokale Anwendung**: 3–5 g Droge auf 150 ml Aufguss, als feucht-kalter Umschlag oder als Nasentamponade verwendet.

Hopfen (Humulus lupulus L.)

Eine breite Schicht der Bevölkerung denkt bei Hopfen in erster Linie an ein kühles Bier. Doch die Pflanze hat noch mehr zu bieten. Hopfen wirkt appetitanregend und wird bei nervösem Magenleiden angewandt. Gleichzeitig wirkt er entspannend bei nervöser Erregung und bei Reizbarkeit mit Erschöpfung, bei Einschlafstörungen, Angstzuständen und leichten Depressionen. In den Wechseljahren wird Hopfen wegen seiner Phytoöstrogene und seiner zugleich sedativen Wirkung empfohlen.

In Schwangerschaft und Wochenbett wird Hopfen gern als nebenwirkungsfreies **Beruhigungsmittel** gewählt. Er wirkt auch zyklusanregend, wobei die hormonelle Wirkung als noch nicht ausreichend untersucht gilt. Für Männer wird Humulus bei sexueller Überregbarkeit, Ejaculatio praecox und als Anaphrodisiakum eingesetzt.

Die heilsamen Inhaltsstoffe werden auch äußerlich über die Haut und den Atemtrakt aufgenommen. Die sedierende Wirkung von Hopfenbädern zeigt sich allerdings nur bei hoher Dosierung. Seit Jahrhunderten sind auch Hopfenschlafkissen als zuverlässig wirksam bekannt.

- Hauptinhaltsstoffe in den Drüsenschuppen der Hopfenzapfen: ätherisches Öl, Harz mit den Hopfenbittersäuren Humulon und Lupulon; in den Zapfenblättern der Fruchtstände: Flavonoide und Gerbstoffe.
- **Nebenwirkungen/Gegenanzeigen** sind nicht bekannt.
- **Monographie:** P
- **Teezubereitung**: 1–2 TL (0,4–0,8 g) Hopfen-

zapfen (Lupuli strobulus) mit 150 ml siedendem Wasser überbrühen, 10 min abgedeckt ziehen lassen, abgießen. 2–3 mal täglich 1 Tasse oder 1–2 Tassen vor dem Schlafengehen trinken.

Ingwer
(Zingiber officinales Rosc.)

Dieses duftende, erfrischend scharfe Gewürz ist vielseitig einsetzbar. Ingwer wirkt brechreizlindernd, verdauungsanregend und blähungshemmend und wird vor allem als schnelle Hilfe bei **Verdauungsbeschwerden** eingesetzt. Die Wirkstoffe des Ingwer entspannen die glatte Muskulatur des Verdauungstraktes und lösen Krämpfe und Verspannungen in den Muskeln der Magenblutgefäße. Auf diese Weise wird der Magen entspannt, stärker durchblutet, seine Verdauungstätigkeit wird gefördert und Reizungen entgegengewirkt. Bei Bewegungs- und Reisekrankheit (Schwindel, Übelkeit, Erbrechen) hat er sich besonders bewährt, aber auch bei postoperativer Übelkeit. Bei Erkältungserkrankungen und Infektanfälligkeit kommen seine abwehrsteigernden, wärmenden, schweißtreibenden, fiebersenkenden und keimtötenden (Bakterien, Viren, Pilze) Wirkungen zum tragen. Außerdem wirkt Ingwer entzündungshemmend und schmerzlindernd bei rheumatischen Beschwerden. Auch regt er den Kreislauf und die Durchblutung, besonders an Händen und Füßen an. Nicht zuletzt wirkt die Ingwerknolle libidosteigernd, menstruationsauslösend und darmperistaltikanregend.

Eine therapeutische Anwendung bei Schwangerschaftserbrechen wird kontrovers diskutiert, da dem ätherischen Ingweröl abortive Eigenschaften zugeschrieben werden. Daher sollen die Ingwerdosen während der Schwangerschaft die üblichen kulinarischen Mengen nicht übersteigen. Bis zur 36. Schwangerschaftswoche sollte mit Ingwer nur sehr vorsichtig umgegangen werden, um keine vorzeitigen Wehen auszulösen.

Um die **Wehentätigkeit** der Uterusmuskulatur für die Geburt **anzuregen** hat Ingeborg Stadelmann gute Erfahrungen mit einem **Gewürztee** gemacht (auf 1 Liter Wasser 1 Stange Zimt, 10 Nelken, 1 kleine Ingwerwurzel und 1 EL Eisenkraut), der den ganzen Tag über schluckweise getrunken wird. Wehenfördernd wirkt auch ein **Massageöl** mit ätherischen Ölen aus Zimt, Nelke, Ingwer und Rosmarin, erwärmt aufgetragen oder in einem heißen Bad emulgiert.

- Hauptinhaltsstoffe sind ätherische Öle und Scharfstoffe.
- **Nebenwirkungen**: selten Sodbrennen oder Kopfschmerzen.
- **Gegenanzeigen**: bei Gallensteinleiden nur nach Rücksprache mit einem Arzt anwenden. Bei Überempfindlichkeit auf Ingwer bzw. seine Inhaltsstoffe, bei Nierenerkrankungen und bei Gallensteinleiden wird von der Ingwereinnahme abgeraten.
- Hinweis: Anwendung bei Schwangerschaftserbrechen nur nach ärztlicher Rücksprache.
- **Monographie:** P
- **Teezubereitung**: 1/2 TL (1 g) frisch zerkleinerter Ingwer (Wurzelstock) (Zingiberis rhizoma) mit 150 ml siedendem Wasser übergießen, 10–15 min bedeckt stehen lassen und abgießen. Nach Wunsch Zitronensaft und/oder Honig dazugeben; 1-4 Tassen täglich trinken.

Johanniskraut
(Hypericum perforatum L.)

Das echte Johanniskraut wächst als lichtliebende Pflanze auf sonnendurchfluteten Wiesen und ist zu erkennen am zweikantigen Stängel, am roten Saft, der beim Zerreiben aus den Blüten tritt, und an den Blättchen, die gegen Licht gehalten wie perforiert aussehen. Sie sind der Sage nach durch den Teufel entstanden, der aus Wut über eine verlorene Seele seine Krallen tief in jedes Blatt eingegraben hat.

Seit vielen Jahren wird Hypericum perforatum innerlich bei leichten und mittleren Depressionen empfohlen als das **Antidepressivum**

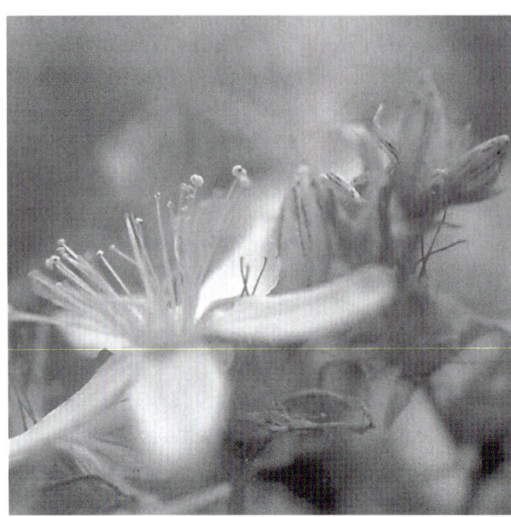

Abb. 12.6 Johanniskraut

ohne Nebenwirkungen. Lediglich auf guten Sonnenschutz ist während der Einnahme wegen einer erhöhten Lichtempfindlichkeit der Haut zu achten. Johanniskraut wirkt stimmungsaufhellend, herzstärkend und fördert die Leistungsfähigkeit. Es wird eingesetzt bei depressiven Verstimmungszuständen, Angst, Unruhe und Erschöpfung, gerade auch im Wochenbett. Es hat sich ebenso bewährt bei Wechseljahrsbeschwerden, Migräne, Schlafstörungen, Wetterfühligkeit und bei Bettnässen von Kindern.

Äußerlich wird das Johannisöl (Hyperici oleum) als eines der besten und wichtigsten **Wundheilöle** mit Erfolg angewendet. Es wirkt antibakteriell, antiviral und antimykotisch, zusammenziehend, entzündungshemmend, wundheilend und schmerzlindernd. Das Öl wird zur Behandlung und Nachbehandlung von Schnitt- und Schürfwunden, Prellungen, Venenentzündungen, Verstauchungen, bei Verbrennungen 1. Grades und bei Sonnenbrand eingesetzt. Bewährt hat es sich aufgrund seiner schmerzlindernden Eigenschaften auch bei Nervenschmerzen, verspannter Muskulatur, Hämorrhoidal- und rheumatischen Beschwerden und bei Gürtelrose. Zur Narbenbehandlung sowie zur Vorbeugung und Therapie bei Wundliegen wird regelmäßiges Einmassieren empfohlen. Bei einer

Windeldermatitis ist neben Öleinreibungen auch das Baden des Säuglings in Johanniskrauttee empfehlenswert.

- Hauptinhaltsstoffe sind Hypericine, Hyperforin, Flavonoide, Gerbstoffe und ätherisches Öl.
- **Nebenwirkungen**: Photosensibilisierung ist möglich, insbesondere bei hellhäutigen Personen.
- **Gegenanzeigen** sind nicht bekannt.
- Hinweis: bei Einnahme von Fertigpräparaten Wechselwirkungen beachten.
- Monographie: P
- **Teezubereitung**: 1–2 TL (1-4 g) Johanniskraut (Hyperici herba) mit 150 ml kochendem Wasser überbrühen, nach 5–10 min abgießen. 2 x täglich 1–2 Tassen trinken. Johanniskraut erreicht seine volle Wirksamkeit erst nach ca. 2 Wochen und sollte kurmäßig 2–3 Monate eingenommen werden.

Echte Kamille (Chamomilla recutita)

Die Kamille ist eines der ältesten und bekanntesten Heilmittel überhaupt und hat sich in der Kinder- und Frauenheilkunde bestens bewährt. Kamille wirkt entzündungshemmend, reizmildernd und heilungsfördernd, besonders für alle Schleimhäute. Sie löst Blähungen und lindert Krämpfe und wird mit Erfolg eingesetzt bei Gastritis, Magengeschwüren (Rollkur) und allen Magen-Darmstörungen, die mit Krämpfen, Blähungen, Brechreiz oder Durchfall einhergehen.

Äußerlich angewendet wirkt die Kamille **wundheilend**, granulationsfördernd, antibiotisch, antimykotisch und mild schmerzlindernd. Sie wird bei bakteriellen Hauterkrankungen und schlecht heilenden Wunden in Form von heißen Kompressen, Umschlägen oder Teilbädern eingesetzt. Bei Hämorrhoiden oder Erkrankungen im Genitalbereich wird Chamomilla als Bad, Einlauf oder zu Spülungen eingesetzt.

Zur Mundspülung bei Mundschleimhaut- und Zahnfleischentzündung wird 1 EL Kamillentinktur in 1/2 Glas warmem Wasser gelöst. Bei Bronchitis, Pharyngitis oder Laryngitis wird der Tee für eine Dampfinhalation verwendet.

- Hauptinhaltsstoffe sind ätherisches Öl, Cumarine, Schleimstoffe, Flavonoide.
- **Nebenwirkungen**: Selten (!) allergische Reaktionen wie Schnupfen, Asthma oder Hautirritationen.
- **Gegenanzeigen**: Keinesfalls dürfen Kamillenzubereitungen am Auge angewendet werden!
- **Monographie**: P
- **Teezubereitung**: pro Tasse 1–2 TL (1,5–3 g) Kamillenblüten (Matricariae flos), Kinder 1/2 TL; Säuglinge 1/4 TL mit heißem Wasser übergießen, zudecken und nach 7 min filtrieren. 3–4 mal täglich eine Tasse trinken. Als Badezusatz 50 g Droge auf 10 l Wasser.
- Hinweis: Für die Heilkunde sollte auf einwandfreie (Apotheken-)Ware geachtet werden. Teebeutel aus Lebensmittelläden enthalten oft Kamillenkraut und gelten als minderwertig.

Kümmel (Carum carvi L.)

Kümmel ist eine uralte Heil- und Gewürzpflanze. Bei Ausgrabungen fand man Samen, die aus der Zeit von 3000 v.Chr. stammen.

Kümmel wirkt verdauungsfördernd, appetitanregend, krampflösend, blähungstreibend, durchblutungsfördernd und keimhemmend. Er wird vor allem als Magenmittel eingesetzt, zur Appetit- und Verdauungsförderung und wegen seiner guten spasmolytischen Wirkung (ähnlich wie Fenchel, Anis und Koriander) als Karminativum bei Völlegefühl, Blähungen, Koliken und leichten krampfartigen Magen-Darm-Störungen. Kümmel kann zur besseren Verträglichkeit blähungstreibender Speisen als Gewürz genutzt werden oder auch als Kümmelschnaps, der schon immer ein beliebtes Mittel nach fetten, schwer verträglichen Mahlzeiten war.

Kümmelsamen haben sich aufgrund ihrer karminativen Wirkung bestens bewährt als **Beruhigungsmittel für Säuglinge** und Kleinkin-

der, denn Blähungen sind oft die Ursache von Unruhe. Mit doppelter Wirkung können die Samen zur **Förderung der Milchproduktion** eingesetzt werden: Wenn stillende Mütter Kümmeltee trinken, treten bei Säuglingen weniger Blähungen auf. Bei **Blähungen der Babys** kann eine Bauchmassage mit einer 10%igen Kümmelölmischung angewendet werden, die im Uhrzeigersinn durchgeführt wird, am besten schon beim Wickeln, vor der einsetzenden Blähungszeit. Hierbei ist eine lokale Resorption über die Bauchhaut erwiesen!

- Hauptinhaltsstoffe sind ätherische Öle, fettes Öl und Eiweiß.
- **Nebenwirkungen/Gegenanzeigen** sind nicht bekannt.
- Monographie: P
- **Teezubereitung**: 1 TL (2–3 g) frisch gequetschte Kümmelfrüchte (Carvi fructus) mit 150 ml siedendem Wasser überbrühen und 10–15 min abgedeckt ziehen lassen. 2–4-mal täglich eine Tasse frisch bereiteten Tee warm zwischen den Mahlzeiten trinken.

Lein (Linum usitatissimum L.)

Lein, auch Flachs genannt, zählt zu den ältesten Kulturpflanzen und wurde, lange bevor er als Heil- und Genussmittel bekannt war, zur Herstellung von Geweben gebraucht. Hildegard von Bingen nutzte die erweichende, anti-

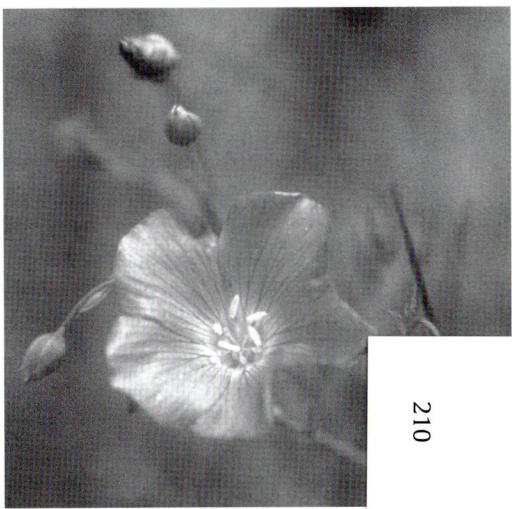

210

Abb. 12.7 Lein

inflammatorische und schmerzlindernde Kraft. Darauf setzt auch die Volksheilkunde und legt gekochten Leinsamenbrei als erweichenden Umschlag bei Haut- und Augenentzündungen oder Geschwüren auf.

In der heutigen Medizin werden die schleimhaltigen Leinsamen vor allem bei Stuhlträgheit verwendet. Sie wirken **abführend** im Sinne einer physiologischen Darmregulierung und haben hervorragende Gleit- und Quelleigenschaften. Infolge der Volumenzunahme kommt es im Dickdarm zu einem Dehnungsreflex, der die Darmperistaltik anregt, und durch die Wasserbindekraft wird der Kot weich und geschmeidig. Dazu muss der Leinsamen „im Darm quellen". **In der Schwangerschaft** 1 EL/Tag (sonst 2–3 EL) ganze Samen kauen und mit 1/4 l Wasser einnehmen. Diese Dosierung wirkt nicht abführend, sondern lediglich stuhlregulierend und kann deshalb auch während der Schwangerschaft eingesetzt werden. Bei regelmäßigem Verzehr beschreibt Ingeborg Stadelmann eine vermehrte, geburtsfördernde Scheidenschleimproduktion.

Bei **Magenschleimhautentzündung** wird der Leinsamenschleim verwendet, der sich ca. 60 min nach Einweichen der Samen (1 EL in 150 ml kaltem Wasser) gebildet hat. Dieser Schleim wirkt als Säurepuffer, auch bei Sodbrennen. Leinsamenschleim kann auch äußerlich als Gurgelmittel bei Heiserkeit oder zur Linderung von Hämorrhoidalbeschwerden verwendet werden.

Das Leinsamenöl wird zur Linderung von Verbrennungen, Wunden, Ekzemen oder Milchschorf äußerlich angewendet. Innerlich eingenommen ist Leinöl durch seinen hohen Anteil an ungesättigten Fettsäuren ein hochwertiges Speiseöl.

- Hauptinhaltsstoffe sind Schleim, fettes Öl, Eiweiß, Rohfaser, Mineralstoffe und Spurenelemente.
- **Nebenwirkungen**: Bei Beachtung der Dosierungsanleitung, d.h. der gleichzeitigen Einnahme von genügend Flüssigkeit (s.o.), sind keine Nebenwirkungen bekannt.

- **Gegenanzeigen**: Ileus (Darmverschluss) jeder Genese.
- **Wechselwirkungen**: Wie bei jedem Mucilaginosum ist eine negative Beeinflussung der Resorptionsverhältnisse von Arznei- und Nahrungsmitteln möglich.
- Monographie: P
- Hinweis: Leinsamen möglichst nicht geschrotet, sondern als ganze Samen kaufen (Arzneibuchqualität!). Geschrotete Samen werden schnell ranzig und dürfen dann nicht mehr verwendet werden.
- **Teezubereitung**: 1–2 TL ganze Leinsamen mit 250 ml kaltem Wasser übergießen und unter gelegentlichen Umrühren 1–2 Std. stehen lassen. Ohne auszupressen die Flüssigkeit abgießen und zur Anwendung leicht erwärmen und schluckweise trinken. Leinsamen ist zur Langzeitanwendung geeignet.

Linde (Tilia platyphyllos Scop./Tilia cordata Mill.)

Unter dem duftenden Blätter-Baldachin der Linde traf sich in alten Zeiten das Volk zu Tanz, Spiel und Versammlungen. Die Linde ist ein verehrter, schutzgebender Baum.

Die Blüten wirken schweißtreibend, fiebersenkend, schwach krampflösend und hustendämpfend. Lindenblütentee soll als schweißtreibendes Mittel bei fieberhaften Erkältungen, bei Husten und zur Stärkung der allgemeinen Abwehrkräfte möglichst heiß getrunken werden. Fußbäder mit Lindenblütentee zu Beginn einer Erkältung lassen die Erkrankung oft erst gar nicht richtig ausbrechen. Nach dem Fußbad mit noch feuchten Füßen in angewärmte Wollsocken schlüpfen und im Bett „die Krankheit ausschlafen".

Es ist wissenschaftlich erwiesen, dass Lindenblüten die **körpereigene Abwehrkraft stärken** und aufgrund ihres Schleimgehaltes auch schmerz- und reizlindernd, wärmend und mild abführend wirken. Sie können unbedenklich in der Schwangerschaft eingesetzt werden. Als Geheimtipp in der Volksmedizin gilt, dass Lindenblüten beruhigen und den Schlaf fördern, vor allem bei kleinen Kindern und älteren Menschen. Abends vor dem Schlafengehen ein Bad zubereiten – das hat sich auch begleitend bei Migräne oder rheumatischen Beschwerden bewährt.

- Hauptinhaltsstoffe sind Flavonoide, Schleime, ätherisches Öl und Gerbstoffe.
- **Nebenwirkungen/Gegenanzeigen** sind nicht bekannt.
- Monographie: P
- **Teezubereitung**: 1 TL (2 g) Lindenblüten (mit dem pergamentartigen Hochblatt, Tiliae flos) mit 1 Tasse siedendem Wasser überbrühen und abgedeckt 7 min ziehen lassen.

Löwenzahn (Taraxacum officinale Web.)

Wenn im Spätfrühling satte Wiesen gelb leuchten, blüht der Löwenzahn. Er wirkt verdauungsfördernd, appetitanregend, gallensekretionsfördernd, stoffwechselanregend und harntreibend. Die **harntreibende Wirkung** beruht auf einem saluretischen Effekt, d.h. auf der vermehrten Ausscheidung von Natrium, Kalium und Chlorid im Harn und nicht auf einer Nierenreizung. In der aktuellen Monographie der Kommission E wird Löwenzahn bei Störungen des Gallenflusses, bei Appetitlosigkeit, Völlegefühl und Blähungen empfohlen, aber auch zur unterstützenden Therapie bei chronischen rheumatischen und arthrotischen Beschwerden sowie als mild abführendes Mittel (Bitterstoffwirkung). Löwenzahn sollte wegen seiner stoffwechselfördernden Wirkung bei keiner Frühjahrs- oder Fastenkur fehlen.

In der Schwangerschaft wird Löwenzahn bei Verdauungs- und Stuhlbeschwerden und zur Unterstützung der Leberfunktion gegeben.

- Hauptinhaltsstoffe sind Bitterstoffe, Mineralstoffe, Vitamine und Inulin.
- **Nebenwirkungen**: Wie bei allen bitterstoffhaltigen Drogen können superazide Magenbeschwerden auftreten.
- **Wichtig**: Keine Durchspülungstherapie bei Ödemen infolge eingeschränkter Herz- oder Nierentätigkeit. Bei einer Durchspülungstherapie ist auf reichliche zusätzliche Flüssigkeitszufuhr zu achten. Eine Durchspülungstherapie in der Schwangerschaft sollte ärztlich verordnet werden.
- **Gegenanzeigen**: Verschluss der Gallenwege, Gallenblasenempyem; Ileus (Darmverschluss). Bei Gallensteinleiden nur nach Rücksprache mit einem Arzt anwenden.
- Monographie: P
- **Teezubereitung**: 1 TL (2,5 g) Löwenzahn-Ganzpflanze (Taraxaci radix cum herba) mit 1 Tasse kaltem Wasser ansetzen und kurz aufkochen, nach 10 min abgießen. 2–3 x täglich 4–6 Wochen lang trinken.

Majoran (Origanum majorana L., Dost/Origanum vulgare)

Majoran und der nah verwandte Wilde Dost wirken vor allem verdauungsfördernd, krampflösend, entspannend und beruhigend, aber auch antiseptisch, schweißtreibend und schleimlösend. Majoran wird innerlich bei Verdauungsbeschwerden mit Blähungen, Koliken und Durchfällen eingesetzt, ebenso gut aber auch bei Erkältungen mit Schnupfen, Fieber oder Kopfschmerzen.

In der Frauenheilkunde wird das aromatische Kraut unterstützend eingesetzt zur Entspannung bei vorzeitigen Wehen, bei Wadenkrämpfen, zur Milchbildungsförderung und bei schmerzhafter Menstruation. Wenn **Säug-**

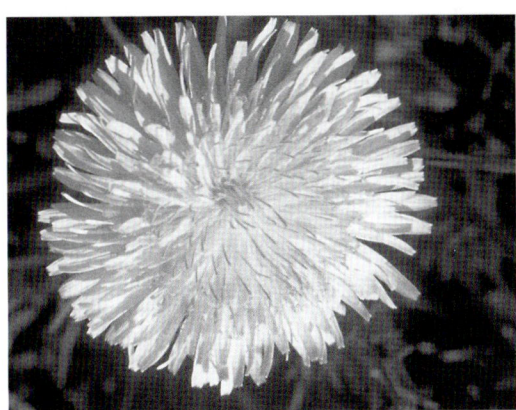

Abb. 12.8 Löwenzahn

linge unter **Blähungen** leiden, bewährt sich eine Majoran-Salbeneinreibung um die Nabelgegend oder das Auflegen von erwärmten Majorankissen.

Mit seiner milden und schnell krampflösenden Wirkung auf die Muskulatur des Uterus können feucht-warme Bauchkompressen die überaktive Gebärmuttermuskulatur bei vorzeitigen Wehen und kräftige **Nachwehen** lindern. Auch zur **Milchbildungsförderung** hat sich Majoran bewährt zusammen mit Anis, Fenchel, Kümmel, Brennnessel und Dill. Bei **nächtlichen Wadenkrämpfen** kann Majoran gut gemischt werden mit Melisse, Hopfen und Gänsefingerkraut.

- Hauptinhaltsstoffe sind ätherische Öle, Bitterstoffe, Gerbstoffe und Flavonoide.
- **Nebenwirkungen**: Überdosierung und zu langer Gebrauch (regelmäßig über mehrere Wochen) können zu Kopfschmerzen und Benommenheit führen.
- **Gegenanzeigen** sind nicht bekannt.
- Hinweis: nicht zu Beginn der Schwangerschaft einnehmen.
- Monographie: N – „Da die Wirksamkeit nicht belegt ist, kann eine therapeutische Anwendung nicht befürwortet werden".
- **Teezubereitung**: 1 TL (1,5 g Majorankraut (Majoranae herba) mit 150 ml siedendem Wasser überbrühen, 10 min abgedeckt ziehen lassen und abgießen. 1–2 mal täglich 1 Tasse trinken.

Malve (Malva sylvestris L.)

Der Gattungsname Malva ist abgeleitet von griechisch „malakos": weich. Wer einmal Malvenblätter oder -blüten zwischen den Fingern zerrieben hat, spürt den weichen Pflanzenschleim. Der hohe Schleimgehalt ist verantwortlich für die reizlindernde Wirkung bei Haut- und Schleimhautentzündungen. Wie ein Schutzfilm überzieht er die Schleimhäute von Bronchien, Magen-/Darm- und Genitaltrakt.

Die Malve wirkt reiz- und schmerzmildernd, schleimlösend, **entzündungshemmend**, **wundheilend** und mild abführend. Bei Entzündungen

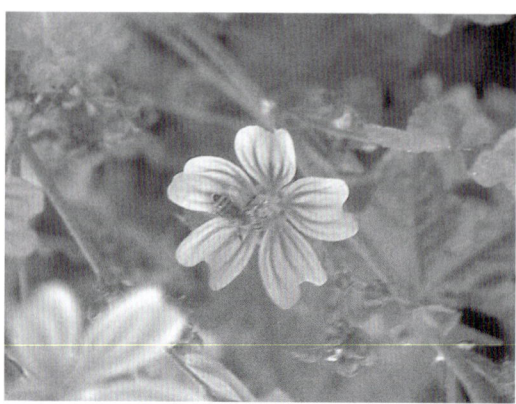

Abb. 12.9 Malve

der Mund- und Rachenschleimhaut, bei trockenem, entzündlichem Husten, Heiserkeit und Kehlkopfkatarrh wird ein Malven-Kaltauszug schluckweise getrunken. Bei Magen-Darmschleimhautentzündungen wie Gastritis oder Colitis ulcerosa hat sich ein Malventee bewährt. Weil Pflanzenschleime die Resorption der Nahrungsstoffe behindern, ist nach 1 Woche eine Behandlungspause einzulegen.

Äußerlich wird Malventee zum Gurgeln bei Halsschmerzen verwendet oder als beruhigende, lindernde Kompresse bei trockener, entzündeter Haut, bei Ekzemen, Neurodermitis oder Psoriasis. Bei Pruritus vulvae et ani oder bei entzündeter, schmerzender Genitalschleimhaut wirkt ein Malventeesitzbad ungemein beruhigend, wundheilend und schmerzlindernd.

- Hauptinhaltsstoffe sind Schleimstoffe und wenig Gerbstoffe.
- **Nebenwirkungen/Gegenanzeigen** sind nicht bekannt.
- Monographie: P
- **Teezubereitung**: 1 TL (1,5 g) Malvenblüten (Malvae flos) oder Malvenblätter (Malvae folium) mit 1 Tasse kaltem Wasser übergießen, unter gelegentlichem Umrühren 1–2 Stunden ziehen lassen, abgießen und zum Trinken bei Bedarf erwärmen.

Mariendistel (Silybum marianum (L.) Gaertn.)

Die Mariendistel wächst in Südeuropa wild. Ihre großen dornig gezackten, weiß-grün marmorierten Blätter sind unverwechselbar.

Mariendistelfrüchte regen die Gallentätigkeit an und unterstützen die Verdauung. Sie haben sich als **mildes Abführmittel** ohne Nebenwirkungen in der Schwangerschaft bewährt. Dazu werden täglich 2 EL der harten Samen gekaut.

In der Schulmedizin gilt Carduus marianus als die wichtigste Leberheilpflanze: Sie ist die einzige Pflanze, die die Leberzellregeneration anregen kann und die Neubildung von Leberzellen stimuliert. Die Membranen der Leberzellen werden stabilisiert, so dass das Eindringen von Giften erschwert wird und selbst vorgeschädigte Leberzellen wieder ausheilen können. Bei toxischen Leberschäden (Alkoholmissbrauch, leberschädigende Arzneimittel oder Umweltgifte) und zur Begleittherapie bei chronisch-entzündlichen Lebererkrankungen wird Mariendistel nur als Fertigpräparat eingesetzt.

In der Volksmedizin steht die Behandlung von Verdauungsbeschwerden im Vordergrund. Auch bei Gallensteinen, Unterschenkelgeschwüren, Krampfadern, Kopfschmerzen und Migräne kann die Mariendistel zur unterstützenden Behandlung eingesetzt werden.

Carduus marianus wird zur Vorbeugung und Therapie über längere Zeit (3–6 Monate) eingenommen.

- Hauptinhaltsstoffe sind Silymarin, fettes Öl und Eiweiß.
- **Nebenwirkungen/Gegenanzeigen**: selten Stuhlverflüssigung.
- Monographie: P
- **Teezubereitung**: (nur bei Verdauungsbeschwerden) 1–2 TL (3–5 g) Mariendistelfrüchte (Cardui mariae fructus) mörsern und mit 1 Tasse siedendem Wasser übergießen, nach 15 min abgießen. 3–4 x täglich 1 Tasse etwa 1/2 Stunde vor der Mahlzeit trinken.

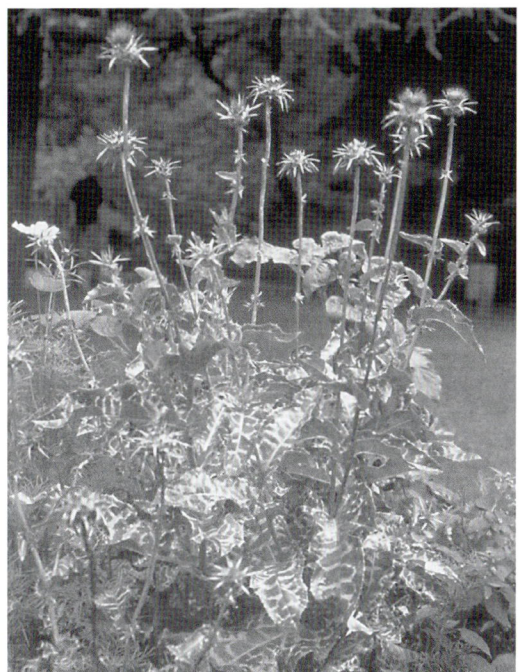

Abb. 12.10 Mariendistel

Melisse (Melissa officinalis L.)

Die Zitronenmelisse mit ihren zitronig duftenden, herzförmigen Blättern wirkt **beruhigend**, krampflösend, entblähend und gallenfördernd. Sie ist die richtige Heilpflanze bei Stress und zur Beruhigung von Nerven, Herz und Magen. Die Melisse ist gut verträglich und in der Schwangerschaft gefahrlos anzuwenden. Sie hat sich bestens bewährt als Teemischung bei nervösen Herzbeschwerden (mit Weißdorn, Herzgespann, Rose), bei nervösem Magen (mit Minze, Fenchel, Gänsefingerkraut) oder bei Unruhe und Schlafstörungen (mit Hopfen, Lavendel). Ein beruhigendes Kräuterkissen mit getrockneten Melissenblättern kann für Mutter und Kind gleichermaßen eingesetzt werden. In der Volksmedizin wird die Melisse auch bei **Erbrechen in der Schwangerschaft** angewendet.

Beim Auftreten von Herpes labialis oder genitalis kommen die antiviralen Eigenschaften der Melisse als sanfte Therapie zur Wirkung: Gleich zu Beginn der Erkrankung eine Melissen-Extraktsalbe (Lomaherpan) oder den

Pflanzenfrischsaft von zerriebenen Blättern mehrmals täglich auf die betroffene Stelle auftragen.

- Hauptinhaltsstoffe sind ätherische Öle, Flavonoide, Gerbstoffe und Bitterstoffe.
- **Nebenwirkungen/Gegenanzeigen** sind nicht bekannt.
- Monographie: P
- **Teezubereitung**: 1–2 TL (1–2 g) Melissenblätter (Melissae folium) mit 1 Tasse siedendem Wasser überbrühen und 10 min bedeckt ziehen lassen. 3 x täglich 1 Tasse trinken. Dieser Tee kann auch, doppelt so stark zubereitet, für entspannende Fuß-, Hand- oder Vollbäder sowie zu Waschungen verwendet werden.

Ringelblume (Calendula officinalis L.)

Gelbe und orangerote kleine Sonnen leuchten den ganzen Sommer über aus Gärten und von Balkonen. Wegen ihrer enormen Wuchs- und Regenerationskraft galt die Ringelblume bei den Ägyptern als ein Verjüngungsmittel.

Ihre Eigenschaft, Wunden mit schlechter Heilungstendenz schnell und komplikationslos abheilen zu lassen, machte sie zu einer der bekanntesten **Wundheilpflanzen**. Wunde Kinderpopos oder wunde Brustwarzen stillender Mütter, Brustdrüsenentzündung, Venenentzündung und Haut- und Schleimhautentzündungen heilen gut mit Ringelblumensalbe oder einer Teeauflage. Bei allen schlecht heilenden Wunden wie Quetsch-, Schlag-, Schnitt-, Biss- und Risswunden, bei Wundliegen, Abszessen, Verbrennungen oder Erfrierungen, bei Geschwüren und Ekzemen, aufgeschürften Knien oder Blutergüssen, – die Ringelblume wirkt wundheilend, entzündungshemmend, granulationsfördernd, immunstimulierend, lymphabflussfördernd, krampflösend und antimikrobiell.

In der Volksmedizin wird sie auch innerlich bei entzündlichen Erkrankungen der Verdauungsorgane wie Gallebeschwerden oder Magen- und Darmgeschwüren eingesetzt.

Ringelblumen kann man essen. Die leuchtenden Blütenblätter verzieren Salate, Suppen und andere Speisen als essbare Dekoration.

- Hauptinhaltsstoffe sind Triterpensaponine, Flavonoide, Cumarine, Carotinoide und ätherisches Öl.
- **Nebenwirkungen/Gegenanzeigen** sind nicht bekannt.
- Monographie: P
- **Teezubereitung**: 1 TL (1 g) Ringelblumenblüten (Calendulae flos) mit 150 ml siedendem Wasser überbrühen, 10–15 min bedeckt stehen lassen und abgießen.
- Für **Umschläge, Verbände, Kompressen oder Gurgelmittel** wird ein doppelt starker Tee zubereitet, oder 2–4 ml Tinktur mit 1/4-1/2 l Wasser verdünnt.

Rosmarin (Rosmarinus officinalis L.)

Wer an den nadelförmigen Blättern des mediterranen Halbstrauches reibt und seinen intensiven, strengwürzigen Geruch einatmet, der spürt schon die Wirkung: ein Duft, der wach macht und die Sinne klärt: Rosmarin wirkt kreislaufanregend, durchblutungsfördernd, krampflösend, sekretionsfördernd auf Magen- und Gallensaft und äußerlich hautreizend. Die innerliche Anwendung ist zu empfehlen bei kalten Händen und Füßen, die häufig bei niedrigem Blutdruck auftreten. Rosmarin fördert die Durchblutung des Gehirns, die Konzentration und geistige Leistungsfähigkeit und wird als Tonikum bei Kreislaufschwäche und in der Rekonvaleszenz eingesetzt sowie bei Verdauungsbeschwerden.

In der Schwangerschaft darf Rosmarin wegen seiner durchblutungsfördernden Wirkung nicht angewendet werden, wohl aber für ein durchwärmendes Bad zur **Einleitung der Wehen** oder bei **Kreislaufstörungen im Wochenbett**.

Äußerlich wird Rosmarin zur durchblutungsfördernden, schmerzstillenden Einreibung bei Neuralgien, Rheuma und Gicht eingesetzt und als anregendes Bad bei Kreislaufbeschwerden, Müdigkeit und Erschöpfung.

- **Hauptinhaltsstoffe** sind ätherische Öle, Gerbstoffe, Flavonoide.
- **Nebenwirkungen** sind bei normaler Dosierung nicht zu befürchten. Ein Rosmarin-Bad am Abend kann den Schlaf stören.
- **Gegenanzeigen**: nicht in der Schwangerschaft anwenden!
- Monographie: P
- **Teezubereitung**: 1–2 TL (2-4 g) Rosmarinblätter (Rosmarini folium) mit 150 ml siedendem Wasser übergießen, 10–15 min bedeckt stehen lassen und abgießen. 3–4mal täglich 1 Tasse trinken. Für ein Vollbad werden 50 g Rosmarinblätter empfohlen.

Rosskastanie (Aesculus hippocastanum L.)

Von September bis Oktober sammeln Kinder die braun-glänzenden Samen und basteln daraus Tiere. Für medizinische Zwecke werden die Rosskastanien geschält und dann weiterverarbeitet. Früher wurden sie geröstet, zerrieben, mit Mehl vermengt und mit Essig zu einem Brei angerührt, den man auf erhärtete Brüste legte. 1896 berichtete ein französischer Arzt erstmals von bedeutenden Erfolgen bei der Behandlung von Hämorrhoiden. Etwas später erkannte man die Wirkung auf das venöse Gefäßsystem.

Die Rosskastanie wirkt zusammenziehend, entzündungshemmend, gewebsentwässernd, schwellungshemmend, kapillarabdichtend, venentonisierend und auch hirndrucksenkend. Sie wird bei allen Symptomen der **chronischen venösen Insuffizienz** angewendet: bei Schmerzen und Schweregefühl in den Beinen, nächtlichen Wadenkrämpfen, Juckreiz und Stauungsödemen sowie bei Venenstauungen und -entzündungen und bei Hämorrhoiden. Zur unterstützenden Therapie wird Aesculus auch bei posttraumatischen oder postoperativen Weichteilschwellungen eingesetzt, bei Unterschenkelgeschwür, Menstruationsbeschwerden, Bandscheibenschäden und nach Gehirnerschütterung.

- **Hauptinhaltsstoffe** sind Saponine β-Aescin, Flavonoide, Gerb- und Mineralstoffe, Proteine, Stärke und fettes Öl.
- **Nebenwirkungen**: nach Einnahme in Einzelfällen Juckreiz, Übelkeit, Magenbeschwerden.
- **Gegenanzeigen** sind nicht bekannt.
- Hinweis: Aescinhaltige Salben sollen nur sanft aufgetragen werden, da sonst Venenentzündungen hervorgerufen oder verstärkt werden können.
- Monographie: P
- **Anwendung**: Rosskastanie wird zur innerlichen Anwendung als Fertigpräparat empfohlen. Die Einnahme sollte stets nach der Mahlzeit erfolgen, damit es nicht zu Magenschmerzen kommt. Die gleichzeitige äußerliche Anwendung von Salben oder Gelen unterstützt die Wirkung.

Salbei (Salvia officinalis L.)

Salbei ist ein bedeutsames Heilkraut mit vielfältigen Wirkungen: entzündungshemmend, zusammenziehend, schweißhemmend, verdauungssaftanregend, antibakteriell, pilz- und virenhemmend. Das Wort leitet sich ab von lat. salvare = heilen. Salbei hemmt auch die Milchsekretion und wird darum **zum Abstillen** als Tee gereicht. Es haben sich aber auch Brustkompressen mit Salbeitee bewährt.

In der Krankenpflege werden schweißreduzierende und desodorierende Salbeiteewa-

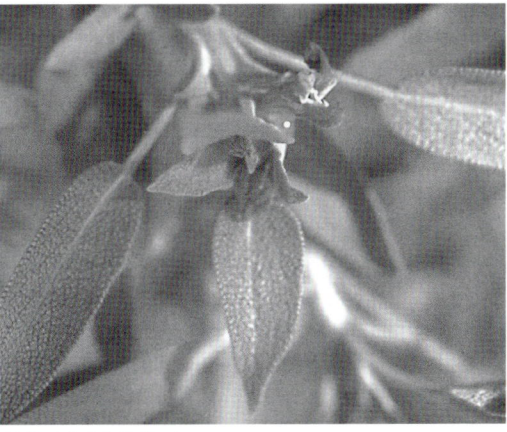

Abb. 12.11 Salbei

schungen eingesetzt bei fiebrigen Erkrankungen, übermäßigem Schwitzen in den Wechseljahren, bei Nachtschweiß oder psychosomatisch bedingtem Schwitzen, Morbus Hodgkin oder Tbc. Salbeitee wird auch bei Halsschmerzen, Entzündungen des Zahnfleisches und der Mund- und Rachenschleimhaut als Gurgelmittel eingesetzt.

- Hauptinhaltsstoffe sind ätherisches Öl, Gerbstoffe, Bitterstoffe und Flavonoide.
- **Nebenwirkungen**: bei empfindlichen Personen gelegentlich Magenreizungen. Bei länger andauernder Einnahme von alkoholischen Extrakten oder des reinen ätherischen Öls können epileptiforme Krämpfe auftreten.
- **Gegenanzeigen**: Während der Schwangerschaft ätherisches Salbeiöl und alkoholische Extrakte nicht einnehmen.
- Monographie: P
- **Teezubereitung**: 1 TL (2 g) Salbeiblätter (Salviae folium) mit 150 ml siedendem Wasser übergießen; für die innerliche Anwendung 3 min, für die äußerliche 10–15 min bedeckt stehen lassen. Mehrmals täglich 1 Tasse trinken. Zur Verminderung des Nachtschweißes wird die Drogenmenge pro Tasse auf 3 g erhöht, zu Waschungen der doppelt starke Tee verwendet.

Schafgarbe (Achillea millefolium L.)

Ein altes Sprichwort beschreibt die Verwendung von Achillea in der Frauenheilkunde: „Schafgarb im Leib tut wohl jedem Weib". Schafgarbenkraut wirkt krampflösend, menstruationsregulierend und Blut stillend. Bei Verdauungsbeschwerden kommen die appetitanregenden, verdauungs- und gallefördernden Bitterstoffe zur Wirkung. Auch ein Schafgarbenwickel, auf die Leber gelegt und mit 1/2-stündiger Ruhepause genossen, wirkt verdauungsunterstützend. Schafgarbe wird mit ihren entzündungshemmenden, krampflösenden und entblähenden Eigenschaften auch bei Magen- und Darmschleimhautentzündungen, Blähungen und Krämpfen eingesetzt.

Bei Wunden und Geschwüren sowie bei Mundschleimhautentzündung kommen die keimhemmenden, antibakteriellen, entzündungshemmenden und Blut stillenden Eigenschaften zum Tragen. Bewährt haben sich aus diesem Grunde auch Sitzbäder mit Schafgarbentee bei **schlecht heilendem Dammschnitt** im Wochenbett.

Achillea kann auch gegen übermäßiges Schwitzen und zur unterstützenden Therapie bei Hämorrhoiden und Venenbeschwerden verwendet werden.

- Hauptinhaltsstoffe sind ätherisches Öl, Flavonoide, Gerbstoffe, Bitterstoffe und Kalium.
- **Nebenwirkungen** sind nicht bekannt.
- **Gegenanzeigen**: Überempfindlichkeit gegen Schafgarbe und andere Korbblütler.
- Monographie: P
- **Teezubereitung**: 1 EL (2,5 g) blühendes Schafgarbenkraut (Millefolii herba/flos) mit 150 ml siedendem Wasser übergießen und 7 min bedeckt stehen lassen.
- Für **Sitzbäder** 100 g Schafgarbenkraut auf 20 l Wasser.

Spitzwegerich (Plantago lanceolata L.)

Der Spitzwegerich ist auf nahezu jeder Wiese anzutreffen und an seinen schmalen Blättern mit den parallelen Blattnerven gut zu erkennen.

Plantago lanceolata wurde ausführlich untersucht und 1995 auf dem Phytotherapiekongress vorgestellt: Die innerliche Anwendung von Spitzwegerich zeigt eine besonders gute Wirksamkeit bei Hustenerkrankungen, vor allem bei Reizhusten und akuter Bronchitis. Mit seiner gelungenen Kombination von Wirkstoffen ist Spitzwegerich ein Heilmittel bei allen **Lungen- und Bronchialleiden**: Gerbstoffe festigen die Schleimhäute, Kieselsäure festigt das Lungengewebe, Schleimstoffe schützen die gereizten Schleimhäute und mildern die Schmerzen beim Husten und Durchatmen, das Aucubin wirkt keimhemmend. Aufgrund der hervorragenden Wirksamkeit und der fehlenden Nebenwirkungen wird Spitzwegerich(sirup) in der Kinder- und Säuglingsheilkunde bevorzugt verwendet.

Die äußere Anwendung des frischen Spitzwegerichsaftes ist so einfach wie wirkungsvoll: Mehrere Blätter zwischen den Handflächen zerreiben und den Saft auf Stiche, Brennesselquaddeln, Sonnenbrand oder Schürfwunden auftragen.

Junge Spitzwegerichblätter sind außerdem ein köstliches Wildgemüse – roh als Salat oder gekocht als feine Suppe.

- Hauptinhaltsstoffe sind Gerbstoffe, Schleim, Kieselsäure, Aucubin, Flavonoide und Vitamin C.
- **Nebenwirkungen/Gegenanzeigen** sind nicht bekannt.
- Monographie: P
- **Teezubereitung**: 1–2 TL (1,5 g) Spitzwegerichblätter (Plantaginis lanceolatae folium) mit 1 Tasse heißem Wasser überbrühen, 5 min ziehen lassen, abgießen. Mehrmals täglich 1 Tasse schluckweise trinken.

Walnuss (Juglans regia L.)

In Deutschland wurden Walnussbäume in den ersten Jahrhunderten n. Chr. durch die Römer eingeführt. Man baute sie hauptsächlich wegen ihrer Nüsse an, und sie waren in mittelalterlichen Gärten weit verbreitet. Zu Heilzwecken werden die Blätter während der gesamten Wachstumszeit geerntet. Man verwendet sie ohne Blattspindel.

Walnussblätter wirken adstringierend, stopfend, entzündungshemmend, juckreizstillend und lymphanregend. Sie haben sich in der äußerlichen Anwendung bewährt bei chronischen Ekzemen, **kindlichen Dermatosen**, Akne und Mundschleimhauterkrankungen, aber auch bei Hämorrhoiden, Frostschäden und bei Fußschweiß.

Bei Bindehautentzündung und entzündeten Augenlidern, vor allem bei Kindern, wird ein Aufguss zum Baden der Augen bereitet, bei Mund-, Zahnfleisch- und Rachenentzündungen mit einem Walnussblättertee gegurgelt. Jüngste Forschungen brachten Hinweise auf fungizide und antiseptische Wirkungen. Innerlich werden Walnussblätter bei Durchfall, chronischen Ekzemen und kindlichen Hauterkrankungen sowie bei Wurmerkrankungen eingesetzt.

- Hauptinhaltsstoffe sind Gerbstoffe, ätherisches Öl, Juglon, Vitamin C und Flavonoide.
- **Nebenwirkungen**: Magenempfindliche Personen reagieren gelegentlich auf Gerbstoffdrogen mit Übelkeit und Erbrechen.
- **Gegenanzeigen** sind nicht bekannt.
- Monographie: P
- **Teezubereitung**: 1 TL (0,9 g) Walnussblätter (Juglandis folium) mit 150 ml kaltem Wasser ansetzen, zum Kochen bringen und 10 min ziehen lassen. Zur Bereitung des Teeaufgusses für Auflagen, Waschungen, Bäder, Umschläge und Spülungen werden 2–3 TL (1,8-2,7 g) mit 200 ml Wasser aufgekocht. Juglonhaltige Walnussextrakte haben einen hautbräunenden Effekt und sind Bestandteil einiger Sonnenschutzmittel.

Zimt (Cinnamomum zeylanicum)

Der Zimtbaum gehört zu den Lorbeergewächsen. Der ganze Baum duftet, doch der wahre Schatz liegt in der hauchdünnen Innenrinde junger Schösslinge verborgen. Zimt ist eines der ältesten Gewürze der Welt.

Der kreislaufanregende, durchblutungsfördernde Zimt wärmt, entspannt, fördert die Verdauung, löst Blähungen und Krämpfe und hat sich bewährt bei Verdauungsbeschwerden mit Völlegefühl, Übelkeit und Erbrechen und bei leichten krampfartigen Magen-Darm-Störungen. Bei Grippe und Erkältungen wird Zimt wegen seiner entzündungshemmenden, schmerzlindernden, immunstimulierenden, antiseptischen, schweißtreibenden und fiebersenkenden Eigenschaften eingesetzt.

Außerdem wirkt Cinnamomum stimulierend auf die Gebärmutter und regt somit die Wehen und die Monatsblutung an. Zur **Einlei-**

tung der Wehen wird ein Gewürzgetränk aus 1 Stange Zimt, 10 Nelken, 1 kleinen Ingwerwurzel und 1 EL Eisenkrauttee mit 1 Liter Wasser zubereitet. Den ganzen Tag über lauwarm schluckweise trinken, um innerhalb von 1 – 2 Tagen die Uterusmuskulatur sanft zur Wehentätigkeit anzuregen (nach Stadelmann).

Nach einem heißen Bad hat sich auch eine Bauchmassage mit ätherischen Ölen aus Zimt, Nelke, Ingwer und Eisenkraut bewährt.

- Hauptinhaltsstoffe sind ätherische Öle, Schleim, Gerbstoffe und Cumarine.
- **Nebenwirkungen**: bei bestimmungsgemäßem Gebrauch keine; in seltenen Fällen allergische Haut- und Schleimhautreaktionen.
- **Gegenanzeigen**: Magen- und Darmgeschwüre, Überempfindlichkeit gegen Zimt oder Perubalsam. In der Schwangerschaft erst zur Einleitung der Wehen einsetzen!
- Monographie: P
- **Teezubereitung**: 1 TL (0,5-1 g) Zimtstangen (Cinnamomi zeylanici cortex) mit 150 ml siedendem Wasser überbrühen, 10 min abgedeckt ziehen lassen und abgießen. Zweidreimal täglich 1 Tasse zu den Mahlzeiten trinken.

Fortbildungsangebote

- Freiburger Heilpflanzenschule
  Ursel Bühring
  Birkenweg 10
  79252 Stegen
  Tel 076 61 - 98 19 61
  Fax 076 61 - 98 19 62
  email: info@heilpflanzenschule.de
  http://www.heilpflanzenschule.de
- Linum – Schule für naturheilkundliche Methoden der Gesundheits- und Krankenpflege
  Annegret Sonn
  Beerenhalde 2
  72820 Sonnenbühl
  Tel 0 71 28 - 34 84
  Fax 0 71 28 - 31 04

Literatur

- Bocksch M: Heilpflanzen/Kennzeichen, Heilwirkung, Anwendung; BLV Verlagsgesellschaft mbH 1989.
- Braun H, Frohne D: Heilpflanzenlexikon; Gustav Fischer Verlag 1994.
- Fintelmann V, Menßen HG, Siegers CP: Phytotherapie Manual; Hippokrates Verlag 1989.
- Karl J: Neue Therapiekonzepte für die Praxis der Naturheilkunde.; Pflaum Verlag 1995.
- Kölbl K: Kölbl´s Kräuterfibel – Eine Fundgrube alter und moderner Heilkräuter- und Hausmittelrezepte; Reprint Verlag Konrad Kölbl KG 1993.
- Pahlow M: Das große Buch der Heilpflanzen; Gräfe und Unzer 1993.
- Poletti A, Schilcher H, Müller A: Heilkräftige Pflanzen/Erkennen, sammeln, anwenden nach aktuellsten Erkenntnissen; Walter Hädecke Verlag 1990.
- Rothmaler R: Phytotherapie; Sonntag Verlag 1994.
- Saller, Reichling, Hellenbrecht: Phytotherapie – Klinische, pharmakologische und pharmazeutische Grundlagen; Haug Verlag 1995.
- Schilcher H: Kleines Heilkräuter-Lexikon; Hädecke-Verlag 1999.
- Schönfelder P und I: Der Kosmos-Heilpflanzenführer – Europäische Heil- und Giftpflanzen; Franckh-Kosmos Verlag 1980.
- Storl WD: Von Heilkräutern und Pflanzengottheiten; Aurum Verlag 1993.
- Teuscher E: Biogene Arzneimittel; Wissenschaftliche Verlagsgesellschaft mbH 1997.
- Vonarburg B: Natürlich gesund mit Heilpflanzen; AT Verlag 1988.
- Wagner H, Wiesenauer M: Phytotherapie – Phytopharmaka und pflanzliche Homöopathika; Gustav Fischer Verlag 1995.
- Weiss RF, Fintelmann V: Lehrbuch der Phytotherapie; Hippokrates Verlag 1997.
- Wichtl M: Teedrogen und Phytopharmaka; Wissenschaftliche Verlagsgesellschaft mbH 1997.

Hanne Marquardt

Notizen

Geschichtlicher Überblick

Die therapeutisch genutzte Form der Reflexzonentherapie am Fuß (RZF) entwickelte sich zu Beginn des 20. Jahrhunderts aus einem vermutlich Jahrtausende alten Wissen der Ureinwohner Nord- und Mittelamerikas, das dort bis in die Neuzeit gepflegt wurde. Es gibt jedoch auch weit zurückliegende Quellen aus östlichen Ländern, bei denen die Behandlung der Füße als Volksmedizin bis heute ihre Anwendung findet.

Zu Beginn des 20. Jahrhunderts widmete sich der amerikanische Arzt Dr. **William Fitzgerald** dem von den Indianern überlieferten Erfahrungsschatz und übersetzte ihn soweit wie möglich in eine medizinische Sprache. Um Zusammenhänge therapeutischer Art zwischen dem ganzen Menschen und seinen Füßen aufzuzeigen, erstellte er eine fiktive Einteilung von 10 Längszonen im Körper, die den Menschen bis in die Füße in ein gleichmäßiges Rasterbild einordnen. Er konnte durch jahrelange Beobachtungen empirisch nachweisen, dass sich die in der jeweiligen Längszone am ganzen Menschen angeordneten Organe, Gewebe und Systeme in der gleichen Längszone am Fuß als Mikrosystem behandeln lassen. Beispiel: Die Wirbelsäule in der Längszone eins im großen ist genauso in der Längzone eins im kleinen Format am Fuß zu finden, also im Längsgewölbe.

Etwa um 1930 bekam eine interessierte junge Masseurin aus Amerika, **Eunice Ingham,** Kontakt mit dem vorhandenen Wissen Fitzgeralds und wandte sich mit dem Buch „Stories the Feet can tell" vor allem an gesundheitsbewusste Laien. Die in den USA als „reflexology" bezeichnete Behandlung wurde in Europa zunächst für den Hausgebrauch und zur Erhaltung der Gesundheit bekannt. Auf dieser Grundlage entwickelte sich seit 1958 zuerst in eigener Praxis, später in unserer Lehrstätte die Methode von der Laienanwendung zur Therapie weiter. Die RZF kann heute als differenzierte Behandlung eingesetzt werden und stellt eine sinnvolle Alternative zur häufig überbetonten apparativen Behandlung dar. Sie gehört bereits in zahlreichen Kliniken, Sanatorien und Praxen zum täglichen Therapieangebot und wird auf ärztliche Anordnung durchgeführt. Die Abrechnung erfolgt meist privat. Hebammen arbeiten sowohl in der Klinik als auch in freier Praxis mit dieser Methode.

Der Begriff „**Reflexzonen**" wurde von uns 1958 in Anlehnung an die amerikanische Bezeichnung „reflexology" übernommen. Zur Klärung: Es gibt keinen direkten Nachweis von Reflexen, wie sie z.B. beim Nervensystem bekannt sind. Das Wort ist im Sinne von „**reflektierend**" zu verstehen, d.h., dass sich eine große Fläche bildschirmartig in einer kleineren reflektiert. Es wurden jedoch etliche Studien durchgeführt, in denen die Wirkung der RZF objektiv nachgewiesen werden konnte, z.B. an der Uni-Klinik Innsbruck. Auch in der Aurikulotherapie (Nogier) wurde die Erweiterung des Begriffes „Reflex" vor langem eingeführt, obwohl es sich auch bei den Reflexzonen des Ohres zunächst nicht um nerval nachweisbare Verbindungen handelt.

Möglichkeiten und Grenzen

Die Reflexzonentherapie am Fuß (RZF) eignet sich besonders gut als **stabilisierende Begleitung von Schwangeren, jungen Müttern und Neugeborenen**:

- Über die RZF lässt sich der ganze Mensch in allen Ebenen und Schichten erfassen. Das ist bei Schwangeren besonders wichtig, denn die seelisch-emotionale Ebene spricht auf die Behandlung der Füße genau so häufig an wie die körperliche. Die Frauen erleben meist sehr bald, dass sie wieder „Boden unter den Füßen" haben.
- Die RZF kann als Ordnungstherapie betrachtet werden, die *mit* der Regenerationskraft (nach Paracelsus wird sie als „Innerer Arzt" bezeichnet) und nicht *gegen* die Belastung oder Erkrankung arbeitet.

- Da die RFZ zu den manuellen Therapieformen gehört, führt die direkte Berührung am Fuß wesentlich schneller zu einem guten Kontakt zu den Frauen, als z.B. der Blick- oder Sprechkontakt.
- Das Prinzip der Formenanalogie wirkt in allem Lebendigen: Die Ähnlichkeit zwischen einem sitzenden Menschen und seinem Fuß ist offensichtlich (Abb. 13.1). Dass somit der Teil und das Ganze in einer direkten Beziehung zueinander stehen, erfahren Hebammen täglich in ihrem Beruf. Sie sind mit Mutter und Kind ständig an der Schwelle der wichtigen Übergänge von einer Lebensform in die andere und spüren dadurch etwas vom „offenbaren Geheimnis" der Gestalt des Menschen in seinen Füßen.

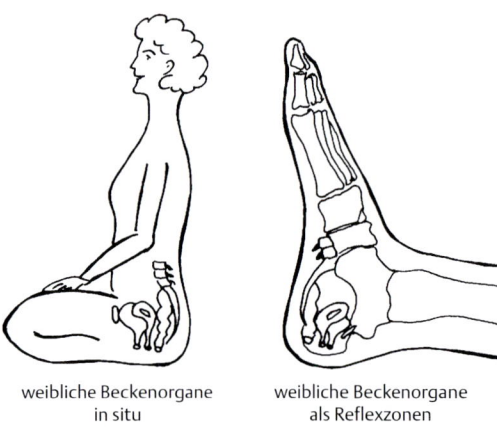

weibliche Beckenorgane
in situ

weibliche Beckenorgane
als Reflexzonen

Abb. 13.1 Die Abbildung zeigt zur besseren Übersicht lediglich die Zonen der Wirbelsäule und der Kleinbeckenorgane.

In der RZF erfährt der Körperteil des Menschen, der häufig vernachlässigt und wenig geliebt wird, besondere Wertschätzung: die Füße. Die Entdeckung vor mehr als 40 Jahren, dass die Füße, die oft nur als schmerzhaft oder unästhetisch empfunden werden, einen solch außerordentlichen therapeutischen Schlüssel zur Behandlung des ganzen Menschen darstellen, war für mich eine wesentliche Entscheidung, dieser Methode auf den Grund zu gehen. Bis heute hat sich an dieser Entdeckerfreude nichts geändert.

Die Stärke der Methode liegt einerseits in den vielfachen Möglichkeiten ihrer therapeutischen Anwendung, andererseits eignet sie sich besonders gut zur allgemeinen physischen und psychischen Stabilisierung. Meist genügen einige **Ausgleichsgriffe** für Mutter und Kind, in Ruhe und Zuwendung ausgeführt, vor, während und nach der Geburt, um deren vegetative Funktionen zu verbessern.

Die **Grenzen** der RZF liegen in ihrer Verwendung als Diagnostikum, denn über Ursache, Art und Dauer der Erkrankung sagt eine belastete Zone am Fuß zunächst nichts aus. Wir erfahren jedoch verlässlich das Wichtigste, das wir bei einer Therapie wissen müssen, nämlich, welche Bereiche der Füße zu behandeln sind.

Die **Hintergründe für auffällige Bereiche am Fuß** können vielfältig sein:
- Übermüdung
- Überforderung
- Vorfeldschäden, die bereits im präklinischen Stadium zu erkennen und zu behandeln sind
- akute/chronische Krankheitsprozesse
- Organunter- oder -überfunktionen
- Atonie, Atrophie, Degeneration
- ererbte Krankheitsdisposition
- Unfälle, sowohl am Fuß als auch in situ.

Erstbehandlung als Sicht- und Tastbefund am Fuß

Jeder Mensch weist Reflexzonen auf, sie sind beim Gesunden jedoch so wenig spürbar wie ein gesund funktionierendes Organ. Erst bei pathologischen Veränderungen werden auch die Reflexzonen als belastet erkennbar.

Belastete Zonen erkennt man an:
- lokal begrenztem Schmerz an den betroffenen Stellen am Fuß (nach Voll ist der Schmerz „der Schrei des Gewebes nach flutender Energie")
- Zeichen vegetativer Über- und Fehlreaktionen, z.B. rasche und starke Schweißbildung

Tab. 13.1 Topografie der Reflexzonen

Körperbereich	Reflexzone am Fuß
Zonen des Kopfes	Zehen
Zonen des Brustkorbes und des Oberbauches	Mittelfußknochen
Zonen des Bauch- und Beckengebietes	Fußwurzelknochen
Zonen der Körpermitte	Fußpaarmitte, rechts und links an jeder Innenseite des Fußes
Zonen der Wirbelsäule und der Kleinbeckenorgane	rechts und links an jeder Innenseite des Fußes

an den Händen oder deutliche Veränderungen in Gesichtsfarbe, Atem- und Pulsfrequenz und im Speichelfluss

- dem Palpationsbefund, denn mit entsprechender Übung und Erfahrung lassen sich abnorme Zonen am Fuß häufig auch ertasten.

Um den jeweiligen Behandlungsschwerpunkt zu erfassen, wird üblicherweise bei der Erstbehandlung der Allgemeinzustand der Frau anhand der belasteten Zonen ermittelt. Bei akuten Zuständen gibt es allerdings die Möglichkeit von Kurzbehandlungen, die der Situation angepasst sind.

Sichtbefund

Der Sichtbefund ist ablesbar

- an statischen Fehlformen im Längs- und Quergewölbe
- an Tonusveränderungen im Fußgewebe (z.B. venöse oder lymphatische Stauungen, Schwellungszustände)
- an abnormen Zeichen in der Haut (Mykosen, Rhagaden, Verhornungen, Schwielen, Nagelfehlformen, Verfärbungen).

Fußpilz ist aus unserer Sicht zwar teilweise auch eine von außen kommende Infektion. Er braucht jedoch, um sich zu entwickeln, ein gestörtes Hautmilieu. Mit dem Wissen der Zoneneinteilung wird verständlich, dass z.B. eine Interdigitalmykose zwischen Zehen 4 und 5

zugleich auf Störungen oder Erkrankungen der Ohren, der Tonsillen oder Weisheitszähne hinweisen kann (Körperzonen 4 und 5 im Kopf-/Halsbereich).

Der Sichtbefund (Inspektion) gibt nur generelle Hinweise auf den Zustand der Frau und muss bei der Gesamtbewertung der abnormen Zonen immer vom nachfolgenden Tastbefund bestätigt werden.

Tastbefund

Beim Tastbefund (Palpation) werden alle Zonen in einer geordneten Reihenfolge in sieben Arbeitsgruppen mit dem therapeutischen Griff auf Belastungen überprüft und danach in einer Befundkarte notiert:

- Kopf und Hals
- Wirbelsäule und Thorax mit Schultergürtel
- Harnwege, Knochen und Muskeln des Beckens, der Oberschenkel und Knie
- endokrine Drüsen
- Atmungsorgane und Herz
- Verdauungstrakt
- Lymphsystem.

In welchem Maß eine **Besserung der Beschwerden** tatsächlich stattfindet, hängt ab

- von der **Qualität der gewählten Methode**: Die RZF zählt zu den Ordnungs- und Regulationstherapien, die mit der Lebenskraft und nicht gegen die Krankheit arbeiten, und hat deswegen eine große Indikationsbreite.
- von der **Qualität der Therapierenden**:
  - **fachlich**: Bei den in heutiger Zeit vielschichtiger belasteten und irritierten Frauen ist eine fundierte spezielle Ausbildung Voraussetzung für eine effektive Behandlung.
  - **menschlich**: Über die direkte Berührung der Füße wird die persönliche Zuwendung und Anteilnahme spürbar. Zwischenmenschliche Berührung ist eine der wichtigsten „Arzneien" in heutiger Zeit!
- von der **Bereitschaft der Einzelnen,** Aspekte ihrer bisherigen Lebensführung zu ändern.

Wichtig: Das Ergebnis einer Behandlung hängt primär von der vorhandenen Regenerationskraft der Frau ab und nicht vom Namen der Krankheit. Wir als Therapierende können keinen Menschen heilen, sondern unterstützen tatkräftig die in ihm wirkende Heilkraft und Vitalität.

Arbeitsweise

Im Laufe der Jahrzehnte haben sich in der RZF **spezielle Griffe** entwickelt, die zwei wichtige Aspekte berücksichtigen: Einerseits wird der gesetzte therapeutische Reiz gezielt an die betreffende Stelle geleitet, andererseits wird die Hand so funktionsgerecht eingesetzt, dass muskuläre oder gelenkspezifische Belastungen vermieden werden können.

Dies geschieht durch eine **rhythmische Auf-Ab-Bewegung von Daumen und Fingern**, die auf diese Weise zwischen Phasen der Aktivität und der Ruhe dynamisch abwechseln. So kann das Gewebe der Reflexzonen in Tonus und Durchblutung normalisiert werden.

Belastete Zonen werden innerhalb einer Behandlung mehrere Male für Sekunden erfasst, damit der gesetzte Reiz schrittweise gut verarbeitet werden kann. Bei starker Irritation (z.B. ausgeprägter Schmerz in der Zone, Überforderungszeichen aus dem Vegetativum) werden **Ausgleichsgriffe** angeboten, die den Zustand der Frau stabilisieren. Durch Variation von Griffintensität und Arbeitstempo können die Therapierenden auf die konstitutionelle Grundlage und momentane Disposition der Behandelten eingehen. Dabei liegt die **biologische Lebensregel** nach Arndt-Schultz zugrunde:

– Feine Reize fachen die geschwächte Lebenskraft an,
– mittelstarke fördern sie,
– starke hemmen,
– stärkste heben ihre Wirkung auf.

In akuten Situationen werden Sedierungsgriffe in der Symptomzone (z.B. bei heftigen Unterleibsblutungen in der Zone Uterus, bei Hyperemesis gravidarum in der Magenzone) und Ausgleichsgriffe eingesetzt, um den Zustand der Frau zu beruhigen.

Symptom- und Hintergrundzonen

Da bei der RZF nicht das Symptom bzw. die Krankheit isoliert, sondern der gesamte Mensch als Individuum erfasst wird (*lat.* individere – nicht zu teilen), unterscheiden wir sowohl beim Erstbefund als auch bei den weiteren Behandlungen zwischen Symptom- und Hintergrundzonen.

- *Symptomzonen* sind identisch mit den Zonen der jeweiligen Organe oder Systeme, an denen sich die Symptomatik bei der Frau spürbar zeigt, z.B. Kopfzonen beim Kopfschmerz, Hüftzonen bei Coxarthrose, Nierenzonen bei renalen Belastungen.
- *Hintergrundzonen* sind die Zonen, die den belasteten Hintergrund aufzeigen – ererbt oder erworben –, auf dem die jetzigen Beschwerden und Krankheiten entstanden sind. Meist sind es mehrere Zonen, denn ein Symptom entsteht aus vielen Zusammenhängen innerer und äußerer Art.

Beispiel einer Frau mit Lumbal- und Kreuzbeinbeschwerden

Die Symptomzonen sind die Reflexzonen der Lendenwirbelsäule und des Kreuzbeines. Der Hintergrund kann sich in einer Vielzahl von Zonen zeigen, z.B.

- Darm
- Genitalbereich
- ableitende Harnwege
- kraniale Anteile der Wirbelsäule, Okzipitalbereich
- Solar plexus, durch den das Vegetativum insgesamt erfasst werden kann.

Das **gleichwertige Behandeln der Symptom- und Hintergrundzonen** bewirkt, dass eine tiefgreifende Umstimmung in allen funktionell und organisch zusammenwirkenden Bereichen des Menschen stattfinden kann.

Reaktionen in den Behandlungsintervallen

Üblicherweise wird die RZF zwei- bis dreimal wöchentlich angeboten, in akuten Situationen auch häufiger. Bei der Begleitung der Frau durch längere Phasen der Schwangerschaft oder durch die ganze Zeit ihrer „anderen Umstände" kann auch eine Behandlung pro Woche genug sein.

In den Tagen zwischen zwei Behandlungen kommt es häufig als Antwort auf den gesetzten therapeutischen Reiz zu Reaktionen. Die wichtigste Reaktion ist die Verbesserung des Zustandes der Behandelten. Insgesamt sind Reaktionen ein notwendiges Durchgangsstadium in Richtung Gesundheit und können alle Organe und Systeme des Menschen betreffen. Vielfach sind es jedoch die Ausscheidungsorgane, die das geeignete Vehikel zur Ausleitung vorhandener Toxine, Schadstoffe und Stoffwechsel-Endprodukte darstellen.

Unter therapeutischen Gesichtspunkten sind Reaktionen grundsätzlich sinnvoll und notwendig, denn ohne Antwort auf den Stimulus der Behandlung sind keine Veränderungen des jetzigen Zustandes zu erreichen. Aus Patientensicht können sie in angenehmer oder in störender Weise verlaufen, sie sind jedoch in jedem Fall positiv zu werten, selbst wenn die störenden Reaktionen aus Unkenntnis der inneren Zusammenhänge von ihnen manchmal als „schlecht" und „negativ" bezeichnet werden. Der Vergleich mit einem etwas turbulenten Frühjahrsputz im „Haus Mensch" hilft manchen gut durch die akute Phase der Reaktionen und fördert das Verständnis dafür, dass gerade die unliebsamen Begleiterscheinungen im Regenerationsprozess wichtige Chancen zur Verbesserung in sich tragen.

Beispiel: Es ist nicht selten, dass sich bei einer Frau nach einigen Behandlungen die Schleimhäute säubern und aktivieren. Das kann sich durch vermehrten (oder auch verminderten) vaginalen Ausfluss oder durch intensive Ausscheidungen aus dem Nasen/Rachenraum zei-

gen, denn die oberen Schleimhautbereiche stehen mit denen des Urogenitaltraktes in wechselseitiger Beziehung (Entstehung aus dem gleichen Keimblatt). Auch die Sprache verweist auf Zusammenhänge: „Mutter-Mund" und „Scham-Lippen".

Reaktionen sind **immer individuell** und an den inneren und äußeren Krankheitshintergrund der betreffenden Person gebunden. Sie vermitteln einen Überblick über frühere und jetzige Belastungen und weisen zugleich auf aktivierbare „Ressourcen" hin, die sich mit dem augenblicklichen Zustand befassen können.

Folgende Reaktionen sind am häufigsten:

- Verbesserung der Symptomatik
- vermehrte Harnausscheidung, Veränderung des Urins in Geruch und Farbe
- Veränderung des Stuhlganges in Quantität, Konsistenz, Farbe, Geruch; vermehrte bzw. verminderte Flatulenz
- Schweißabsonderungen und Hautveränderungen am ganzen Körper oder an bestimmten Hautbezirken, z.B. Nachlassen des Juckreizes
- Reinigung der Schleimhäute in den Atemwegen und Unterleibsorganen in Form von Schnupfen, Auswurf oder Ausfluss, bzw. im deutlichen Nachlassen der Schleimhautabsonderungen
- entspannende Müdigkeit, besseres Lebensgefühl und Ausgleich der emotionalen Schwankungen
- kurzfristiges Aufflackern alter Krankheiten, die früher nicht ganz ausgeheilt bzw. unterdrückt wurden
- kurzer Fieberschub oder erhöhte Temperatur, die nicht als neue Krankheit sondern als natürliche Verarbeitung von Fremd- oder Schadstoffen gewertet werden sollten.

Bei allen Reaktionen ist zu erkennen, dass sie nicht durch die Therapierenden verursacht, sondern ausge-„löst" werden, denn die RZF kann nur das verändern, kräftigen und ordnen, was in der Grundlage im Menschen bereits vorhanden ist.

Indikationen und Kontraindikationen

Bewährte Indikationen

Folgende Erkrankungen stellen bewährte Indikationen für die RZF dar:

- akute und chronische Beschwerden des Bewegungsapparates
- akute und chronische Belastungen und Erkrankungen der ableitenden Harnwege
- Störungen und Erkrankungen physischer und psychischer Art, die mit Schwangerschaft, Geburt und nachgeburtlicher Zeit zusammen hängen
- Funktionsstörung im Herz-/Lungensystem
- Erkrankungen und Belastungen im Verdauungssystem
- Kopfbelastungen verschiedenster Genese, auch Unfallnachbehandlung.

Eine besondere Indikation stellt die durch Schwangerschaft und Geburt veränderte Gewebestruktur im Beckenbereich der Frau dar, denn die RZF hat sich bei der **Rückbildung der Organe nach der Geburt** des Kindes bereits vielfach bewährt. Dabei kann wie folgt behandelt werden: Zunächst sanftes, später auch kräftigeres Tonisieren der Zonen Beckenboden, Bauchmuskulatur, Uterus, Beckenbänder (nach Froneberg). Ob die Zonen des Darmes, der Blase, des Ileosaskralgelenkes und der unteren und auch oberen Wirbelsäule tonisiert oder sediert werden, hängt von der jeweiligen Situation ab. Die Zone Solarplexus, die generell für die vegetatve Verfassung der Frau zuständig ist, und die Zonen des Lymphgebietes der Leistenbeuge werden immer mit behandelt.

Die Erfahrung hat außerdem gezeigt, dass sich selbst bei Menschen mit schweren degenerativen Krankheiten (M. Bechterew, M. Parkinson, Mukoviszidose, Multiple Sklerose, Krebs, Lähmungen) eine Reihe von Begleitumständen verbessern lässt:

- Aktivierung der Ausscheidungsorgane
- Erleichterung der schweren Schmerzzustände im Endstadium von Karzinomkranken
- vermehrte Kontrolle über Schließmuskulatur von Blase und Darm
- Stabilisierung der seelischen Verfassung.

Kontraindikationen

- Akute Entzündungen im gesamten Venen- und Lymphsystem
- u.U. Risikoschwangerschaft
- infektiöse und fieberhafte Erkrankungen
- operativ besser zu erfassende Krankheiten
- Gangrän am Fuß
- Psychosen (außer sie werden ärztlich gezielt betreut)
- rheumatische Erkrankungen, die die Fußgelenke akut belasten
- Melanome am Fuß.

Spezielle Indikationen während der Schwangerschaft

Die RZF wird häufig eingesetzt, um den Frauen die Zeit der Schwangerschaft zu erleichtern, besonders ab dem 6.–7. Schwangerschaftsmonat, wenn das zunehmende Kindsgewicht veränderte statisch-muskuläre Bedingungen im Becken- und Bauchraum schafft. Außerdem lassen sich folgende **Beschwerden** durch RFZ positiv beeinflussen:

- Rückenbeschwerden
- Schwangerschaftserbrechen
- venöse und lymphatische Stauungen des Beckens und der Beine
- vorzeitig einsetzende Wehen
- Zystitis.

Beispiel: Behandlung bei Stauungen im Becken und in den Beinen

Das sanfte Tonisieren der Zonen der Harnwege, des Lymphsystems und des Herzens steht im Vordergrund. Da die Qualität der Lymphe von der Funktionstüchtigkeit des Darmes abhängt, werden sich meist auch die Zonen des Dünn- und Dickdarmes als behandlungsbedüftig erweisen. Außerdem kommen Ausgleichsgriffe infrage, die das Vegetativum stabilisieren, denn Stauungen treten genau so häufig im emotionalen wie im körperlichen Befinden der Frau auf.

Beispiel: Behandlung bei Schwangerschaftserbrechen und Übelkeit

Hierbei stehen die Ausgleichsgriffe im Vordergrund. Die Verweilgriffe werden an folgenden Zonen gesetzt:
– Magen (incl. Kardia und Pylorus)
– Bauhin-Klappe
– Solarplexus
– mittlere Brustwirbelsäule
– Zwerchfell.

Eine spontane Erleichterung stellt sich oft bei tonisierenden Arbeiten in denZonen von Dickdarm und Rektal-/Analregion ein.

Beispiel: Behandlung bei vorzeitigen Wehen

Auch hier sind besonders Ausgleichsgriffe geeignet. Eventuell können Verweilgriffe in den Zonen für Hypophyse, Uterus, Ovarien, Solarplexus, Schilddrüse, Nebennieren, untere Wirbelsäule, Iliosakralgelenk, Symphyse und den Beckenbändern erfolgen. Die Behandlung kann solange täglich für 10-15 min durchgeführt werden, bis die vorzeitigen Wehen abklingen.

Indikationen nach der Geburt (Auswahl)

Für die Mutter
• unvollständige Plazentalösung
• starke Nachwehen
• Blasenspasmus bzw. -inkontinenz
• Laktationsschwierigkeiten
• schmerzhafte Dammnaht

Für das Neugeborene
• Neugeborenen-Ikterus
• belastete Atemwege
• Zustand nach Zangen-/Saugglockengeburt
• „schlaffe" Babys.

Beispiel: Behandlung eines „schlaffen" Babys

Durch verschiedene erschwerende Umstände können manche Neugeborenen den Wechsel vom geschützten, intrauterinen Element des wässrigen ins luftige Element nicht ohne deutliche Anpassungsschwierigkeiten vollziehen. Durch eine kurze RZF ist meist sehr rasch eine Steigerung der Vitalität mit Verbesserung von Atmung, Pulsfrequenz, aktiven Bewegungen und Normalisierung der Hautfarbe zu erreichen:

Die Zonen Zwerchfell und Solarplexus werden sanft tonisiert. Es können die Lungen-, Verdauungs- und – sehr behutsam! – die Kopfzonen hinzugenommen werden. Das Ziel dieser wenige Minuten dauernden Behandlung ist die verbesserte Durchblutung der beiden Füßchen, die zugleich die Gesamtbefindlichkeit des Kindes in seinem Mikrosystem spiegeln. Dem Neugeborenen wird damit eine wesentliche Hilfe vermittelt, ganz von seinem geschwächten Körper Besitz zu ergreifen.

Diese Behandlung kann in den ersten Lebensstunden und -tagen mehrere Male angeboten werden. In den Zwischenzeiten muss immer darauf geachtet werden, dass das Kind warme Füße behält bzw. bekommt. Die natürliche Wärme der menschlichen Hand übermittelt außer der physikalischen Wärme auch das Gefühl der Geborgenheit und des Schutzes.

Dosierungshinweise, Nachruhe

Neugeborene benötigen üblicherweise die Hälfte der Dosierung und des Zeitaufwandes von Erwachsenen, das gilt auch für Frauen während der Schwangerschaft. Meist reichen für beide 10–15 min aus.

Die spontane Reaktion des Kindes, z.B. stark vermehrte unruhiger Kindsbewegungen, und das Verhalten der werdenden Mutter geben überdies brauchbare Hinweise, ob die **Dosierungsgrenze** richtig eingeschätzt wurde. Bei unerwarteter Überdosierung können Ausgleichsgriffe rasch stabilisieren.

Die Intensität der Behandlung kann eventuell zum Ende der Schwangerschaft gesteigert werden. Frauen spüren üblicherweise sehr genau, was ihnen gut tut und was nicht. Bei der Behandlung von Schwangeren, jungen Müttern und Neugeborenen sollte, soweit möglich, mit viel Gelassenheit und Ruhe gearbeitet werden.

Die **Nachruhe** ist bei allen Behandlungen von besonderer Wichtigkeit und sollte konsequent eingehalten werden, mindestens 20 min, je nach Bedürfnis und Notwendigkeit auch länger. In dieser Phase im Anschluss an eine Behandlung kann der gesamte Organismus der Frau bereits mit der Regeneration beginnen.

Grundsätzlich gilt für die Betreuung in der Schwangerschaft und die Begleitung während und nach der Geburt, dass die Behandlung mit der RZF von den Frauen als überaus wohltuend und ordnend empfunden wird, auch wenn sie keine direkten Beschwerden aufweisen. Wir raten zum Beginn einer regelmäßigen Betreuung über die Füße vom 4. Schwangerschaftsmonat an.

Reflexzonentherapie in der Hebammenarbeit

Unter normalen Umständen leisten Mutter und Kind vor und während der Geburt eine sehr fein aufeinander abgestimmte symbiotische Gemeinschaftsarbeit, die zwar aufmerksam und fachkundig begleitet, in die jedoch nur dann eingegriffen werden sollte, wenn sich Schwierigkeiten und Komplikationen ergeben. Hebammen können viele praktische Vorschläge und Hintergrundinformationen aus der RZF in ihre Arbeit integrieren, von der Betreuung der Frauen direkt nach der Konzeption bis zur Begleitung von Mutter und Kind im Wochenbett.

Obwohl Schwangerschaft ein normaler biologischer Vorgang ist, gibt es mehr und mehr Frauen, die in dieser Zeit viele Beschwerden, Irritationen und Ängste aufweisen. Auch Neugeborene brauchen in heutiger Zeit häufig

mehr Behütung und Zuwendung als früher. So wie das Kind, hat auch die Mutter durch die Geburt außergewöhnliche Anstrengungen hinter sich. Für viele Hebammen ist es bereits selbstverständlich, sich nach der Entbindung für einige Minuten an die Füße der Mutter zu setzen oder, wenn möglich, den Partner einzuweisen.

Abgesehen von den therapeutischen Möglichkeiten, sollte jede Mutter und jeder Vater über den Wert der ganz **natürlichen Berührung von Kinderfüßen** Bescheid wissen. Es ist für beide Seiten eine wichtige Erfahrung, das Wohlbefinden und das Vertrauen des Kindes zu erleben, wenn Eltern den kleinen Füßchen so oft wie möglich mit ihren Händen ein wärmendes „Nest" bauen. Manche Kinder müssen bereits extreme Traumatisierungen aus der Schwangerschaft und Geburt verarbeiten und haben den „Boden unter den Füßen" innerlich schon verloren, bevor sie ihn tatsächlich erfahren.

Schwangeren, jungen Müttern und Neugeborenen diese sehr einfühlsame und persönliche Art der „Wurzelpflege" anzubieten, ist eine der bewegendsten und lohnendsten Erfahrungen, die die Arbeit an den Füßen aufweist!

Fortbildungangebote

Seit 1975 werden Hebammen in RZF fortgebildet. Sie können sie in Deutschland im Rahmen ihres Berufsbildes anwenden. Über die folgende Adresse erhalten Sie Auskunft über 14 weitere Schulen im In- und Ausland:

- Hanne Marquardt
  78126 Königsfeld-Burgberg
  Tel 07725 – 7117
  Fax 07725 – 7080
  marquardtH@aol.com
  http://www.fussreflex.de

Literatur

- Hanne Marquardt: Praktisches Lehrbuch der Reflexzonentherapie am Fuß, 1993, Hippokrates-Verlag Stuttgart, 5. Auflage 2001.

SANFTE KÖRPERARBEIT IN DER SCHWANGERSCHAFT

14

Frauke Lippens

Notizen

Motivation zur Körperarbeit

Schwangere sind besonders empfänglich und offen für neue Körperarbeitsformen: Sie beschäftigen sich mehr als sonst mit ihrem Körper und seinen Veränderungen und nehmen Kontakt mit dem in ihnen wachsenden Leben auf. Aber auch beginnende Beschwerden zwingen sie dazu, auf den Körper zu hören.

Wenn Sie als betreuende Hebamme Hilfen zur Linderung von Schwangerschaftsbeschwerden anbieten, werden diese meist gern und vertrauensvoll angenommen. Dies gilt besonders, wenn nicht einfach Medikamente verabreicht werden, sondern wenn die Hilfeleistung aus zeitlicher und emotionaler Zuwendung, Verwöhnung und Streicheleinheiten besteht. Die **Wahl der Behandlungsmethode** rückt dabei in den Hintergrund. In der Praxis entwickeln sich oft Mischformen, die davon abhängen, in welchen Behandlungsformen Sie sich fortgebildet haben bzw. was sich in Ihrer Praxis als hilfreich und annehmbar für die Frauen erwiesen hat.

Günstig ist es, wenn Sie **verschiedene Settings** anbieten können: Die Frau wählt dann, ob sie vollständig bekleidet oder weitgehend unbekleidet, im Wasser oder zu Lande behandelt wird, ob die Behandlung ausgesprochen sanft (z.B. Reiki) oder auch zuweilen dynamischer sein darf (z.B. Shiatsu, Rebalancing).

Rahmenbedingungen

Unabhängig von der gewählten oder angebotenen Körperarbeitsform gelten bestimmte Rahmenbedingungen.

Ausstattung des Behandlungsraums

- Sie benötigen einen ungestörten, lärm- und sichtgeschützten Raum. Er muss gut zu lüften und zu heizen sein. Um entspannt nahezu unbekleidet auf dem Massagetisch zu liegen, bedarf es einer Raumtemperatur von ca. 24 °C.

- Vorhänge oder Jalousien und Dimmer sind hilfreich, um gedämpftes Licht als Entspannungshilfe zu erzielen.

- Zum Arbeiten empfiehlt sich ein höhenverstellbarer, sehr stabiler Massagetisch, der so eingestellt wird, dass Sie in einer ergonomisch sinnvollen Höhe (Rücken!) arbeiten können. Für kleinere Schwangere sollte ein Tritt vorhanden sein.

- Auf Wunsch der Frau können Musik und Duftöle die Behandlung begleiten.

- Für eine Rebalancing-Behandlung bringt die Frau ausreichend eigene Bettwäsche mit: ein Laken, ein Bettbezug, zwei Kopfkissenbezüge. Für weitere Behandlungen kann die Bettwäsche mit Namen versehen in der Praxis verbleiben.

- Als Lagerungshilfen werden mindestens drei kleinere und zwei größere Kissen sowie eine Wolldecke benötigt.

Die Behandlerin

- Wegen des direkten Körperkontaktes sollten Sie Ihre Fingernägel kurz halten, Uhren und Schmuck ablegen und die hygienischen Kautelen berücksichtigen.

- Da Schwangere besonders geruchsempfindlich sind, sollten Sie mit dem Einsatz von Parfums und ätherischen Ölen zurückhaltend sein.

- Die Behandlung sollte in Ruhe, zugewandt und konzentriert durchgeführt werden. Deshalb empfiehlt es sich, davor und danach eine Pause im eigenen Arbeitsablauf einzuplanen.

- Schwangere begeben sich meist mit großem Vertrauensvorschuss in Ihre Hände und vertrauen Ihnen im Zusammenhang mit Einzelbehandlungen sehr private Erlebnisse an. Sie sollten sich immer wieder der damit einhergehenden Verletzbarkeit und der Gefahr des Machtmissbrauches sowie Ihrer Schweigepflichten bewusst sein.

- Zum eigenen energetischen Schutz sollten Sie nur Frauen behandeln, mit denen Sie einen solchen engen Kontakt auch eingehen wollen. Diese Maxime fordert die Auseinandersetzung mit der Vorstellung, „Retterin" aller Schwangeren zu sein, heraus (Helferinnensyndrom). Supervision, kontinuierlich oder auch sporadisch, ist hier hilfreich.

Vor- und Nachgespräch

- In einem Gespräch **vor der eigentlichen Behandlung** besprechen Sie mit der Schwangeren den Zweck der Behandlung. Eventuell müssen Sie die Anamnese ergänzen. Fragen Sie nach akuten Veränderungen, der momentanen Befindlichkeit und erläutern Sie beim ersten Mal den ungefähren Ablauf der Behandlung. Hierbei sollten Sie besonders betonen, dass die Schwangere eine Störung jederzeit anmelden kann und versuchen sollte, nicht mitzuhelfen.

- **Nach der Behandlung** zeigen Sie der Schwangeren, dass sie Zeit zum Nachspüren und Dösen hat, indem Sie für einige Minuten den Raum verlassen und die Zeit zum Händewaschen und zur Dokumentation nutzen. Ihr Wiedereintreten wird das Signal zum langsam Zurückkommen. Im Nachgespräch hat die Frau Gelegenheit, ihre Beobachtungen, Gedanken und Empfindungen mitzuteilen. Dies hat Vorrang vor Ihren eigenen Wahrnehmungen. Wertende Äußerungen („Dein Beckenbereich ist sehr verspannt!") sollten Sie vermeiden. Es ist konstruktiver, wenn Sie die Frau z.B. befragen, ob sich während der Behandlung nach ihrer Wahrnehmung der Spannungszustand des Beckenbereiches verändert hat.

- Zur **Planung weiterer Behandlungen** befragen Sie die Frau, welche Passagen sie als besonders angenehm, schmerzlindernd usw. empfunden hat.

- Abschließend teilen Sie der Schwangeren mit, wie sie Sie für weitere Nachfragen oder Mitteilungen in den nächsten Tagen erreichen kann. Die sanfte Körperarbeit berührt nicht nur den Körper, sondern kann auch (u.U. zeitversetzt) emotionale Prozesse in Gang setzen, die Begleitung erfordern.

- Gelegentlich kann es vorkommen, dass Sie

sich von den körperlichen, psychischen oder beziehungsmäßigen Problemen, die während einer Behandlung auftauchen, überfordert fühlen. Dann wird es Zeit, mit anderen Berufsgruppen (Psychologinnen, Orthopädinnen, Körpertherapeutinnen) zusammenzuarbeiten oder die Behandlung ganz abzugeben. Solche Erlebnisse können auch der Anlass dafür sein, sich fortzubilden (z.B. in Gesprächsführung, Bodyreading).

Methoden

Rebalancing

Mit Hilfe verschiedener Techniken (Wiggeln, tiefe Striche) wird tiefes Binde- und Muskelgewebe berührt und gedehnt und Gelenke werden gelockert. So können Verspannungen und Schmerzen im gesamten Wirbelsäulenbereich gelindert oder aufgelöst werden.

Besonders bei Ischiasbeschwerden und Kreuzschmerzen bringt schon die erste Behandlung Erleichterung. Die Schwangeren genießen das Gehalten- und Gewiegtwerden. Der Atem wird tiefer und ruhiger. Die Kinder fangen oft an, sich wohlig zu bewegen. Wir nehmen Kontakt miteinander auf.

Zur **Geburtsvorbereitung** empfiehlt sich besonders die Arbeit an den Beinen, die Spannung aus dem Becken ableitet. Bei Terminüberschreitung fördert Rebalancing durch das körperliche Entspannen und Öffnen auch ein emotionales Loslassen. Während der Einzelbehandlung wird die Frau zur Wahrnehmung ihres Atems angeleitet und besser als in einer Gruppe in ihren Möglichkeiten unterstützt.

Rebalancing bringt Teile unserer Lebensgeschichte, die sich in unseren Muskeln manifestieren, an die Oberfläche, so dass sie auf einer bewussteren Ebene bearbeitet werden können. Dies kann natürlich auch von starken Emotionen begleitet sein. So ist Rebalancing nicht einfach eine Massagetechnik, sondern fordert eine behutsame, die individuelle Persönlichkeit achtende Zugewandtheit der Hebamme. Das begleitende oder anschließende Gespräch sowie ein ruhiges Ausklingen sind wichtige Bestandteile einer Behandlung.

Joint Release

Joint Release ist eine sanfte Form der Körperarbeit, deren Anliegen es ist, den Körper in ein entspannteres Gleichgewicht zu bringen.

Charakteristisch für diese Methode ist ein rhythmisches Bewegen der Gelenke, welches der bearbeiteten Körperpartie eine Qualität von Leichtigkeit, Weite und Lebendigkeit vermittelt. Durch diese sensorischen Informationen können sowohl oberflächliche als auch tiefliegende Spannungen wirkungsvoll gelöst werden. Aufgrund der sanften und sensiblen Art der Berührung eignet sich Joint Release gut für die Arbeit mit Schwangeren und Wöchnerinnen.

Beide Arbeitsformen ergänzen bzw. überschneiden sich teilweise. Kolleginnen, die Erfahrungen mit anderen Therapieformen haben, z.B. Shiatsu oder Rolfing, werden Gemeinsamkeiten erkennen.

Indikationen zur Einzelbehandlung

- Schwangerschaftsbeschwerden wie Ischias- oder Kreuzschmerzen, einschlafende Hände, Karpaltunnelsyndrom, Schlafstörungen
- Förderung der Entspannungsfähigkeit, Verbesserung des Kontaktes zum Kind
- Reduzierung von Ängsten (z.B. vor Frühgeburt oder bei Zustand nach Todgeburt)
- Aufbau eines Vertrauensverhältnisses zur geburtsbegleitenden Hebamme
- Defizite an Zuwendung und Streicheleinheiten nicht nur bei alleinstehenden Schwangeren; Wiederaufladen der „emotionalen Akkus" bei jungen Müttern.

Die folgenden Ausführungen sollen Unerfahrenen nicht zum „Learning by doing" dienen (!), sondern einen Eindruck vermitteln, der die Entscheidung zu entsprechender Fortbildung begründet. Wenn Sie in anderen Methoden der Körperarbeit erfahren sind, können Sie hier dargestellte Sequenzen in ihre Arbeit integrieren.

Rebalancing-Behandlung in der Schwangerschaft

Dauer: ca. 60 Minuten

Um kein Vena-Cava-Syndrom zu provozieren, wird in der zweiten Hälfte der Schwangerschaft in Seitenlage behandelt. Die Rückenlage kommt nur für kurze, einzelne Griffe zur Anwendung.

Der guten **Lagerung** sollte viel Aufmerksamkeit gewidmet werden (Abb. 14.1): Die Klientin wird gebeten, sich in Seitenlage auf den Massagetisch zu legen; sind ihre Beschwerden mehr auf einer Seite, so kommt diese Seite zuerst nach unten und wird in der zweiten Hälfte der Session behandelt – der positive Effekt ist dann größer. Die Frau wird dabei unterstützt, sowohl mit dem Schulterbereich als auch mit dem Becken recht dicht an die rückwärtige Kante zu rutschen.

Das **Kissen unter dem Kopf** wird so gewählt, dass die Halswirbelsäule in Verlängerung der übrigen Wirbelsäule bleibt. Die untere Schulter liegt nicht mit auf dem Kissen; nur so wird sie weniger gestaucht. Der Rücken liegt gerade, weder nach vorn noch nach hinten geneigt.

Die Klientin wird gebeten, das untere Bein lang zu strecken – so kommt das obere Bein meist schon vor dem unteren zu liegen. Mit ein oder zwei Kissen vor dem unteren Bein wird das obere Bein jetzt so gestützt, dass das Knie etwa auf Hüfthöhe liegt. Hiermit wird Gewicht vom unteren Hüftknochen genommen und auch der Rücken entlastet. Übrigens liegen die Kissen wirklich vor dem unteren Bein und nicht wie bei vielen Schwangeren beliebt zwischen den Beinen; dies ist für die spätere Arbeit wichtig.

Der untere Arm liegt in beliebiger Haltung vor dem Körper. Auf ihn wird ein großes Kissen /Stillkissen gelegt, darauf kommt der obere Arm. So bekommt auch die obere Schulter etwas mehr „Luft".

Ist der Bauch schon recht groß, so wird er durch ein kleines Kissen unterstützt. Es soll nicht das Gefühl entstehen, der Bauch ziehe nach vorn.

Da die Klientin nahezu unbekleidet ist, sind sämtliche Kissen mit Bettwäsche bezogen, der Tisch mit einem Laken versehen und auch die Wolldecke zum Zudecken steckt in einem Bettbezug. Die Frau bleibt aus Wärme- und Schutzgründen während der ganzen Behandlung weitgehend zugedeckt. Es wird immer nur der jeweils zu behandelnde Körperbereich aufgedeckt.

Die Frau wird befragt, ob sie so gut liegt oder etwas verändern möchte.

Stellen Sie Body-Lotion bereit. Erfahrene Behandlerinnen können bei vorliegender Indikation auch mit dem Kreuzbein-Öl nach Stadelmann arbeiten. Öl ist aber sehr rutschig und muss sparsam verwendet werden, weil sonst nicht in die Tiefe gearbeitet werden kann. Soll anschließend wieder ein fester Griff erzielt werden, muss Restöl von den Händen ins Laken gewischt werden.

Die Griffe, die mit Gleitmittel ausgeführt werden, sind gekennzeichnet.

Die Behandlerin steht hinter der Frau frontal zum Rücken

- Langsame, achtsame Kontaktaufnahme. Dazu werden die Hände auf die Wirbelsäule gelegt; die eine Hand liegt tief im Kreuz, mit den Fingerspitzen in Richtung Steißbein, die andere Hand befindet sich zwischen den Schulterblättern, mit den Fingerspitzen in

Richtung Nacken. Die Hände liegen so ruhig, warm und weich (Abb. 14.2).

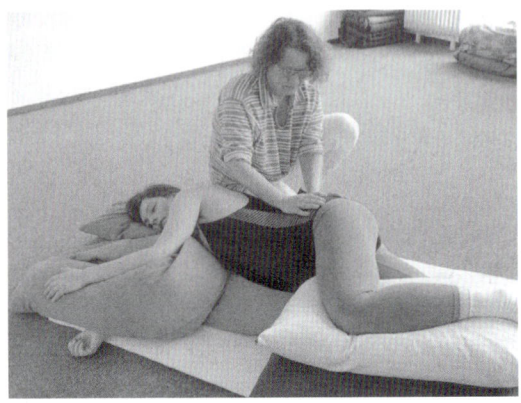

Abb. 14.1

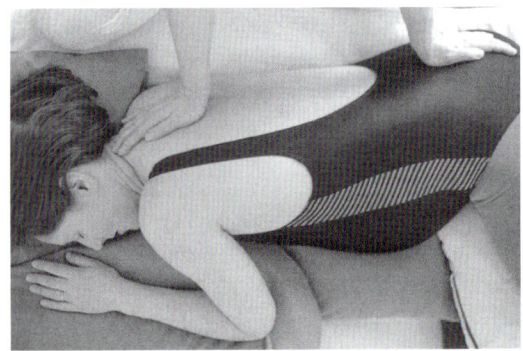

Abb. 14.2

- Die Klientin wird animiert, mit ihrem Atem die Hände der Behandlerin zu verbinden ohne sich anzustrengen. Meist ist eine deutliche Bewegung längs der Wirbelsäule zu spüren, die mit jedem Atemzug tiefere Segmente erreicht.
- Die Handhaltung wird beibehalten und die Klientin in ganz leichte Schwingungen vor und zurück versetzt. Dieses „Schuckeln" ist ein sanftes Schubsen mit relativ hoher Frequenz. Die Bewegungsamplitude beträgt ca. 1–2 cm. Die Klientin soll nicht das Gefühl bekommen, nach vorn-unten in den Behandlungstisch gedrückt zu werden. Dann würde sie mit Abwehrspannung ihren Bauch schützen. Bei entsprechender Rück-

meldung wird spätestens jetzt ein kleines Kissen für den Bauch angeboten.

- Das Schuckeln wird mit einer Dehnung längs der Wirbelsäule verbunden. Die Dehnung wird mit den flach aufliegenden Innenseiten beider Hände gleichzeitig ausgeführt. Oft spielt sich ein Wechsel von fünfmal vorwärts schuckeln – einmal dehnen – fünfmal vorwärts usw. ein. Zum Abschluss werden die Hände ruhig im Kontakt gehalten.
- Nun wechseln die Hände nacheinander ihre Position. Durch das Nacheinander bleibt ständig ein Körperkontakt bestehen. Eine Hand ruht auf dem unteren Schulterblatt, die andere auf dem Übergang vom Kreuzbein zur oberen Pobacke. Die Fingerspitzen beider Hände zeigen wieder voneinander weg. Schuckeln und dann auch Dehnen wie oben beschrieben in die Diagonale.
- Nacheinander wechseln die Hände in die andere Diagonale. Schuckeln und dann auch Dehnen (Abb. 14.3).

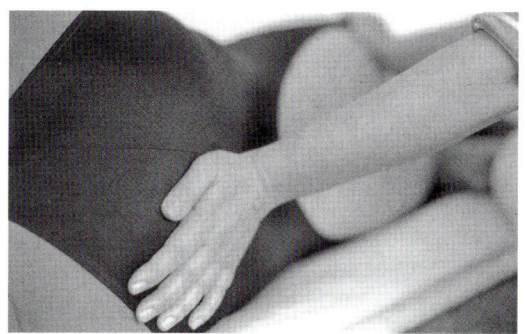

Abb. 14.3

- Die Hände werden wieder auf die Wirbelsäule gelegt, aber nun über Kreuz. So kann noch kräftiger gedehnt werden. Wichtig ist darauf zu achten, dass die Dehnung wirklich in die Länge und nicht nach vorn, in den Körper hinein geschieht. Dies ist in der wegen der Schwangerschaft erforderlichen Seitenlage übungsbedürftig.

Die Behandlerin dreht sich um 90° mit Blickrichtung zum Kopf der Klientin

- Die kopfnahe Hand gleitet in das Kreuz der Schwangeren, die andere wird sacht auf ihren Bauch gelegt. Da viele Menschen am Bauch recht empfindlich auf eine unerwartete Berührung reagieren, empfiehlt es sich, diesen Vorgang bei den ersten Behandlungen entsprechend anzukündigen. Die Bauchhand liegt großflächig und gleichmäßig auf.
- Nun beginnt auch hier das Schuckeln, allerdings in einer Variation: am Rücken schubsten eben beide Hände gleichzeitig und der Körper kam sozusagen allein zurück in die Ausgangsposition. Nun, mit der anderen Konstellation der Hände, haben beide Hände unterschiedliche Aufgaben: während die Kreuzhand sanft schubst, nimmt die Bauchhand den Impuls auf und gibt ihn sacht zurück. Die Hände arbeiten also zeitversetzt, die Bauchhand sanfter als die Kreuzhand. Es ist, als ob ein Ball von einer Hand in die andere jongliert würde. Häufig gerät der ganze Körper in Schwingung. Diese Technik wird „wiggeln" (*engl.* to wig = hin und her wackeln, sich schlängeln) genannt.
- Die Anfängerin muss sich immer wieder Rückmeldungen von den Frauen holen, damit nicht zu stark, aber auch nicht zu sanft gearbeitet wird. Die richtige Dosis muss mit jeder Schwangeren gemeinsam erspürt werden.
- Nun beginnen sich die Hände wiggelnderweise nach oben zu bewegen; die Kreuzhand arbeitet sich langsam bis zwischen die Schulterblätter hoch, die Bauchhand bis zum Dekolleté (Abb. 14.4). Ob die Bauchhand wirklich so weit hoch geführt wird oder unterhalb der Brüste stoppt, hängt von verschiedenen Faktoren ab: Wie vertraut sind Hebamme und Schwangere miteinander? Wie groß sind die Brüste? Ist es möglich, ohne zuviel Manipulation zwischen ihnen durchzugleiten? Was für ein Gefühl hat die Behandlerin zu dieser Berührung?

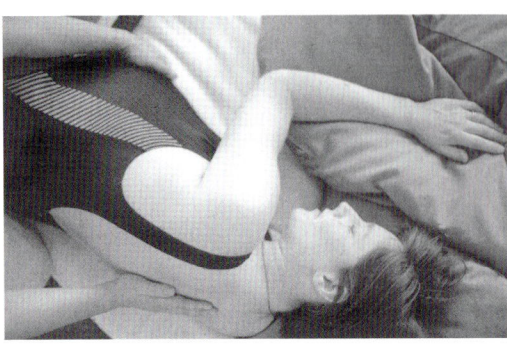

Abb. 14.4

- Ich begleite den Ansatz dieser Berührung mit der Frage: „Ist es in Ordnung, wenn ich dich so berühre?" Jede Antwort, die nicht ein klares „Ja!" ist, muss in der Situation als „Nein!" gewertet werden.
- Auch wenn die Bauchhand unterhalb der Brüste stoppt, arbeitet die Kreuzhand sich bis in den Nacken hoch. Die Bauchhand gibt, egal wo sie liegt, den Gegenimpuls.

Auf Schulterhöhe mit Blickrichtung zum Kopf der Klientin

Um gut an der Schulter arbeiten zu können, empfiehlt es sich, nun auf einen stabilen Hocker zu steigen, der dicht neben dem Massagetisch bereit steht.

- Den oberen Arm der Klientin über den eigenen, ihr näheren Arm hängen. Der Unterarm hängt entspannt herab. Mit der Hand des haltenden Armes ihr Schultergelenk von vorn umfassen, mit der anderen Hand vom Rücken her. Die verschiedenen Bewegungsmöglichkeiten des Schultergelenkes erkunden.
- Stopfende und ziehende Bewegungen im Schultergelenk abwechseln. Mit Zug enden.
- Den Oberarm sacht durch beide Hände gleiten lassen, bis nur noch das Handgelenk sicher gehalten wird. Den Arm in dieser Position lockern und auch aus dem Schultergelenk ziehen.
- Sachte zurücklegen. Dabei fällt es vielen Frauen schwer, das Ellbogengelenk frei zu geben. Als Unterstützung wird dieses dann

mit einer warmen Hand von unten gestützt, innegehalten und die Frau eingeladen, den Ellenbogen in die Hand hinein zu lösen.

Auf Kopfhöhe der Klientin stehend, Blickrichtung Füße

- Welcher Arm ist der Klientin näher? Die Oberseite der Finger dieser Hand mit Hautlotion gleitfähiger machen (Öl ist zu rutschig). Mit der Faust – Daumen voran – den geraden Muskel- und Gewebestrang oberhalb der Wirbelsäule hinunter streichen bis ins Kreuz bzw. bis in die Mitte der oberen Pobacke. Der Strich wird intensiv und ganz langsam ausgeführt – kontrollierte Kraft. Hilfreich ist es, darauf zu achten, das Handgelenk dabei nicht abzuknicken, weil dann Kraft verloren ginge. Die Idee ist, Spannung nach unten hinaus zu schieben, nicht ins Körperinnere hinein.
- Die Frau kann aufgefordert werden, immer genau dorthin zu atmen, wo die Faust gerade ist und sich zu melden, wenn ihr der Strich zu stark ist.
- Die andere Hand liegt währenddessen ruhig an der unteren Rückenhälfte.
- Der Strich wird wiederholt, evtl. etwas intensiver, aber immer oberhalb der Wirbelsäule. Die untere Hälfte kann besser nach der Umlagerung auf die andere Seite erreicht werden.
- Hindert eine Unterhose, den Strich bis ins Kreuz bzw. zur oberen Pobacke hin auszuführen, so wird um Erlaubnis gefragt, diese etwas tiefer zu schieben. Das kann dann die freie Hand tun, während die andere den Strich ausführt. Bei einer Erstbehandlung lieber etwas weniger tief gehen, wenn es auch nur geringste Zweifel gibt, ob dies angemessen ist. Bei Folgebehandlungen kann die Frau schon bei der Lagerung gebeten werden, ihre Unterhose etwas tiefer zu schieben.

Die Behandlerin steht wieder frontal hinter der Klientin

- Mit der gecremten Faust langsam vom Kreuzbein hoch bis zur Hüfte streichen. Es arbeiten nicht die Knöchel, sondern die flächigen, knöchelnahen Fingerglieder. Strich wiederholen.
- Daumen auf die seitlichen Punkte der Michaelis-Raute legen. Druck aufbauen. Mit dem oberen Daumen sehr langsam unter Beibehaltung des Druckes zur Hüfte ziehen. Der untere Daumen bleibt mit Druck auf der Stelle.
- Die Hände auf Beckenkamm und Rippen legen. Gewicht draufgeben, mit dem Ausatem der Frau zusammenschieben, mit ihrem Einatem auseinander.
- Nun den gleichen Griff, aber bei ihrem Einatem die Hände kreuzen und so auseinander dehnen; die Wirkung wird verstärkt, Dehnung und Einatem werden noch intensiver.

Blickrichtung wieder zu den Füßen

- Eine Hand liegt im Kreuz, die andere auf dem Unterbauch. Becken wiggeln, dabei schiebt die Kreuzhand immer wieder kräftig in Richtung Füße, die Bauchhand hebt leicht den Unterbauch an (Abb. 14.5). Wirkung: raus aus dem Hohlkreuz. Auch hier spielt sich mit einiger Übung ein rhythmischer Wechsel zwischen drei- bis fünfmal wiggeln und einmal dehnen ein.
- Die Hände umfassen die obere Beckenhälfte; Blickrichtung auf den oberen Fuß der

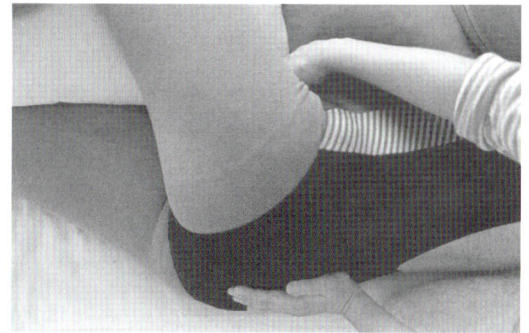

Abb. 14.5

Klientin (Abb. 14.6). Fußwärts wechselnd sanft und auch kräftiger schuckeln; Feedback einholen.

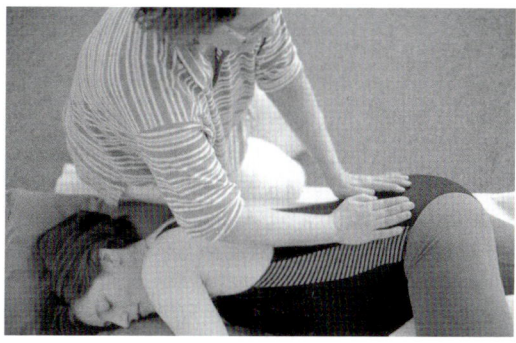

Abb. 14.6

- Gleicher Griff; zusätzlich ab und zu die Hüfte in Richtung Fuß „wegwerfen" und wieder einfangen. Auch dies sanft und kräftiger. Dies ist einer der Lieblingsgriffe vieler Schwangerer, er bringt „Luft" in die gestauchte, verspannte Körperpartie.
- Die Hebamme positioniert sich ein Stück mehr zu den Knien der Schwangeren. Der Ellenbogen, der dem Kopf der Schwangeren näher ist, wird eingecremt. Die andere Hand sucht den Trochanter auf. Darunter wird der Ellenbogen platziert und sehr langsam, aber intensiv Richtung Knie gestrichen; Rückfragen, ob der Strich zu kräftig ist. Die Frau kann ein leichtes Ziehen verspüren – verklebte Muskeln werden gelöst; aber es soll nicht schmerzhaft sein. Auf Varizen wird nicht gearbeitet, lieber den Strich dann auslassen.

Die Behandlerin dreht sich um 180° und steht mit Blickrichtung Kopf auf Höhe der Knie der Klientin

- **Kreuz-Knie-Griff**: Die nähere Hand wird von der Kniekehle her unter dem oberen Bein durchgeschoben und umfasst das Knie. (Dabei beginnen viele Frauen, mitzuhelfen; animieren Sie sie, dies zu lassen.) Der Oberschenkel soll im rechten Winkel zum Körper liegen; mit der Hand am Knie lässt sich die

Position leicht korrigieren. Die zweite Hand liegt im Kreuz (Abb. 14.7). Ähnlich wie schon zwischen Bauch und Kreuz beginnt das spielerische Hin und Her – mal sanfter, mal stärker.

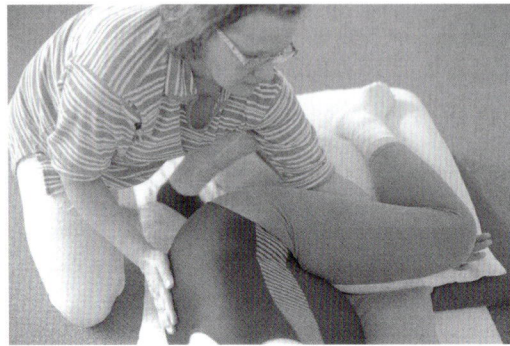

Abb. 14.7

- Gleicher Griff: Nun wird der Oberschenkel ab und zu ein kleines Stück vom Kissen angehoben (Oberschenkel sind schwer!) und spielerisch hin und her geworfen; Rückmeldung erbitten, sanft ausklingen lassen.
- Die Kreuzhand bleibt dort, die Kniehand wird an die Sohle des oberen Fußes gelegt. Ruhig die Verbindung halten.
- (Hier kann eine massageerfahrene Behandlerin eine Fußmassage einbauen.)
- Kreuz und obere Wirbelsäule verbinden, indem die Fußhand gelöst und mit einer Körperdrehung zwischen die Schulterblätter gelegt wird. Die andere Hand bleibt nach einer kleinen Drehung im Kreuz.

Lösen Sie langsam Ihre Hände. Geben Sie der Frau etwas Zeit zum Nachspüren. Erkundigen Sie sich dann nach ihrem Befinden.

Wechsel zur anderen Körperseite

- Die Frau dreht sich auf die andere Seite (bei Rückenproblemen über den Vierfüßlerstand!). Sie weiß jetzt, was sie erwartet, und kann sich ganz entspannt auf die Behandlung der anderen Seite einlassen. Über das Gehirn sind bereits Informationen in die andere Seite geflossen, und Sie können nun den gesamten Ablauf auf der anderen Seite wiederholen.

- Ist die zweite Seite behandelt, so können Sie auf zweierlei Weise die Behandlung abschließen:
  - entweder beide Füße einige Minuten ruhig halten (Erdung)
  - oder über den **Kreuz-Bauch-Griff** noch einmal Kontakt mit dem Kind aufnehmen; dies kann auch eine Gesprächseröffnung sein.

Die Frau ruht allein etwas nach; sie bekommt die Information, dass sie soviel Zeit hat, bis die Hebamme zurückkommt.

Bei starken Beschwerden im Kreuzbeinbereich ist dann ein letzter Griff in Rückenlage vor dem Aufstehen hilfreich. Die Frau wird befragt, ob es für sie okay ist, wenn die Hebamme ihre Hand zwischen den Beinen der Frau hindurch in ihr Kreuz schiebt.

Die Klientin liegt mit angestellten Füßen und ohne Kopfkissen auf dem Massagetisch. Sie wird gebeten, die Füße soweit wie möglich an das Gesäß zu stellen, dann die Fersen etwas nach außen zu drehen, so dass die Knie entspannt gegeneinander fallen können.

- Die Frau wird gebeten, das Becken etwas anzuheben. Die Hebamme schiebt ihre Hand (eingecremte Fingerspitzen mit sehr kurzen Nägeln) und ihren Unterarm flach über die Unterlage weit unter das Becken der Frau. Die Klientin wird animiert, ihren Po schwer sinken zu lassen.

- Nun krallt die Behandlerin ihre Finger kräftig in das Gewebe oberhalb des Kreuzbeines und zieht ihre Hand unter Beibehaltung des Griffes ganz langsam und flach über den Tisch wieder heraus. Die Verlängerung und Abflachung des Rückens ist deutlich zu sehen und zu spüren. Meistens verschafft dieser Griff sofort große Erleichterung und wird gern wiederholt.

Bei schweren Frauen muss sich die Hebamme für ihre eigenen Füße einen Widerstand suchen, um den Griff ausführen zu können.

Abschluss der Behandlung

Bieten Sie dann reichlich Wasser zu trinken an, damit gelöste Schlacken ausgespült werden können. Die Frau richtet sich langsam auf und spürt noch etwas ihren Empfindungen nach, ebenso wenn sie wieder steht und auch während sie ein paar Schritte umhergeht.

Im **Nachgespräch** erinnern Sie die Frau noch einmal daran, wie Sie in den anschließenden Tagen für Fragen, Rückmeldungen zu erreichen sind.

Joint Release im Sitzen

Dauer: ca. 30 Minuten

Die Klientin sitzt aufrecht, ihre Füße stehen schulterbreit fest auf dem Boden; der Hocker ist so gewählt, dass die Hüften etwas höher als die Knie sind. Ihre Hände ruhen auf den Oberschenkeln; dabei kann angeboten werden, die Handrücken auf die Beine zu legen, weil so die Schultern meist entspannter sind: Bei Ablage der Handflächen auf die Oberschenkel wird häufig ein leichter Druck aufgebaut.

Die Behandlerin steht hinter der Klientin

- Mit weichen Knien beide Hände auf die Schultern legen. Ruhig Kontakt aufnehmen, Muskelspannung erspüren. Welche Schulter steht höher?
- Leichtes Vor- und Zurückschuckeln der Schultern; die Bewegung kommt lässig aus den eigenen Hüften, geht durch den ganzen Körper und findet so über die Arme den Weg in die Schultern der Klientin. So entsteht – nach einiger Übung – die angestrebte Qualität der Leichtigkeit.
- Nun wird endgültig entschieden, welche Seite zuerst behandelt wird. Welche stand höher, welche tiefer? Die höhere Schulter, die häufig auch weniger ausladend wirkt, ist meist die verspanntere. Die Behandlung beginnt mit der weniger angespannten Seite, also der tieferen Schulter. Während diese Seite behandelt wird, gewöhnt sich die Kli-

entin an die Massagetechniken; so kann die Massage der zweiten Seite effektiver sein.
- Saugegriff auf der tieferen Schulter, die andere Hand liegt ruhig. Tiefes, aber schmerzfreies (nachfragen!) Hineingreifen, als ob ein Kätzchen am Nacken gepackt wird.
- Saugegriff mit Vibration.
- Saugegriff an beiden Schultern.
- Die Frau wird gebeten, ihre Arme seitlich herab hängen zu lassen. Tief stehend beide Oberarme packen, hoch schuckeln und wieder sinken lassen; im Sinkenlassen Gelegenheit zum Loslassen geben. Dieser Griff erfordert einige Kraft und muss mit aufrechtem eigenen Rücken, aber gut gebeugten Knien ausgeführt werden.
- Können die Oberarme der Klientin nicht gut oder nur durch einen unangenehm festen Griff gefasst werden, so wird nur folgender Griff verwendet: Die Hände der Klientin liegen auf ihren Oberschenkeln. Unter die Ellbogen greifen – dabei liegen die Ellbogen richtig in den Handflächen und zusätzlich wird ein Teil der Unterarme gestützt. Sonst Vorgehen wie beim vorherigen Griff.

Die Behandlerin setzt sich an die Seite der Klientin

- Die Arme der Klientin hängen an den Seiten. Die Behandlerin schiebt ihre Hände hochkant zwischen Oberarme und Brustkorb der Frau. Dabei ist darauf zu achten, dass die Klientin nicht hilfsbereit ihren Arm vom Rumpf abhebt. Die Behandlerin legt ihre Hände so aneinander, dass die Handinnenfläche der einen Hand den Handrücken der anderen Hand berührt; die Daumen werden hochgestellt, sie befinden sich an den Seiten des Oberarmes der Klientin. Schulter wiggelnd (eine quasi tänzerische Bewegung, die gleichzeitig hin und her sowie erst hoch und später wieder runter geht; die Bewegungen haben eine hohe Frequenz, aber einen minimalen Ausschlag) heben und senken.
- Mehrmals wiederholen; dabei unten eine Pause zum Lösen von Restspannung geben.
- Die Hände bleiben in der obigen Position et-

wa in Mitte der Oberarme. Alle Finger sind ruhig, nur die kleinen Fingern schubsen mehrmals spielerisch den Oberarm vom Rumpf weg.

- Nun werden die Hände auf Brust und Rücken der Klientin gelegt; die vordere Hand liegt zwischen Schlüsselbein und Brustansatz, mit den Fingerspitzen auf dem Brustbein, die hintere Hand liegt auf gleicher Höhe. „Akkordeon": Mit dem Ausatem der Klientin vorn und hinten mit beiden Händen gleichzeitig drücken und wieder loslassen. In mehreren Zügen von der Mitte der Brust nach außen (d.h. zu sich hin) arbeiten.
- Die Hände liegen wie beim letztem Griff. Die Klientin in Rundung nach vorn drücken, dann aufrichten mit leichtem Anheben.
- Schädelbasis auf Daumen und Zeigefinger setzen. Mit der anderen Hand die Stirn fassen (Augenbrauen frei lassen), aufrichten. Dabei auf den Verlauf der Halswirbelsäule achten: Der Kopf darf nicht nach hinten überstreckt sein.

Diagonal vor der Klientin sitzend

- Der Arm hängt an der Seite: mit Saugegriff den Arm von der Schulter bis zur Hand wiggeln; dabei wechseln die Hände ihre Aufgabe (halten bzw. wiggeln), um Innen- und Außenseite zu erreichen.
- Mit beiden Händen „schlabbern" (sanft Schütteln mit hoher Frequenz), dabei sanfter Zug nach unten.

An der Seite stehend

- Schädelbasis-Stirn-Griff; dabei leichter Zug nach oben bei allen folgenden, sanften Bewegungen, nie stauchen!
- Leichtes Beugen und Strecken
- Seitneigung
- Rotation.

Schräg vor einem Bein sitzend

- Lagern Sie den Arm auf dem Oberschenkel der Klientin auf einem Kissen.

- Hand im „Guten Tag"- Griff greifen, Arm schlackern lassen (das ist ein leichtes Ausschütteln in alle Richtungen mit gleichzeitigem Bewegen des ganzen Armes).
- Arm vorziehen und schlackern, dabei mit der anderen Hand die Schulter zurückhalten. **Achtung**: bei Schultergelenken, die ab und zu auskugeln, nur als erfahrene Behandlerin ausführen!
- Obiger Griff mit spielerischem Wechsel zwischen Zurückhalten und Freigeben der Schulter.
- Dazu Saugegriff an Schulter und Oberarm
- Für den Saugegriff am Unterarm müssen die Aufgaben der Hände gewechselt werden, damit auch von innen gegriffen werden kann.
- „Handrassel": den Unterarm von innen fassen und durch flotte, lockere Drehbewegung aus dem eigenen Ellenbogengelenk heraus die Hand der Klientin auslockern.
- Die „Maus" an der Daumenwurzel der Klientin fassen, die Hand „schlackern" lassen.
- Den Arm wieder ablegen.

Hinter die Klientin treten

- Hände auf beide Schultern legen. Schuckelnde Bewegungen beider Schultern, die die Seiten wieder verbinden.
- Zeit geben, um in die behandelte Seite hineinzuspüren. Eventuell verbal zum Seitenvergleich animieren. Dieser sollte einfach beschreibend, nicht wertend sein.
- Wiederholen Sie den gesamten Ablauf an der anderen Körperhälfte.

Abschluss der Behandlung

- Schließen Sie die Behandlung mit einer Tiefen-Bindegewebs-Massage ab: Sitzen mit freiem Rücken, die Füße etwas vorgestellt, um Gegendruck ausüben zu können. Die Arme hängen herab. Verwenden Sie für alle Striche eine Lotion, da Öl zu glitschig ist.
- Die Klientin wird gebeten, den Kopf in Richtung Brust sinken zu lassen und weiter langsam die Wirbelsäule abzurollen. Streichen Sie währenddessen mit nur halb geschlos-

senen Fäusten und lang gestreckten Armen langsam die Rückenstrecker bis zum Kreuz herunter. Setzen Sie Ihr Körpergewicht ein, und drücken Sie nicht. Hilfreich ist dabei eine Schrittstellung.

- Wenn über das Kreuz hinaus gearbeitet wird, setzen Sie den Strich etwas nach außen fort, um den Strukturen zu folgen.
- Zum Aufrichten wird langsam mit einer Hand den Rücken hoch gestrichen. Die andere Hand kann von der Brust her die Aufrichtung unterstützen. Dann setzen Sie mit dem Schädelbasis-Stirn-Griff den Kopf darauf.
- Streichen Sie ohne sich vorzubeugen den ganzen Rücken herunter.
- Die Klientin stützt sich leicht vorgeneigt mit ihren Armen auf den Oberschenkeln ab („Kutschersitz"). Bearbeiten Sie mit dem beschriebenen Strich den mittleren und unteren Rücken.
- Abschließend richtet sich die Frau auf. Meistens sitzt die Schwangere jetzt wie eine Königin auf dem Thron – und fühlt sich auch so.

Fortbildungsangebote

- Obige Techniken u.a. werden in meiner Fortbildung „Hilfeleistung bei Schwangerschaftsbeschwerden" (als Bildungsurlaub anerkannt) vermittelt.

Literatur

- Peter Schwind: „Alles im Lot – Eine Einführung in die Rolfing-Methode"; Hugendubel 2000.
- Hefte der Reihe *Connection specials,* die sich mit Körperarbeit befassen:
Connection Medien GmbH
Hauptstraße 5
84494 Niedertaufkirchen
Tel/Fax 08639-983414
vertrieb@connection-medien.de

Notizen

Kristin Adamaszek

Notizen

Was ist Tanz?

Tanzen ist eine uralte Erfahrung des Menschen. Es wird als ein Urphänomen des Lebens und als grundlegendes, spezifisch menschliches Verhalten beschrieben. *„Der Tanz ist eine menschliche Lebensäußerung, die es zu allen Zeiten und in allen Kulturen gab und gibt. Dieses zeit- und raumübergreifende Phänomen fand in der Menschheitsgeschichte unermesslich viele Erscheinungsformen, die jeweils Spiegel der jeweiligen Gesellschaft und ihrer Menschen- und Weltbilder waren: Abbilder ihrer Leitbilder, ihrer Normen und Repressionen, und auch Projektionen ihrer Sehnsüchte und Utopien."* (Peter-Bolaender 1992).

Immer wieder beschreiben Menschen, dass sie im Tanz eine Einheit von körperlichem und seelischem Erleben empfinden. Diese Einheit wird in jedem Moment des Tanzes neu hergestellt, und findet in jeder Bewegung des Tanzes neuen und einmaligen Ausdruck. Der Tanz ist eine Möglichkeit, Gefühle und Befinden auszudrücken, im Sinn von nach außen und mit der Außenwelt in Kontakt zu bringen.

So sehr der Tanz also als Urphänomen eine lange Geschichte hat, so sehr ist er auch ein nicht festhaltbares, auf den Moment des Erlebens bezogenes Produkt der ganz persönlichen Ausdrucksfähigkeit. Auch die Abfolge der immer gleichen Schritte eines Tanzes stellt sich mit jeder Wiederholung immer neu dar.

Auswirkungen des Tanzens auf Schwangerschaft und Geburt

Es gibt erstaunlich viele Verbindungen zwischen dem Erleben von Tanz einerseits und Schwangerschaft und Geburt andererseits. Daraus ergibt sich der konkrete Sinn für das Tanzen mit Schwangeren.

Bewegung

Tanzen ist eine lustvolle Art der Bewegung. Tanzen ist auf Spaß gerichtet, sich wohl fühlen, den Körper auf angenehme Weise spüren. Tanzen bedeutet, den Körper in Schwung zu bringen. Die mit dem Tanz verbundene Bewegung stärkt Muskeln und entlastet besonders die Wirbelsäule auf direkte Art, weil durch das Tanzen einseitige Belastungen und Haltungen ausgeglichen werden. Tanzen ist gut für den Kreislauf, es bringt ihn in Schwung ohne ihn übermäßig zu strapazieren. Tanzen löst und lockert den Körper.

Bewegung in der **Geburtsvorbereitung** bedeutet auf der körperlichen Ebene, den Körper für die Geburt zu kräftigen, Muskeln zu lockern und gleichzeitig zu stärken. Schon immer gehörte es zu den Zielen des Geburtsvorbereitungkurses, die Schwangere auch körperlich auf das bevorstehende Ereignis der Geburt mit Hilfe von Beckenlockerung und Bauchmuskelübungen vorzubereiten.

Die Wirbelsäule, die durch den wachsenden Bauch und zusätzlich durch die Neigung von Schwangeren, ins Hohlkreuz zu gehen und den Bauch herauszustrecken, besonders belastet wird, erhält durch die tänzerische Bewegung eine Entlastung. Dies entsteht durch die weichen, wippenden Bewegungen im Tanz, bei denen die Knie automatisch locker werden und leicht nachgeben. Weiche Beckenbewegungen, wie das Beckenkreisen, lockern die Wirbelsäule und kräftigen gleichzeitig die Bauchmuskeln und die Beckenbodenmuskeln.

Lebensgefühl und Leiblichkeit

Im Tanz kann das momentane Lebensgefühl geäußert werden, mit dem Tanz kann das **Lebensgefühl verbessert** werden. Zu tanzen bedeutet, etwas zu tun, um sich in der eigenen Haut wohl zu fühlen. Im Tanz kann man loslassen, was belastet, und gleichzeitig angenehme Gefühle erleben, wie die eigene Kraft spüren und den Körper in seiner Ganzheit wahrnehmen. Tanz ist Besinnung auf sich selbst, man spürt sich. Im Tanz kann man **Gefühlen** nachgehen, Impulse in ihrer ganzen Stärke nach außen bringen, und all das auf eine „ungefährliche" Weise, denn alles, was man tut, ist nur Tanz.

In der Schwangerschaft ist das Verhältnis zur Leiblichkeit besonders offenbar. Die körperlichen Veränderungen umfassen den gesamten Körper der Schwangeren, nicht nur die Gebärmutter. Alle Organe, die Drüsen, der Kreislauf, die Knochen und Muskeln stellen ihre Arbeit auf die Schwangerschaft ein und bereiten sich auf ihre Art auf das Ereignis der Geburt vor. Dass diese notwendigen Veränderungen manchmal auch Beschwerden verursachen, erlebt jede Schwangere auf unterschiedliche Weise.

Körperliches Wohlfühlen und seelische Verfassung gehören zusammen. Die Veränderung des Körpers in der Schwangerschaft kann bei der Frau Ängste auslösen. Sie kann befürchten, die gewaltigen Veränderungen nicht zu bewältigen und das vertraute Körpergefühl, das Gefühl, schön zu sein und schön gefunden zu werden, zu verlieren. Das Annehmen und Bejahen des sich veränderten Körpers geht mit Glücksgefühlen einher.

> Tanzen bedeutet für die Schwangere, eine wunderbare Möglichkeit des Ausdrucks und der Besinnung auf sich. Tanzen bringt sie ihrer Leiblichkeit näher. Tanzen hilft dabei, den sich verändernden Körper anzunehmen.

Ritual im Übergang

Tanz als Ritual ist eine komplexe Handlung, die den Menschen seine Natürlichkeit spüren lässt und ihn besonders in Übergängen und Angstsituationen stärkt. Gruppentänze der Schwangeren sind ein verbindendes Ritual, das Zusammengehörigkeitsgefühl und gegenseitige Stärkung bewirkt. Tanzen in einem Geburtsvorbereitungskurs betont seinen Charakter als Übergangsritual, die Begleitung jeder Schwangeren durch die Gruppe in dieser Zeit des Wandels in den neuen Lebensabschnitt.

Kreativität

> Tanzen ist ein kreativer Akt, eine menschliche Möglichkeit der Selbsterfahrung und der Selbstdarstellung, die die Einzigartigkeit jedes Menschen zum Ausdruck bringt. Insofern bedeutet Tanzen auch das Erleben des eigenen Potenzials.

Schwangerschaft und Geburt sind Zeiten des Wandels und der besonderen Kreativität. Der Körper der Schwangeren und Gebärenden vollbringt die wohl erstaunlichste und wunderbarste Möglichkeit menschlicher Kreativität. Aber auch die Veränderung der Lebensbedingungen, die die Geburt eines Kindes unweigerlich bewirkt, fordert von der Schwangeren, und gegebenenfalls auch vom Partner, Kreativität in der Bewältigung des neuen Lebens. Im Tanz kann die Schwangere ihre kreative Potenz spüren und dadurch Vertrauen in ihre Kräfte entwickeln.

Rhythmus

Tanzen ist das Spiel mit verschiedenen Rhythmen, das Ausprobieren und Nachfühlen von ihnen. Jeder Rhythmus hat eine andere Wirkung auf den Menschen. Pulsierend wie der Herzschlag treibt er uns, schwingend wie ein Walzer wiegt er uns. Unsere körperlichen Vorgänge werden durch den Rhythmus, den wir wahrnehmen, zum Beispiel beim Musikhören, beeinflusst. Der Puls, die Atmung und der Gang werden schneller oder langsamer, schwerer oder leichter.

Jeder Rhythmus wirkt auf unsere Befindlichkeit. Im Rhythmus zu sein bedeutet, mit sich im Gleichgewicht zu sein, einen mit innerer Ruhe verbundenen Zustand („im Einklang sein", „intakt sein"). Aus dem Rhythmus sein, bedeutet im Ungleichgewicht zu sein, hin und her zu schwanken, unruhig und unsicher zu sein – ein Gefühl, das wir durch das Wiederfinden des Gleichgewichtes beenden wollen. Wenn unsere körperlichen Vorgänge aus dem Rhythmus kommen, wie die Atmung, die hormonellen Vorgänge oder auch der Herzschlag, fühlen wir uns unwohl, sind verängstigt oder haben sogar Todesangst.

In der Schwangerschaft findet ein bedeutsamer Wandel in den rhythmischen Vorgängen des Körpers und der Lebensgestaltung statt. Die Wehen während der Geburt bestimmen mit ihrem wellenartigen Rhythmus vollständig das Verhalten der Frau. Im Schwangersein und Gebären erlebt die Frau auch die Macht und Gewalt der grundlegenden Lebensrhythmen von Werden und Vergehen besonders deutlich.

Im Tanzen findet die Schwangere Zeit und Raum, Rhythmus zu erleben und in seine unterschiedliche Arten hineinzugleiten. Tanzen hilft, den Rhythmus zu finden. Die spielerische Annäherung an neue Rhythmen unterstützt die Neugierde auf die rhythmischen Vorgänge der Schwangerschaft und der Geburt. Tanzen bringt die Schwangere in Rhythmus und damit in ein inneres Gleichgewicht.

Festhalten und Fließenlassen

Alle Qualitäten von Bewegungsfluss und Verharren können im Tanz erlebt und zum Ausdruck gebracht werden. Die Tänzerin bewegt sich durch den Raum, erlebt den Fluss der Bewegung im Raum, plötzliches Stoppen, Anhalten, Zögern und Weiterlaufen dabei. Sie erlebt die Schwingung der Bewegung in ihrem Körper, die Beziehung der Körperteile zueinander im Tanz.

Schwangerschaft ist gekennzeichnet durch die Polarität von Festhalten und Loslassen. Während das Kind im Leib wächst, ist es davon abhängig, dass die Schwangere es festhält, in sich behütet, erhält und ernährt. Die unzähligen Beispiele von erfolgloser Abtreibung, bei denen eher die Frau mit Gesundheit und Leben bezahlte, als dass die Frucht abging, aber auch die Erfahrung, welche ungeheuren Belastungen eine Schwangere aushält, ohne das Kind zu verlieren, zeugen von der Kraft der Frau zum Festhalten.

Gleichzeitig kommt mit der Geburt ein gewaltiger Akt des Loslassens auf sie zu. Keine Macht, auch keine Medizin kann verhindern, dass eine Geburt, die einmal in Gang gekommen ist, ihren Lauf nimmt. Der Zeitpunkt des Beginns einer Geburt ist von Kräften bestimmt, auf die die Medizin kaum Einfluss hat, genauso wenig, wie die bewusste Entscheidung der Schwangeren oder ihre Versuche, durch körperliche Betätigung das Baby herbeizuzwingen. Zu Gebären bedeutet, sich in dem Fluss der Geburt hinzugeben. Tanzen unterstützt die Schwangere bei dem Sicheinlassen auf alles, was sie erlebt. Sie spürt den Fluss ihres Körpers im Raum, bringt sich in Bewegung. Insofern kann Tanzen auch eine Vorbereitung auf die Geburt als gewaltigen Akt des Loslassens sein.

Atmen und Tanzen

Atmen und Tanz stehen in enger Verbindung. Tanzen bringt den Körper in Gang. Die Bewegungen fließen, und dabei wird auch das Atmen gefördert. Durch Anregung der Gruppenleiterin im Tanzen den Atemfluss zu spüren und zuzulassen, kann der Tanz noch mehr genossen werden, weil Anspannungen sich dadurch lösen und Bewegungen leichter werden.

Kurzatmige Schwangere merken oft, dass dies beim Tanzen vergeht. Sie wundern sich, weil sie beim alltäglichen Gehen viel schneller außer Atem sind. Selbst wenn sie sich im Tanz kräftig bewegen, fühlen sich viele Schwangere gut in ihrem Atem. Das liegt daran, dass die Atmung beim Tanzen tiefer wird, und so mit jedem Atemzug mehr Sauerstoff aufgenommen wird. Gleichzeitig werden Bauchfell und Bauchmuskeln entspannter, und das Atmen fällt leichter.

Tanzen kann somit als eine Form des **geburtsvorbereitenden Atemtrainings** angesehen werden. Beim beckenbetonten Tanz werden Bauch- und Beckenatmung gefördert. Mit der Bewegung des Beckens fließt der Atem tiefer. Dabei wird auch der Bauchraum weiter. So entsteht das Gefühl, mehr Platz zu bekommen, auch für den Atem im Bauch. Vor allem durch Armbewegungen öffnet sich der Brustraum im Tanz, wodurch das Atemvolumen zusätzlich vergrößert wird.

Sich angenehme Bewegungen zu erlauben, bedeutet sich zu weiten, zu öffnen. An Stelle von verkrampftem Festhalten des Körpers im Sinne „ich muss", tritt entspanntes Loslassen mit dem Gefühl „ich bin". Den Atemfluss entspannt zu erleben, ist Ausdruck eines Körpergefühls von Leichtigkeit im Sinne „es geht von ganz allein, es geht mit, es trägt mich".

Stimme und Tanz

Seit längerer Zeit ist anerkannt, dass Lautäußerungen wie Gähnen, Seufzen, Tönen oder Stöhnen **geburtserleichternd** wirken, weil sie den Atemfluss unterstützen und die Entspannung fördern. Oft machen Hebammen in Geburtsvorbereitungskursen die Erfahrung, dass es gar nicht so leicht ist, die Schwangeren dazu anzuregen, die Stimme bei den Atemübungen mitzunehmen. Da bestehen viele Hemmungen.

Jeder Säugling, jedes kleine Kind lässt der Stimme so freien Lauf wie dem Atem. Doch schon früh beginnt ein Kind zu lernen, dass es nicht erwünscht ist, einfach loszuschreien oder zu reden, sondern dass es auf bestimmte gesellschaftliche Regeln im Ungang mit der Stimme zu achten hat. Wohl jedes Kind hört irgendwann den Satz „Sei still!" Diese mühsam erlernten Verhaltensweisen wirken tief und lassen sich auch in einem Kurs für Schwangere nicht einfach wegwischen.

Hinzu kommt, dass Lautäußerungen von Gebärenden lange Zeit in den Kreißsälen verpönt waren. Sie galten als Zeichen von Schwäche und Disziplinlosigkeit. Die Urkraft von Geburt und die Nähe zum sexuellen Erleben kommen beim Stöhnen der Gebärenden deutlich zum Ausdruck. Die Verbindung zur Sexualität, so offensichtlich sie auch ist, ist vielen Schwangeren – und vielleicht auch Geburtsbegleitern

– unangenehm. Die Vorstellung, dass das Geburtserleben so gewaltig sein wird, kann Angst machen. Da kommt ein Ereignis auf sie zu, dass sie nicht willentlich zu steuern vermag. Die Stimme im Griff zu behalten, stellt dann einen Versuch dar, auch den Geburtsverlauf steuern zu können. Diesen Wunsch teilen viele Schwangere mit den Geburtshelfern.

Tanzen kann aus diesem Dilemma heraushelfen. Sich in den Tanz fallen zu lassen, fällt Frauen relativ leicht. Sich im Tanz mit dem Atem auch Lautäußerungen wie **gähnen** oder **seufzen** zu erlauben, ist nicht so bedrohlich, sondern fördert den Spaß, der beim Tanzen auch gesellschaftlich erlaubt ist. **Mitsingen** zu einer bekannten Musik beim Tanzen ist eine weitere Möglichkeit, die Stimme mit einzubeziehen, die vielen Schwangeren leicht fällt, vor allem, wenn die Kursleiterin offensichtlich selbst Spaß daran hat. Die Aufforderung zu Lautäußerungen nehmen Schwangere natürlich an, wenn Sie als Kursleiterin dies auch glaubhaft vermitteln.

Wichtige Grundregeln

Wie so oft in dem Beruf der Hebamme bedeutet der verantwortungsvolle Umgang mit Schwangeren gleichzeitig auch die Anerkennung der **professionellen Grenzen**. Als Hebamme, die mit Schwangeren tanzt, sind Sie Begleiterin und Geburtsvorbereiterin im vollen professionellen Sinne, jedoch keineswegs Tanztherapeutin. Das bedeutet, dass Sie die Grenzen dessen, was Sie sich in diesen Kursen zumuten möchten, sehr ernst nehmen sollten. Dann können Sie sicher sein, dass in den Kursen auf der körperlichen und auch emotionalen Seite der Teilnehmerinnen das geschieht, was Sie tragen und ertragen können. Ihr klarer Umgang mit Ihren Grenzen ist eine grundlegende Vorraussetzung für einen gelungenen Kurs.

Jede Schwangere hat andere Erfahrungen mit Bewegungen, Tanzen und auch mit Musik. In der Schwangerschaft zu tanzen ist eine **Reise zu bekannten und auch zu neuen Erlebnis-**

sen mit dem Körper, dem Befinden, den Stimmungen und dem Geschmack. Es erstaunt Schwangere manchmal, wie sehr sich ihr Musik- und auch Bewegungsgeschmack während der Schwangerschaft verändert. Es entstehen ganz neue Körpererfahrungen und -empfindungen. Wenn sich die Frauen immer schwerfälliger fühlen, entsteht Bewegungslust nach Leichtigkeit. Es gibt Freude an bestimmten Bewegungen des Beckens, die sie vorher so nicht wahrgenommen haben. Die Sorge um das Kind, das bei allen Bewegungen dabei ist, können die eigenen Bewegungsbedürfnisse zurückdrängen, und es entwickelt sich Vertrauen zum Kind mit dem Gefühl des Wohlbefindens im Tanz.

> Entscheidend ist, dass jede Schwangere so tanzen sollte, dass sie sich dabei wohlfühlt. „Gut" ist der Tanz, wenn es ihr dabei gut geht.

Vertrauen Sie als Begleiterin dem Gespür, das jede Schwangere hat. Auf diese Weise wird die Schwangere ihr passendes Tempo finden, wohltuende Bewegungen entdecken, den Rhythmus wählen, der ihr Spaß macht und Musik auswählen, die ihrer jeweiligem Stimmung entspricht. Ihre Ideen dazu, was gut für die Schwangere sein könnte, sollten nur als Anregungen verstanden werden.

Pausen

Nach jedem Tanz sollte eine kleine Besinnung eingebaut werden. Die meisten Musikstücke sind etwa drei bis fünf Minuten lang. Dieser Zeitrahmen ist für eine Schwangere meistens gerade richtig, um sich auf eine Bewegungsart einzulassen. Wären die Einheiten noch kürzer, ist die Schwangere wahrscheinlich gerade erst in die Bewegung hineingekommen, wenn das Stück endet. Bei längeren Einheiten kann es passieren, dass besonders tanzunerfahrene Schwangere vor dem Ende der Musik „aussteigen".

Während der kleinen Besinnungspause können Sie die Schwangere dazu anregen, ihren Atem zu spüren und die angenehme Weite, die für den Atem im Tanz entstanden ist, zu genießen, dabei tief ein- und entspannt auszuatmen. Die Schwangere kann in diesen Pausen die Wirkung des Tanzes und der Bewegungen in sich fühlen. Sie kann spüren, was das Baby bei diesem Tanz macht. Sie erhält ferner die Möglichkeit sich mit den anderen darüber auszutauschen.

Für Sie als Gruppenleiterin bedeuten diese Pausen eine Gelegenheit, Rückmeldungen von den Schwangeren zu erhalten, und so Ihr weiteres Vorgehen ganz nah an den Befindlichkeiten und Bedürfnissen der Schwangeren zu gestalten.

Kursgestaltung

- Der Raum, in dem getanzt wird, sollte stets frische Luft enthalten, so dass das Atmen angenehm ist. Je nach der Größe des Raumes und der Anzahl der Teilnehmenden sollte in den Pausen gelüftet werden, denn beim Tanzen wird viel Luft verbraucht. Verzichten Sie deshalb auf Öllampen oder Duftspender im Tanzraum. Dies sind zwar förderliche Hilfen zur Gestaltung der Atmosphäre für Entspannungen, sie verbrauchen jedoch Sauerstoff, den die tanzenden Schwangeren benötigen. Schwangere genießen es, viel Platz zum Bewegen zu haben. Deshalb sollte der Raum auch groß genug sein. Bei 10 Schwangeren sollte der Raum mindestens 50–55 m² groß sein.

- Eine einladende Gestaltung des Raumes fördert die Lust auf Tanz. Meistens ist Tanzen eine sehr wache Tätigkeit, so dass auch die Lichtverhältnisse angenehm hell sein sollten. Manchmal kann es schön sein, bei Kerzenlicht oder sogar im Dunkeln zu tanzen. Vorrausetzung hierzu ist jedoch eine gewisse Vertrautheit in der Gruppe.

- Sie sollten den Teilnehmenden ausdrücklich die Erlaubnis erteilen, jederzeit die Blase zu leeren. Die lockernden Bewegungen fördern, wie auch Beckenbodenübungen, den Harndrang erheblich. Und mit voller Blase ist kein entspanntes Tanzen möglich!

- Nachschub an Flüssigkeit sollte jedoch auch in ausreichender Menge bereit stehen.
- Die Raumtemperatur sollte ziemlich niedrig sein, also auf die sich bewegenden Schwangeren mit ihrer „Heizung im Bauch" ausgerichtet sein.
- Sitzbälle sind ein wichtiges Zubehör auch beim Tanzen. Immer wieder kann es vorkommen, dass die Bewegung auf den Beinen für eine tanzende Schwangere doch zu anstrengend wird. Auf dem Ball kann sie dann die Becken- und Armbewegungen weiter genießen und sich doch dabei ausruhen.

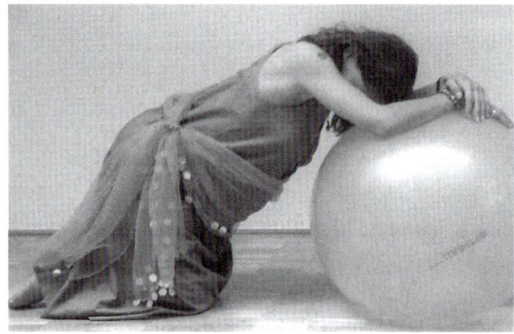

Abb. 15.1 Tanz mit dem Ball

- Schwangere, die zu vorzeitigen Wehen neigen und sich deshalb schonen sollen, ohne ganz in Ruhe sein zu müssen, können auf dem Ball tanzen. Die sanften Bewegungen auf dem Ball entspannen sie. Der Grundtonus der Gebärmuttermuskulatur nimmt dadurch ab. Gerade bei ängstlichen Schwangeren mit erhöhtem Grundtonus hilft der Ball, mehr Vertrauen zu sich zu fassen und sich wohl zu fühlen.

Struktur einer Tanzeinheit

- Eine Tanzeinheit sollte ca. 30 min dauern. Wenn Sie das Tanzen in einen Geburtsvorbereitungskurs mit einbauen, wird dies wohl die maximale Zeit sein, da Sie auch Zeit für die anderen Elemente der Geburtsvorbereitung benötigen. In einem Kurs, in dem Tanzen, vielleicht kombiniert mit einer Ruhephase, den Mittelpunkt darstellt, wird es möglich sein, auch länger zu tanzen. Durch die Einbe-

ziehung der Bälle können die unterschiedlichen Bedürfnisse verschiedener Schwangerer nach Geschwindigkeit und Heftigkeit im Tanz gut miteinander vereinbart werden.

- Bevor Sie mit dem Tanzen beginnen, trifft sich die Gruppe im Kreis und wird von Ihnen begrüßt. Geben Sie dabei auch Gelegenheit, spezielle Wünsche zu äußern. Auf diese Weise stellen Sie sicher, dass Sie von Anfang an auf die Bedürfnisse der Schwangeren eingehen können.
- Im ersten Teil tanzt die Schwangere zur Einstimmung in **freier Bewegung**, ganz auf sich selbst bezogen. Sie erinnert sich an ihre Bewegungen und die Gefühle, die dabei entstehen, sie kommt auf den Tanzgeschmack und entdeckt Neues.
- Es kann nun eine Phase folgen, in der Sie Ihre Ideen vermitteln und die Schwangere sie ausprobiert und variiert.
- Den nächsten Teil können Sie so gestalten, dass **Begegnungen in Kleingruppen** von zwei bis drei Schwangeren möglich werden. Dies kann zum Beispiel im gemeinsamen Ausprobieren einer Bewegung bestehen, oder in einem tänzerischen Gespräch der Körper ohne Worte. Miteinander tanzen, mit oder ohne Berührung, fördert den Austausch untereinander, das Gefühl des Wahrgenommenwerdens in der Gruppe. Es ist jedoch wichtig, die Begegnung mit anderen im Tanz nicht zum Dogma werden zu lassen, sondern auch das Bedürfnis nach Alleinsein zu achten. Tanzen ist eine Zeit der Besinnung auf sich selbst und auf das Baby. Es ist auch eine Zeit der Stärkung des inneren Kontaktes zum Baby. Manchmal benötigen Schwangere hierfür viel Zeit.
- Zum Abschluss einer Tanzeinheit ist es sinnvoll, die **Gesamtgruppe** zusammenkommen zu lassen. Die Schwangeren geben sich gegenseitig Sicherheit, Verständnis und ein Zusammengehörigkeitsgefühl. Wenn alle gemeinsam einen Kreis bilden, sich dabei an den Händen fassen und auch mit den Blicken in die Runde gehen, bekommt jede das Gefühl der Gruppenzugehörigkeit. Auch eine ganz einfache Schrittkombination im

Kreis mit Musik, ein Kreistanz, den jede Schwangere sofort spielerisch mittanzen kann, ist eine einfache Möglichkeit, das Gruppengefühl zu intensivieren.

Gruppenatmosphäre

Jede Schwangere bewegt sich anders und hat ihre eigene Tanzerfahrung. Da gibt es forsche Frauen, die den Tanz schon lange für sich entdeckt haben, sich darin „zu Hause" fühlen. Andere kostet es Überwindung, sich überhaupt in der Öffentlichkeit – auch unter Frauen – zu bewegen. Manche Frauen tanzen mit raumgreifenden Bewegungen, während andere sich selbst in kleinen Bewegungen erkunden. Einige Schwangere haben Tanzkurse hinter sich, in denen sie „richtiges Tanzen" lernen wollten. Vielleicht finden Sie Schwangere in ihren Kursen, die meinen, „nicht tanzen können" und solche, die zu wissen glauben, was „richtiges Tanzen" ist.

> Die erfolgsbetonte Herangehensweise ans Tanzen kann das innere Erleben behindern, wenn die Bewegungen von der möglichen Wirkung nach außen geleitet werden. Im Tanzen für Schwangere, kommt es allein auf die Empfindungen jeder Teilnehmerin an. Richtig ist, was sich gut anfühlt.

In einem Tanzkurs für Schwangere treffen Frauen mit unterschiedlichen Vorerfahrungen auch als Gruppenmitglieder zusammen. Es besteht, wie in jeder Gruppe, die Gefahr, der Konkurrenz, des Kampfes um angenehme Positionen in einer Gruppe und somit auch des Ausschlusses „unterlegener". Als Gruppenleiterin haben Sie die Möglichkeit und die Aufgabe, diese Konkurrenzgedanken gar nicht erst aufkommen zu lassen. Machen Sie mit Ihrem Leitungsstil klar, dass es um ein respektvolles Miteinander geht. Die Erfahrungen jeder einzelnen Schwangeren werden von den Gruppenteilnehmerinnen in dem Maße geachtet, wie Sie es tun.

Empfindungen jeder Einzelnen bleiben wahr und richtig, auch wenn sie sich noch so sehr von den wahren und richtigen Empfindungen der anderen unterscheiden. Dies sollten Sie durch Ihrem Leitungsstil betonen. Die Unterschiedlichkeit der Erfahrungen kann die Gruppe im Austausch miteinander als Chance nutzen, durch die jede Einzelne ihren Erlebnisschatz vergrößern kann. Auf diese Weise entsteht eine Gruppenatmosphäre des entspannten Miteinanders, in der sich jede respektiert fühlt.

Vom Schritt zum Tanz

> **Ziel dieses Bewegungsvorschlags** ist es:
> – die Schwangere dazu anzuregen, ihre eigenen Bewegungen zu finden, d.h. das Selbstbewusstsein zu stärken
> – die Schwangere einzuladen, neue Bewegungen zu entdecken, und dadurch die Vielfalt ihrer Bewegungsmöglichkeiten zu erhöhen. Neugierde, Kreativität und Freude werden so gefördert
> – die Schwangere anzuregen, die guten Wirkungen lockerer Knie und eines beweglichen Beckens zu spüren und dies auch außerhalb des Kurses besonders zur Rückenentlastung und zur Geburtsvorbereitung zu nutzen. Ihr Vertrauen in die eigenen Möglichkeiten, die Befindlichkeit zu verbessern, werden gesteigert
> – den Atemfluss der Schwangeren durch entspannende Bewegung zu verstärken. Die leichte Bewegung des Tanzes fördert die Atmung. Besonders durch Beckenbewegungen und Armbewegungen kann die Atmung vertieft werden.

- Zu Beginn sollte jede Schwangere selber in den Tanz finden. Lassen Sie sie spüren, eventuell zunächst ganz ohne musikalische Begleitung, wie sie auf den Füßen steht und **Verbindung zum Boden** hat. Der Boden gibt Halt, er trägt. Er ermöglicht die Bewegung erst und gibt Schwung. Die Füße, ohne die man gar nicht tanzen könnte, werden oft nicht beachtet. Lassen Sie die Schwangere im Stehen oder Gehen den Kontakt zum Boden wahrnehmen.

- Lassen Sie sie auf unterschiedliche Weise auftreten, auf Zehenspitzen gehen, mit den Seiten der Füße, auf den Hacken, lassen Sie sie treten, tippeln, tapsen, trampeln, schlurfen, schleichen, schlängeln usw. Sie soll spüren, wie sie in der Bewegung das Gleichgewicht des Körpers mit den Füßen ausgleicht, wenn sie von einem Fuß auf den anderen tritt.
- Nun kommt, zunächst ganz leise, dann langsam etwas lauter werdend, **Musik** hinzu, die zum Tanzen einlädt. Also schwingende Musik, die leicht und anregend für lockernde Bewegungen ist, z.B. lateinamerikanische Musik oder auch aktuelle Pop-Musik mit moderatem Tempo. Mit der Musik stellt sich, bei den meisten Schwangeren ganz von allein, **Lockerheit in den Knien** ein. Die Knie werden im Tanz locker und dadurch erhält das Becken Bewegungsfreiräume.
- Diese Lockerung der Knie ist eine der wesentlichen Wirkungen des Tanzes. Sie ist besonders angenehm für Schwangere, die unter **Kreuzschmerzen** leiden. Denn mit lockeren Knien und dem sich nun bewegenden Becken verschwindet automatisch mit dem Hohlkreuz auch die Ursache der Rückenschmerzen. Die lockeren Knie bringen das Becken in Bewegung. Es erhält Bewegungsfreiheiten, die die meisten Frauen ihm normalerweise nicht geben. Die zunehmende Beweglichkeit des Beckens durch Tanzen ist eine weitere wesentliche Wirkung, die das Tanzen auch für die Geburtsvorbereitung wertvoll macht.
- Unterstützen Sie die Schwangeren dabei, jetzt noch mehr in den **eigenen Tanz** zu finden. Lassen Sie sie nach der anregenden Musik tanzen. Geben Sie von Zeit zu Zeit **verbale Impulse**, nach der Wahrnehmung der Füße, der Lockerung der Knie und des Beckens auch weitere Körperteile mit in den Tanz einzubeziehen (Arme, Hände, Schultern, Wirbelsäule, Kopf, Augen).
- Der Körper besteht aus vielen Teilen, die oft starr gehalten und bei Alltagsbewegungen

nicht beachtet werden. Jetzt im Tanz kann jede Schwangere für sich ihren **gesamten Körper wahrnehmen und fühlen**, welche Bewegungen mit den unterschiedlichen Körperteilen ihr Freude bereiten. Diese offene und lustbetonte Form der Anregung zur Bewegung und Selbstwahrnehmung fördert bei der Schwangeren ein Körpergefühl von „Ich bin in meinem Körper zu Hause". Ihre verbalen Impulse sollten Anregungen sein, eine spielerische Neugierde auf neue Bewegungserlebnisse zu entwickeln. Orientierung bei dieser Entdeckungsreise in Bewegungen ist für jede Tanzende ihr eigenes Wohlbefinden.

Diese Form der offenen Anregung zur Bewegung kann man noch mit anderen Impulsen vertiefen:

- **Wahrnehmung der Bewegung im Raum**: Die tanzende Schwangere wird ermutigt, sich im Tanz zu entscheiden, ob sie gerade an einem Platz ihrer Wahl tanzen möchte oder durch den Raum. Und auch die verschiedenen Richtungen in der Bewegung durch den Raum (vorwärts, rückwärts, seitlich, diagonal, Schlangen-/Zickzack-Bewegungen) werden durch verbale Impulse bewusst gemacht.
- **Unterschiede zwischen großen oder kleinen Bewegungen erspüren**: Oft bleiben Tanzende in ihrer gewohnten „Standardgröße" der Bewegung. Ihr Impuls lädt dazu ein, auch mal ungewohnte Bewegungsgrößen zu tanzen oder andere Schrittgrößen zu versuchen.
- **Unterschiedliche Rhythmen in der Bewegung**: Diese Rhythmen sind zum Teil durch die Musik vorgegeben. Sie können die Schwangeren dazu anregen, eigene Rhythmen in den Bewegungen zu finden, unterschiedliche Bewegungsgeschwindigkeiten und verharrende Pausen einzubauen. Auch durch Summen, Singen, rhythmische Laute oder Klatschen ist es möglich, den eigenen Tanzrhythmus zu finden.
- Am Ende dieser Entdeckungsreise ermutigen Sie dazu, einen eigenen Abschluss zu finden. Wie fühlt sich die Frau jetzt nach

diesem Tanz? Wie fühlt sich der Körper an, wie der Rücken, das Kreuz, das Becken? Was macht das Baby?

Diese Entdeckungsreise in den eigenen Tanz kann bei jeder Tanzeinheit **zum Eintanzen am Anfang** stehen. Sie kann zum Beispiel die Länge eines Musikstückes haben. Sicherlich werden Sie nicht alle vorgeschlagenen Impulse in den Anfang hineinbringen. Ihre Auswahl hängt von Ihren eigenen Erfahrungen und von den Bewegungen der einzelnen Teilnehmerinnen ab.

Um einen Eindruck von den einzelnen Teilnehmerinnen zu bekommen, ist es wichtig, sie zunächst einfach lostanzen zu lassen. Auf diese Weise erhalten Sie ein Bild davon, was an Bewegungen in der Gruppe vorkommt, und was vielleicht völlig fehlt. Diese „fehlenden" Bewegungen können Sie dann als Impulse in die Gruppe hineingeben und so das Spektrum der Bewegungen erweitern.

Ihre Impulse können Sie auch anders als über Sprache geben. Sie können das, was Ihrer Meinung nach hinzu kommen sollte, auch selbst tanzen. Fällt Ihnen zum Beispiel auf, dass die Teilnehmerinnen vorwiegend wie angeklebt an einem Platz tanzen, kann es eine sinnvolle Erweiterung der Bewegungsmöglichkeiten bedeuten, wenn Sie selbst durch den ganzen Raum tanzen. Oder wenn Sie bemerken, dass beim Tanzen die Arme nicht eingesetzt werden, kann es den Schwangeren sehr gut tun, wenn Sie Ihre Arme im Tanzen mittanzen lassen. Wenn Sie spüren, dass beim Tanzen das Atmen „vergessen" wird, regen Sie durch eigenes lautes Ausatmen dazu an, die Atmung zu vertiefen.

Wenn Sie auf diese Weise die Vielfalt der Bewegung durch eigenes Zutun und durch Ihre verbalen Anregungen vergrößern, wirken Sie auch der Tendenz entgegen, dass bestimmte Bewegungsarten die Gruppe bestimmen, obwohl sie manchen Frauen vielleicht gar nicht angenehm sind. Die **Tendenz zu einer einheitlichen Form** ist ein bekanntes Phänomen in der Gruppendynamik. So entsteht z.B. leicht – auch im freien Tanz – eine gemeinsame, meist völlig unbewusste große Kreisbewegung nach rechts, wenn sich mehrere Tanzende nach rechts bewegen. Dies kann schön sein und das Gruppenerlebnis fördern. Setzt sich diese gemeinsame Form jedoch so durch, dass keine andere Richtung mehr möglich erscheint, kann auch ein unangenehmes Gefühl des Zwangs entstehen.

> Wenn Sie mit Ihren Impulsen am Anfang jeder Tanzeinheit dafür sorgen, dass die Vielfalt gewahrt und vergrößert wird, sorgen Sie auch dafür, dass in Ihren Kursen wirklich jede Bewegung erlaubt ist, die gefällt.

Von sich selbst als Gruppenleiterin zu erwarten, dass Sie die gesamte Weite für Schwangere möglicher Bewegungen hineinbringen, ist ein unerreichbares Ziel. Aber immer wieder selbst neugierig auf neue Ideen zu sein, bringt Sie ein Stück weit in diese Richtung.

Orientalischer Tanz für Schwangere

Viele Schwangere, die zum ersten Mal vom Tanzen für Schwangere hören, verbinden dies mit dem orientalischen Tanz, dem „Bauchtanz". Tatsächlich ist der orientalische Frauentanz voll von Bewegungen, die das Gebären fördern können. Deshalb soll hier die orientalische „Schatztruhe" zur Kursgestaltung geöffnet werden.

Die fließenden Bewegungen im orientalischen Tanz haben eine wunderbar **lockernde und zugleich kräftigende Wirkung**. Orientalischer Tanz betont das Becken und lockt es zu vielfältigen Schwüngen. Bei vielen Schwangeren werden, gerade mit diesen Bewegungen, übermäßig fest gehaltene Bauchdecken weicher, so dass die Frauen sich nach dem Tanz angenehm weit und entspannt fühlen. Dabei sind die Bauchtanzbewegungen für fast alle **verführerisch weiblich**. Vielleicht kommt es daher, dass Frauen, die mit ihrem wachsenden Umfang eher Probleme haben, durch den orientalischen Tanz zum Genuss eben dieses Körperwandels kommen. Manchmal erzählen sie dann, dass sie sich nach diesen Bewegungen zum ersten Mal richtig schwanger fühlen und den Bauch mit Freude groß sein lassen können.

Die Bewegungen des orientalischen Tanzes sind voll von Symbolen, die auch Ausdruck der fundamentalen Lebensprozesse sind. Schwangere sind in einer Lebensphase, in der sie sich ganz nah an diesen Prozessen von Werden und Vergehen befinden, sei es bewusst oder unbewusst, mit ängstlichen Gefühlen oder tiefer innerer Ruhe. Den meisten Schwangeren tut es sehr gut, sich durch diesen sehr symbolischen Tanz den sie bewegenden Themen ihres Zustandes auf angenehme Weise zu nähern.

> Auch wenn Sie als Kursleiterin keine gekonnte Bauchtänzerin sind, können Sie doch seine Wirkungen den Schwangeren vermitteln. Die folgenden einfachen Bewegungsformen müssen nicht mühsam erlernt werden, sie sind im Bewegungsrepertoire jeder Frau (und jedes Mannes!) vorhanden. Beim Tanz mit Schwangeren geht es nicht um bühnenreife Tanzformen, sondern um die innere Empfindung von Schönheit.

Sämtliche Bewegungen lassen sich auch zu anderer Musik als orientalischer tanzen, von sanfter Entspannungsmusik, über Popmusik, lateinamerikanischer oder afrikanischer Musik bis zu Trommelmusik. Entscheidend ist Ihr eigener und der Geschmack der Gruppe.

Das Hüfttuch

Arabische Frauen, wie auch Männer, tragen jederzeit mehrere Tücher am Körper: als Kopfbedeckung, Umhang, Schmuck, zum Einwickeln und Tragen von Dingen oder als Babytragetuch sowie zur Verschleierung. Zum Tanz ist also immer eine Auswahl von Tüchern vorhanden. Um die Hüften gebunden werden die festeren Tücher, die vielleicht mit Pailletten verziert und in der Bewegung des Beckens geschüttelt erklingen. Dieses fest um die Hüften gebundene Tuch verstärkt die Wahrnehmung des Beckens.

Sie können selbst einige Tücher zur Verfügung stellen, aus denen sich die Schwangeren für den Tanz eines auswählen. Die Tücher sollten etwa 2 m lang und 60 cm breit sein. Vielleicht möchte die Schwangere aber auch mit ihrem eigenen Tuch tanzen.

Das Umbinden des Tuches ist ein kleines Ritual und bereits der erste Schritt in die Welt des Orients. **Bauchtanztücher sind Hüfttücher**: Die Hüften und der Po werden breit und fest in das Tuch eingewickelt. Lassen Sie die Schwangeren den Knoten auf einer beliebigen Seite machen. Aus dem einfachen, gedankenlosen Verknoten wird ein weiterer ritueller Schritt mit einer bewussten Hinwendung zum Körper durch die Entscheidungsfindung. Jetzt kann die Frau spüren, wie sich das Becken mit einem Tuch anfühlt, und sehen, wie es sich bei den anderen macht. Denn geschmückt mit den Tüchern kommen die Konturen der schwangeren Leiber viel deutlicher zum Vorschein.

- Beginnen Sie den Orientalischen Tanz nun mit einer **Musik**, die eine moderate Geschwindigkeit hat und so rhythmisch ist, dass sie die Schwangeren in die Bewegung mitnimmt. Vielleicht finden Sie irgendeine arabische oder türkische Musik (z.B. Tarkan), nach der Sie selbst tanzen möchten. Sie tauchen ein in die fremdartigen Klänge einer anderen Kultur mit ihren eigenen Instrumenten und Tönen. Sie spüren den orientalischen Trommelrhythmus. Er lockt das Becken in die Bewegung, lockert die Knie und trägt durch den Raum.
- Das **Kreisen** ist die erste Bewegung, die Sie in den Kursen mit Schwangeren tanzen. Der Kreis ist das Symbol für den Kreislauf des Lebens. Die Gebärende, Kreisende erlebt die Geburt als einen Wandel von einem Lebensabschnitt in den anderen.
- Am Schönsten ist es, wenn sie zunächst gemeinsam einen Kreis bilden. Jede Frau hat dabei genügend freien Raum um sich her-

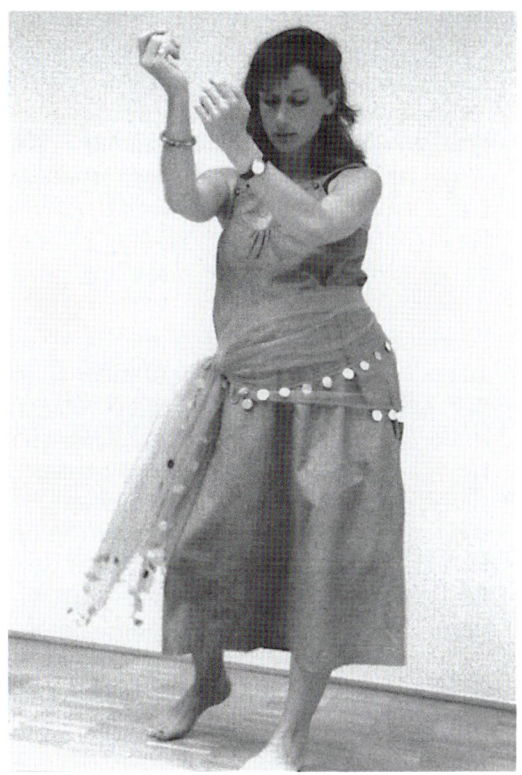

Abb. 15.2 Tanzen mit Hüfttuch

um. Die Füße stehen in Verlängerung der Hüften mit den Zehen zur Kreismitte und haben guten Bodenkontakt. Die Knie sind, wie immer im orientalischen Tanz, leicht gebeugt, und geben so dem Becken die Möglichkeit zur Bewegung.

- Nun beginnt das **Becken** zu kreisen: große Kreise, kleine Kreise, halbe Kreise, ganze Kreise, mehr in der vorderen Körperseite mit dem Bauch, mehr nach hinten im Rückenbereich, schnelle Kreise, unendliche langsame Kreise, Kreise mal in die eine, mal in die andere Richtung.

- Jede Schwangere probiert für sich die Kreise aus, die ihr gut tun. Ihre Hände und Arme tanzen vielleicht mit. Die Hände können z.B. am Bauch liegen und ihn mit dem Baby halten. Ermutigen Sie die Tanzenden, die Augen zu schließen, um diese fließenden Kreise noch mehr zu genießen und sich im Fluss ihrer Kreise treiben zu lassen.

- Als nächste Bewegung können Sie den doppelten Kreis, **die Acht** mit den Schwangeren tanzen. Die Acht ist in der Symbolsprache das Zeichen für Unendlichkeit. Das Leben befindet sich in dem unendlichen Strom des Universums von Wachsen und Vergehen. Die Acht zu tanzen kann die Bereitschaft vergrößern, sich in diesem Fluss des Lebens treiben zu lassen, und damit inneren Frieden zu finden.

- Im orientalischen Tanz gibt es viele Möglichkeiten, die Acht zu tanzen. Versuchen Sie es zunächst einmal mit dem Becken. Fordern Sie die Frauen auf, sich eine vor ihnen liegende große Acht vorzustellen und diese Form mit den Hüften sanft nachzuzeichnen. Dadurch entsteht eine weitere Bewegung ohne Anfang und Ende, wie schon der Kreis. Sie werden bemerken, dass jede Schwangere automatisch die Acht in eine bestimmte Richtung malt. Geben Sie ihr viel Zeit dieses innere Bild für die Acht zu bilden. Vielleicht werden sie später auch mal Anregungen geben, die andere Richtung auszuprobieren und kleinere oder größere, schnellere oder langsamere Achten zu malen.

- Weitere Variationsmöglichkeiten sind die **Achtbewegungen der Arme** und der Hände oder **Tanzwege durch den Raum**, die eine Acht beschreiben.

Schaukeln und Wiegen

- Dies sind fundamentale Handlungen der Geborgenheit und Gelassenheit. Vielen Schwangeren tut es besonders gut, ihren Bauch zu schaukeln. Sie berichten dabei von dem intensiven Gefühl, ihr Kind zu wiegen. Dieses Schaukeln und Wiegen ist bekannt als **beruhigende Zuwendung für den Säugling**. Die Schwangere nimmt hier etwas vorweg, das sie mit dem späteren Leben verbindet, wenn das, was in ihr wächst, sichtbar sein wird. So kommt sie ihrer Zukunft als Mutter mit einem Kind auf dem Arm näher. In Erwartung der Veränderungen, die mit der Geburt auf sie zu kommen, schwanken wohl alle Schwangeren zwischen froher Erwartung und der bangen Frage, ob denn alles gut gehen wird, ob sich Ihre Wünsche an die Gesundheit des Kindes erfüllen werden, ob sie diesem neuen Leben, der Verantwortung, den Aufgaben, gewachsen sein werden. Eine Möglichkeit unserer Sprache, die Hoffnung für die Zukunft auszudrücken, ist: „Wir werden das Kind schon schaukeln!"

- Mit Ihrem Angebot des Schaukeln und Wiegens laden Sie die Schwangeren ein, diese Empfindungen im Tanz auszudrücken. Den Bauch schaukeln, das Becken wiegen, von einer Seite zur anderen, hin und her, ist eine Bewegung, die jeder Mensch in sich trägt. Das einzige, worauf Sie als Kursleiterin zu Beginn achten sollten, sind wieder die Füße, die guten Bodenkontakt haben und die Knie, die dem Becken lockere Bewegungsfreiheit geben, damit das Bewegen des Beckens angenehm ist. Die Geschwindigkeit des Schaukelns, ob sie sanft wiegt oder kräftig schaukelt, entdeckt jede Frau für sich.

Tiefer kommen

- **Das Tieferkommen** im Tanz ist eine Vorbereitung **das Niederkommen**, wie gebären ja auch bezeichnet wird. Beim Schaukeln gibt es unterschiedliche Möglichkeiten, in welche Richtung der Schwung geht. Er kann sich nach oben und seitlich fortsetzen, über die Beckenkämme hinaus, oder er kann nach unten zum Boden gerichtet sein. Dann liegt der Schwerpunkt in der Mitte zwischen den Beinen. Beide Richtungen bewirken ganz unterschiedliche Empfindungen und beide können sehr angenehme Schwünge sein.

Zur Geburtsförderung eignet sich der nach unten gerichtete Schwung, besonders, weil er das Tiefertreten des Babys während der Geburt unterstützt. In der Schwangerschaft bewirken die nach unten gehenden Schwünge mit breit aufgestellten Beinen eine starke Dehnung des Beckenbodens.

Wenn Sie die Bewegung des Schaukelns schon öfter mit den Schwangeren ausprobiert haben, lassen Sie sie einmal nachspüren, wohin ihr Schwung der Schaukel geht. Sie können sie auch anregen, den Schwung einmal nach unten zu verstärken. Dabei kann die Schwangere noch tiefer und breiter in die Knie gehen. Wichtig ist, dass es der tanzenden Schwangeren angenehm ist.

- Derart bodenbetonte und dehnende Bewegungen sind **nicht für alle und nicht zu jeder Zeit** geeignet, und jeder Schwangere sollte die Ausführung selber überlassen bleiben. Ermutigen Sie die Frauen, zur persönlichen Geburtsvorbereitung in diese Bewegung hineinzugehen, und dabei immer wieder neu herauszufinden: „Wie tief ist es heute gut für mich?" Geeignet für diese bodenbetonten Tanz sind eher langsame Musikstücke mit starker Betonung auf die Eins im Takt (z.B Youssou N'Dour – Seven Seconds).

Armbewegungen

Die Arme bringen Leichtigkeit in das Körpergefühl beim Tanzen. Sie stellen die Verbindung zur Luft her. Das Gefühl von Schwerfälligkeit einer Schwangeren kann durch die Betonung der Arme im Tanz vermindert werden. Lassen Sie die Schwangeren mit ihren Armen tanzen, sie Bilder in die Luft malen. Lassen Sie die Frau die Luft im Raum spüren, indem sie sie mit ihren Armen und Händen durcheinander wirbelt. Sie werden an der sich wandelnden Atmosphäre in der Gruppe merken, dass auch die Stimmung der Schwangeren leichter und luftiger wird.

Es ist sinnvoll, innerhalb einer Tanzeinheit die Frauen irgendwann zu Armbewegungen anzuregen. Die Beckenbewegungen ziehen eher nach unten, besonders wenn sie langsam sind. Zu viel Becken kann eine große Schwere auch in der Stimmung der Gruppenteilnehmerinnen bewirken.

- Im orientalischen Tanz haben die Arme und Hände ein große Bedeutung. Ganz oft sind sie in Bewegung oder werden als Teil der Gesamtbewegung des Körpers gehalten. Arme können Flügel sein oder wiegende Palmwedel im warmen Wüstenwind. Die Finger können die leichten, warmen Regentropfen sein, die angenehm am Körper herunterrieseln. Jede Schwangere kann ihre eigenen Fantasien tanzen.

- Arme und Hände, die mit Bewegungen ausdrücken, was in der Fantasie der Schwangeren entsteht, können ebenfalls angenehm für die tanzenden Schwangeren sein, weil sie zu spielerischer Leichtigkeit und Fantasie anregen.
- Mit jeder neuen Tanzeinheit werden die unterschiedlichen Bewegungen für die Schwangeren selbstverständlicher. Sie als Kursleiterin werden dies auch daran merken, dass mit der Zeit die Arme automatisch mitgehen, wenn Sie die Beckenbewegungen anregen, und das Becken von ganz allein mittanzt, wenn Sie auf den Tanz der Arme aufmerksam machen.

Gruppen- und Paartanz

Die bisherigen Ideen für den Tanz mit Schwangeren bezogen sich auf die Bewegungen jeder einzelnen Frau. So wunderbar es sein kann, selbstvergessen, und ohne auf die anderen zu achten, ganz den eigenen Tanz zu tanzen, so schön kann es sein, im Tanz die Gemeinschaft zu erleben. Gerade in einem Kurs für Schwangere, wo doch der Wunsch nach Kontakt zu anderen eigentlich immer vorhanden ist, kommt auch dem gemeinsamen Tanz eine große Bedeutung zu.

Kreistänze

Gruppentanz muss nicht heißen, dass sich alle auf von der Kursleiterin vorgegebene Schritte einlassen müssen. Mit Paartänzen oder Kreistänzen haben manche Schwangere Schwierigkeiten, sie können Stress bereiten. Aber wenn Sie als Kursleiterin Spaß an diesen Tänzen haben und sich sicher genug fühlen, mit den Schwangeren auch mal einen ganz einfachen Tanz zu versuchen, werden Sie möglicherweise gemeinsam viel Spaß dabei haben.

Wichtig ist in Ihrer Anleitung zu betonen, dass **„Fehltritte" erlaubt** sind und dass durch die Kraft der Gruppe jede Tänzerin immer wieder zurückgeholt wird in die Schritte. Dies vermindert schon vor Beginn des Tanzes den Stresspegel, der vielleicht bei der Ankündigung eines Kreistanzes entstanden ist. Außerdem ist es oft besser, bereits getanzte Kreistänze im Laufe eines Kurses zu wiederholen, als mehrere unterschiedliche vorzustellen, weil die wachsende Sicherheit auch die Freude am Tanz erhöht.

Gruppentanz in einer verbindenden Form

Eine ungezwungene Art, die gesamte Gruppe im Tanz zu vereinen, ist der Tanz in einer verbindenden Form. Der Kreis als Symbol ist bereits in vorherigen Kapiteln vorgestellt worden. Der **Kreis** ist deshalb eine sinnvolle Form für die Gruppe, weil er ein Symbol für die Gleichwertigkeit aller Gruppenmitglieder ist. Jede Tanzende ist Teil des ganzen Kreises, hält den Kreis zusammen und wird gehalten. Wenn die Tanzenden mit den Augen zur Kreismitte gerichtet stehen, kann im Kreis jede von jeder gesehen werden, was die Verbindung fördert, besonders wenn die Gruppenleiterin dazu anregt, sich gegenseitig anzuschauen.

Manchmal kann es schön sein, wenn jede Einzelne für eine Weile alleine in der Kreismitte tanzt. Diese Form kann z.B. in der Phase der Gruppenentwicklung sinnvoll sein, wenn es darum geht, dass jede Teilnehmerin wahrgenommen wird und sich vielleicht mit ihrem Namen in der Gruppe bekannt macht. Dies setzt jedoch eine gewisse Gewöhnung der Gruppenmitglieder aneinander voraus, weshalb der Kurs nicht damit beginnen sollte.

Eine Variante ist es, wenn zwei Tanzende sich in der Mitte treffen und dann von den nächsten abgelöst werden. Dies kann z.B. durch

Übergabe eines „Tanz-Steins" an eine neue Tänzerin geschehen. Der Kreis ist eine Form, welche die freie Bewegung der Einzelnen zulässt und auch Bewegungen des Kreises an sich: Die Tanzenden bewegen sich miteinander wie ein sich drehendes Karussell.

Um in einem Gruppenverbund durch den Raum zu tanzen, bietet sich die Schlange an. Die **Schlange** schlängelt sich durch den Raum und kann jede Ecke des Raumes erreichen. Die Schlange hat einen Kopf und ein Ende. Es ist keineswegs zwingend notwendig, dass Sie als Kursleiterin die Schlange anführen! Sie sollten jedoch auf jeden Fall darauf achten, dass sich die Form am Ende der Schlange nicht auflöst, oder womöglich die letzten Glieder verloren gehen. Deshalb sollte die Schlange immer nur so schnell sein, wie die letzte Tänzerin.

Die Schlange lässt sich auch gut verbinden mit der **Spirale**. Hierzu müssen Sie sich als Leiterin am Kopfende befinden. Nun „drehen" Sie die Schlange immer mehr ein, so, dass Sie am Ende ganz in der Mitte stehen. Die Schlange ist zu einer Spirale geworden. Sie können diese Form auf zwei Weisen auflösen: Entweder drehen Sie sich von innen aus ihr heraus, indem Sie in einem Bogen – am Kopf bleibend – in die andere Richtung zurückgehen. Oder Sie drehen sich einfach um 180°. Nun sind Sie das Ende und die Tänzerin am anderen Ende übernimmt die Führung. Dadurch löst sich die Spirale langsam auf und wird wieder zur Schlange.

Bei diesen beiden Formen – Schlange und Spirale – spielt die Bewegung der Gesamtgruppe durch den Raum eine größere Rolle als die freie Bewegung jeder Einzelnen. Denn wenn sich die einzelne Frau zu sehr mit ihren eigenen Bewegungen beschäftigt, verliert sie den Kontakt in der Form leicht.

Paartanz

Der Tanz zu zweit kann auf unterschiedliche Weise angeregt werden. Für Schwangere ist er oft eine willkommene Gelegenheit, ein anderes Gruppenmitglied näher kennen zu lernen.

Wichtig ist, dass keine Frau „herausfällt": *Bevor* Sie Paartanz vorschlagen, sollten Sie feststellen, ob die Zahl der Teilnehmerinnen gerade ist. Bei ungrader Zahl bietet sich an, vorweg mindest eine Dreiergruppe festzulegen oder selber mitzutanzen.

Ganz locker tanzt es sich zu zweit oder dritt, wenn sich die Schwangeren einfach voreinander bewegen. Sie können gemeinsam Bewegungen ausprobieren, sich Lieblingsbewegungen vortanzen, sich gegenseitig anregen zu neuen Bewegungen, sich durch ihre Bewegungen Geschichten erzählen usw.

Wenn Sie eher **Beckenbewegungen** fördern möchten, können die Schwangeren ohne Anfassen miteinander tanzen oder sich mit den Händen gegenseitig Halt geben, was besonders beim tiefen Tanzen erleichternd sein kann. Wenn Sie die **Armbewegungen** unterstützen möchten, geht dies natürlich ebenfalls mit freien Armen. Es macht auch Spaß und verstärkt den Kontakt untereinander, wenn die Teilnehmerinnen sich an den Händen fassen und die Arme gemeinsam tanzen lassen.

Geben Sie nach der Musik ausreichend Gelegenheit sich zu zweit auch verbal auszutauschen, damit Gespräch und Tanz möglichst getrennt bleiben und die Aufmerksamkeit auf den Tanz nicht durch Gespräche vermindert wird.

Wenn die Offenheit in der Gruppe es möglich macht, genießen es Schwangere, auch, **Rücken an Rücken** zu tanzen. Wichtig dabei ist, dass Sie vor Beginn des Tanzes darauf hinweisen, dass beide Tänzerinnen ihren Kontakt zueinander während des Tanzes gemeinsam gestalten und dass sie den Kontakt während des gesamten Tanzes aufrechterhalten, denn plötzlicher Kontaktverlust im Rücken kann sehr unangenehm sein. Verstärken können die tanzenden Paare ihren Kontakt, indem sie sich zusätzlich an den Händen fassen. Dieser Tanz Rücken an Rücken schafft viel Verbundenheit. Er eignet sich auch für **Geburtsvorbereitungskurse für Paare** sehr gut. Übrigens sind größere Längenunterschiede der Partner kein Hindernis für einen solchen Tanz zu zweit.

In Partnerkursen kann es auch schön sein, wenn die Paare bei sanfter Musik miteinander schaukeln (Achtung: lockere Knie), in dem die Frau sich an die Vorderseite des Mannes lehnt und er vielleicht mit seinen Händen den Bauch von ihr hält. Dieser gemeinsame Tanz kann ein guter Abschluss sein für eine Kurseinheit, die sich mit Atmen und Halten beschäftigt hat. Ruhige, eher getragene Musik fördert dieses angenehme Gefühl von Verbundenheit und Gehaltenwerden in diesen Tänzen.

Beispiele für Musik zum Tanzen mit Schwangeren

Zum Eintanzen eignet sich besonders bekannte Musik, wie:
- Gipsy Kings: z.B. Bambaleo, Moorea und vieles mehr
- Tina Turner: the best, look into my heart (CD Foreign Affair)
- Joe Cocker: summer in the city
- Van Morrisson: whenever god shines his light on you (CD Avalon Sunset)
- Aktuelle Popmusik
- Buena Vista Social Club: chan, chan und andere kubanische Musik
- Lockere afrikanische Musik, wie Khadja Nin: sina mali, sina deni (CD Sambolera)
- beschwingte spanische Muisk, wie Tierra Negra: tapas (CD Para Ti)

Musik für kraftvolle Bewegungen:
- Khaled, Aishah
- Youssou N'Dour & Neneh Cherry: seven seconds (CD The Guide)
- Carlinhos Brown, CD bahia do mundo (neue brasilianische Musik)

Trommelmusik in unterschiedlichen Geschwindigkeiten:
- Brent Lewis: bone to bone (CD Earth Tribe Rhythms)

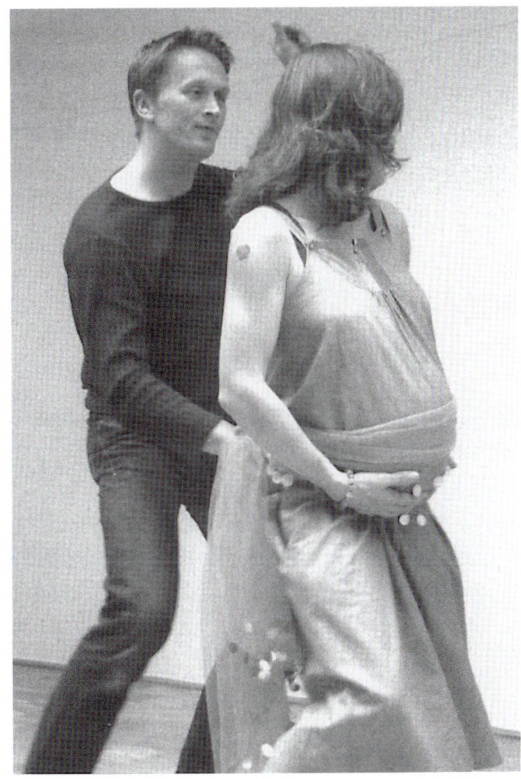

Abb. 15.3 Paartanz mit dem Partner

- Mickey Heart: island groove (CD Planet Drum)
- Guem et Zaka: la foret vierge (CD Best of Percussion)
- Gabrielle Roth: diverse CDs

Entspannende Musik für fließende Bewegungen:
- Musik von Enja, wie z.B.: only time (CD: a day without rain), caribean blue; (CD Shepherd Moons)
- Andreas Vollenweider: CD behind the gardens
- Beautiful World: wonderful world (CD In Existence)

Sehr Gefühlvolle Musik:
- Musik von Lorena McKennit, wie z.B. the dark night of the soul (CD The Mask and The Mirror)
- Youssou N'Dour : my people (CD The Guide)

Orientalische Musik:

- Tarkan (türkisch)
- Brian Keane and Omar Faruk: CD Beyond the sky
- Hossam Ramzy: CD Best of Kolthoum
- Khaled: aisha (CD Live)
- Cheikha Remitti, CD Nour

Häufige Fragen zum Tanzen

Gibt es bestimmte Bewegungen, die Schwangere vermeiden sollten?

- Alles, was unangenehm ist!
- Die Bewegungsbedürfnisse sind bei jeder Schwangeren unterschiedlich. Die einen Frauen bewegen sich gern langsam und mit fließenden Bewegungen. Schwangere, die ein schnelles Tempo mögen, können diesem Wunsch ruhig nachgehen, wenn keine Risiken für eine Fehlgeburt oder Frühgeburt bestehen.
- Tanzbewegungen, bei denen das Becken nicht mitbewegt wird, führen leicht zu Rückenschmerzen.
- Kräftig schüttelnde Bewegungen wie der Shimmy im orientalischen Tanz oder im Samba sind für viele Frauen während der Schwangerschaft unangenehm.
- Springen und hüpfen vermeiden Schwangere in der Regel.
- Stampfen, wie bei manchen Bewegungen des afrikanischen Tanzes oder auch im Flamenco, empfinden viele Schwangere als unangenehmen Druck nach unten. Andere hingegen mögen gerade Schüttelbewegungen oder das Stampfen mit den Füßen. Lassen Sie diese Bedürfnisse ruhig zu, solange die Schwangere sich dabei wohlfühlt.
- Beim Tanzen gilt das Gleiche wie für andere Sportarten: Der Körper ist daran gewöhnt, Schwangere können ihre Tanzart weitertanzen, ob Standard, Latein, orientalischen Tanz, Flamenco, Tango, Modern Dance usw. Vielleicht wird die Frau mit der Zeit bemerken, dass die eine oder andere Bewegung nicht mehr angenehm ist und sie dann für den Rest der Schwangerschaft auslassen.

Darf der Bauch hart werden?

- Kontraktionen sind während der Schwangerschaft völlig unbedenklich, wenn sie ein gewisses Maß nicht überschreiten. Dieses Hartwerden ist ein Zeichen für Leben und Gesundheit des Gebärmuttermuskels. Es fördert das Wachstum und auch die Durchblutung der Plazenta und somit auch das Wachstum des Kindes.
- Durch die Tanzbewegung wird die Durchblutung des ganzen Körpers gefördert. Besonders die Beckenbewegungen regen die Durchblutung des Beckens und der Gebärmutter an. Sollte das Hartwerden unangenehm sein, empfehlen Sie der Schwangeren eine Tanzpause oder langsameres und ruhigeres Tanzen, bis es wieder angenehm ist.
- Natürlich haben viele Schwangere Angst vor den Schwangerschaftskontraktionen. Zu Tanzen ist dann eine Herausforderung, in der sie mit der Zeit Vertrauen zu sich und dem Kind gewinnen können. Der Übergang zwischen dem Tolerablen und der Überbeanspruchung ist fließend. Treiben Sie keine Schwangere zu schnellen Bewegungen, sondern respektieren und unterstützen Sie immer ihre Vorsicht.

Nützt es, wenn Gebärende tanzen?

- Bewegung fördert den Geburtsfortschritt. Das ist altbekanntes Hebammenwissen. Viele Gebärende möchten sich bewegen und empfinden dies als Erleichterung. Gebärende haben bekanntlich ein tiefes Gespür dafür, was ihnen gut tut. Wenn Tanzen die richtige Art der Bewegung für eine Frau ist, dann soll sie tanzen. Denn Tanzen ist Bewegung in aufrechter Haltung und mit Beckenlockerung. Tanzen kann die ersehnte Entkrampfung des Muttermundes bewirken, die Atmung wieder in Fluss bringen und der Gebärenden helfen, die Bereitschaft zum Loslassen zu entwickeln.

- Manchmal bekommt das Kind durch das Tanzen den nötigen „Kick" nach unten durch das Becken!

- Musik, die die Gebärende hören möchte (aber nur solche; evtl. auch keine!), ist eine zusätzliche Möglichkeit der Schmerzerleichterung und kann den Geburtsverlauf zusätzlich unterstützen. Wichtig ist, dass die Gebärende sich in ihrem Wunsch nach Tanz und Musik von den Geburtsbegleitern angenommen und bestärkt fühlt.

Kann laute Musik beim Tanzen das Baby stören?

Babys im Mutterleib hören bekanntlich über die mütterlichen Ohren. Die Schallwellen, die ihre Ohren aufnehmen, bringen ihre Knochen in Schwingungen. Diese Vibrationen verbreiten sich im Körper und erreichen so – wahrscheinlich in abgeschwächter Lautstärke – auch das Baby. Neben den vielen Geräuschen in mütterlichen Leib, die das Baby in seiner Fruchthöhle wahrnimmt, wie Verdauungsgeräusche, Herzschlag, Atembewegungen und Stimme hört das Baby also das, was die Frau selbst hört. Auch bezüglich der Lautstärke finden Schwangere selbst das für sich und das Baby richtige Maß. Eine Frau erzählte einmal: „Kurz vor der Geburt ging ich noch auf ein Rockkonzert. Ich hatte während der Monate davor oft diese Musik gehört, und das Gefühl gehabt, dass sie nicht nur mir, sondern auch meinem Kind gefiel. Während des Konzertes fing mein Kind dann so kräftig an zu strampeln, dass ich spürte, dass ich mich von den Bässen aus den Verstärkern fernhalten muss. Erst als ich mich ganz nach hinten gestellt hatte, wo die Bässe nicht mehr so intensiv waren, beruhigte sich das Kind wieder und wir konnten beide das Konzert genießen."

Besondere Schwanger- schaftszustände

Übelkeit

Übelkeit in den ersten Monaten und auch im weiteren Verlauf ist bekanntlich eine äußerst unangenehme Schwangerschaftsbeschwerde. Bewegungen wie beim Tanzen erleichtern meistens die Übelkeit. Außerdem lässt das Tanzen die Schwangere für eine Zeit ihre Übelkeit vergessen. Es hellt die Stimmung auf. Sie spürt ihren Körper anders und kann innere Freude entwickeln, die möglicherweise durch die ständige Übelkeit verloren gegangen ist.

Kreuzschmerzen

Viele Schwangere leiden unter Kreuzschmerzen. Die Ursachen sind vielfältig. Einerseits kann eine Fehlhaltung zu Grunde liegen, wenn die Schwangere häufig im Hohlkreuz steht, der „stolzen" Schwangerenhaltung. Hier bewirkt Tanzen mit der Betonung des Fußkontaktes zum Boden, den lockeren Knien und den Beckenbewegungen auf jeden Fall deutliche Erleichterung bis zum Verschwinden der Beschwerden, wenn die Schwangere durch das Tanzen lernt, ihren Körper grundsätzlich anders zu halten. Manchmal bemerkt sie zu Beginn durch die ungewohnte Haltung eine kurzfristige Verstärkung der Beschwerden. Dann sind sanftere Bewegungen zu empfehlen.

Wenn eine Schwangere beim Tanzen über Kreuzbeschwerden klagt, ist dies oft ein Zeichen dafür, dass sie sich überfordert haben. Vielleicht wollte die Frau irgendetwas „richtig" machen, hat sich deshalb angestrengt und den Atem angehalten. Ermutigen Sie sie darin, langsamer und genüsslicher zu tanzen, mit den Knien den Bewegungen nachzugeben und den Atem wirklich fließen zu lassen.

Ödeme, schwere Beine

Schwangere, die unter Ödemen leiden, fühlen sich oft extrem belastet und schwerfällig. Gerade diesen Frauen kann das Tanzen empfohlen werden. Es regt den Kreislauf auf lockere Weise an und bringt ihn in Schwung. Tanzen auf dem Ball ist oft angenehm. Besonders die Armbewegungen mit ihren beschriebenen Wirkungen von Leichtigkeit, tun diesen Schwangeren sehr wohl. Tanzen an einem Platz und dabei tief in die Knie gehen verstärkt das Schweregefühl meistens, deshalb vermeiden es Schwangere dann lieber. Möglich ist auch die Mischung aus Tanzen und Zwischenpausen, in denen die Beine hochgelagert werden.

Nierenstau

Oft wird Schwangeren, die einen Nierenstau entwickeln, empfohlen, sich häufig hinzulegen, doch gehen die Meinungen darüber auseinander. Die Schwangere sollte jedoch grundsätzlich darin bestärkt werden, ihren Impulsen sowohl nach Bewegung als auch nach Ruhe nachzugeben. Schwangere geben meist an, dass das Tanzen die Nierenbeschwerden lindere und den Nierenfluss fördere. Dabei eignen sich besonders Beckenbewegungen in der Vierfüßlerposition und Tanzen nach vorn über den Ball gebeugt, wodurch der Druck auf die Nieren entlastet wird.

Krampfadern

Natürlich lassen sich Krampfadern nicht bei allen Schwangeren verhindern. Aber hier gilt ebenfalls: Bewegung kann die Beschwerden lindern. So wie Fahrradfahren gut ist gegen Krampfadern, ist auch Tanzen eine gute Prophylaxe und Behandlung. Das Blut wird durch die Muskelpumpe vermehrt in Richtung Herz getrieben, die Venen werden gekräftigt. Die Schwangeren spüren auch, welche Bewegungen ihnen bei bereits vorhandenen Krampfadern angenehm sind.

Beckenendlage

Hebammen haben heutzutage viele Ideen, wie das Kind noch zur Drehung in die gewünschte Schädellage „gebeten" werden kann. Eigentlich geht es bei all diesen Vorschlägen immer darum, das Kind in Bewegung und die Gebärmutter zur Entspannung zu bringen, damit Platz für die Drehung entsteht. Diese Wirkungen können auch durch Tanzen in Gang gesetzt werden. Besonders durch die Beckenbewegungen lockert und entspannt sich beim Tanzen der Becken- und Bauchraum. Oft beschreiben Schwangere, dass sich das Kind direkt nach dem Tanzen in Ruhelage stärker bewegt. Deshalb sollte sich bei einer angestrebten Drehung des Kindes eine bequeme Ruhepause anschließen. Tanzen als „Einladung" zum Drehen ist eine sanfte Art, die berücksichtigt, dass sicher auch eine gefühlsmäßige Entspannung die Drehung des Kindes unterstützt. Ich empfehle zwei mal täglich zehn Minuten zu tanzen mit anschließender mindestens ebenso langer Ruhelage.

Drohende Frühgeburt

Schwangere, denen Bettruhe verordnet wurde, können nicht an einem Tanzen für Schwangere teilnehmen. In Fällen ohne verordnete Bettruhe, aber mit Beschäftigungsverbot hängt es von der Empfehlung der betreuenden Ärztin oder Hebamme ab, wie viele und welche Bewegungen unbedenklich sind. Bei manchen Schwangeren werden die Wehen durch das Tanzen deutlich verstärkt und sie brechen das Tanzen ab. Immer wieder gibt es jedoch Schwangere, die den Bauch durch das Tanzen als eher weicher empfinden. Hier eignen sich besonders die Bewegungen auf dem Ball, da sie entlastend und entspannend sind.

Besonders nach einer Zeit der Schonung und der damit verbundenen Angst vor einer Frühgeburt, ist Tanzen ein geeigneter Weg, den Körper vor der Geburt wieder zu kräftigen, das Selbstvertrauen zu stärken und von den einseitigen Gefühlen, Festhalten zu müssen, zu lösen und nun auch das Loslassen zu erlauben.

Präeklampsie (EPH-Gestose)

Auch hier ist entscheidend, welche Empfehlung die betreuende Ärztin oder Hebamme gegeben hat. Wenn Bettruhe angeordnet wurde, entfällt das Tanzen natürlich. Was sinnvoll ist, ist für jede Schwangere persönlich zu entscheiden. Ruhige Bewegungen können sich auch positiv auf Blutdruck und Nierentätigkeit auswirken, weil sie die Durchblutung anregen und auch die Gefühle in Fluss bringen.

Tanzen nach der Geburt

Auch nach der Geburt in den Rückbildungskursen ist das Tanzen eine sehr sinnvolle Art, um Körper, Geist und Seele zu verwöhnen und zu kräftigen. Die Ziele dieser Kurse sind:

* Beckenbodenkräftigung
* Muskelaufbau im Bereich Bauch, Beine, Po, Taille, Brust, Rücken
* Lockerung von Verspannungen, besonders im Rücken
* Verbesserung der Körperhaltung
* Entspannung
* Spaß und Lebensfreude
* den Körper neu erleben und genießen
* Kontakte knüpfen.

Tanzen ist für all diese Dinge genau das Richtige. Tanzen verbindet Muskelaufbau mit Entspannung. Jeder Körperbereich kann mit tanzen „bearbeitet" werden. Dabei entstehen angenehme Gefühle. Spaß, Freude, spielerische Ausgelassenheit und Fantasie entwickeln sich mit dem Tanzen. Vielleicht werden verschüttete Gefühle, wie die Liebe zum eigenen Körper oder die Lust auf Erotik, beim Tanzen zu entsprechender Musik geweckt.

Tanz erleichtert auch die **Kontaktaufnahme zu anderen Frauen** über die Sprachgrenzen hinweg. Oft ist es als Kursleiterin sehr schwierig, Frauen mit fehlenden Deutschkenntnissen in die Kurse zu integrieren, doch die Sprache der Musik und des Tanzes wird überall verstanden. Viele ausländische Frauen stammen aus Ländern wie der Türkei, Spanien, Afrika,

Lateinamerika oder den arabischen Staaten, wo Tanzen so sehr zum Leben gehört, dass sich die Sprachdefizite und die kulturelle Fremdheit leicht durch tänzerische Leichtigkeit ausgleichen lassen.

Ein weiterer wesentlicher Pluspunkt für das Tanzen nach der Geburt ist, dass das **Baby** leicht mit **einbezogen** werden kann. Auch mit dem Kind auf dem Arm lässt es sich wunderbar mit dem Becken tanzen. Besonders bewährt hat es sich, die Babys, die mittanzen wollen, in Tragetücher zu binden, so dass auch die Arme für die Bewegung frei sind. Oft sind die Kinder in meinen Kursen so fasziniert von den sich bewegenden Frauen und der Musik, dass sie einfach daliegen, zuschauen und die Mütter tanzen lassen.

> Fast alles, was Sie mit Schwangeren tanzen, können Sie auch für den Tanz nach der Geburt benutzen.

Hier verhält es sich ähnlich wie bei den gymnastischen Übungen, die sich ja auch zum Teil überschneiden. Nach der Geburt kann einiges hinzukommen, was Geschwindigkeit und Intensität angeht. Auch im Rückbildungskurs sollte jedoch neben dem Muskelaufbau auch die **entspannende Bewegung** nie zu kurz kommen. Lassen Sie auch jetzt die Frauen einzeln für sich entscheiden, wie schnell sie sich bewegen möchten. Die meisten Menschen hetzen bereits im Alltag, und auch langsame Bewegungen bringen Kräftigung. Deshalb ist es auch im Tanzen nach der Geburt wichtig, die Atmung anzuregen, den Atem wie schon in den Schwangerschaftskursen fließen zu lassen und mit Tönen zu verstärken.

Ein Beispiel für einen sehr lustigen, effektiven schnellen Tanz in der Rückbildung ist das gute alte Twisten, das ich immer wieder sehr zur Freude der Frauen anbiete. Aber auch Samba, Salsa, Bauchtanz, afrikanischer Tanz sind wahre Fundgruben für Tanzen in der Rückbildung. Gehen Sie bei der Suche für Ihre Kurse nach Ihren persönlichen Vorlieben und lassen Sie sich durch die eigene Teilnahme an Tanzkursen inspirieren. Probieren Sie selbst aus, welche Musik in Ihnen die Gefühle wachrufen, die Sie sich für die Teilnehmerinnen Ihrer Kurse wünschen.

Vielleicht geht es Ihnen dann irgendwann wie mir, dass Sie auch schon in der Wochenbettbetreuung Tanzen einbauen und merken, dass z.B. die Idee, bis das Teewasser kocht zu tanzen, von den betreuten Frauen mit Freude aufgenommen wird. Denn lustvolle Tanzbewegungen für Beckenboden, Wirbelsäule und Bauch sind für mich, sobald die Wöchnerin zur aktiven Körperkräftigung bereit ist, inzwischen eine praktikable Alternative zu Übungen geworden, weil sie **Spaßprogramm statt Pflichtprogramm** sind.

Fortbildungsangebote

In unserer Praxis Dreiklang in Bremen finden ab 2002 wieder regelmäßig Fortbildungen zum Tanzen in der Schwangerschaft, zur Geburtsvorbereitung und nach der Geburt statt. Es gibt Angebote für Einsteigerinnen wie auch für diejenigen, die ihre Erfahrungen reflektieren möchten und neue Impulse suchen.

Informationen erhalten Sie bei:

- Praxis Dreiklang
  Parkstr. 116a
  28209 Bremen
  Tel 0421- 3491449
  Fax 0421- 3491672
  e-mail: dreikl@uni-bremen.de

In verschiedenen Bundesländern gibt es entsprechende Fortbildungsangebote der Landesverbände des Bundes Deutscher Hebammen.

- BDH
  Gartenstr. 26
  76133 Karlsruhe
  Tel 0721-981890
  Fax 0721-9818920
  e-mail: info@bdh.de

Literatur

- Wilke, Hölter, Petzhold: Tanztheapie – Theorie und Praxis; Jungfermann1992.
- Gabrielle Roth: Leben ist Bewegung; Heyne 1997.
- Marion Spörl: Der orientalische Tanz in der Schwangerschaft und Geburtsvorbereitung; Pflaum 2001.
- Kristin Adamaszek: Tanzen in der Schwangerschaft; Ravensburger Ratgeber im Urania Verlag 2002.

Frauke Lippens

Notizen

Die heilenden Kräfte des Wassers

Seit Mitte der achtziger Jahre treten in der Körpertherapieszene immer mehr die **heilenden Kräfte des warmen Wassers** ins Blickfeld. Dabei werden folgende Wirkungen genutzt:

- Entspannung durch Wärme
- Auftrieb mit Entlastung von Wirbelsäule und Gelenken
- hydrostatischer Druck
- Widerstand des Wassers bei aktiven und passiven Bewegungen
- Stimulierung der gesamten Körperoberfläche.

So sind Ableger verschiedener Körperarbeitsformen wie z.B. Rebalancing oder Shiatsu entstanden: Aquabalancing bzw. Wassershiatsu (= Watsu). Menschen, die schon an Land mit Massagen und ähnlichem arbeiteten, sind mit ihren Klientinnen ins Wasser gegangen. Ohne die Beschränkungen der Arbeit auf dem Massagetisch haben sich ganz neue, dreidimensionale Formen entwickelt, z.B. das Wassertanzen, das die Arbeit von der Wasseroberfläche in die Tiefe fortführt.

Wassershiatsu und **Wassertanzen** sind geschützte Begriffe, die nur von Behandlerinnen benutzt werden dürfen, die einen vom Institut für aquatische Körperarbeit vorgeschriebenen Ausbildungsweg zurückgelegt haben. Weitere Namen sind Aquabalancing, Aquawellness, Floating, Waving oder eben Wasserarbeit mit Schwangeren.

Generell besteht die Möglichkeit, **verschiedenste Massageformen im Wasser** durchzuführen. Voraussetzung ist, dass die Hebamme in der Lage ist, ihre Klientin sicher im Wasser zu halten, denn die Klientin vertraut sich ganz der Behandlerin an. Außerdem sind bestimmte Techniken erforderlich, die es Ihnen gestatten, sich rings um die Klientin zu bewegen und mindestens eine Hand für die Behandlung frei zu haben. Diese Bewegungsabläufe und Positionen werden mit Dehnungen, Streichungen, Reflex- und Punktmassagen verbunden. Ruhiges Halten, sanftes Schaukeln und dynamisches Schwingen wechseln sich ab. Manchmal wird dabei auch gesungen oder gesummt.

Körperarbeit im Wasser versetzt die Frau recht schnell in einen Zustand des **Loslassens** und der **Regression**, wenn sie sich ganz der Behandlerin anvertraut. Schwangere bekommen meist einen besonderen Zugang zu ihrem Kind: Wie bei der russischen Puppe in der Puppe fühlt die Frau sich im Wasser geborgen, in sich das Kind vom Fruchtwasser umschlossen. Manche Frauen erinnern sich an ihre eigene Geburt, ihre intrauterine Zeit.

Für Hebammen, die bereits Erfahrungen mit Massagen der unterschiedlichsten Ausrichtung haben, ist die Wasserarbeit ein Geschenk: Wenn die Haltetechniken und Bewegungsabläufe ausreichend eingeübt sind, wird die Wasserarbeit zum Wasserspaß und zum meditativen Miteinander.

Behandlungen an Land sind bei guter Arbeit oft auch mit Anstrengung verbunden. Im Wasser kommt es dazu allenfalls bei sehr schweren Frauen. Bei dieser Arbeit kann das Geben als eben so schön empfunden werden wie das Empfangen. Wärme und Ruhe können noch für Stunden anhalten und ein Gefühl von innerer Reinigung und Gelassenheit zurücklassen. Es ist somit auch für Hebammen eine gute Gelegenheit, etwas für sich selbst zu tun.

Vorzeitige Wehen sind für die in Wasserarbeit erfahrene Hebamme keine absolute Kontraindikation, da es hier meist um Stress, Ängste oder Beziehungsprobleme geht. Allerdings muss die Behandlerin mit starken Emotionen umgehen können und in der Lage sein, Prozesse auch im Gespräch zu begleiten.

Indikationen und Kontraindikationen für Wasserarbeit

Indikationen	Kontrandikationen
allgemeine Entspannung, „Sich-Verwöhnen-Lassen"	Infektionskrankheiten, Fieber
verspannter Hals-, Schulter- und Nackenbereich und daraus resultierende Kopfschmerzen	schwere Grunderkrankungen, die sich schlecht mit warmem Wasser vertragen (z.B. Blutdruckstörungen)
Ischiasbeschwerden, Kreuz- und Rückenschmerzen	frische Wirbelsäulenoperationen
Bewegungseinschränkungen durch Behinderung	psychische Erkrankungen, Einnahme von Psychopharmaka
Erschöpfung	Drogenabusus
emotionale Bedürftigkeit	
Angst vor dem Unbekannten und vor dem Abenteuer Geburt	
geplante Wassergeburt	
Schwierigkeiten mit Kontrollverlust	

Im Zweifelsfall muss unbedingt ärztlicher Rat eingeholt werden.

Organisation

In einem persönlichen **Vorgespräch** werden die Motivation zur Behandlung, der äußere Rahmen und der grobe Ablauf einer Behandlung besprochen. Die Schwangere muss nicht Schwimmen können. Sie kann auf diese Weise eventuell sogar ihre Angst vor dem Wasser verlieren.

Wichtig ist die Erhebung der **Anamnese**: orthopädische Probleme, Unfälle, Operationen, psychiatrische Erkrankungen, sonstige Vorerkrankungen, Medikamente, Drogenkonsum, Gewicht, Probleme in früheren und in der jetzigen Schwangerschaft.

Durch das Vorgespräch können beide Seiten überdies ausloten, ob Sympathie und Bereitschaft zur körperlichen Nähe vorhanden sind, denn es sollte keine „Pflichtbehandlung" entgegen den eigenen Impulsen erfolgen.

- Das Bad sollte eine **Wassertiefe** von ca. 115 cm aufweisen. Optimal ist ein Hubboden, mit dem die Wassertiefe individuell der Körpergröße der Behandlerin angepasst werden kann. Die Hebamme muss mit weichen Knien breitbeinig und tief stehen können, wobei ihr das Wasser bis zur Brust reichen sollte. Sie braucht einen sicheren Bodenkontakt und gleichzeitig eine gewisse Reichweite für die Schwünge. Eine Wassertiefe von z.B. 130 cm ist für die meisten Frauen zu tief.

- Die optimale **Wassertemperatur** beträgt 35° C. Die Untergrenze liegt bei 33° C. Anderenfalls muss die Behandlung evtl. abgekürzt werden, damit die Frau am Ende nicht friert und der Entspannungseffekt dadurch verloren geht.

- Sorgen Sie für einen **geschützten Rahmen**, da die Behandlung im Wasser nichts mit Schwangerenschwimmen zu tun hat, sondern sehr intensive Gefühle auslösen kann. Am besten suchen Sie mit der Frau ein kleines Bad auf, in dem nur diese Behandlung oder eventuell gleichzeitig eine weitere Session stattfindet. Steht nur ein öffentliches Bad zur Verfügung, so empfiehlt sich der Frauentag. Zumindest sollte erkundet werden, wann das Becken am wenigsten ausgelastet ist.

Bei entsprechender Indikation hat die Hebamme die Möglichkeit, die **Bezahlung** über die Gebührenposition „Hilfeleistung bei Schwangerschaftsbeschwerden" abzurechnen. Das eventuelle Eintrittsgeld für die Schwangere und die Hebamme wird von der Schwangeren übernommen. Auf dem freien Körpertherapie-Markt sind Stundensätze von 45,– bis 60,– € üblich.

Gespräch vor und nach der Behandlung

Jede Wassersitzung wird in ein Gespräch eingebettet. Typische Fragen betreffen z.B. die vergangene Sitzung:

- Wie geht es Ihnen?
- Mit welchen Wünschen kommen Sie heute?
- Gibt es noch Reste vom letzten Mal?
- Wie ist es Ihnen nach der letzten Behandlung ergangen?
- Was war besonders schön?
- Was war eher unangenehm?

Nach der Stunde gibt die Hebamme der Frau die Gelegenheit, ihre Erfahrungen auszudrücken, Gespürtes und Gedachtes in Worte zu fassen. Relativ häufig fragen die Frauen nach Bewertungen ihres Spannungs-/Entspannungszustandes. Hier sollten Sie sich eher zurückhaltend äußern und die Selbstwahrnehmung der Schwangeren unterstützen, die meist recht differenziert Spannung in verschiedenen Körperregionen und auch deren Veränderung während der Behandlung wahrnehmen kann.

Die Frau wird abschließend daran erinnert, in Ruhe die Behandlung ausklingen zu lassen und viel zu trinken. Zum Erden und gegen Kreislauf- und Venenprobleme hilft kaltes Wasser als Kneipp-Bad. Die Frau darf nicht sofort am Straßenverkehr teilnehmen. Am besten liegt sie etwa 30 Minuten warm eingehüllt in einem Liegestuhl. Die Frau muss überdies wissen, wie sie die Hebamme in den folgenden Tagen für Fragen oder Mitteilungen erreichen kann.

Wirkungen

Die Wasserarbeit führt zu einer Linderung körperlicher Beschwerden:

Rückenbeschwerden bessern sich deutlich. Die Wirkung hält nach der ersten Behandlung meist 1–2 Tage an, nach der zweiten 3–4 Tage und schließlich etwa eine Woche – bis zur nächsten Stunde. Oft sind die Beschwerden nach 2–3 Sitzungen völlig verschwunden.

Ödeme reduzieren sich zumindest kurzzeitig, da durch den Wasserdruck das Gewebswasser zurück in den Kreislauf gepresst und teilweise ausgeschieden wird.

Die Frau lernt, sich im schwangeren Körper schön und beweglich zu fühlen, was zu einer **Stärkung des Selbstvertrauens** führt. Sie kann für eine Weile Abstand von Alltagssorgen nehmen und sich auf die Verbundenheit mit dem Kind konzentrieren („So muss sich das für das Baby im Fruchtwasser anfühlen."). Auch können Erinnerungen, Gefühle und Sehnsüchte aus der eigenen Kleinkindzeit aktiviert werden.

Positive, geburtsvorbereitende Aspekte sind:

- erhöhte Beweglichkeit in den Hüftgelenken, Öffnung der Oberschenkel
- Entspannung des Beckenbodens (z.B. Pichler-„Äpfelschütteln")
- Geburtsausgangsposition im schützenden Wasser, aber im öffentlichen Raum erfahren
- das schutzlose Anvertrauen an eine Hebamme als schöne Erfahrung erleben (Abb. 16.1)

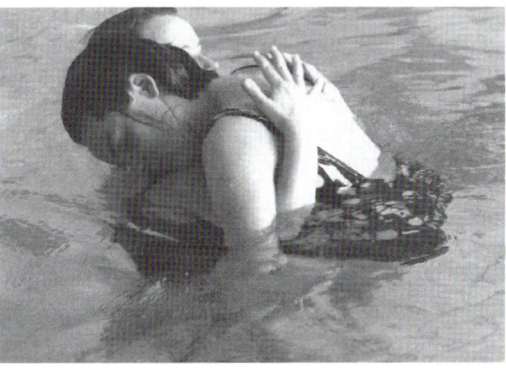

Abb. 16.1

- eventuell aufkommender Wunsch nach einer Wassergeburt.

Nebenwirkungen

Eine Warmwasserbehandlung kann auf den verschiedensten Ebenen wirken. Die eine Frau erlebt es als eine körperlich wohltuende Entspannung und steigt ruhig und zufrieden aus dem Bad. Eine andere Frau bekommt Kontakt zu ihrem Wunsch, in Sicherheit und Geborgenheit ohne Hintergedanken gehalten zu werden. Je nach ihren Erfahrungen in der Kindheit oder der jetzigen Partnerschaft (oder auch mit ihrem Alleinsein) kann dieses Gefühl Energien freisetzen, sich selbst wichtig zu nehmen und sich für die eigenen Bedürfnisse stark zu machen. Es kann aber auch eine Woge von hilfloser Traurigkeit hoch holen („So bin ich noch nie gehalten worden.") (Abb 16.2).

Viele Frauen haben Schwierigkeiten, im Wasser die **Kontrolle abzugeben**. Sie führen die Bewegungen aktiv aus, „arbeiten mit". Andere versteifen bestimmte Körpersegmente, so dass manche Bewegungsabläufe nur schwer durchzuführen sind und der Fokus auf sanftes Lösen gelegt werden muss. Ein anderes Anzeichen hierfür können auftretender Schwindel und manchmal sogar Übelkeit und Erbrechen sein.

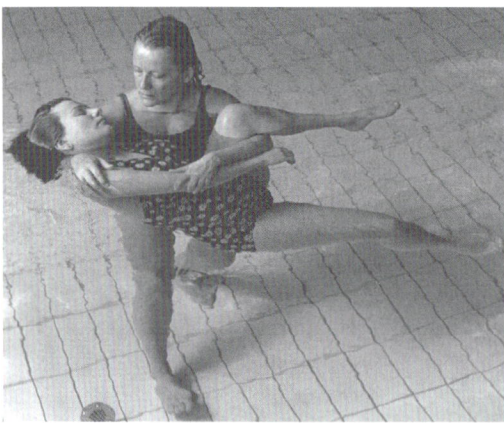

Abb. 16.2

Persönliche Probleme, die vielleicht knapp unter der Oberfläche schwelen, können heftig emporkommen, z.B. Probleme mit der eigenen Mutter, emotionale Unterversorgung durch den Partner. Viele Frauen spüren, wie viel sie ihrer Behandlerin „zumuten" können und regulieren unbewusst die Gesprächstiefe. Dieser gesunde Selbstschutz funktioniert eventuell nicht bei Menschen, die sich nur schwer abgrenzen können. Deshalb werden keine Frauen mit psychiatrischen Erkrankungen bzw. entsprechender Medikation oder Drogenkonsum behandelt.

Diese Beispiele zeigen, dass eine sehr **zugewandte, einfühlsame Behandlung** nötig ist. Die wasserarbeitende Hebamme braucht (Selbst-)Erfahrung und Fortbildung, z.B. in Körperwahrnehmung, Energiearbeit, Gesprächsführung und Typenlehre. Supervisionen und die Zusammenarbeit mit einer Psychotherapeutin können wichtige Hilfen sein.

> An dieser Stelle sei ausdrücklich betont, dass die folgenden Ausführungen keine Anleitung zum „Do-it-yourself" sind! Verantwortliche Wasserarbeit erfordert Ausbildung, Selbsterfahrung und Supervision.

Start einer Wasserbehandlung

- Die Schwangere legt sich auf die Arme der Hebamme und wird einige Zeit ganz ruhig gehalten. Findet die Behandlung in einem Sole-Bad statt, so kann sich die Frau einfach aufs Wasser legen. Die Hebamme fährt mit der Hand dicht unter dem Rücken durch das Wasser, so dass eine sanfte Wassermassage stattfindet. Erst dann nimmt die Hebamme die Schwangere auf ihre Arme.

oder

Die Frau stellt sich mit leicht gegrätschten Beinen so an die Beckenwand, dass Knie und Zehen nach außen zeigen und möglichst der ganze Rücken Kontakt mit der Wand hat. Die Arme werden ganz dem Wasser übergeben. Das geht leichter, wenn die Schultern fast ganz in das Wasser eintauchen. Der Kopf wird von der Wirbelsäule getragen. Wird er auf den Beckenrand nach hinten abgelegt, kann die Hebamme nur schwer den ersten Haltegriff ansetzen. Die Frau schließt die Augen und nimmt ihren Atem wahr. Es ist ein ganz leichtes Heben und Senken mit Ein- und Ausatmung spürbar.

- Nach einigen Momenten nimmt die Hebamme langsam Kontakt mit der Frau auf, indem sie ihre Hände greift und ruhig hält. Dann tritt sie an die rechte Seite der Frau, wobei sie deren rechte Hand loslässt und den eigenen linken Arm über die Schulter der Frau um deren Nacken herum führt. Der Nacken der Frau wird in der Ellenbeuge sicher gestützt. Dazu werden Ober- und Unterarm in eine leichte V-Stellung gebracht.

- Nun wird die linke Hand der Klientin losgelassen und die eigene rechte auf das Herzchakra der Frau gelegt. In dieser Position erfolgen einige Atemzüge zur Einstimmung aufeinander.

- Jetzt löst die Hebamme die Herzhand und schiebt sie unter das Kreuz der Schwangeren. Mit sicher gestütztem Kopf und einer sanften Drehung nach links – den Kopf der Frau weg vom Beckenrand – wird die Schwangere in die Horizontale gebracht.

- **Variante:** Die Hand wird nicht auf den Herzbereich, sondern auf den Bauch gelegt. Gerade für die Arbeit mit Schwangeren ist dies eine naheliegende Alternative, zumal manchen Frauen der brustnahe Kontakt zu eng ist. Die Hand kann auch erst einmal an den Rippenbogen gelegt und nach einigen Atemzügen zum Solarplexus gezogen werden.

oder

Freier Start: Dieser Start ist möglich, wenn die Frau tief und sicher ohne Beckenwand im Rücken stehen kann. Beide Personen fassen sich an den Händen, schließen die Augen und lassen sich mit dem Atem leicht vom Wasser heben und senken. Dann tritt die Hebamme langsam an die Seite und verfährt wie oben beschrieben.

Die so erreichte Haltung (Kopf in der Ellenbeuge, Hand im Kreuz wird „Position 1" genannt."

Abschluss einer Wasserbehandlung

- Die Frau wird auf beiden Armen in eine aufrechte Position gebracht, als ob sie in einem Sessel säße. Unterschenkel, Oberschenkel und Rumpf bilden jeweils rechte Winkel. Mit langsamen Schritten nähert sich die Hebamme der Beckenwand und bringt die Frau dabei in leichte Vorlage. Nun ist es möglich, zuerst den unteren Rücken in Kontakt mit der Wand zu bringen, dann den oberen Rücken und die Schultern.

- Die Beine werden langsam abgesenkt, und zwar erst das entferntere Bein, bis der Fuß guten Bodenkontakt hat, dann das naheliegende Bein. Während der Kopf der Klientin gestützt wird, löst sich die Hebamme langsam und stellt sich vor die Schwangere. Eventuell muss die Ausrichtung der Frau leicht korrigiert werden: Das Becken sollte an der Wand bleiben, die Füße haben guten Bodenkontakt und der Kopf wird von der Wirbelsäule getragen (und nicht nach hinten abgelegt) (Abb. 16.3).

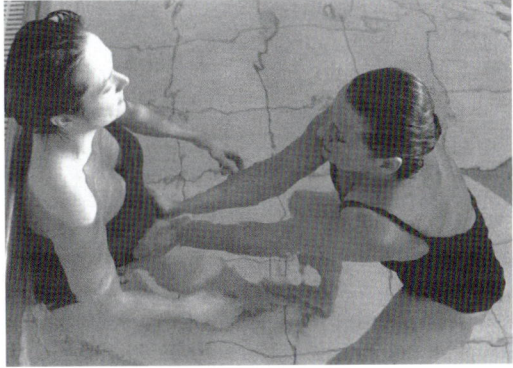

Abb. 16.3

- Schließlich muss die Frau langsam wieder selbst Verantwortung für ihren Körper übernehmen. Die Hebamme drückt sanft das „dritte Auge" der Frau (Energiepunkt zwischen den Augenbrauen), streicht über Schultern und Arme und verabschiedet sich mit leichtem Druck der Hände. Dann bleibt sie in gebührendem Abstand vor oder neben der Frau und wartet ruhig, bis diese die Augen öffnet und von sich aus Kontakt aufnimmt.

- **Varianten:** Die Frau wird dicht an der Wand auf den eigenen Oberschenkel gesetzt und erst dann an die Wand gebracht. Dies erleichtert den Übergang.
- Ebenso können die Füße nacheinander von einem Fuß der Behandlerin „abgeholt" und behutsam zu Boden geleitet werden. Bei Füßen, die immer wieder „davon schweben" wollen, kann dann der Fuß der Hebamme sanften Druck auf den Fußrücken ausüben, um deutlich zu machen, dass es Zeit ist, wieder „Boden unter die Füße" zu bekommen.
- Wenn das Wasserbecken entsprechend konstruiert ist, kann die Frau zum Abschluss auch sanft auf Stufen abgesetzt werden. Dies ermöglicht abschließende Massagen des Rücken- und Nackenbereiches oder auch die Klientin einfach im Schoß zu halten (Abb. 16.4).

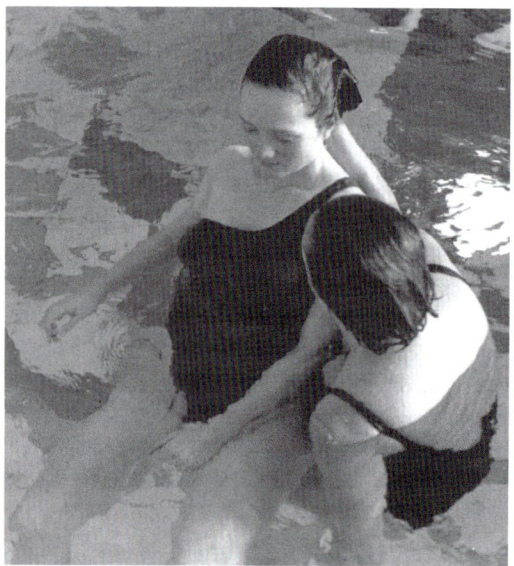

Abb. 16.4

Wassersequenzen

Im Folgenden werden verschiedene Wassersequenzen vorgestellt, die im Ganzen oder auch in Ausschnitten miteinander kombinierbar sind. Entscheidend dabei ist u.a. die jeweilige Ausgangsposition, da die Frau ja im Wasser ständig sicher gehalten werden muss. Weiterhin unterscheiden sie sich in dem Ausmaß der körperlichen Nähe und der Anforderung, Kontrolle abzugeben.

Wassersequenz 1 – Basisbewegungen

Ausgangsposition: Kopf in Ellenbeuge, Handrücken im Kreuz.

- Leichtes Auf- und Abführen mit der Kreuzhand.
  Allmählich löst sich beim Absinken des Beckens die Hand und nimmt den Kontakt sanft wieder auf, bevor die Füße der Schwangeren den Boden berühren bzw. bevor eine zu starke Hohlkreuzposition erreicht wird. Ruhe.
- Behutsames, „tänzerisches" Hin- und Herbewegen der Frau und langsam zunehmende seitliche Bewegungen. Die Arme machen dabei abwechselnd leichte Schlangenbewegungen.
- Kopfhand an die Schulterkuppe legen und in der Kopfwärtsbewegung mit leichtem Zug an der Schulter die Kreuzhand lösen, die Frau weiter kopfwärts ziehen und den freien Arm in den Kniekehlen platzieren (Abb. 16.5).
  Manchmal wird dabei nur das innere Bein erreicht, z.B. wenn die entspannte Frau die Oberschenkel weit auseinander gleiten lässt. Dann wird bei den folgenden Bewegungen nachgegriffen, so dass auch das äußere Bein erreicht wird.
- Langsame, drehende Hin- und Herbewegungen um die eigene Achse.
  Achten Sie darauf, selbst tief, mit leichter Beckenbodenspannung, aufgerichtetem Becken, aufrechter Wirbelsäule und ent-

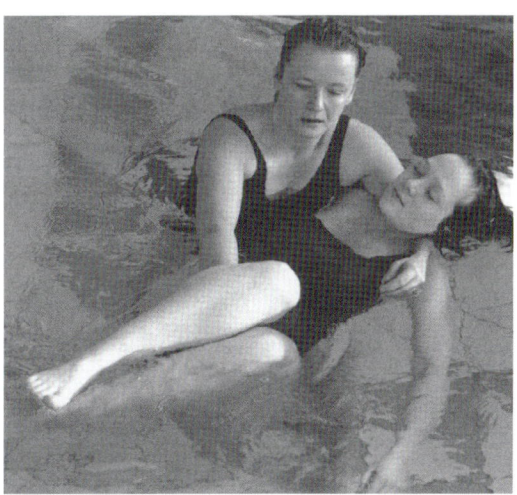

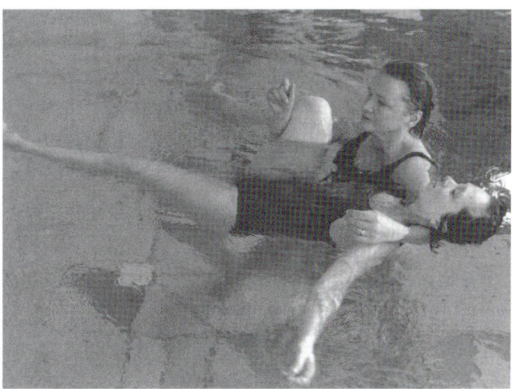

Abb. 16.6

Abb. 16.5

spannten Schultern zu stehen. Je nach SSW können die Beine auf dem eigenen Unterarm ruhen bzw. wird das Außenknie von innen mit der Hand gegriffen, um dem Bauch genug Spielraum zu geben. An den Endpunkten der Drehung sollten Sie kleine Pausen einlegen und die Bewegung ausklingen lassen, bevor die Gegenbewegung initiiert wird.

• In der Bewegung kopfwärts die Beine der Frau sanft Richtung Bauch führen. Hier muss nun der weitere Griff gewählt werden, damit es nicht zu eng wird. Fußwärts den Körper strecken.

Entweder wird dieser Ablauf gleich wiederholt oder es wird ein Hin- und Herschwung ohne Beindruck eingeschoben. Dies empfiehlt sich besonders, wenn die Frau aktiv mitarbeitet, also die Beine anzieht bzw. streckt.

• Am Ende der Kopfwärtsbewegung das äußere Bein loslassen und die Bewegung fußwärts fortsetzen (Abb. 16.6).

Beim nächsten Ansatz der Kopfwärtsbewegung das innere Bein möglichst weit über das äußere Bein führen.

Ist die Frau im Hüftgelenk entspannt, öffnen sich durch den Wasserwiderstand die Beine zunehmend. Manchmal läuft das eigentlich freie Bein wie von einem Marionettenfaden geführt parallel zum inneren Bein weiter

und wird gehalten. Das geduldige Wiederholen der Bewegung lässt den Körper meist spüren, dass hier das Loslassen möglich ist. Durch ganz sanftes Wegschieben mit der Hand, die das innere Bein stützt, kann der Impuls zum Öffnen gegeben werden.

• Wechsel zum Außenbein am Ende der Fußwärtsbewegung.

Die Kopfhand setzt wieder zum Zug an der Schulter an, die Hand wird vom Innenbein gelöst, der Zug startet die Kopfwärtsbewegung und die freie Hand greift das äußere Knie von innen, sobald es in Höhe des eigenen Körpers schwimmt. Nun wird in weiten, langsamen Zügen weiter gearbeitet. Die Bewegung unterscheidet sich von der vorangegangenen dadurch, dass der Körper beim Zug fußwärts mehr bauchwärts dreht. Der sichere Kopfgriff wird beibehalten. Macht das freie Innenbein einen sehr gehaltenen Eindruck, so kann auch hier Unterstützung gegeben werden: Die Hand, die gerade das Außenbein hält, wechselt zurück zum Innenbein, fasst das Knie und beginnt eine behutsame Außenrotation im Hüftgelenk. Danach wird wieder zum Außenbein gewechselt und es geht jetzt leichter.

• Nun werden wieder beide Beine unterstützt und die Schwangere ruhig gewiegt. Je nach Bauch kann dabei eine ganz enge Position eingenommen werden. Eventuell ruht der Kopf dicht an der eigenen Brust („Mutter hält Kind"). Alternativ kann eine Pendelbewegung vom eigenen Körper fort und zurück gewählt werden. Dazu nimmt die Hebamme eine Schrittstellung ein.

- Breiten Sie den Körper wieder im Wasser aus, und bewegen Sie ihn sanft. Greifen Sie das Innenknie der Frau direkt mit der Hand, und halten Sie es sicher.
- In Bewegung bleibend rutscht der Kopf der Frau langsam in Richtung Handgelenk und wird schließlich mit der Hand gegriffen. Bei diesem Manöver bleibt ein ständiger Kontakt bestehen, der Kopf wird nicht „geworfen und gefangen"! Tipp: Wenn die Veränderungen in mehreren, zügigen Kopfwärtsbewegungen vorgenommen werden, lastet der Kopf weniger auf dem Arm. Nun wird der ganze Körper einige Zeit ruhig hgealten.
- Dann wird in der Kopfwärtsbewegung das Knie dicht zur Brust der Schwangeren geführt. Dabei wird der eigene Arm ausgestreckt, um vor dem eigenen Körper mehr Spielraum zu haben. Der Kopf wird mit der anderen Hand vor dem eigenen Körper vorbei geführt und behutsam auf die Schulter gelegt. Der Kopf gelangt auf die Seite, welche auch das Knie hält, d.h. hält die linke Hand das linke Knie der Frau, führt die rechte Hand den Kopf auf die linke Schulter. Anfänger lassen hier rasch das Knie los, so dass der Körper fortschwimmt und das Bein nicht mehr zu erreichen ist.
- In der nun erreichten Position ist eine Hand frei, um nach Belieben Schulter, Arm und Rücken zu massieren.
- Überprüfung der eigenen Haltung: Knie, Beckenboden, Kreuz, Schultern.
- Eine Hand hält weiterhin das Knie, die andere umfasst von außen den Oberarm. Greifen Sie nicht zu achselnah, und seien Sie vorsichtig mit dem Daumen. In Drehungen um die eigene Achse wechseln sich sanfter Zug an Knie bzw. Oberarm ab. Es wird in weiten und sehr langsamen Bögen gearbeitet, da sonst Übelkeit entstehen kann. Diese Bewegungen werden bei Rückenbeschwerden meist als sehr hilfreich erlebt.
- Die Hand kann auch unter der Achsel durchgreifen und auf dem Übergang Schultergelenk/Klavikula zu liegen kommen (Abb. 16.7).

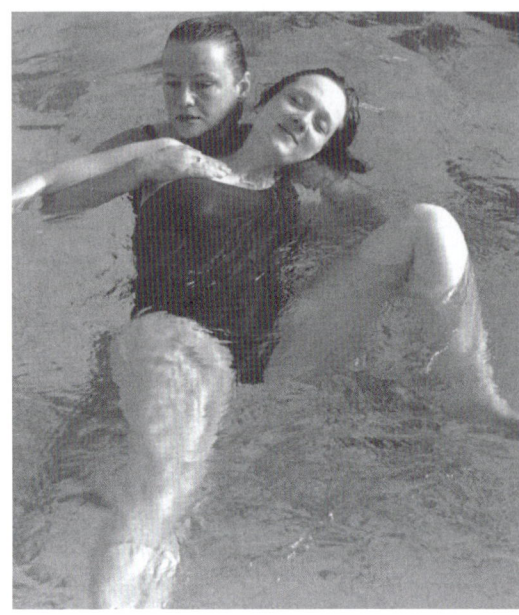

Abb. 16.7

- Eine wesentlich stärkere Dehnung wird erreicht, wenn der Zug gleichzeitig an Knie und Hand ansetzt (Abb. 16.8).

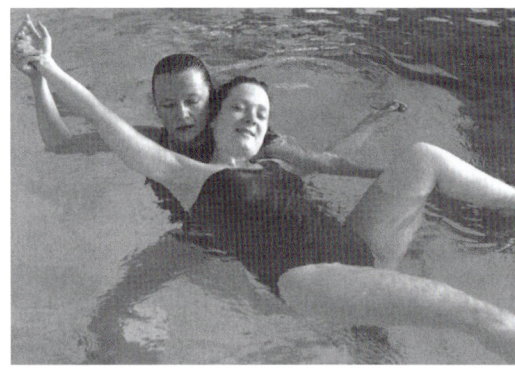

Abb. 16.8

- Die freie Hand greift unter der Achsel hindurch und stützt das gehaltene Knie von der anderen Seite. Die Schwünge werden fortgesetzt. Wenn dieser Griff der Schwangeren (oder der Hebamme) zu intim erscheint, dient er nur als kurzer Übergang: Das Knie wird vollständig in die zweite Hand übergeben. Am besten wird dies am Ende des

Schwunges in Richtung der zweiten Hand ausgeführt.

- Die zweite Hand setzt den Zug beherzt fort, wodurch der Kopf langsam von der Schulter in die entspannt wartende, frei gewordene Hand gleitet.
- Der Kopf liegt nun auf der anderen Hand, das Knie wird bereits gehalten. Wie oben beschrieben, wird der Kopf nun auf die andere Schulter gebracht, und die zweite Seite kann behandelt werden.
- Ist der Bauch schon so groß oder ist es aus anderen Gründen (Spannung der Frau, geringe Reichweite der Hebamme) nicht möglich, das Knie mit beiden Händen zu erreichen, wird die freie Hand ins Kreuz gelegt und das Knie freigegeben.

Wasserequenz 2: Mit dem Kopf auf der Schulter

- Die Frau liegt mit ihrem Kopf sicher auf der Schulter der Hebamme. Rechtshänderinnen haben meist ein besseres Gefühl, wenn der Kopf auf der rechten Schulter liegt. Eventuell ist also eine Umlagerung sinnvoll. Die Frau wird ggf. animiert ihren Kopf in die optimale Position zu bringen. Nun werden beide Hände in das Kreuz der Frau gelegt.
- Die Hebamme geht in eine stabile Schrittstellung. Es erfolgen nun kräftige Striche mit flachen Händen am Rücken: Zuerst geht eine Hand in Richtung Steißbein, die andere gleichzeitig hoch zwischen die Schulterblätter. Dabei wird mit dem Handballen kräftig im Kreuz gearbeitet. Die Bewegung setzt sich durch die Beine fort, so dass die Knie kurz aus dem Wasser auftauchen.
- Dann arbeiten die Hände in der Diagonalen: Eine Hand streicht zur Schulter, die andere übers Kreuzbein zu einer Pobacke bzw. bis zur Außenseite des Oberschenkels und dann in der zweiten Diagonalen. Abschließend wird noch einmal der gerade Strich gesetzt. Da der Kopf auf einer Schulter und nicht in der Mittellinie liegt, entsteht leicht das Gefühl, etwas schräg zu arbeiten.

- Nun werden beide Hände ans Becken der Frau gelegt und im langsamen Rückwärtsgang das Becken auf und ab bewegt. Dabei vollführen die Hände eine Drehung, so dass sie die jeweilige Bewegung gut unterstützen können. In der Abwärtsbewegung kann das Becken beherzt nach unten gedrückt werden, in der Aufwärtsbewegung jedoch viel sanfter, um die Frau nicht zu sehr ins Hohlkreuz zu bringen. Es wird mit weichen und flachen Händen gearbeitet, da das Drücken in die Leiste schmerzhaft ist.
- Die Hände gleiten seitlich an den Brustkorb und wiederholen entsprechende Bewegungen.
- Eine Hand ruht im Kreuz, die andere auf dem Bauch. Dies übernimmt am besten die bauchnahe Hand, also die Hand der Seite, auf der der Kopf liegt. Im langsamen Rückwärtsgang werden Auf- und Abbewegungen ausgeführt. Kontakt zum Kind aufnehmen (Abb. 16.9).

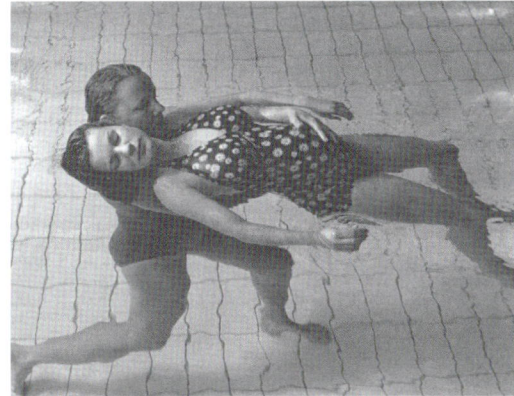

Abb. 16.9

- Beide Hände gleiten wieder an die Hüften. Zur Lateralflexion der Wirbelsäule streicht die eine Hand an der Seite hoch in Richtung Achsel, die zweite Hand verbleibt an der Hüfte und drängt den Körper zur Seite. Die Hebamme geht – anders als bei den vorigen Schritten – in ganz langsamen, seitlich ausgreifenden Schritten rückwärts, um so die induzierte Bewegung zu unterstützen.
- Die Arme gleiten hoch, so dass sie in den Innenseiten der Arme der Frau zu liegen kom-

men. Die Arme werden weit geöffnet. Es wird weiter in Schlangenlinien rückwärts gegangen, wodurch ein Gefühl des „Fliegens" erzeugt wird. Wenn die Beine der Frau stark sinken, sollten die Bewegungen dynamischer werden oder Auftriebshilfen eingesetzt werden.

Wassersequenz 3: Bewegungen von der Seite aus

Ausgangsposition: Die Frau liegt im Wasser, eine Hand der Hebamme stützt das Kreuz, die andere den Kopf.

- Die Hebamme steht mit gebeugten Knien breitbeinig und tief im Wasser. Das eigene Steißbein wird in Richtung Schambein und dieses in Richtung Bauchnabel gebracht, um ein Hohlkreuz zu vermeiden. Die Schultern sind möglichst entspannt und nahezu von Wasser bedeckt.
- Die Hände werden leicht vor und zurück bewegt, so dass Becken und Kopf gegeneinander verschoben werden. Während die eine Hand den Kopf wegschiebt, zieht die andere das Becken heran und umgekehrt.
- Die Hebamme stellt sich jetzt mit Blick auf die Füße der Frau neben deren Oberkörper und schiebt die Kopfhand nackenwärts, so dass die Schädelbasis auf der Daumen-/Zeigefingerkante zu liegen kommt. Die Beckenhand wird so gedreht, dass die Fingerspitzen in Richtung Steißbein zeigen. Tiefer Stand; mit dem Gefühl, der Bewegungsimpuls komme aus dem Boden, wird das Becken mit der Beckenhand spielerisch gehoben und gesenkt. Der Nacken wird dabei nur gehalten bzw. es wird genau darauf geachtet, dass bei den durch den Körper laufenden Wellen – wenn er frei ist – kein Wasser in die Nase gerät. Die Bewegung kann ganz sanft oder auch dynamischer ausgeführt werden und sollte langsam ausklingen und ruhig gehalten werden, damit die Nachwirkungen spürbar werden.
- Für den Positionswechsel wird nun die Beckenhand diagonal unter den Körper geschoben, so dass der Oberarm die körperna-

he Hüfte stützt und die Hand unter dem entfernten Schulterblatt liegt. Dieser Griff muss in Abhängigkeit vom Körperschwerpunkt und der Kopfneigung nach hinten variiert werden, denn jeder Mensch hat einen etwas anderen „Floating Point" (Abb. 16.10).

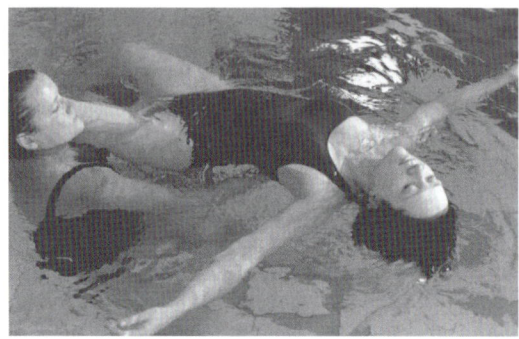

Abb. 16.10 Floating Point

- Nun wird die Nackenhand langsam gelöst, wobei auf den Kopf geachtet werden muss. Der Körper wird etwas weggeschoben, so dass der nahe Arm frei schwimmt. Die Hebamme schiebt sich zwischen Körper und Arm der Frau und geht etwas tiefer, so dass der Arm um den eigenen Hals schwimmt. Die freie Hand greift um den Hals der Frau und liegt flach zwischen ihren Brüsten. Die andere Hand gleitet zum Rücken im Bereich der oberen Hüfte der Schwangeren zurück. Die Frau kommt so in eine Seitlage, weshalb besonders darauf zu achten ist, dass das Gesicht nicht unter Wasser gerät (s. Abb. 16.9). Die Hände arbeiten jetzt im Wechsel: Die Kreuzhand schiebt das Becken weg, die Brusthand drängt den Körper wieder in eine runde Haltung zurück. Dabei geht die Hebamme langsam seitlich-rückwärts und zwar in der Art, dass die Aktivität der linken Hand von einem Rückwärtsschritt des rechten Fußes begleitet wird und der Druck der rechten Hand von einem linken Schritt. Dieses seitliche Öffnen unterstützt die entstehenden Schlangenbewegungen, die durch den Körper und die Beine gehen. Oft ist zu beobachten, wie Schwangere das Anziehen und Strecken der Knie lustvoll verstärken. Die Bewegung tut dem Rücken sehr gut, wenn ein Hohlkreuz stets verhindert wird. Deshalb sollte die Rückenhand an die obere Hüfte und nicht ins Kreuz gelegt werden.

- Zurück zum Floating Point: Die Blickrichtung ist nun zum Gesicht der Frau. Die Hebamme greift die nahe Hand der Frau und führt sie im weiten Bogen um sich herum. Dann wird der gehaltene Arm vor den eigenen Körper gebracht, der um den Kopf der Frau herum zur anderen Seite bewegt wird. Eventuell muss bei diesem Manöver der Kopf kurz gestützt werden.
- Der andere Arm übernimmt den Körper von der anderen Seite. Zwei Finger der Kopfhand stützen das Hinterhaupt, zwei Finger der Beckenhand stützen die seitlichen Punkte der Michaelis-Raute. Ruhiges Halten, der ganze Körper ist auf einer Ebene.
- Nun wird der ganze Verlauf von der anderen Seite wiederholt.
- Zum Abschluss der Sequenz die Schwangere längere Zeit sehr ruhig im Wasser halten. Je nach Möglichkeit und Wassererfahrung der Schwangeren kann der Kopf sehr tief im Wasser ruhen, so dass eventuell nur noch die Nase aus dem Wasser ragt. Hier ist besondere Aufmerksamkeit gefragt. Eventuell ist es auch möglich, die Hand vom Kopf zu lösen und behutsam den Nacken zu massieren.
- Vereinzelt können auch mit einem Griff an beiden Knien Schlangenlinien im Wasser vollführt werden.

Wassersequenz 4: Mit dem Rücken an der Wand

Ausgangsposition: Kopf auf der Schulter.

- „Fliegen": Der Kopf der Frau ruht auf der Schulter der Hebamme. Die Arme werden unter den Achseln hindurch nach außen gestreckt, so dass die Ellenbeugen der Frau berührt werden. Es erfolgen nun weite seitliche Schwünge im rückwärts Gehen.
- Aus dieser Position heraus wird der Kopf gegriffen (Abb. 16.11).
- Es wird sich nun zur Wand hin orientiert. Vor dem Wandkontakt wird der Kopf senk-

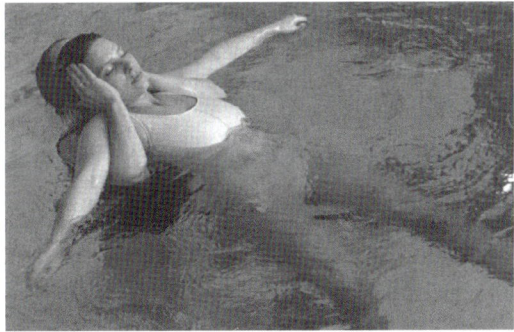

Abb. 16.11

recht nach oben gestemmt und beim Wandkontakt ebenfalls (Abb. 16.12). Ein eigenes Bein wird zwischen die Beine der Frau geschoben, so dass sie darauf zu sitzen kommt. Der Fuß wird am Standbein und der Kopf der Frau mit der eigenen Stirn gestützt.

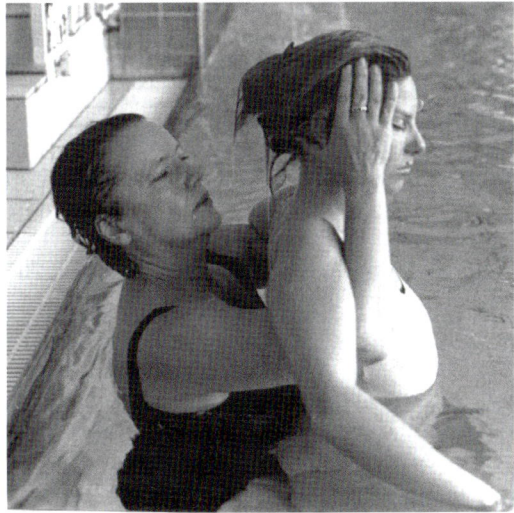

Abb. 16.12

- Die Arme behalten den Griff unter den Achseln bei und decken nun die Augen ab.
- Nun soll Ruhe einkehren.
- Das „dritte Auge", d.h. der Punkt zwischen den Augenbrauen, wird gedrückt. Von dort wird zum Scheitelpunkt hochgestrichen. Dann wird von der Mitte der Stirn zur Seite und im Bogen um das Gesicht bis zum Kinn hinab ausgestrichen.
- Nun werden in dieser Reihenfolge folgende Punkte gedrückt, wobei nicht nur die drückenden Finger Kontakt haben:

– innerste Punkte der Augenbrauen
– höchste Punkte der Augenbrauen
– äußerste Punkte der Augenbrauen
– Schläfen massieren
– innere Jochbeinpunkte
– tiefste Jochbeinpunkte
– äußere Jochbeinpunkte.

• Die Schläfen werden mit mehreren Fingern gleichzeitig massiert.
• Von dort runter bis vor die Ohren massieren.
• Die Ohrmuscheln werden massiert und dann der Bereich um die Ohren herum bis zum Schädel hinter den Ohren (Abb. 16.13).

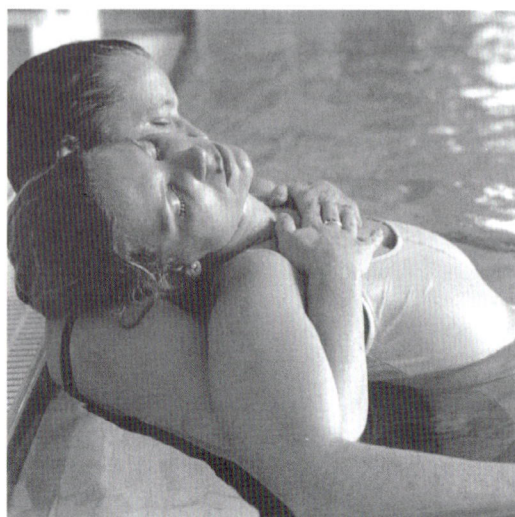

Abb. 16.14

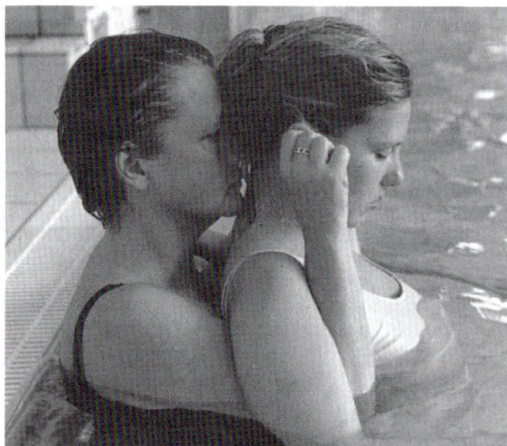

Abb. 16.13

• Mit den „Mäuschen" am Daumengrundgelenk wird in die Kiefergelenke hinein massiert und vom Unterkiefer zum Kinn hin ausgestrichen.
• Der Kopf wird nun mit beiden Händen vorsichtig auf die eigene Schulter gelegt. Das Bein, auf dem die Schwangere sitzt, wird vorgestreckt, so dass sie in eine halb liegende Position kommt.
• Mit flachen Händen wird die obere Brust seitlich ausgestrichen (Abb. 16.14).
• Dann liegen die Hände auf dem Herzchakra und auf dem Hara (unter dem Bauchnabel)-Ruhe kehrt ein (Abb. 16.15).
• Die Hände werden seitlich am Becken plaziert.
• Zum Abschluss dreht sich die Hebamme seitlich von der Wand weg und zwar zu der

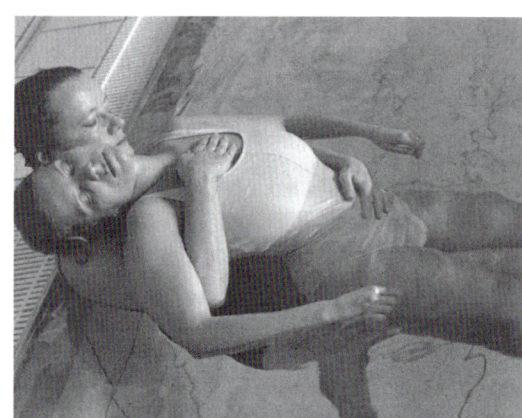

Abb. 16.15

Schulter, auf der der Kopf der Schwangeren ruht, so dass diese nicht mit der Wand kollidieren kann.

Wassersequenz 5: Das entfernte Bein wird um den Hals gelegt

Diese Sequenz darf nur von erfahrenen Wasserarbeiterinnen mit Frauen ausgeführt werden, die bereits mehrere Wasserbehandlungen erhalten haben und mit der körperlichen Nähe vertraut sind.

Ausgangsposition und Startbewegungen: wie bei den Basisbewegungen.

- Der Kopf ruht in der Armbeuge, das entfernte Knie in der Armbeuge des anderen Armes. Es werden ruhige Halbkreisbewegungen um die eigene Achse ausgeführt. In der Fußwärtsbewegung wird der Arm in Richtung Fuß ausgestreckt und der Unterschenkel gefasst (Abb. 16.16). In der Kopfwärtsbewegung wird das Bein angewinkelt, so dass eine Art „Fenster" aus dem fernen Bein der Frau und dem haltenden Arm der Hebamme entsteht.

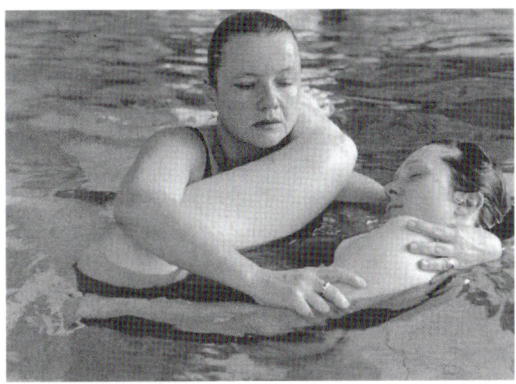

Abb. 16.17

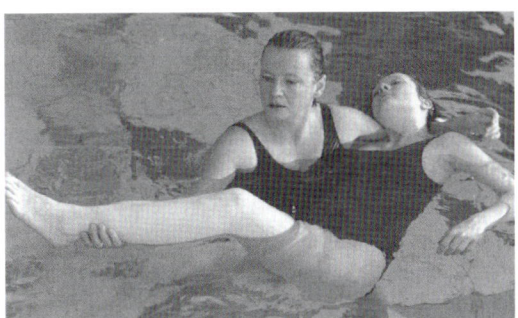

Abb. 16.16

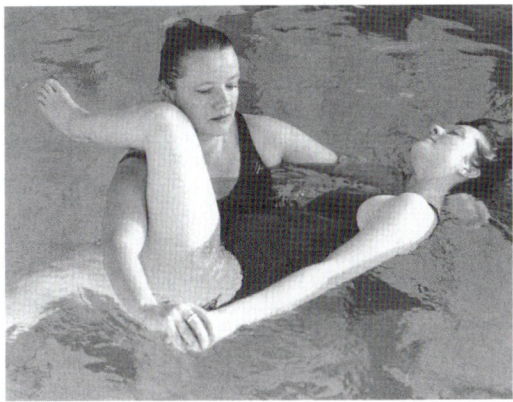

Abb. 16.18

- Die Hebamme schaut fußwärts und legt das Bein der Frau um den eigenen Hals, wobei der Blick fußwärts gerichtet bleibt, da sonst Spannungen im Nacken entstehen. Bei diesem Manöver ist es wichtig, den zweiten Arm unter Kontrolle zu behalten, da die Frau anderenfalls mit dem Gesicht rasch im Wasser untertaucht.
- Nun richtet sich die Hebamme in der neuen Position ein: Der Blick wird geradeaus gehalten, der Kopf rutscht eventuell etwas weiter in Richtung Handgelenk, tiefer Stand, leichte Beckenbodenspannung. Fühlt sich eine (Teil-)Haltung für die Hebamme unangenehm an, so kann sie davon ausgehen, dass es der Frau ähnlich ergeht und eine Korrektur erforderlich ist.
- Nun hat die Hebamme einen Arm ganz frei zur Massage. Je nach Reichweite kann sie den oberen Arm, die Hand und große Teile des Rückens bearbeiten (Abb. 16.17, 16.18).

- Das untere Bein wird in der Mitte des vorderen Oberschenkels erfasst, etwas angehoben und leicht gestreckt. Die Hebamme dreht sich rückwärts, so dass das Bein mit dem vorangehenden Knie gegen den Wasserwiderstand vorwärts bewegt wird (Abb. 16.19).

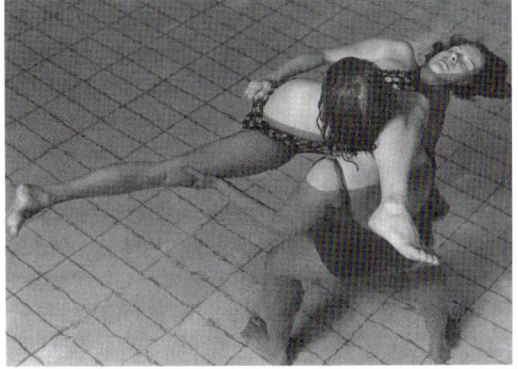

Abb. 16.19

- Nun wird in die Kniekehle gegriffen und das angewinkelte Bein auf den eigenen Oberschenkeln abgelegt. Ist der Bauch noch nicht zu groß, kann das Bein auf dem eigenen Unterbauch zu liegen kommen. Je größer der Bauch ist, desto tiefer muss das Bein abgelegt werden.
- Nun kann erneut am Kreuz gearbeitet werden.
- Es folgt die Massage von Fuß und Unterschenkel (Achtung bei Varizen) (Abb. 16.20).

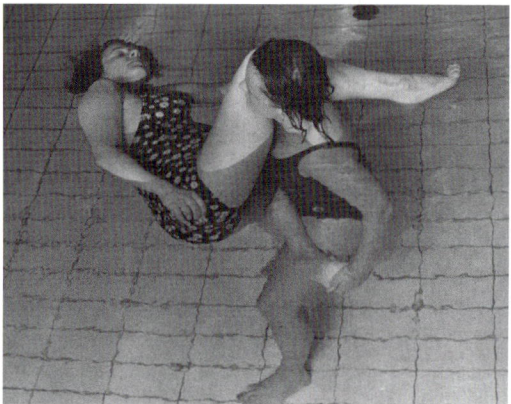

Abb. 16.20

- Jetzt wird der Fuß gefasst und *tief* an den eigenen Knien vorbei zur anderen Seite geführt. Wird der Fuß nicht tief genug geführt, können Schmerzen im Knie der Schwangeren auftreten.
- Es besteht jetzt erneut die Möglichkeit, das Kreuz zu behandeln.
- Der freie Arm wird von der Seite her unter den Körper geschoben, die Finger langen dabei zwischen die Schulterblätter. Nun wird das Gewicht des Körpers auf diesen Arm gelegt und die Kopfhand langsam gelöst. Der Körper wird mit dem Arm weit von sich weg geschoben, so dass man sich selbst aus der Position herausdrehen kann. Der Kopf schwimmt frei (Abb. 16.21). Der andere Arm übernimmt den Körper im Floating Point. Die Hebamme steht nun auf der anderen Körperseite der Frau.
- Die Hebamme kann in Position 1 zurückkehren oder mit der Schulter unter den Arm tauchen, so dass dieser um den eigenen Hals

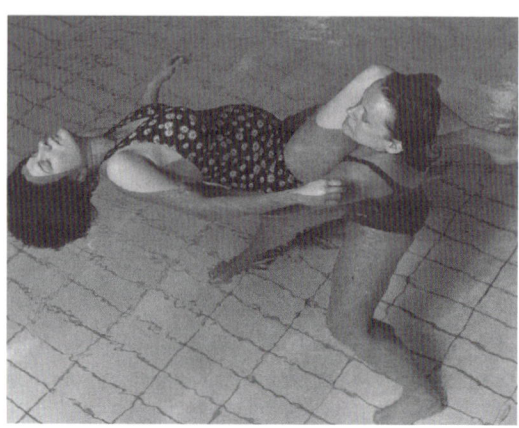

Abb. 16.21

zu liegen kommt. Die Hand ruht flach zwischen den Brüsten, die Frau wird etwas nach außen gekippt und es wird mit Delfin-Bewegungen begonnen: Dabei stretcht die Kreuzhand den Rücken in der Vorwärtsdrehung weg und die Brusthand führt langsam mit sanftem Druck zurück, so dass die Beine bis vor den Körper zurückschwingen (Abb. 16.22).

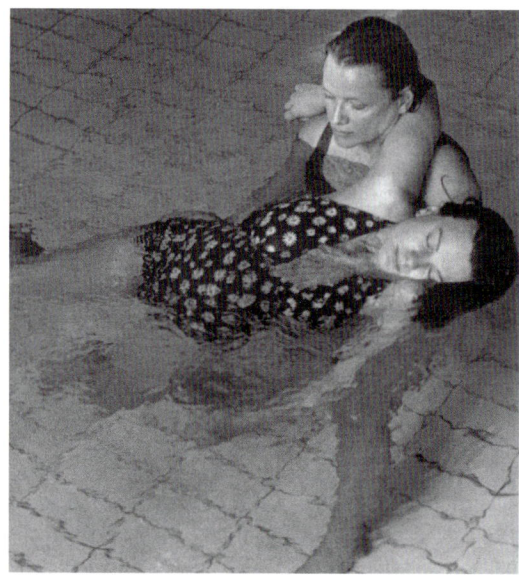

Abb. 16.22

- Variante: Während der Schwünge wird der untere Fuß der Schwangeren im Wasser gegriffen – so kann die Dehnung verstärkt werden. Diesen Fuß zu erreichen, ist aber nur bei wirklich entspannten Frauen möglich und wenn die eigene Reichweite relativ groß ist.

- Wiederholung der ganzen Sequenz von der zweiten Seite aus.

Wassersequenz 6: Das nähere Bein wird um den Hals gelegt

Auch diese Sequenz ist wegen der großen körperlichen Nähe in aller Regel nicht für die Anfangsserie von Wasserbehandlungen geeignet.

Ausgangsposition und Startbewegungen: wie bei Wassersequenz 1.

- Der Kopf ruht in der Ellenbeuge und das nahe Bein auf dem anderen Unterarm. In der Fußwärtsbewegung wird der Unterschenkel dicht am Knöchel gefasst und das Schwingen fortgesetzt.
- In der Kopfwärtsbewegung wird das Bein gefenstert und um den eigenen Hals gelegt. Der Blick ist dabei fußwärts gerichtet (Abb. 16.23).

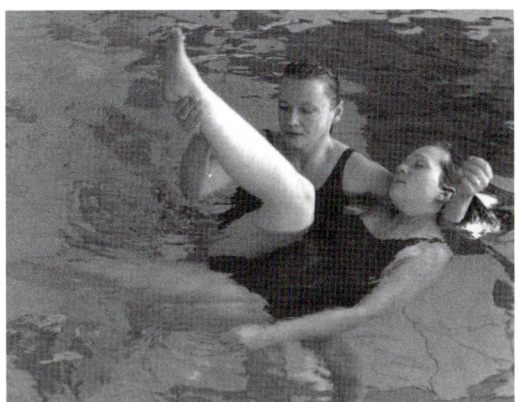

Abb. 16.23

- Je nach Reichweite kann jetzt mit der freien Hand am entfernten Arm gearbeitet werden. Eventuell ist es sogar möglich, dass beide Hände sich an der Schulter ergänzen.
- Die Hand wird so auf den Oberschenkel gelegt, dass der Daumen in der Mitte der Oberschenkelinnenseite zu liegen kommt. Nun wird ein Druck Punkt für Punkt mit dem Daumen abwärts bis zum Knie aus-

geübt, die übrigen Finger stützen nur das Bein. Dann wird umgegriffen, so dass der Daumen in der Mitte der Oberschenkelrückseite und die übrige Hand an der Innenseite des Oberschenkels liegt. Nun wird in ähnlicher Weise punktförmig zurück bis zum Schritt gedrückt. Diese Behandlung von Meridianen wird mehrmals wiederholt (Abb. 16.24).

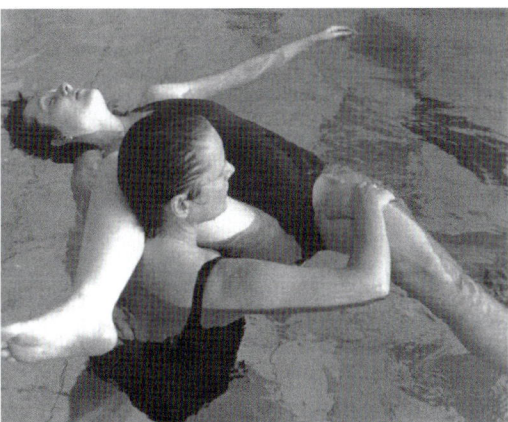

Abb. 16.24

- Eine Hand umfasst locker das Knie und beginnt, mit Innen- und Außenrotationen im Hüftgelenk zu spielen (Öffnen des Beckenausganges) (Abb. 16.25).

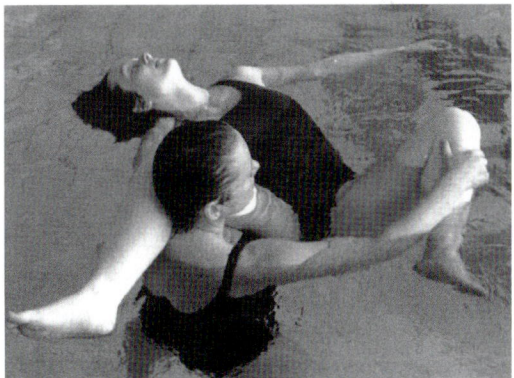

Abb. 16.25

- Nun wird die Hand auf die Mitte der Oberschenkelvorderseite gelegt. Unter kräftigem Druck auf den Oberschenkel bei gleichzeitigem Anheben ihres Kopfes wird die Frau aufgerichtet (Hebelwirkung) (Abb. 16.26). Das freie Bein wird gegen den eigenen Oberschenkel gestützt. Größere Frauen haben dabei mit einem Fuß Bodenkontakt. Der Kopf kommt entweder auf der Schulter zu liegen oder wird mit einer Hand gegen die eigene Stirn gestützt. Diese sehr enge Position halb auf der Schulter sitzend ist natürlich nur möglich, wenn der Bauch noch nicht allzu groß ist. Sie wird als sehr innig erlebt und kann starke Emotionen auslösen.

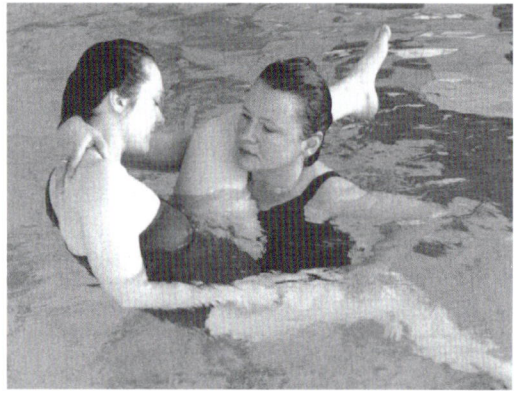

Abb. 16.26

- Es kann am Nacken und am Rücken gearbeitet werden (Abb. 16.27).

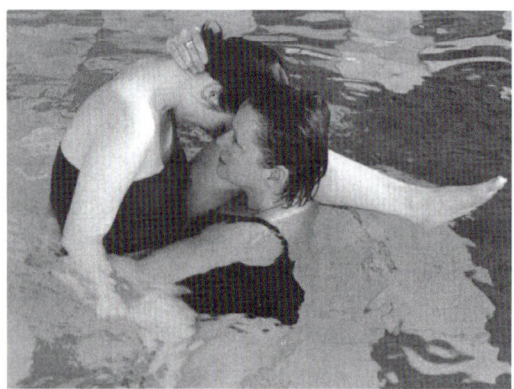

Abb. 16.27

- Der Kopf wird vom anderen Arm übernommen. Jetzt kann auch der Oberarm massiert werden.
- Zur Auflösung macht die Hebamme einen Schritt seitlich zurück, fasst das freie Bein

von innen an der Rückseite und zieht es kräftig fußwärts. Ist die Frau relativ entspannt, gleitet nun das zweite Bein von der Schulter. Hält sie sich mit diesem Bein fest, taucht die Hebamme mit der Schulter etwas tiefer ins Wasser ein und schüttelt das Bein leicht ab.

- Die Hand wird ins Kreuz gelegt, wodurch die Frau ruhig auf dem Wasser gehalten wird.
- Wiederholung der Sequenz von der zweiten Seite bis zu dem Punkt, wo der Körper hoch gehebelt wird.
- Alternativ zum oben beschriebenen Hochhebeln kann z.B. bei fortgeschrittener Schwangerschaft das Bein von der Schulter gelöst und sacht ins Wasser zurück gelegt werden. Die Hebamme steht nun genau zwischen den Beinen der Schwangeren und stützt deren Rücken so, dass die Frau sich nicht nach hinten durchbiegt. Deshalb darf nicht versucht werden, die Frau anzuheben. Besser ist es, die Hände eventuell höher zu schieben. Es ist unbedingt auf einen deutlichen Abstand zum Intimbereich der Schwangeren zu achten.
- In weiten, seitlichen Schwüngen wird die Frau durch das Wasser bewegt. Dies kann recht dynamisch geschehen. Dann lösen sich im günstigsten Fall auch die Arme und werden vom Wasserwiderstand bis über den Kopf und zurück bewegt. Allerdings ist auf Anzeichen von Schwindel zu achten.
- Werden die Arme sehr gehalten, kann ganz zartes Anstupsen den Impuls auslösen, sie dem Wasser zu überlassen.
- Aus dieser Bewegung heraus kann die Schwangere

  1. in den breiten Sitz auf die Oberschenkel geholt werden. Dazu werden die seitlichen Schwünge fortgesetzt und nacheinander die Hände der Frau ergriffen (Abb. 16.28). Durch den Zug an den Armen kommt die Schwangere dichter an die Hebamme heran, der Körper nähert sich einer sitzenden Position. Im passenden Moment – der Körper ist gerade weit seit-

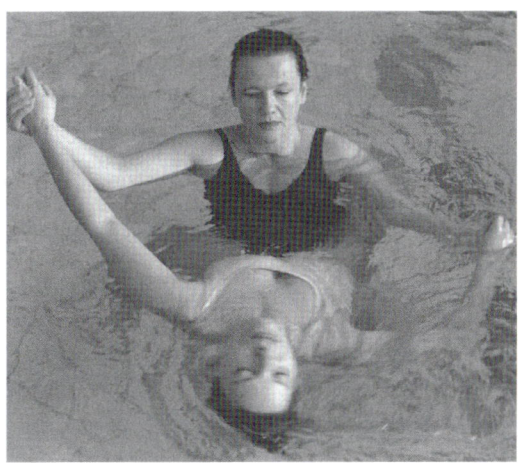

Abb. 16.28

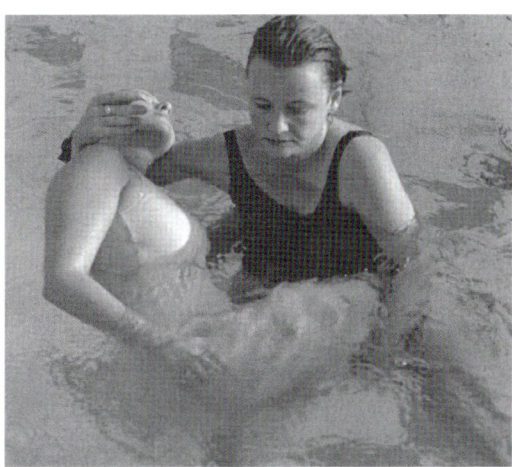

Abb. 16.29

lich – wird unter den Kopf gegriffen und die Frau zügig hochgebracht (s. Abb. 16.31).

oder

2. die Hebamme entscheidet sich, an welcher Seite der Frau sie für die weitere Arbeit landen will.

- Das Bein der Frau, das den Weg dorthin versperrt, wird angewinkelt vor den eigenen Bauch gelegt.
- Dann wird der Körper mit leichtem Schwung im weiten Bogen vom eigenen Körper weg bewegt. Hierbei hält nur noch eine Hand und das angeklappte Bein schwimmt frei.
- Die Hebamme übernimmt den Körper im Floating-Point.

Wassersequenz 7: Im Frontalsitz auf den Beinen der Hebamme

- Nach einigen Basisbewegungen werden beide Knie von der entfernten Seite her untergefasst (Abb. 16.29).
- Von den Knien ausgehend werden vor dem eigenen Körper Achterschleifen ausgeführt.
- In der Bewegung zur Seite des Zugarmes wird das innere Knie losgelassen und der Zug fortsetzt. Dadurch öffnen sich die Beine der Frau. Das noch gehaltene Bein wird auf den eigenen Oberschenkel geführt.

- Das andere Bein wird auf dem zweiten Oberschenkel platziert. Korrigieren Sie den eigenen Stand – breitbeinig und tief – und sorgen Sie dafür, dass die Frau symmetrisch sitzt. Ist der Körperkontakt zu dicht, lässt man die Oberschenkel durch kleine Bewegungen der Schwangeren etwas tiefer rutschen.
- Ihr Kopf wird währenddessen im Arm gehalten. Nun übernimmt erst die eine und dann auch die zweite Hand den Kopf. Dabei muss darauf geachtet werden, dass das Gesicht nicht gezerrt wird; die Ohren möglichst frei lassen.
- Den Kopf senkrecht hochstemmen – die HWS bleibt in Verlängerung der ganzen Wirbelsäule. Wiederholen (Abb. 16.30).
- Nun wird der Kopf gut in einer Ellenbeuge gelagert. Der andere Arm ist frei, um Gesicht, Schulter, Nacken und Arm zu massieren.
- Damit der Kopf nicht zu lange zu einer Seite geneigt ist, empfiehlt es sich, zwischendurch die Seiten zu wechseln, z.B. erst das Gesicht auf einer Seite massieren, dann die zweite Gesichtshälfte nach Umlagern des Kopfes in die andere Ellenbeuge. Schulter und Arm werden erst nach dem Zurücklagern auf die erste Seite massiert (Abb. 16.31, Abb. 16.32).
- Vor der Auflösung der Position nochmal den Kopf hochstemmen und auf den HWS-Verlauf achten!

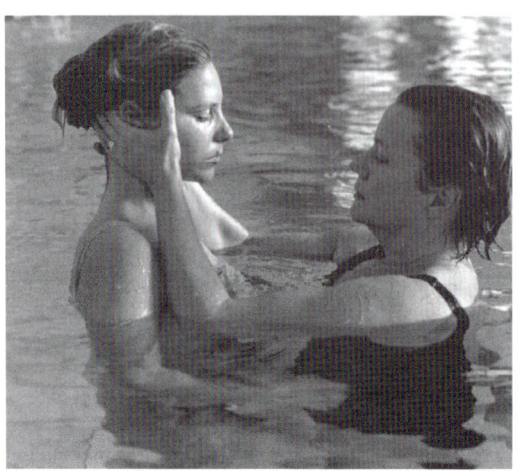

Abb. 16.30

- Zum Auflösen der Position gibt es zwei Möglichkeiten:
1. den Körper mit gut gestütztem Kopf nach hinten ins Wasser legen. Dies geschieht möglichst in einem Bogen über die Seite. Dann folgen Seitwärtsschwünge wie in Sequenz 6
   oder
2. den Kopf in eine Ellenbeuge legen. Mit der freien Hand wird in das Knie der Frau gegriffen, dass dem eigenen kopfhaltenden Arm näher ist. Mit Schwung und unter Zurücknahme des eigenen Stützbeines wird die Frau in die Waagerechte gebracht.
- Nun steht die Hebamme seitlich und kann über die Kopf-Kreuz-Haltung oder die Position 1 weiterarbeiten.

Behandlungsschwerpunkt: Rückenschmerzen/Ischiasbeschwerden

- Führen Sie zunächst die Anamnese mit Blick auf frühere gleichartige Beschwerden durch. Fragen Sie auch, wie akut die Beschwerden auftraten.
- Rückenbeschwerden sollten ernst genommen werden, zumal sich im Rücken gerne psychische Beschwerden niederschlagen. Überlegen Sie daher mit der Frau, was dafür der Grund sein könnte. Häufig sind Überlastungen verantwortlich oder Schwierigkei-

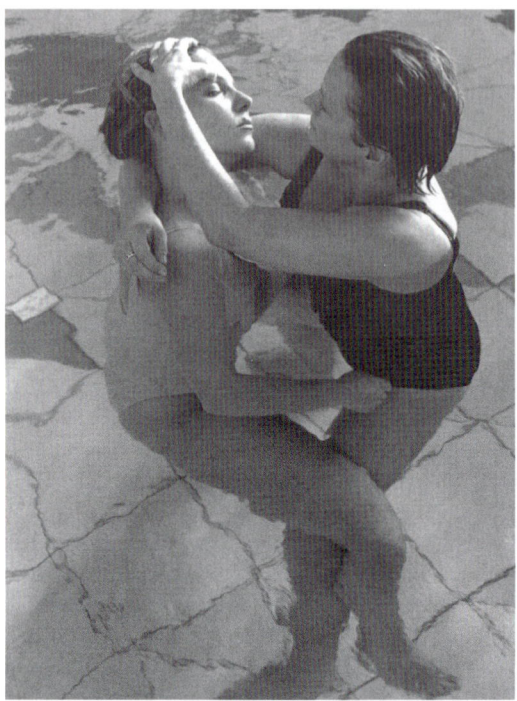

Abb. 16.31

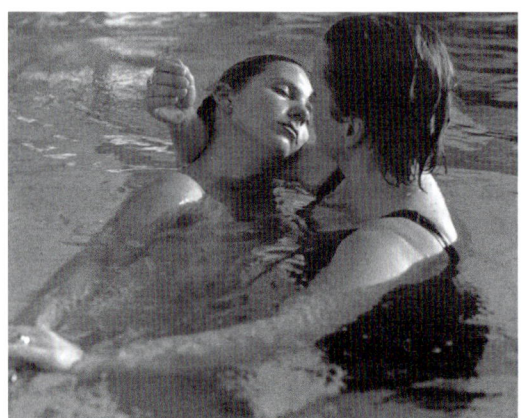

Abb. 16.32

ten, Hilfe einzufordern und anzunehmen. Die Beschwerden können als „Bremse" wirken und erinnern daran, langsamer und innenorientierter zu werden
- Geben Sie der Frau Tipps für den Alltag, die das richtige Tragen und Bücken unterstreichen. Weitere Übungen und Anwendungen: Kuh-Katze mit Zilgrei-Atmung, Bein-, Beckenlockerung und „Äpfel schütteln"

nach Pichler, Wärme, Homöopathie, Akupunktur.

- Ermuntern Sie die Frau dazu, sich gegebenenfalls eine Krankschreibung zu besorgen und sich diese Pause zu erlauben.
- Fordern Sie die Frau dazu auf, zu sagen, wenn sich etwas während der Behandlung nicht gut anfühlt. Die Behandlung darf nicht schmerzhaft sein.

Das entfernte Bein um den Hals

s. Wassersequenz 5

Beginnen Sie bei Ischiasbeschwerden auf der gesunden Seite. Die Frau kann sich so an Ihre Massage gewöhnen und ist dann oft schon entspannter.

- Kreuzbeinmassage.
- Massieren Sie fest mit flacher Hand entlang der Rückenstrecker von kranial nach kaudal.
- Bei aufgelegter Handfläche massieren Sie dann in der gleichen Richtung mit Zeige- und Mittelfinger („Victory"-Zeichen) punkt- oder spiralförmig *neben* der Wirbelsäule.
- Dann wird das Iliosakral-Gelenk mit dem Handballen massiert.
- Untere Pobacke: „Äpfel schütteln".
- An der oberen Pobacke Sitzbeinhöcker mit Handballen aufsuchen und unter leichter Vibration massieren.
- Einige dieser Punkte können im weiteren Sequenzverlauf mit dem angewinkelten Bein wiederholt werden.
- Wenn die Position zu halten ist, erfolgen weitere Wiederholungen, wenn das Bein bereits seitlich weggeführt wurde.

Kopf auf Schulter

s. Wassersequenz 2

- Shiatsu-Striche längs der Wirbelsäule, kräftig in die Länge streichen.
- Shiatsu-Striche diagonal (einschließlich Gesäß).
- Hand auf Bauch und Kreuz; das Rundwerden wird betont. Dann die Hände an die Hüften, schließlich an den Rippenbogen.
- „Äpfel schütteln".

- Meiden Sie Bewegungen, die die Frau eher ins Hohlkreuz sinken lassen. Das passiert z.B. schnell, wenn Sie die Frau nur am Kopf gefasst durchs Wasser führen.
- Beenden Sie die Anwendung mit nochmaligen Strichen entlang der Wirbelsäule, die das Becken hochbringen.

Arm um den eigenen Hals

s. Ende der Wassersequenz 5
- Delfin: Rundung betonen.
- Variante: Die Hand streicht nicht in der Mitte, sondern über die obere Pobacke.
- Fassen Sie nicht den unteren Fuß, da hierdurch der Hohlkreuzbildung Vorschub geleistet wird.

Sesselposition

s. Abschlussmöglichkeiten
- Kreiseln: aus dem eigenen Becken heraus kreisende Bewegungen mit dem Becken der Klientin ausführen. Sie bleibt dabei ganz aufrecht und der Kopf wird gut gestützt.
- Eine ungünstige Position ist die Arbeit mit dem Rücken zur Wand, auf dem eigenen Oberschenkel sitzend. Die Position ist meist unsymmetrisch bei leichter Hohlkreuzbildung. Eine Alternative bei der Arbeit am Gesicht ist das Sitzen vis-a-vis ausgehend vom „nahen Bein um den Hals" bzw. der „Meerjungfrau".
- Achten Sie auf eine gute Startposition – idealerweise mit dem ganzen Rücken an der Wand.
- Klientin immer achtsam abstellen, unterer Rücken landet zuerst an der Beckenwand.

Behandlungsschwerpunkt: Kontakt zum Kind

- Zu Beginn und am Ende der Behandlung, d.h. beim Gegenüberstehen an der Wand, ist es möglich, die Hände zum Kind auf den Bauch zu legen.
- Bei den Basisbewegungen kann dies geschehen, wenn das nahe Knie in der Ellenbeuge liegt. Manchmal ist es zusätzlich möglich,

die entfernte Hand der Schwangeren einzufangen und zum Kind zu führen. Ob dann nur die Hand der Schwangeren auf dem Bauch bleibt, oder auch die Hebamme den Kontakt hält, sollte intuitiv entschieden werden (Abb. 16.33).

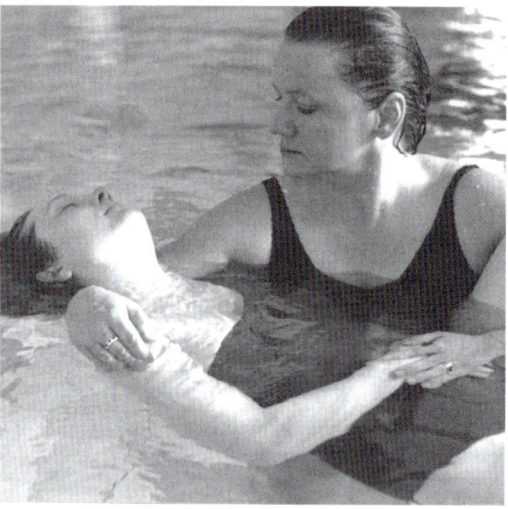

Abb. 16.33

- Während der Kopf auf der Schulter liegt, ist am meisten Kontakt zum Kind möglich, wenn eine Hand im Kreuz und die andere auf dem Bauch liegt.
- Aus der Kopf-Kreuz-Position heraus wird ein Bein ausgestreckt und damit das Kreuz gestützt. Der Fuß wird z.B. gegen die Beckenwand gestützt. Nun ist die Hand frei, um an den Bauch zu wandern (Abb. 16.34).

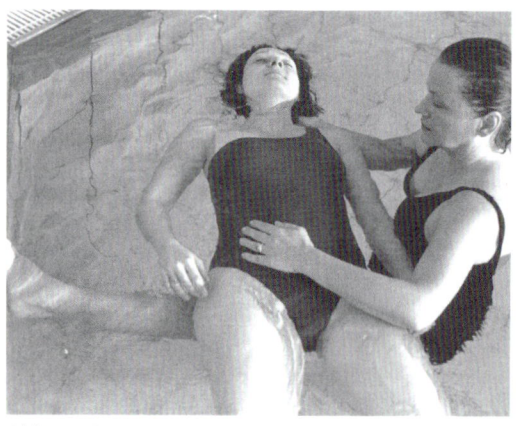

Abb. 16.34

Behandlungsschwerpunkt: Geburtsausgangsstellung

- Basisbewegungen: das äußere Bein weit öffnen und auch sanft aufschubsen. Aus dem Knie-Arm-Zug heraus wird das zweite Bein gefasst, und beide Beine werden im Hüftgelenk weit geöffnet. Die Füße der Frau sollen sich gegen die Beckenwand stemmen. Nun können Sie von innen in die Knie fassen und das Öffnen weiter unterstützten (Abb. 16.35).

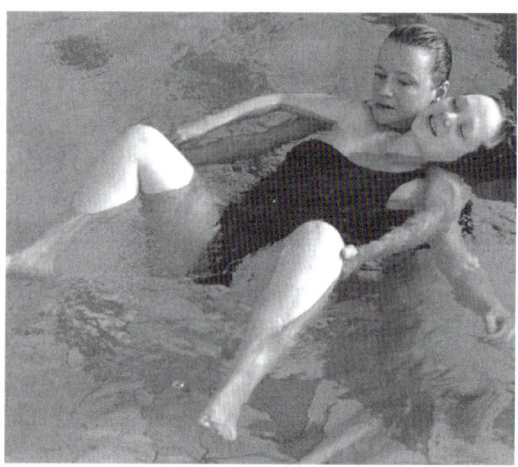

Abb. 16.35

- Näheres Bein um den Hals: das entfernte Bein im Hüftgelenk lockern. Beim Stand zwischen beiden Beinen sollten Sie darauf achten, dass die Frau nicht mit den Oberschenkeln klammert. Bei den Seitwärtsschwüngen können die Beine der Schwangeren passiv noch weiter geöffnet werden, indem die Hebamme den Körper wechselnd mit nur einer Hand stützt und sich selbst jeweils etwas seitlich herausdreht. Dies sieht noch tänzerischer aus.

Arbeitshilfen

Auftriebshilfen oder Floats

Bei der Arbeit mit Schwangeren empfehlen sich Auftriebshilfen, weil die meisten Frauen ins Hohlkreuz sinken. Die Schaumstoffstreifen können leicht mit einem Teppichmesser in der Länge halbiert werden, wenn weniger Unterstützung benötigt wird. Manchmal unterstützen sie auch das Loslassen. Die Floats werden in der Mitte des Oberschenkels mit Klettstreifen fixiert. Bei Anwendung am Unterschenkel würden sie die Knie in eine ungünstige Streckung bringen.

Sie erhalten solche Auftriebshilfen z.B. bei Luna Kern, Harthauserstr. 10, 89081 Ulm, Tel 07 31-38 75 26.

Pool Noddels

Wenn Frauen große Schwierigkeiten haben, sich auf die große Nähe oder das Loslassen einzulassen, können sie erst mal mit diesen Auftriebshilfen unter den Knien und unter dem Hals spielen. Wenn die Frau sich selbst damit vertraut gemacht hat, kann die Hebamme beginnen, sanfte Bewegungen durch Zug an den Pool Noddels zu initiieren. So ist über mehrere Behandlungen ein Übergang zur dichteren Wasserarbeit möglich. Pool Noddels erhalten Sie in Sportfachgeschäften.

Badewatte

Für Frauen, die Wasser in den Ohren als sehr unangenehm empfinden, ist Badewatte (z.B. von Ohropax) sehr geeignet. Die gewachste Wolle schränkt das Hören nur unwesentlich ein. Sie verhindert jedoch auch nicht völlig die Nässe in den Ohren, sondern hält eingedrungenes Wasser bei gleichbleibender Körpertemperatur fest. So kann sich auch eine empfindliche Frau daran gewöhnen. Sie sind in den meisten Apotheken erhältlich.

Sonstiges

Wenn Sie sehr leicht sind, können Sie ihren Auftrieb im Wasser durch Bleimanschetten aus Sportfachgeschäften vermindern und somit fester stehen.

Wenn Sie sehr klein sind, sollten Sie sich Schuhe mit besonders hoher Sohle anschaffen – entweder aus modischen Gründen in einem Schuhgeschäft oder in Sanitätshäusern.

Fortbildungsangebote

- Videos, Infomaterial über Ausbildung u.a.
  Institut für aquatische Körperarbeit
  Christhahlenweg 27
  79112 Freiburg
  Tel 0 76 65-94 23 10
  Verschicken auch eine Liste ausgebildeter
  Hebammen
- Fortbildungen und Bildungsurlaube in
  Hamburg für Hebammen und Ärztinnen
  Frauke Lippens
  Hebammenpraxis
  Jarrestrasse 44
  22303 Hamburg
  Tel 040-279 66 73
  Basisausbildung: 4 Wochenenden; Aufbau-
  kurse und Supervision nach Bedarf.
- Internet: http://www.watsu.at

Literatur

- „Connection Special 1/97 – Eintauchen ins
  Schwerelose"
  zu bestellen über die o.g. Internetadresse
  Connection Medien GmbH
  Hauptstraße 5
  84494 Niedertaufkirchen
  Tel/Fax 08639-983414
  vertrieb@connection-medien.de
- Zeitschrift „Waterview"
  Hrsg. Musia Heike Bus
  Wunderwaldstr. 2
  99518 Bad Sulza
  Tel 03 64 61 – 9 28 83
  Fax 03 64 61 – 9 28 73
  http://www.waterview.de
- Harold Dull: Watsu – Freeing the body in
  water; ISBN 3-830-47034-7, Hüthig Medizin
  2001.
- Arjana Brunschwiler/Aman Schröter: Was-
  sertanzen – Aquatische Körperarbeit; ISBN
  3-591-08404-2, Aurum Verlag 1996.

Sachregister

Die Autorinnen

Kristin Adamaszek

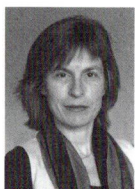

- Geboren 1954, Hebamme und Diplompsychologin, drei erwachsene Kinder
- Hebamme seit 1977 mit Berufserfahrungen in allen Bereichen der Hebammenarbeit in Deutschland und verschiedenen orientalischen Ländern, in Kliniken und auch im außerklinischen Bereich
- seit 1991 Integration von Tanzen in die Hebammenarbeit, Fortbildungen für Hebammen
- 1996 wissenschaftliche Untersuchung zum Erleben von Tanzen in der Schwangerschaft
- derzeit Tätigkeit in gemeinsamer Praxis mit Lebenspartner in Bremen
- wichtigste Veröffentlichung:
  - „Tanzen in der Schwangerschaft. Natürlich fit für die Geburt.", Urania Verlag, Berlin, 2002.

Viresha J. Bloemeke

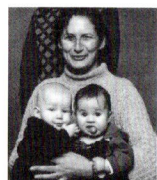

- Geboren 1951, Mutter von 2 Söhnen, Hebamme seit 1981, 10 Jahre lang in der Hausgeburtshilfe tätig
- 1983/84 Ausbildung zur GfG-Geburtsvorbereiterin (Gesellschaft für Geburtsvorbereitung, Familienbildung und Frauengesundheit), seither Geburtsvorbereitungskurse
- 1986/89 Skan Training bei Michael Smith –

Körperarbeit nach Wilhelm Reich
- seit 1991 Fortbildungen in Kraniosakraltherapie; in freier Praxis Beratung von Frauen in schwierigen Lebenssituationen
- seit 1992 GfG-Ausbilderin
- Leitung von Ausbildungsgruppen, Tagungen und Fortbildungen im Bereich Frauengesundheit
- seit 1999 Wechseljahrsgruppenleiterin der GfG
- Veröffentlichungen u.a.
  - „Alles rund ums Wochenbett"; Kösel Verlag 1999.

Monika Brühl

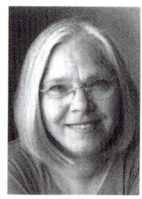

- Geboren 1949, Mutter und Großmutter
- 1976-1985 Sozialarbeit in der Integrationsförderung ausländischer Frauen und Familien
- 1989 Hebammenexamen an der Frauenuniversitätsklinik Bonn
- Seitdem freiberufliche Hebammentätigkeit in der Vor- und Nachsorge, Schwangerenbegleitung, Geburtsvorbereitung und außerklinischen Geburtshilfe bei Hausgeburten und im Geburtshaus Schledehausen, Geburtshaus Halle/Saale und seit 2001 im Geburtshaus und Zentrum für Primärgesundheit in Bonn
- Vorträge und Kurse zu den Themen:
  - Gebären aus eigener Kraft
  - Atem-Ton-Bewegung
  - Meditation in der Geburtsvorbereitung
  - Die Entwicklung der Geburtshäuser in Europa
- Gründungsmitglied des DOULA e.V. – Verein für Geburt in Würde und Menschlichkeit und des Netzwerks zur Förderung der Geburtshäuser in Europa

- Fortbildung in „Atmen und Singen" als Geburtsvorbereitung bei F. Leboyer und F. Maffey Meditationsausbildung bei dem burmesischen Vipassana-Lehrer S.N. Goenka und dem vietnamesischen Zen-Meister Thich Nhat Hanh.

Ursel Bühring

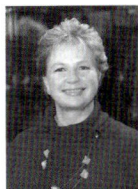

- Geboren 1950
- Krankenschwester, Heilpraktikerin und Phytotherapeutin und seit vielen Jahren als Dozentin für Pflanzenheilkunde tätig
- Gründerin und Leiterin der Freiburger Heilpflanzenschule Ursel Bühring (seit 1997), in der berufsbegleitende Ausbildungen zu Heilpflanzenkunde und Phytotherapie angeboten werden
- 2001 „Regiopreis für Gesundheit und Ernährung" des Kulturförderkreises der Europäischen Wirtschaft für ihr Engagement in der Pflanzenheilkunde
- Seit 1992 veröffentlicht Ursel Bühring in der „Edition Achillea" ihre eigenen Pflanzenbücher und Heilpflanzen-Blätter. Sie ist außerdem als Autorin von Heilpflanzen-Artikeln in verschiedenen Fachzeitschriften wie z.B. Co'med, Deutsche Hebammenzeitschrift, Naturarzt, Heilberufe ambulant tätig. Im SWR 4 stellt sie ca. 2-wöchentlich Heil- und Wildkräuter vor, im Südwestfernsehen in „Kaffee-oder-Tee?" die Heilpflanze des Monats und im „ARD-Buffet" steht sie als Expertin für Fragen zum Thema Heilpflanzen und Gesundheit zur Verfügung.

Nicola Hanefeld

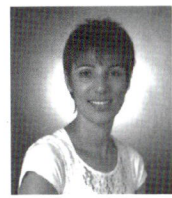

- Geboren 1958 in London, Mutter von 3 Kindern, Studium der Biologie an der Universität von Reading (England), lebt seit 1981 in Freiburg
- Lehrerin der F.M. Alexander-Technik
- Zusatzausbildung in personenzentrierter Gesprächsführung nach Carl Rogers
- seit 1997 Bach-Blüten-Beraterin, Bach Foundation.

Friederike Heiliger

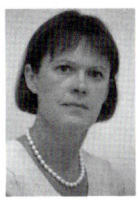

- Geboren 1952
- 1973 Hebammenexamen in Dresden und dortige Kliniktätigkeit
- 1980 Übersiedlung nach Aachen mit Kliniktätigkeit im Luisenhospital
- seit 1989 Einsatz der Akupunktur in der Geburtshilfe; Referentin in Akupunturkursen für Hebammen mit Dr. A.M. Beer
- 1997 Umzug nach Neustadt/Weinstraße mit Kliniktätigkeit, Mitarbeit in Hebammenpraxis und Akupunktursprechstunde.

Margarita Klein

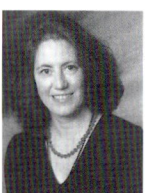

- Geboren 1953, zwei Töchter, Hebamme, Diplom-Pädagogin, Familientherapeutin; in eigener Praxis als Hebamme und Familientherapeutin tätig
- seit 1982 als freiberufliche Hebamme tätig
- 1992 Mitaufbau des Geburtshauses in Hamburg
- seit 1997 KREISEL e.V. ...für das Leben mit Kindern: Fortbildungsinstitut und Beratungsstelle
- überregionale Fortbildungsangebote für Hebammen, Geburtsvorbereiterinnen, Pädagoginnen, Physio- und Ergotherapeutinnen zu den Themen: Massage für Babys und Kinder, Frühe Kindheit – Frühe Hilfen: Entwicklungsbegleitung von Anfang an, „lösungsorientierte Beratung", Beckenbodentraining, Geburtsvorbereitung für Erfahrene
- Veröffentlichungen:
  - Margarita Klein, Maria Weber: „Das tut mir gut nach der Geburt", Rückbildung und Neufindung: Wie Frauen ihr Wohlbefinden stärken können; rororo 1998.
  - Hartmut Höfele, Margarita Klein: „Sanfte Klänge für Eltern und Babys – Musik zur Entspannung und Ermunterung"; Ökotopia 1999.
  - Margarita Klein: „Schmetterling und Katzenpfoten – Massagen für Babys und Kinder", Ökotopia 1999.
  - Margarita Klein: „Ich bin schwanger – fit, schön und gesund"; rororo 2002.
  - Margarita Klein: „Ich bin schwanger – ganz entspannt"; Buch und CD, rororo 2002.
  - Margarita Klein und Christopher Weidner: „Ich bin schwanger – Feng Shui für Mutter und Kind", rororo 2002.

Sabine Kuse

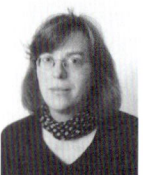

- Geboren 1956, zwei Söhne (1983 und 1987), Speditionskauffrau, Übersetzerin
- Gründerin der Arbeitsgemeinschaft Gestose-Frauen e.V. 1984, Geschäftsführerin und „Gestose-Beraterin"
- 1999 ausgezeichnet mit dem Bundesverdienstkreuz am Bande
- überregionale Fortbildungsangebote zu „Gestose, Präeklampsie, HELLP-Syndrom"
- Veröffentlichungen:
  - Sabine Kuse: „EPH-Gestose und HELLP-Syndrom aus meiner Sicht", 6. Auflage 3/1999, AG Gestose-Frauen e.V.
  - Sabine Kuse, Ulrich Retzke: „Salz in der Schwangerschaft", Arbeitsgemeinschaft Gestose-Frauen e.V.
  - Sabine Kuse, Dirk M. Schneider: „Immunologische und thrombophile Ursachen für Präeklampsie und HELLP-Syndrom", Arbeitsgemeinschaft Gestose-Frauen e.V.
  - Als Übersetzung: Sabine Kuse, Brigitte Benkert: „Personalschulung Stillfreundliches Krankenhaus", UNICEF Deutschland, Verlag im Kilian.

Frauke Lippens

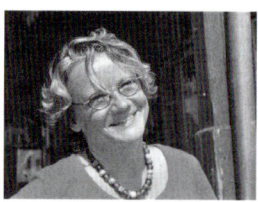

- Geboren 1955
- Lehramtstudium Deutsch, Russisch und Pädagogik
- seit 1982 als freiberufliche Hebamme tätig
- 1994 Gründung der Hebammenpraxengemeinschaft Jarrestrasse mit den persönli-

chen Schwerpunkten Vorsorgeuntersuchungen, Geburtsvorbereitung für Frauen und Paare, Trainings in Past Life und Körperarbeitsverfahren, z.B. Rebalancing und Warmwasserarbeit, Fortbildungen

- Arbeit im Vorstand des Hebammen-Verbandes Hamburg e.V. und im Präsidium des Bundes Deutscher Hebammen e.V.
- Dozentin im BDH-Projekt „Kirchröder Turm"
- Veröffentlichungen:
  - Co-Autorin des Buches „Ambulante Geburt", Kösel 1984.
  - „Geburtsvorbereitung – eine Arbeitshilfe für Hebammen" im Staude-Verlag.
  - „Hausgeburten – eine Arbeitshilfe für Hebammen" im Staude-Verlag.
  - Mitarbeit am Lehrbuch „Hebammenkunde", de Gryuter 1995.
  - „Wochenbettbetreuung-Babymassage-Rückbildungsgymnastik", Selbstverlag, 1996.

Hanne Marquardt

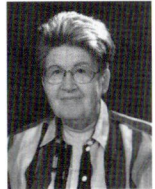

- Geboren 1933
- 1951-1954 Ausbildung zur Krankenschwester (SRN) in England
- 1955 Examen als staatlich geprüfte Masseurin
- 1956/57 Lehrkraft an der Massageschule Boppard am Rhein
- 1958 Ausbildung zur Atemtherapeutin
- 1958 bis 1967 Erfahrungen und Weiterentwicklung der RZF in eigener Praxis
- 1961 Prüfung als Heilpraktikerin
- seit 1970 intensive Weiterbildung von medizinisch-therapeutischen Fachkräften in der Hauptlehrstätte für Reflexzonentherapie am Fuß in Königsfeld-Burgberg
- 1975 bis 1995 Gründung von 15 selbstständig arbeitenden Lehrstätten im In- und Ausland. Zahlreiche Vorträge und Publikationen zum Thema, auch in anderen Sprachen.

Karin Stachowiak

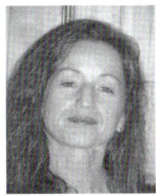

- Geboren 1955
- seit 1978 Hebamme, seit 2001 Heilpraktikerin
- Kursleiterin für Geburtsvorbereitung und Rückbildungsgymnastik
- 1985–1988 leitende Hebamme im Vinzenz Palotti-Hospital, Bensberg
- seit 1988 als freiberufliche Hebamme in Vorsorge, Geburtsbegleitung (Klinik-, Haus- und Geburtshausgeburten) und Wochenbettbetreuung tätig
- Seit 1987 beschäftigt sich Karin Stachowiak mit ätherischen Ölen. Auf der Grundlage ihrer reichhaltigen Erfahrung und der verschiedenen Ausbildungen bei namhaften Aromatherapeuten, z.B. Susanne Fischer-Rizzi in Aromatherapie und Aromamassage, erarbeitete sie sich ein eigenes Konzept für die Aromatherapie in der Geburtshilfe. Seit 1993 bietet die Autorin regelmäßig eigene Fortbildungen für Mitarbeiter rund um die Geburtshilfe an und bildet Hebammen, Ärzte und Mitarbeiter der Pflegeberufe in Aromatherapie aus. Ihr erstes Buch „Aromatherapie" erschien 2001 in der *edition hebamme* im Hippokrates-Verlag.

Anna Wilde

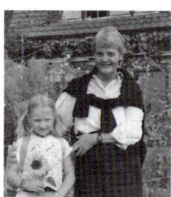

- Geboren 1935 in Rostock, Ausbildung als Kindergärtnerin, Hebamme und Krankenschwester in Hamburg
- seit 1967 an der Ida-Wegmann-Klinik, Arlesheim (Schweiz) zunächst als Krankenschwester tätig
- Fortbildung in anthroposophisch erweiterter Pflege
- seit 1977 Mitwirkung beim Aufbau der geburtshilflichen Abteilung der Ida-Wegmann-Klinik und in dieser bis 2000 als Hebamme tätig
- seit 2001 freiberufliche Hebamme, inhaltlich und organisatorisch an zahlreichen Pflege- und Hebammentagungen beteiligt; Kurstätigkeit.

Sabine Zimmermann

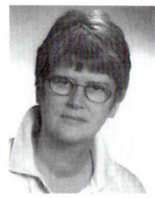

- Geboren 1950 in Murrhardt
- seit 1981 als Heilpraktikerin in eigener „Praxis für klassische Homöopathie" tätig
- Absolvierung der Clemens-von-Bönninghausen-Akademie in Wolfsburg
- Laienseminare für Patienten
- seit 1993 Aufbau einer Homöopathie-Schule an der Erebuni-Klinik in Yerewan mit regelmäßiger Lehrtätigkeit
- seit 2002 Dozentin am Lehrstuhl für Klassische Homöopathie in Yerewan
- Veröffentlichungen:
  - Zimmermann, Sabine: „Homöopathie bei akuten Erkrankungen", Fischbach-Verlag, Dornhan, 1999.

Abbildungsverzeichnis

1 Akupunktur

- S. 12, 18, 19 aus A. Römer, Akupunktur für Hebammen, Hippokrates Verlag, Stuttgart 1999; S. 6, 86, 87.

3 Babymassage

- Die Abbildung wurden uns mit freundlicher Genehmigung des Fotografen Horst Lichte, Tornesch, zur Verfügung gestellt.

6 Ernährung

- Die Tabellen 6.2 und 6.3 wurden uns mit freundlicher Genehmigung der Pharmatek-Verlags GmbH, Darmstadt, zur Verfügung gestellt.

9 Kraniosakraltherapie

- Abbildung 9.1 mit freundlicher Genehmigung des Goldmann-Verlags, München, aus: 1994 Anthony Arnold und Pamela Balanag, aus: Anthony Arnold, „Rhythmus und Berührung", München: Goldmann 2001.
- Für die übrigen Abbildungen bedanken wir uns bei dem Fotografen Maximilian Lips sowie bei dem Model Hilke Schuldt.

11 Musik

- Die Abbildung 11.1 wurden uns mit freundlicher Genehmigung des Fotografen Horst Lichte, Tornesch, zur Verfügung gestellt.
- Für das Klangschalenbild 11.2 bedanken wir uns sehr bei Kieffers Musik, Mannheim.

12 Phytotherapie

- Alle Abbildungen von Ursel Bühring.

13 Reflexzonentherapie am Fuß

- Abb. 13.1 von Hanne Marquardt.

14 Sanfte Körperarbeit in der Schwangerschaft

- Für die Überarbeitung der Abbildungen aus F. Lippens-Geburtsvorbereitung für dieses Kapitel bedanken wir uns herzlich beim Elwin Staude Verlag. Hannover.

15 Tanz in der Schwangerschaft

- Alle Abbildungen von Kristin Adamascek.

16 Wasserarbeit mit Schwangeren

- Alle Abbildungen in diesem Kapitel wurden von der Fotografin Katinka Sternebeck, Hamburg, angefertigt.

16 Anhang

- Das Porträtbild der Autorin Kristin Adamaszek stammt von dem Fotografen Nikolai Wolff, Bremen.